U0307838

国家出版基金项目
NATIONAL PUBLICATION FOUNDATION

缺血再灌注损伤与中医药

——复方中药改善缺血再灌注引起的脏器微循环障碍的机理

主编　韩晶岩

中国中医药出版社
·北京·

图书在版编目（CIP）数据

缺血再灌注损伤与中医药：复方中药改善缺血再灌注引起的脏器微循环障碍的机理 / 韩晶岩主编 . —北京：中国中医药出版社，2019.1

ISBN 978 - 7 - 5132 - 5391 - 8

Ⅰ.①缺⋯　Ⅱ.①韩⋯　Ⅲ.①局部缺血－再灌注损伤－中药疗法　Ⅳ.① R255.7

中国版本图书馆 CIP 数据核字(2018)第 273125 号

中国中医药出版社出版

北京市朝阳区北三环东路 28 号易亨大厦 16 层
邮政编码　100013
传真　010-64405750
山东临沂新华印刷物流集团有限责任公司印刷
各地新华书店经销

开本 787×1092　1/16　印张 20.5　字数 482 千字
2019 年 1 月第 1 版　　2019 年 1 月第 1 次印刷
书号　ISBN 978 - 7 - 5132 - 5391 - 8

定价　128.00 元
网址　www.cptcm.com

社 长 热 线　010-64405720
购 书 热 线　010-89535836
侵 权 打 假　010-64405753

微信服务号　zgzyycbs
微商城网址　https://kdt.im/LIdUGr
官 方 微 博　http://e.weibo.com/cptcm
天猫旗舰店网址　https://zgzyycbs.tmall.com

如有印装质量问题请与本社出版部联系（010-64405510）

《缺血再灌注损伤与中医药》
编委会

主　编　韩晶岩

编　委　（以姓氏笔画为序）

卫晓红　马治中　王传社　王明霞　毛小伟　邓敬娜

刘育英　孙　凯　孙昊昱　牟红娜　李　泉　李志新

肖萌萌　张九丰　陈媛媛　周长满　周炜杰　贺　珂

黄　娉　崔元辰　阎　丽　樊景禹　潘春水

前　言

缺血再灌注（ischemia and reperfusion，I/R）引起的微循环障碍及其周围组织损伤常发生于冠心病溶栓或介入治疗、缺血性脑血管疾病溶栓、挤压伤、创伤和休克以及各种手术之后，可引发多脏器损伤，诱导脏器纤维化和脏器功能衰竭。防治 I/R 引起的微循环障碍和组织损伤具有重要的临床意义。

I/R 引起的微循环障碍及其周围组织损伤包括缺血期，再灌注后的急性期、亚急性期和慢性损伤过程。

缺血期间，因闭锁或阻塞的末端缺血、缺氧、水谷精微不足，加上线粒体呼吸链复合物 V 的亚单位三磷酸腺苷合成酶 δ 亚基（ATP 5D）表达降低，导致三磷酸腺苷（adenosine triphosphate，ATP）合成减少，加上血管及其周围组织消耗 ATP，导致缺血末端的血管内和血管周围组织中的 ATP 严重缺乏，引发了以细胞骨架解聚，细胞坏死为主的病变。

再灌注早期，当闭阻的血管因溶栓、扩血管、介入等治疗再通后，虽然氧气和营养物质的供应得以恢复，但是，通过各种途径过量产生的过氧化物一方面损害 DNA，一方面通过脂质过氧化损伤膜结构，同时，过氧化物还启动多种细胞内信号传导途径，引发炎性因子的释放、选择素和黏附分子的高表达，诱导了以多核细胞游出微血管外、渗出、出血、血栓、细胞凋亡为主的急性病变。

再灌注后 24 小时至 7 日内，受损的血管内皮细胞和血管周围组织释放单核细胞趋化蛋白-1（monocyte chemotactic protein 1，MCP-1）和核糖体蛋白 S19（ribosomal protein S19，RP S19）等趋化因子，趋化单核细胞游出于损伤的血管外，释放转化生长因子 β1（transforming growth factor-β1，TGF-β1），作用于成纤维细胞，通过 Smad 系统，诱导胶原沉积，启动了血管周围组织的重塑，导致了以器官纤维化为主的亚急性病变过程。

再灌注 7 日后，CD4 阳性的淋巴细胞游出血管外，启动了血管周围慢性炎症过程。

I/R 引起的微循环障碍和器官损伤是复杂的病理过程，需要对其不同期间和不同环节进行多靶点的干预。目前临床使用的阿司匹林和氯吡格雷等抗血小板黏附的药物被指南推荐，但是，抗血小板黏附的药物不足以改善 I/R 引起的能量代谢异常、氧化应激损伤、白细胞与血管内皮的黏附、肥大细胞脱颗粒、炎性因子释放等环节，所以，其改善微循环障碍和脏器损伤的临床疗效有限。

中医药在中国已经有 2000 多年的临床应用历史。近 30 年来,随着生活方式的转变,心脑血管疾病已经成为严重威胁我国民众健康和医疗财政的主要病种。溶栓和介入引起的 I/R 也成为临床急需解决而尚未解决的临床问题。

笔者从 1991 年起,在日本庆应义塾大学医学部消化内科,在日本微循环学会的创始者土屋雅春教授的研究室,在石井裕正、三浦総一郎、织田正也、末松诚等微循环领域专家的指导下,与黑濑岩、福田大、铃木秀和、堀江义则、刘育英等共同研究,学习动态可视化技术和脏器微循环的研究方法,研究了丹参、三七、丹参素、复方丹参注射液、复方丹参滴丸等复方中药、单味药和中药单体等改善微循环障碍的作用和机理。

2004 年,在时任北京大学医学部主任韩启德院士、柯杨副主任、方伟岗副主任,以及北京大学中医药现代研究中心的徐晓杰、果德安教授,天士力集团闫希军、吴酒峰、朱永宏、郭治昕、叶正良等的支持下,我们在北京大学医学部组建了产学共建的研究机构——北京大学医学部天士力微循环研究中心,我任主任,后于 2008 年任北京大学医学部教授,2010 年任中西医结合学系主任,搭建了动态可视化技术、血管形态学技术、血管分子生物学技术平台,并以该平台为支撑,获批了国家中医药管理局微循环三级实验室、国家中医药管理局痰瘀重点研究室、北京市中西医结合微血管病研究所。14 年来,在科技部中医药国际合作专项课题、重大新药创制专项课题的子任务、国家自然科学基金面上项目、企业合作项目的支撑下,在微循环中心副主任刘育英、王传社,分子生物学研究室主任潘春水、技术骨干崔元辰、细胞生物学研究室主任李泉、技术骨干贺珂,组织与免疫组织化学研究室主任卫小红、副主任阎丽、技术骨干颜璐璐与杨磊、顾问周长满,脏器微循环研究室副主任孙凯、黄娉与技术骨干邓静娜,超微结构研究室主任胡白和、技术骨干常昕与赵新荣、顾问樊景禹,原员工王芳、徐想顺、王明霞、赵娜,研究生杨晓媛、林色奇、李翀、涂磊、毛晓伟、牟红娜、崔元辰、李琳等的共同努力下,我们系统地研究了 I/R 引起的心、脑、肝、肠的微循环障碍和组织损伤的过程及生物学基础,探讨了复方中药及其主要成分改善 I/R 引起的微循环障碍、组织损伤和纤维化的作用机理, 在 *International Journal of Cardiology*、*Free radical biology and Medicine*、*Frontiers in Physiology–Vascular Physiology*、*Experimental Neurology*、*American Journal of Physiology–Gastrointest Liver Physiology*、*American Journal of Physiology–Heart and Circulatory Physiology*、*Brain Research*、*Microcirculation*、*Journal of Ethnopharmacology* 等 SCI 收录期刊发表了多篇复方中药及其主要成分改善 I/R 损伤的研究论文,在 *Pharmacology and Therapeutics* 发表了 2 篇中医药改善 I/R 损伤及其机理的综述,部分地破解了中医药改善 I/R 引起的脏器微循环障碍和器官损伤的机理。

《缺血再灌注损伤与中医药》一书,是在笔者及所领导的团队,对心、脑、肝、肠等 I/R 脏器微循环障碍和组织损伤,对复方丹参滴丸、芪参益气滴丸、养血清脑颗粒、注射用丹参多酚酸等复方中药,对丹参素、咖啡酸、丹参总酚酸、黄芪甲苷、人参皂苷 Rg1、人参皂苷 Rb1、三七皂苷 R1、延胡索乙素等中药有效成分系统研究的基础上撰写成的专著。

本书的第一章系统地介绍了 I/R 引起的微循环障碍和器官损伤的过程和生物基础。第二章系统地介绍了 I/R 心脏微循环障碍的过程,心肌损伤和心肌纤维化的机理,系统地介绍了复方丹参滴丸、芪参益气滴丸,以及丹参素、黄芪甲苷、人参皂苷 Rg1、人参皂苷 Rb1、三七皂苷R1改善I/R引起的心脏微循环障碍、心肌损伤的机理。第三章系统地介绍了I/R引起的脑微循环障碍的过程和神经元损伤的机理,以及养血清脑颗粒及其主要成分延胡索乙素、注射用丹参总酚酸改善I/R引起的脑微循环障碍和神经元损伤的机理。第四章系统地介绍了I/R和肝移植引起的肝微循环障碍和肝损伤的过程和机理,介绍了咖啡酸改善肝微循环障碍和肝损伤的机理。第五章系统地介绍了I/R引起的肠管和肠系膜微循环障碍和肠组织损伤的机理,介绍了丹参素、丹参总酚酸、三七皂苷R1改善I/R引起的肠管和肠系膜微循环障碍及肠组织损伤的机理。

本书以笔者及所领导的研究团队的研究结果为依据,参考了国内外最新研究结果,系统地论述了I/R损伤的机理,部分地阐明了一些复方中药及其主要成分的作用机理,对临床医生、研究者、医学生、研究生系统地了解I/R引起的微循环障碍和组织损伤的机理,提供了有意义的信息。

韩晶岩

2018年8月10日

目 录

第一章　缺血再灌注损伤

血管运输的氧气、营养物质和水维持了人体各器官、组织和细胞的代谢、结构和功能。失血、血管痉挛、血栓形成、梗死、脑血栓、心脏外科、体外循环、断肢再植和器官移植等，均可造成组织器官的缺血、缺氧，或血液灌注量减少而发生缺血性损伤。溶栓、经皮冠状动脉血管成形术、心肺复苏等治疗可使血管恢复血供，减轻缺血性损伤。但是，在血管再通后，常会出现再灌注损伤[1]。

1. 缺血再灌注损伤与微循环障碍

缺血再灌注（ischemia and reperfusion, I/R）损伤是指在血流不通引起的组织器官缺血缺氧的基础上，伴随着血管再通和再灌注出现的损伤。缺血再灌注损伤经常发生在微血管区，引起微循环障碍。

1.1　微血管和微循环

1.1.1　微血管

微血管指血管直径小于100 μm的小动脉（直径在35 ～ 100 μm之间）、细动脉（直径在13 ～ 35 μm之间）、毛细血管（直径在8 ～ 12 μm之间）、毛细血管后静脉（直径在12 ～ 20 μm之间）、细静脉（直径在20 ～ 50 μm之间）、小静脉（直径在50 ～ 100 μm之间）构成的微血管网，占体内血管总数的90%，是输送氧气、水、营养物质、代谢产物，与血管周围组织进行物质、信息交换的场所（图1-1）。

微血管由血管内皮细胞、基底膜、周细胞和平滑肌细胞构成（图1-1）。

血管内皮细胞　血管内皮细胞是血管内腔的内膜，在维持血行和微血管屏障、调节微血管的舒缩活动方面发挥作用。血管内皮细胞表面有选择素、黏附分子等，过表达可引起各种炎性细胞滚动和黏附。血管内皮细胞可释放内皮松弛因子、前列环素I等血管舒张因子，也可释放内皮素、血栓素A等血管收缩因子，还可释放过氧化物。

基底膜　基底膜是围绕在血管内皮细胞的外侧，电子密度较高，厚300 ～ 1500 A，由

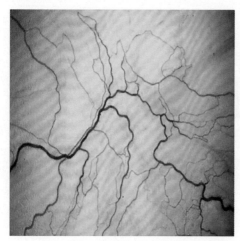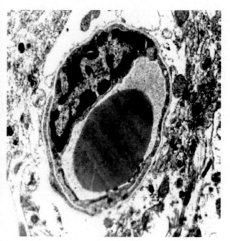

图1-1　光镜下肠系膜微循环及电镜下肠系膜微血管

（该图由作者提供）

黏多糖和胶原构成的结构。基底膜松散可以起血管瘤，基底膜损伤可引起出血，基底膜增厚可引起血管内代谢产物潴留。

外周细胞　外周细胞是包围在基底膜外，不完整地包被血管的细胞，有束缚微血管的作用。周细胞脱落，可引起微血管瘤。周细胞可向内分化成平滑肌细胞。脱落的周细胞，可称为成纤维母细胞，参与血管周围的重塑。

平滑肌细胞　平滑肌分布在细动脉、小动脉、小静脉的基底膜外。细动脉的平滑肌细胞多为一层，而小动脉的平滑肌细胞呈多层排列，位于内弹力板之外。小静脉的平滑肌较少。大动脉的平滑肌较厚。平滑肌有交感和副交感神经递质的受体，受交感和副交感神经的调控完成血管舒缩反应，也受内皮素和一氧化氮等血管局部舒缩因子的调控。

1.1.2　淋巴管

淋巴管由毛细淋巴管、集合淋巴管、淋巴管构成。

毛细淋巴管是淋巴管道的起始部，以盲端起于组织间隙。毛细淋巴管与毛细血管相邻，其内皮细胞呈覆瓦状结构，便于组织液进入毛细淋巴管，而不易流出。毛细淋巴管的通透性较毛细血管大，组织液中的大分子物质较易进入毛细淋巴管成为淋巴液。小肠绒毛内的毛细淋巴管可吸收脂肪，故称乳糜管。

毛细淋巴管经集合淋巴管汇集成为淋巴管。淋巴管的形态结构与静脉相似，但管径较细，管壁较薄，瓣膜较多且发达，外形呈串珠状。淋巴液经淋巴管在向心行程中，通常经过一个或多个淋巴结，从而把淋巴细胞带入淋巴液。淋巴液经锁骨下静脉汇入血浆。

作为体液、代谢产物和大分子蛋白质的回收和运送的管道，淋巴管回收组织间隙或细胞间流动的液体，经胸导管再输回到体循环的血液中。

1.1.3　微循环

微循环是微血管区的血液、淋巴液、组织液的循环，是微血管和周围组织的氧气、水、物质、能量、信息、单代谢产物的交换场所,在维持组织细胞的生长发育、参与组织损伤的修复和再生过程中发挥作用。微循环与大循环相比,具有以下特点:微循环是循环系统中血管的最末梢的部分,既属于循环系统,又是脏器的组成部分;既有血管结构的特点,又有脏器的特征;既是血液循环的通路,又是物质、能量、信息交换的场所;既受全身性神经、体液的调节,又受局部活血物质的调节,且易受各种因素的影响。

1.1.4　微循环障碍

微循环障碍是各种因素引起的微血管管径和血流速度的变化、白细胞与血管内皮细胞相互反应、肥大细胞脱颗粒、血浆白蛋白漏出、出血、血栓、纤维化等系列的、逐渐加重的病理变化过程(图1-2)。

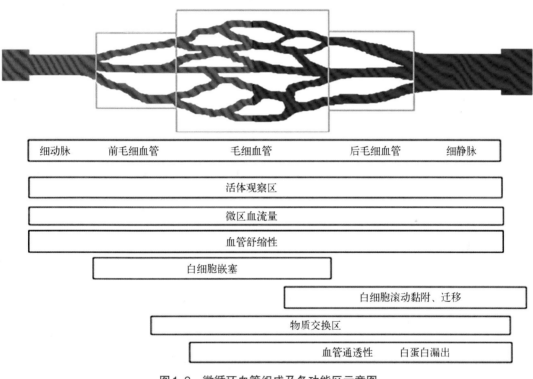

图1-2　微循环血管组成及各功能区示意图

(该图由作者提供)

血管管径变化　小动脉、细动脉血管管径的收缩或扩张,毛细血管、细静脉血管管径的扩大和缩小。

红细胞流动速度变化　红细胞流动速度的减慢、红细胞聚集、血流停止,或红细胞流动速度加快。

白细胞与血管内皮细胞的相互反应　白细胞沿血管壁滚动并黏附于血管壁。黏附于血管壁的白细胞释放蛋白酶和过氧化物,损伤血管内皮细胞、细胞缝隙连接或血管基底膜,导致白细胞游出于血管外,或白细胞嵌顿于毛细血管内,阻断血流。

　　肥大细胞脱颗粒　血管外的肥大细胞在抗原抗体、脂多糖、缺血缺氧等因素作用下脱颗粒,释放5-羟色胺、组胺、炎性因子,募集白细胞黏附,扩大血管内皮细胞缝隙,导致血浆白蛋白漏出。

　　血浆白蛋白漏出　血管内皮细胞的质膜微囊增加、血管内皮细胞的缝隙连接蛋白低表达或重排,都可导致微血管通透性增加,血浆白蛋白漏出,引起微血管周围水肿。

　　出血　缺血缺氧、脂多糖,以及外伤损伤血管内皮细胞和血管基底膜,都可引起血球外漏,引起出血。

　　血栓　血管内皮细胞黏附分子表达、血管基底膜暴露、血管损伤等,可引起血小板活化,黏附于血管内皮细胞或血管基底膜的胶原纤维,释放二磷酸腺苷,激活血小板的各凝血因子,募集更多的血小板黏附,形成软血栓。凝血酶的激活使纤维蛋白原转化为纤维蛋白,网络血球成分,形成硬血栓。

　　纤维化　血管内皮细胞和外周组织细胞损伤后,释放趋化因子,诱导单核细胞游出,释放转化生长因子β1(transforming growth factor-β1, TGF-β1),作用于成纤维细胞的受体,活化Smad系统,诱导胶原沉积,形成血管周围的纤维化。

1.2　缺血再灌注与微循环障碍

　　各种原因引起的血管阻塞和血流中断,都可引起阻塞血管下游的缺血。阻塞的血管再通和血供恢复为再灌注。血管阻塞和再通引起的微循环障碍和微血管周围组织的损伤为I/R损伤。

　　I/R引起的微循环障碍及其周围组织损伤包括缺血期,再灌注后的急性期、亚急性期和慢性损伤过程(图1-3)。

　　缺血期间,由于闭锁或阻塞的血管末端缺血缺氧,线粒体呼吸链复合物 V 的亚单位三磷酸腺苷合成酶δ亚基(adenosine triphosphate 5D, ATP 5D)表达降低[2-5],导致三磷酸腺苷(adenosine triphosphate, ATP)合成减少,加上血管及其周围组织消耗ATP,导致缺血末端的血管内和血管周围组织中的ATP严重缺乏[6]。ATP与细胞骨架高亲和,可以将单个的细胞骨架组装成肌动蛋白[7],维持血管内皮细胞间连接蛋白的排列,维持心肌细胞粗丝和细丝结构[8]。但是,ATP降解为二磷酸腺苷(adenosine diphosphate, ADP)和5'-单磷酸腺苷(adenosine monophosphate, AMP)后,肌动蛋白脱落为单一细胞骨架,导致血管内皮细胞连接蛋白磷酸化和排列紊乱,血管通透性发生变化[9],心肌细胞粗丝和细丝降解,引发心功能的变化[10,11]。同时,AMP的降解产物堆积和线粒体呼吸链的异常,为再灌注后过氧化物的产生提供了可能[12]。

　　当闭阻的血管因溶栓、扩血管、介入等治疗再通后,虽然氧气和营养物质的供应得以恢复,但另一方面又通过各种途径产生过多的过氧化物[13]。线粒体复合物 I 和 II 的低表达,一方面传递到复合物 V 的电子减少,不能提供足够的高能磷酸键供ATP合成酶将ADP转化成ATP,导致血运再通后,组织中的ATP持续地产生不足[6]。同时,堆积在线粒体复合物 I 和 II 中的电子可能从呼吸链中逸出,并与氧气结合,形成过氧化物[14]。次黄嘌呤氧化酶,在氧气、水的参与下,催化缺血期间堆积的次黄嘌呤,释放活性氧(reactive oxygen species,

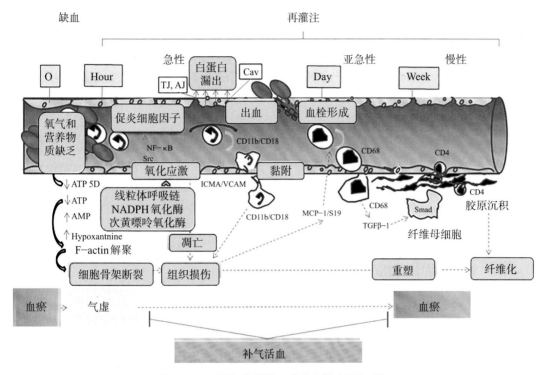

图1-3　I/R引起的微循环障碍和器官损伤过程

（该图引自 *Pharmacology and Therapeutics* 2017年第177卷146—173页）

　　I/R引起的微循环障碍和器官损伤过程分为缺血阶段以及再灌注后的急性、亚急性和慢性阶段。I/R损伤属于气虚血瘀的范畴。AJ，黏附连接；Cav，质膜微囊；ICAM，细胞间黏附分子；MCP-1，单核细胞趋化因子1；RP S19，核糖体蛋白S19；TGF-β1，转化生长因子β1；TJ，紧密连接；VCAM，血管细胞黏附分子；虚线箭头，诱发；↑，增加；↓，减少；⊥，抑制

ROS)[15]。过多的AMP激活腺苷酸活化蛋白激酶（AMP-activated protein kinase, AMPK）和蛋白激酶C（protein kinase C, PKC），诱导细胞浆内的还原型烟酰胺腺嘌呤二核苷酸磷酸（nicotinamide adenine dinucleotide phosphate, NADPH）亚基p67和p47发生膜转位，而后膜亚基p91和NADPH氧化酶活化，爆发性地产生过氧化物[16]。过氧化物一方面损害DNA、导致脂质过氧化、影响膜结构的完整[12]，同时，过氧化物还启动多种细胞内信号传导途径，引发炎性因子的释放、选择素和黏附分子的高表达[17,18]。释放的炎性因子又通过细胞膜上的受体，进一步活化细胞内传导途径，引发细胞损伤[19]。白细胞和血管内皮细胞的选择素和黏附分子过表达引发白细胞沿血管壁的滚动和黏附[17,18]。黏附在血管壁的白细胞释放蛋白酶和过氧化物，损伤血管内皮细胞间连接蛋白、血管内皮细胞和血管基底膜，增加血管通透性，引起血浆蛋白和红细胞的外漏[20,21]。

　　再灌注24小时内，游出到血管外的白细胞以CD11b和CD18阳性的多形核细胞为主[19]，诱导了血管周围组织的急性炎性反应。血管外周的肥大细胞脱颗粒释放的炎性因子和血管活性物质[6]，加重了血管的高通透性和血浆蛋白的外漏。暴露的血管基底膜促进了血小板黏附和血栓的形成[21]。

　　再灌注后24小时至7日内，受损的血管内皮细胞和血管周围组织释放单核细胞趋化蛋

白-1（monocyte chemotactic protein 1, MCP-1）和核糖体蛋白S19（ribosomal protein S19, RPS19）等趋化因子，趋化单核细胞游出于损伤的血管外，释放TGF-β1，作用于成纤维细胞，通过Smad系统，诱导胶原沉积，启动了血管周围组织的重塑，导致器官的纤维化[22]。

再灌注7日后，CD4阳性的淋巴细胞游出血管外，启动了血管周围慢性炎症过程[19]。

2. 缺血再灌注损伤的机制

I/R损伤涉及了能量代谢、氧化应激、内质网应激、炎性因子、黏附分子、坏死、凋亡、自噬等复杂的病理基础，包含了血管内皮损伤、白细胞与血管内皮细胞相互反应、血浆白蛋白漏出、出血、血栓、血流速度降低、器官灌流量降低、微血管周围纤维化等复杂的微循环障碍的病理过程。

2.1 缺血再灌注损伤的病理基础

2.1.1 能量代谢

2.1.1.1 ATP
食物中的糖、脂肪和蛋白质是机体所需的能量的主要来源。这些物质分子结构中的碳氢键蕴藏着化学能，在氧化过程中碳氢键断裂，生成CO_2和H_2O，同时释放出蕴藏的能。这些能量的50%以上迅速转化为热能，用于维持体温，并向体外散发，其余不足50%的能量则以高能磷酸键的形式贮存于体内，供机体利用。

体内最主要的高能磷酸键化学物是ATP。机体利用ATP合成各种细胞组成分子、各种生物活性物质和其他一些物质；细胞利用ATP进行各种离子和其他一些物质的主动转运，维持细胞两侧离子浓度差所形成的势能；ATP将细胞内的单一细胞骨架（G-actin）组装成肌动蛋白（F-actin），维持细胞的形态和结构，是心肌和骨骼肌细胞的亚结构，维持收缩和舒张功能，支撑细胞间的链接蛋白。

ATP是一种不稳定的高能化合物，由1分子腺嘌呤、1分子核糖和3分子磷酸组成。其相邻的两个磷酸基之间的化学键非常活跃，水解时可释放约30.54 kJ/mol的能量，因此称为高能磷酸键，用"～"表示。在细胞的生命活动中，ATP远离A的一个高能磷酸键易断裂，释放出一个磷酸和能量后成为ADP。在有机物氧化分解或光合作用过程中，ADP可获取能量，与磷酸结合形成ATP。ATP和ADP这种相互转化，是时刻不停地发生且处于动态平衡之中的。

2.1.1.2 线粒体呼吸链与ATP
三大营养物质在体内的氧化可以分为三个阶段。首先是糖类、脂肪、蛋白质经过分解代谢生成乙酰辅酶A；接着乙酰辅酶A进入三羧酸循环脱羧脱氢，生成CO_2并使烟酰胺腺嘌呤二核苷酸（Nicotinamide Adenine Dinucleotide, NAD^+）和黄素腺嘌呤二核苷酸（Flavin Adenine Dinucleotide, FAD）还原成$NADH^+H^+$和$FADH_2$；第三阶段是$NADH^+H^+$和$FADH_2$中的氢经呼吸链传给氧生成水，线粒体呼吸链蓄积的能量被合成ATP。

线粒体呼吸链 代谢物脱下的氢通过多种酶和辅酶所催化的连锁反应逐步传递，最终与氧结合生成水,由于,此过程与细胞利用O_2生成CO_2的呼吸有关,所以将此传递链称为呼吸链。在呼吸链中,酶和辅酶按一定的顺序排列在线粒体内膜上,其中,传递氢的称为递氢体,传递电子的称为递电子体。

呼吸链由线粒体内膜上的5种复合物组成,它们是复合物Ⅰ［NADH-Q还原酶,又称NADH氧化酶,辅基为黄素单核苷酸(Flavin Mononucleotide, FMN)］和Fe-S、复合物Ⅱ［琥珀酸-Q还原酶,辅基为FAD和Fe-S(CoQ辅基)］、复合物Ⅲ(细胞色素还原酶,辅基为血红素b、血红素c1和Fe-S)、复合物Ⅳ(细胞色素氧化酶,辅基血红素a、血红素a3和Cu)、复合物Ⅴ(ATP合酶,含α,β,δ亚基)。辅基传递氢和电子的有NAD^+、FMN、FAD、CoQ,传递电子的有Fe-S和血红素Fe、Cu、Fe、Cu通过得失电子来传递电子。

NADH氧化呼吸链的电子(氢)传递 线粒体内大多数脱氢酶都以NAD^+作为辅酶,在脱氢酶催化下底物SH2结构域脱下的氢交给NAD^+生成$NADH^+$。NADH在复合物Ⅰ(NADH-Q还原酶)作用下,$NADH^+$将氢原子传递给FMN生成$FMNH_2$,后者再将氢传递给Q生成QH_2,此时,两个氢原子解离成2个质子和2个电子,2个质子游离于介质中,2个电子经由复合物Ⅲ(细胞色素还原酶)传递至细胞色素c,然后,复合物Ⅳ(细胞色素氧化酶)将细胞色素c上的2个电子传递给氧生成O^{2-},O^{2-}与$2H^+$结合生成水。

琥珀酸氧化呼吸链的电子(氢)传递 琥珀酸-Q还原酶使琥珀酸脱氢生成$FADH_2$,然后将$FADH_2$上的氢传递给Q生成QH_2,其后的传递过程如NADH呼吸链。

电子传递的氧化势能使线粒体基质的氢离子H^+泵出到内膜外侧的膜间腔,形成内膜两侧的内正外负质子梯度差,这个梯度差是合成ATP的势能。

复合物Ⅰ(NADH-Q还原酶)、复合物Ⅲ(细胞色素还原酶)、复合物Ⅳ(细胞色素氧化酶)具有质子泵作用,复合物Ⅱ(琥珀酸-Q还原酶)传递电子的氧化势能太小,不能将质子泵出。

ATP的合成 ATP合酶(复合体Ⅴ)由α、β、δ亚基等蛋白复合而成,有质子通道,当质子由膜间腔经质子通道回流时,ATP合酶被活化而驱动ATP的合成。这种合成ATP的方式称作氧化磷酸化,即在呼吸链中伴随氢离子传递的氧化还原反应产生的电化学势能,推动ADP磷酸化为ATP的过程。氧化磷酸化是细胞合成ATP的主要方式,合成ATP的另一种方式是底物磷酸化。NADH经呼吸链氧化可合成2.5个ATP分子,$FADH_2$经呼吸链氧化可生成1.5个ATP分子。ATP将～P转移给肌酸生成磷酸肌酸,作为肌肉和脑组织中能量的一种贮存形式。磷酸肌酸在脑中的含量是ATP的1.5倍,肌肉中相当于ATP的5倍。当机体消耗ATP过多时,磷酸肌酸将～P转移给ADP,生成ATP,供生理活动之用。磷酸肌酸是细胞内首先供应ADP使之再合成ATP的能源物质。ATP是体内的能量使者,是生物体内能量的储存和利用的中心分子。

2.1.1.3 能量代谢与I/R

ATP、ADP、AMP、腺苷酸池(Total adenine nucleotides, TAN)和能荷值(Energy Charge, EC) ATP作为组织的主要能量来源,对于维持细胞的生理功能发挥着重要作用。ATP、ADP、AMP、TAN及EC是能量代谢研究领域的重要观察指标,这些指标的变化能够直观反映细胞的能量代谢情况。TAN水平和EC是衡量机体、组织和细胞代谢状态的重要参数,TAN的大小反映了线粒体的氧化呼吸活性和生成高能磷酸化合物的能力,EC是动态反映细胞能量平衡的一个参数[23],其与线粒体氧化磷酸化功能和能量代谢状况关系密切,EC的降低说明可利用高能磷酸化合物含量减少[24],能荷值高,说明细胞内ATP生成活跃,反之则表明ATP生成不足或利用增加。脑缺血再灌注使脑组织内葡萄糖和氧供应不足,有氧氧化发生障碍,ATP含量下降,ATP分解产物ADP、AMP含量增加,随后ADP、AMP相继分解,最终导致TAN水平的变化和EC值下降,从而引起细胞内钙超载、兴奋性氨基酸释放增加、自由基增多以及有氧氧化障碍等[25]。

缺血再灌注损伤的始动因子就是能量代谢障碍[26,27],ATP的正常合成和贮存在保护心肌结构和功能完整中起着重要作用,而且心肌细胞发挥正常功能离不开ATP提供的能量。在缺血期,当冠状动脉血流减少到一定程度后,缺血心肌组织的能量代谢由有氧氧化转变为无氧酵解,ATP的生成减少,使细胞的能量供给减少。同时无氧糖酵解使细胞内乳酸含量大量增加,pH值下降,使细胞发生酸中毒,抑制糖酵解的限速酶磷酸果糖激酶,从而抑制了糖酵解途径,导致ATP的产生进一步减少,使缺血组织供能不足更为显著[28]。由于缺血缺氧对线粒体造成损伤,在缺血心肌恢复血液灌注之后,导致线粒体不能有效地利用氧进行有氧氧化,糖酵解仍是其能量的主要来源,从而使原缺血心肌在再灌注之后仍不能获得足够的能量。

在再灌注早期糖酵解仍是缺血心肌的主要能量来源,再灌注后心肌能量的产生并不能恢复到缺血前的水平,仍处于能量饥饿状态。能量代谢障碍可造成心肌细胞的基因结构及表达产生异常,细胞内ATP水平是决定细胞发生坏死或凋亡的主要因素。随着ATP水平的下降,细胞膜、肌浆网膜上的钙泵及钠钙交换蛋白的活性下降,使Ca^{2+}内流增加,导致细胞内钙超载,细胞内增多的Ca^{2+}可进一步激活内皮细胞中黄嘌呤脱氢酶转化为黄嘌呤氧化酶,促进氧自由基的生成,导致进一步的组织损伤[29]。

ATP酶   ATP酶是存在于组织细胞及细胞器膜上的一种蛋白酶,ATP酶在物质运输、信息传递、能量转换中有着重要作用,Na^+-K^+-ATPase及Ca^{2+}-ATPase是保持线粒体正常结构和功能的重要离子泵。Na^+-K^+-ATPase活性受抑制,线粒体内外离子环境发生紊乱后,细胞和线粒体内Ca^{2+}重新分布,导致细胞及线粒体内Ca^{2+}超载,造成细胞能量代谢障碍和超微结构损伤,甚至引起细胞死亡。

Na^+-K^+-ATPase酶催化水解   ATP释放磷酸盐,直接供给自由能。其活性能反映机体能量代谢水平和生理功能状态。脑缺血时,ATP含量下降,大量自由基的产生及兴奋性氨基酸的释放导致该酶的结构破坏[30],使其功能下降,ATP生成更趋减少,使原已存在的能量匮乏更加严重,导致ATP酶活性进一步降低,加重脑损伤[31]。

辅酶NAD+与辅酶NADH   NADH脱氢酶或NADH-CoQ还原酶复合物,功能是催化一对电子从NADH传递给CoQ,它是线粒体内膜中最大的蛋白复合物,是跨膜蛋白,也是呼吸链中了解最少的复合物。哺乳动物的复合物Ⅰ含有42种不同的亚基,总相对分子质量差不多有1000 kDa,其中有7个亚基都是疏水的跨膜蛋白,由线粒体基因编码。复合物Ⅰ含有黄素蛋白和至少6个铁硫中心。一对电子从复合物Ⅰ传递时伴随着4个质子被传递到膜间隙。

能量代谢过程中,能量物质不能直接被利用,需经过三羧酸循环(Tricarboxylic Acid Cycle, TCA)转换后,才可被机体直接利用。辅酶NAD+与辅酶NADH是TCA循环过程中关键限速酶的主要辅酶。正常情况下,能量物质将氢离子传递给NAD+后,转化为NADH,在线粒体氧化磷酸化及电子传递过程中,NADH释放氢离子,再转化为NAD+,同时释放的氢离子与氧离子生成水并产生机体可直接利用的能量——ATP。当脑缺血时,脑组织缺血缺氧,可导致NAD+和NADH合成下降,ATP生成减少;再灌注时,受损细胞NAD+和NADH合成增加,但ATP生成未增加,两者引起一系列复杂的病理生理过程,最终诱导细胞凋亡;同时,NAD+与NADH可调节Ca^{2+}的释放造成细胞内钙超载,导致细胞凋亡[32]。

单磷酸腺苷激活的蛋白激酶 单磷酸腺苷激活的蛋白激酶[Adenosine 5'-monophosphate(AMP)-activated protein kinase, AMPK]即AMP依赖的蛋白激酶,是一种在真核细胞生物中广泛存在的丝氨酸-苏氨酸蛋白激酶,是生物能量代谢调节的关键分子。它表达于各种代谢相关的器官中,能被机体各种刺激激活,包括细胞压力、运动和很多激素及能影响细胞代谢的物质。AMPK是机体保持葡萄糖平衡所必需的。活化的AMPK能抑制糖原合成、脂肪合成、蛋白质合成、糖异生等消耗ATP的合成代谢途径,增加ATP的葡萄糖的利用、脂肪酸氧化等分解代谢途径,以满足细胞的代谢需要。

AMPK还参与机体内的多种代谢过程,在调节机体能量代谢的平衡方面起总开关作用[33]。缺血缺氧时,AMPK即被激活,通过磷酸化172位点的苏氨酸激活肝激酶B1(Liver Kinase B1, LKB1)[34],升高细胞内钙离子浓度,激活AMPK的钙-钙调蛋白依赖的蛋白激酶(Ca^{2+}/calmodulin dependent protein kinases, CaMKK)[35]。缺血缺氧时,AMPK激活能够促进磷酸果糖激酶活性增加,增强糖酵解的进行。在再灌注早期,AMPK可以磷酸化乙酰辅酶A羧化酶(Acetyl CoA carboxylase, ACC)使其处于失活状态,减少能抑制脂肪酸转运至线粒体的丙二酰辅酶A的含量,间接地促进肉毒碱棕榈酰转移酶-1(Carnitine Palmitoyl Transterase-1, CPT-1)调节的长链酯酰辅酶A进入线粒体而氧化,降低脂质在外周组织的沉积,增强脂肪酸的氧化作用[36]。AMPK能通过激活心肌细胞线粒体生物合成的调节因子——过氧化物酶体增殖物激活受体-γ-共激活因子-1α(peroxlsome proliferator activated receptor-γ-coactivator-1α, PGC-1α),增加线粒体的生物合成,增加脂肪酸的β氧化[37]。缺血缺氧状态下,脂肪酸的氧化作用供能对细胞和组织是十分重要的。无论是在单纯缺血时,还是在I/R时,AMPK的表达均下降,只是在I/R时下降更加显著[38]。AMPK在调节心肌能量代谢的总开关作用受损,是导致组织功能下降的原因之一。

哺乳动物中AMPK主要的上游酶包括肿瘤抑制因子——LKB1、CaMKK、转化生子因子β-激活酶-1(TGFβ-activated kinase-1, TAK1)等[39,40]。体内至少存在着2种及以上的调控AMPK活性的信号途径,一是能量消耗途径,主要依赖细胞内AMP水平和LKB1实现的;二是细胞内Ca^{2+}-CaMKK途径[41]。

2.1.2 氧化应激

再灌注期,过量产生的过氧化物介导的氧化应激损伤,是I/R损伤的主要病理基础之一。

2.1.2.1 自由基

自由基,化学上也称为"游离基",是指化合物的分子在光热等外界条件下,共价键发生均裂而形成的具有不成对电子的原子或基团。

超氧阴离子   超氧阴离子(superoxide anion, O_2^-)是生物体内最主要的自由基。O_2无论是在非酶反应还是在酶反应中都可以通过接收电子的方式氧化生成O_2^-。超氧化物歧化酶(Superoxide Dismutase, SOD)可清除O_2^-。

羟自由基   羟自由基(hydroxyl radical,·OH)化学性质极为活泼,可与多种有机物或无机物反应,反应速度快。黄嘌呤氧化酶、前列腺素合成酶等可以产生·OH,一些物理因素如电离辐射光照等也可产生·OH。脱铁酶可以减轻或消除·OH。

脂类过氧化物自由基   脂类过氧化物自由基(lipid peroxide, LPO)是脂类过氧化的过程中产生R·、ROO·等自由基及ROOH。不饱和脂肪酸不能直接与氧分子发生反应,脂类氧化物可通过活性氧·OH、O_2^-及Fe^{2+}复合物、臭氧(O_3)等引起不饱和脂肪酸的氧化生成R·、RO_2·及ROOH。RO_2·与RO·均为含氧的有机自由基,化学性质活泼且寿命相对较长。谷胱甘肽过氧化物酶(Glutathione peroxidase, GSH-Px)可清除LPO。

由于特殊的电子排列结构,氧分子(O_2)极容易形成自由基。这些由氧分子(O_2)形成的自由基统称为氧自由基。上述的氧自由基、H_2O_2、单线态氧和臭氧,统称为ROS。

自由基很不稳定,需要从组织细胞的分子中再夺取电子来使自己配对,当细胞分子推陈出新一个电子后,它也变成自由基,又要去抢夺细胞膜或细胞核分子中的电子,这样又会产生新的自由基。在细胞中由于自由基非常活泼,化学反应性极强,参与一系列的连锁反应,能引起细胞生物膜上的脂质过氧化,破坏了膜的结构和功能,能引起蛋白质变性和交联,使体内的许多酶及激素失去生物活性,机体的免疫能力、神经反射能力、运动能力等系统活力降低,还能破坏核酸结构和导致整个机体代谢失常等,最终使机体发生病变。

正常生理条件下,氧分子通过线粒体细胞色素系统转化成水,1%～2%的氧分子会在此途径逃逸,生成ROS。ROS可被内源性抗氧化系统清楚,但是,I/R产生大量的ROS,引起氧化应激和抗氧化防御间的平衡失调,从而引发氧化应激损伤[42]。

2.1.2.2   I/R 时自由基生成的主要途径

I/R后的ROS主要通过黄嘌呤氧化酶途径、线粒体电子传递链途径、烟酰胺腺嘌呤二核苷酸磷酸氧化酶等途径产生。

黄嘌呤氧化酶途径   黄嘌呤氧化酶的形成增多黄嘌呤氧化酶(xanthineoxidase, XO)及其前身黄嘌呤脱氢酶(xanthinedehydrogenase, XD)主要存在于毛细血管内皮细胞内。正常情况下,其90%以XD的形式存在,XO仅占10%。它们具有相同的催化底物,但由于各自电子受体不同,得到的是生化作用完全相反的产物。XD在一定条件下可以转化为XO,XO通过产生的氧化自由基对机体产生损伤[43,44]。当组织处于缺血、缺氧状态时,由于机体ATP消耗增加,加之其合成减少,细胞膜受损,导致胞内Ca^{2+}浓度增加,Ca^{2+}进入细胞激活Ca^{2+}依赖性蛋白酶,使还原性XD转变为氧化性的XO。与此同时,组织的缺血、缺氧会导致ATP逐渐分解为次黄嘌呤,然而,次黄嘌呤自身不能代谢为黄嘌呤,致使XO的底物次黄嘌呤堆积[45,46]。

再灌注时,氧和水的再供应使累积的次黄嘌呤在XO的催化作用下形成黄嘌呤,随后黄嘌呤又被催化为尿酸。次黄嘌呤最终催化为尿酸的过程都是以分子氧作为电子受体,释放出大量电子,产生大量的O_2^-和H_2O_2,两者在金属Fe的参与下形成OH[47]。

NADPH氧化酶途径   NADPH氧化酶分布于中性粒细胞、吞噬细胞、血管平滑肌细胞、内皮细胞、成纤维细胞、脂肪细胞等细胞中[48]。正常状态下,NADPH氧化酶的亚基p41、p47、67位于细胞浆内,p91位于细胞膜上。当受到缺氧等刺激时,位于细胞浆内的p41、p47、p67亚基向细胞膜转移,与于细胞膜上的p91结合而被活化,将氧分子转变为超氧阴离子,爆发性地产生过氧化物,从而损伤细胞、组织、器官[49]。

线粒体电子传递系统途径 线粒体既是细胞的能量代谢中心[50],也是细胞内源性自由基产生的重要基地[51]。在氧化呼吸链中,氢原子通过多种酶和辅酶催化的氧化还原反应与氧结合成水,并释放能量产生ATP。即便是在正常生理条件下,也会有一些电子从电子传递链中不断逃逸形成过氧化物[51,52]。I/R引起线粒体复合物Ⅰ、Ⅱ、Ⅳ、Ⅴ的表达和活性降低,氢离子难以传递,蓄积在复合物Ⅰ、Ⅱ,溢出后与氧结合,产生负氧阴离子(图1-4)。

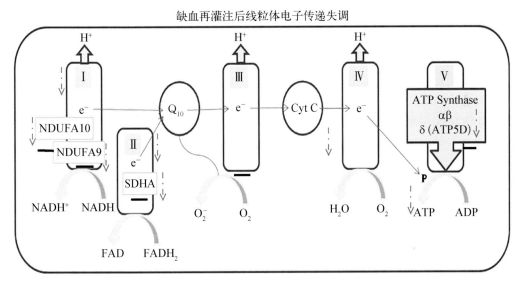

图1-4 I/R引起线粒体电子传递失调

(该图引自 *Pharmacology and Therapeutics* 2017年第177卷146—173页,并做改编)

2.1.2.3 自由基引起的损伤

自由基主要通过以下几方面对细胞及组织造成损伤。

脂质过氧化 自由基通过与生物膜的磷脂、酶和膜受体相关的多不饱和脂肪酸的核酸等大分子物质发生脂质过氧化反应,产生脂质过氧化产物[53],从而使细胞膜的流动性和通透性发生改变,最终导致细胞结构和功能的改变[54]。脂质过氧化产物中的丙二醛(malondialdehyde, MDA)是脂类过氧化最重要的终末代谢产物之一,是氧化爆发的一个重要指标,其含量反映了机体脂质过氧化的速度和强度,常被作为反映组织过氧化损伤程度的客观指标,并可间接反映细胞的损伤程度[54,55]。

诱导凋亡 ROS可通过激活处于核因子NF-κB上游区的活化酶,介导κB抑制物(Iκ-B)的磷酸化作用,使其与NF-κB分离,导致细胞凋亡[56]。

激活细胞内或者细胞外液中潜在的化学趋化因子 如IL-1、TNF-α等,使中性粒细胞等黏附在损伤组织,同时释放多种氧化酶进一步损伤组织[57]。

2.1.2.4 抗自由基损伤系统

机体内也存在着清除自由基、抑制自由基反应的体系，包括酶促机制和非酶促机制。

酶促机制 抗自由基的酶促机制包括SOD、过氧化氢酶（Catalase, CAT）、谷胱甘肽过氧化物酶（Glutathione peroxidases, GSH-Px）等。

SOD是体内重要的抗氧化酶，可催化过氧阴离子发生歧化反应，将两个O_2^-转变为H_2O_2和O_2。SOD按其所含金属辅基不同可分为三种，第一种是含铜（Cu）锌（Zn）金属辅基的，称为（Cu, Zn-SOD, SOD1），是最为常见的一种酶，呈绿色，主要存在于机体细胞浆中；第二种是含锰（Mn）金属辅基的，称为（Mn-SOD, SOD2），呈紫色，存在于真核细胞的线粒体和原核细胞内；第三种是含铁（Fe）金属辅基的，称为（Fe-SOD），呈黄褐色，存在于原核细胞中。

SOD作用底物是O_2^-。O_2^-既带一个负电荷，又只有一个未成对的电子，既可作还原剂在SOD作用下变成O_2，又可作氧化剂变成H_2O_2。H_2O_2又在CAT作用下，生成H_2O和O_2。由此可见，有毒性的O_2^-在SOD和CAT共同作用下，变成了无毒的H_2O和O_2，从而保护细胞免受伤害[58]。

CAT是催化过氧化氢分解成氧和水的酶。CAT是过氧化物酶体的标志酶，约占过氧化物酶体酶总量的40%。过氧化氢酶存在于红细胞及某些组织内的过氧化体中，它的主要作用就是催化H_2O_2分解为H_2O与O_2，CAT也是具有最高转换数（与底物反应速率）的酶之一；一个CAT分子可以每秒将数百万个过氧化氢分子转化为水和氧气。

GSH-Px是机体内广泛存在的一种重要的过氧化物分解酶，GSH-Px的活性中心是硒半胱氨酸，其活力大小可以反映机体硒水平。硒是GSH-Px酶系的组成成分，它能催化GSH变为GSSG，使有毒的过氧化物还原成无毒的羟基化合物，同时促进H_2O_2的分解，从而保护细胞膜的结构及功能不受过氧化物的干扰及损害。GSH-Px主要包括4种，分别为胞浆GSH-Px、血浆GSH-Px、磷脂氢过氧化物GSH-Px及胃肠道专属性GSH-Px。

GSH-Px催化还原型谷胱甘肽氧化与H_2O_2还原反应，从而阻断超氧化阴离子细胞类脂过氧化而损害组织细胞；还能阻断由脂氢过氧化物引发自由基的二级反应，从而减少脂氢过氧化物对生物体的损害。GSH-Px是细胞内抗脂质过氧化作用的酶性保护系统的主要成分，可催化LPO分解生成相应的醇，防止LPO均裂和引发脂质过氧化作用的链式支链反应，减少LPO的生成以保护机体免受损害。

谷胱甘肽（glutathione, GSH）是一种高效的抗氧化剂[59]，可以在CAT存在（细胞内）或者不存在（细胞外）的条件下清除ROS[60,61]。GSH在细胞内的浓度受Nrf2依赖性的谷氨酸半胱氨酸连接酶调控。N乙酰半胱氨酸（Nacetylcysteine, NAC）是一种半胱氨酸衍生物，在GSH-Px存在的条件下，可以清除细胞内的过氧化氢等氧化物质。过氧化氢、次氯酸及过氧化亚硝酸盐等可以自发与GSH反应[62,63]。NAC可以通过增加细胞内GSH的水平起到保护作用。

除了上述酶之外，谷胱甘肽转移酶、血浆铜蓝蛋白、血红素加氧酶及其他的一些酶类可能参与非酶主导的控制自由基及其代谢产物的过程。

非酶促机制 抗自由基的非酶促机制包括维生素E、维生素C和谷胱甘肽等。

维生素E：具有脂溶性，可接收细胞膜上产生的过氧自由基的电子，让自己暂时成为一自由基。

维生素C：具有水溶性，可让维生素E自由基恢复其抗氧化能力。

谷胱甘肽：是细胞内最重要的抗氧化物，其巯基（SH）可以接收自由基的电子。

除了这三大抗氧化剂之外，机体内还存在为数众多的小分子抗氧化剂，如胆红素、尿酸、类黄酮、类胡萝卜素等。

转录因子NF-E2相关因子2（Nuclear factor erythroid 2-related factor 2, Nrf2）-抗氧化反应元件（antioxidant response element, ARE）通路　研究发现多种抗氧化剂能够清除体内的ROS等有害物质，在机体发生缺血再灌注损伤时对机体具有高效的保护作用。这些抗氧化剂的表达大多是受Nrf2-ARE系统调控[64,65]。Nrf2-ARE通路是目前为止发现的最为重要的内源性抗氧化应激通路，在机体的分布非常广泛，诱导激活后可上调内源性抗氧化系统，从而减轻机体的氧化损伤。同时Nrf2是氧化应激的感受器，在参与细胞调节抗氧化应激中发挥关键作用，是抗氧化应激的重要转录因子，Nrf2缺失或功能障碍会直接引起细胞对氧化应激反应的敏感性。ARE对抗氧化应激有其独特的诱导机制，作为顺式作用元件，可与过氧化氢（H_2O_2）、ROS和亲电子基团等外来化合物共同诱导抗氧化基因的表达。Nrf2的活性主要由Kelch样ECH联合蛋白1（Kelch-like ECH-associated protein1, Keap1）负性调节。Keap1在细胞质内以二聚体的形式结合一个Nrf2分子，使其无法进入细胞核，从而抑制Nrf2的活性，避免细胞对氧化应激的敏感性过高。Nrf2的激活即Nrf2与Keap1的解离可在以下两种情况下发生：一是当受到亲电试剂或ROS的攻击时Keap1中的巯基改变；二是通过蛋白激酶C途径使Nrf2磷酸化，Nrf2和Keap1解离后Nrf2转位进入细胞核，与ARE元件识别并结合，从而启动下游Ⅱ相解毒酶等保护性基因的转录，提高细胞抵抗氧化应激的能力[65-67]。

2.1.3　内质网应激

内质网是存在于真核细胞中的细胞器，参与蛋白质合成、折叠和寡聚化、钙的储存、脂类代谢、类固醇代谢的合成等。内质网作为信号传导的枢纽平台，在细胞凋亡过程发挥着重要作用。内质网应激（endoplasmic reticulum stress, ERS）是细胞遭受氧化应激、缺血缺氧、钙稳态紊乱及病毒感染等刺激时，引发的内质网腔内未折叠蛋白反应（unfolded Protein Reaction, UPR）、内质网超负荷反应和固醇调节级联反应。

ERS是机体对各种刺激的自身保护性防御机制，其结果，既可修复早期或受损较轻的细胞，又能清除过度损伤的细胞，维持机体的平衡和内环境稳态[68]。适度的ERS可通过促进内质网处理未折叠及错误折叠蛋白等降低损伤；而持久或严重的ERS则可引起细胞凋亡[69]。

UPR是介导ERS的最重要的信号机制，其主要是由一个ER分子伴侣葡萄糖调节蛋白（glucose regulated protein 78 kD, GRP78）/免疫球蛋白重链结合蛋白（immunoglobulin heavy chain-binding protein, BIP）和3个ER应激感受蛋白，即RNA依赖的蛋白激酶样内质网激酶（PKR-like endoplasmic Reticulum Kinase, PERK）、激活转录因子（activating transcription factor6, ATF6）和需肌醇酶-1（inositol-requiring enzyme-1, IRE-1）所介导的保护性应激反应[70]。

ERS通过C/EBP-Homologous protein（CHOP）/growth arrest and DNA-damage-inducible gene 153（GADD153）基因的激活转录途径；C-Jun氨基端激酶（c-Jun N-terminal kinase,

JNK）的激活通路；内质网特有的半胱氨酸蛋白酶 Caspase-12 的激活通路诱导细胞凋亡[71]。

2.1.3.1 CHOP 通路

CHOP 是内质网应激特异的转录因子，属 C/EBP 转录因子家族成员，也称 GADD153，是调节内质网应激诱导凋亡的主要通路。在正常情况下，CHOP 主要存在于细胞质中，含量很低。而 PERK、ATF6、IRE-1 分别与分子伴侣 GRP78/BIP 结合，处于无活性状态。ERS 使跨膜蛋白 IRE1 和 ATF6 活化，其胞质部分进入胞核，与 ERSE 保守序列相连，而启动 CHOP 的转录和表达。同时，PERK 通路激活，磷酸化 eIF2α 增加，诱导转录因子 ATF4 表达，ATF4 可与 CHOP 启动子的氨基酸反应元件位点结合，激活 CHOP。PERK 信号激活在 ERS 早期通过抑制蛋白质合成对细胞起保护作用，但 ERS 时间过长，持续的 PERK 信号诱导 CHOP 表达而促进细胞凋亡[72]。关于 CHOP 下游的调节机制，可能与 Tribbles 相关蛋白 3（Tribbles Related Protein 3，TRB3）相关。TRB3 是一个激酶类似蛋白，属于 Tribbles 假性蛋白激酶家族的一员，它能够直接与丝氨酸-苏氨酸蛋白激酶 AKT 结合，抑制其活性。AKT 是重要的抗凋亡信号分子。CHOP 可能通过诱导 TRB3 的表达，抑制 AKT 的活性，促进细胞凋亡[71]。CHOP 可以上调促凋亡基因 Bax/Bak，可以抑制抗凋亡蛋白 Bcl-2 的表达，减弱其抗凋亡能力，促进凋亡[73]。CHOP 与 cAMP 反应元件结合蛋白（cAMP-responsive element binding protein, CREB）形成二聚体能，抑制 Bcl-2 蛋白的表达，促进凋亡[74]。ERS 反应时，CHOP 表达增加，上调内质网氧化还原酶 1α（endoplasmic reticulum oxidoreductase 1α, ERO1α）也加重内质网的氧化损伤[75]。

2.1.3.2 JNK 通路

JNK 也被称为应激活化蛋白激酶。JNK 通过转录依赖的方式调节下游凋亡相关靶基因的转录和凋亡蛋白的表达，介导死亡受体途径及线粒体途径的细胞凋亡。JNK 被刺激因素激活后，可从细胞质转移到细胞核中，通过磷酸化激活 c-jun、c-Fos 等转录因子，调节下游凋亡相关靶基因的表达，诱导 FasL、TNF 等配体蛋白的表达，启动死亡受体途径的细胞凋亡[76]。另一方面，JNK 通过非转录依赖的方式，上调 Bim、Bid、DP5 等 BH3-only 蛋白的表达，活化 Bax 等促凋亡蛋白，介导线粒体途径的细胞凋亡[77]。

2.1.3.3 Caspases-12 通路

Caspase-12 是 Caspase 亚家族成员，定位于 ER 外膜，产生于内质网，并仅在内质网应激时被活化，是 ERS 诱导凋亡的特异性蛋白酶，也是介导 ERS 凋亡的关键分子，能够单独通过内质网途径而不通过其他凋亡途径诱导细胞凋亡。在正常生理情况下，Caspase-12 与其他的 Caspase 一样，以无活性的酶原形式存在。当 ERS 时，Caspase-12 酶原特异激活，协同其他内质网应激分子激活 Caspase-9 酶原，再通过 Caspase-3 途径导致细胞凋亡[78]。

研究表明，这 3 种凋亡途径也并非完全独立，在某些情况下它们存在相互联系。譬如内质网通路和线粒体通路之间，促凋亡 Bcl-2 家族成员 Bak 和 Bax 可迅速清空内质网 Ca^{2+}，使线粒体对 Ca^{2+} 内流和 Cyt C 释放敏感，从而调节 Cyt C 释放的动力学并调节凋亡[79]。线粒体途径与死亡受体途径也不能分开，两者除了可在 Caspase-3 处会合并通过 Caspase-3 激活下游底物而呈现凋亡细胞的共同特点外，另一个汇合点是 Bcl-2 基因产物。Bcl-2 可通过干扰死亡受体途径而抑制细胞凋亡。Bcl-2 对死亡受体凋亡通路不起作用的细胞称为一型细胞，反之则称为二型细胞。二型细胞可通过死亡受体途径激活的 Caspase-8 而酶切 Bcl-2

家族中Bid,从而进入细胞凋亡的线粒体途径[80,81]。

2.1.4　炎性因子

白细胞介素-1(Interleukin-1, IL-1)、白细胞介素-6(IL-6)、白细胞介素-8(IL-8)和肿瘤坏死因子-α(tumor necrosis factor-α, TNF-α)等促炎性因子,在I/R损伤的发生和发展过程中扮演重要的角色。IL-10、TGF-β可下调上述炎性因子的表达,抑制I/R损伤[82]。

2.1.4.1　促炎性因子

促炎性因子包括IL-1、IL-6、IL-8、TNF-α等。

IL-1　IL-1主要是由白细胞,特别是单核巨噬细胞合成分泌的一种促炎性因子,参与机体的炎症、免疫调节过程。其根据分子结构的不同可分为IL-1α和IL-1β两种亚型。IL-1β为其主要的分泌形式。心肌I/R早期即可产生IL-1,当缺血15分钟时,缺血组织的IL-1即明显增高,于1小时达高峰,较ICAM-1及氧自由基产生高峰早,且增高的程度与心肌I/R损伤的程度成正比。IL-1可上调细胞黏附分子的表达,诱导中性粒细胞黏附与内皮细胞黏附相关;还可上调Bax/BcL-2,促进多种细胞凋亡。

IL-6　IL-6为白细胞和内皮细胞产生的促炎性因子,在I/R损伤中扮演重要的角色。IL-6家族成员包括IL-6、白血病抑制因子受体(leukemia inhibitory factor receptor, LIFR)、致癌蛋白M受体(oncostatin M receptor, OSMR)、睫状神经营养因子受体(ciliary neurotrophic factor receptor, CNTFR)、IL-11和心肌营养素-1(cardiotrophin-1, CT-1),它们的受体均有公有信号转导链gp130。IL-6受体由配体结合链(CD26)和gp130组成,后者虽无配体结合能力,但是参与组成IL-6高亲和力结合位点,是LIFR、OSMR、CNTFR的共用公有信号转导链。单核-吞噬细胞、血管内皮细胞、成纤维细胞、角质细胞、T细胞和B细胞等产生IL-6。IL-6可与可溶性白细胞介素6受体(soluble interleukin-6 receptor, sIL-6R)形成复合物,进一步结合gp130,发挥IL-6的生物学作用,故SIL-6R是膜受体激动剂。

IL-6可诱导ICAM-1 mRNA的表达,引起ICAM-1合成和表达增加,促进中性粒细胞与血管内皮细胞的黏附,引发中性粒细胞释放超氧阴离子、穿孔素、NO等,加重心肌细胞损伤。IL-6可以促进诱导型NO合成酶增加,使心肌环磷酸鸟苷(guanosine 3', 5'-cyclic phosphate, cGMP)水平升高,钙内流减少;还可以抑制对β2肾上腺素能刺激,降低心肌细胞环磷酸腺(cyclic Adenosine monophosphate, cAMP)水平,造成心肌损伤。近期则有研究认为IL-6能诱导产生磷脂酰肌醇3-激酶和NO,通过调节线离子体钙离子通道,抑制心脏缺血再灌注损伤引起的心肌细胞线粒体破裂和钙离子内流,从而起到保护心肌细胞的作用。

IL-8　IL-8是由单核/巨噬细胞、血管内皮细胞等产生的,可以活化和趋化中性粒细胞的促炎性因子。IL-8可以改变中性粒细胞表面的受体表达,上调补体受体1和β2整合素,诱导中性粒细胞与血管内皮细胞的黏附,对中性粒细胞有趋化作用。IL-8还诱导产生溶酶体、毒性代谢产物,并激活花生四烯酸-5-脂氧化酶产生白三烯,使血管通透性增加。IL-1、TNF可诱导IL-8 mRNA的表达。TNF-α能够刺激内皮细胞分泌IL-8,促进中性粒细胞和单核细胞的游出。IL-8上调死亡受体Fas,p53基因转录,导致心肌细胞凋亡。

TNF-α　TNF-α是一种重要的炎性细胞因子,由单核/巨噬细胞、心肌细胞等合成和释放。TNF-α受体分为55 kDa的受体1（TNFR1）和75 kDa的受体2（TNFR2）。I/R诱导了TNF-α释放，作用于TNFR1，激活心肌丝裂素活化蛋白激酶，导致比IL-1β和IL-6表达增高。IL-1β和TNF-α又可导致心脏收缩功能不全和心肌细胞凋亡。

2.1.4.2　抗炎因子

抗炎因子主要有IL-10。

IL-10　IL-10主要由辅助性T细胞2（helper T cell 2, TH2）产生，还可来源于Th0细胞（CD4$^+$Th0细胞）、Th1细胞、单核/吞噬细胞、肥大细胞及角质细胞等，在抑制炎症反应中发挥关键作用。I/R产生大量的IL-6、TNF-α等，可诱导Th2细胞、单核细胞表达IL-10。L-10不但能下调引起急性炎症反应的促炎性因子表达，拮抗其作用，还可抑制白细胞的趋化和黏附，进而减轻I/R引起的损伤。

2.1.4.3　其他相关因子

其他相关因子有转化生长因子-β、高迁移率家族蛋白、热休克蛋白70、血管生成素1、过氧化体增殖物激活型受体、腺苷和IL-9等。

转化生长因子-β　TGF-β是一组调节细胞生长和分化的超家族分子，几乎存在于所有类型的细胞中，是一个分子量为25000 kDa的二聚体蛋白。TGF-β可以抑制白细胞的聚集与黏附，减少自由基的产生。

高迁移率家族蛋白　根据分子质量大小、序列相似性和DNA结构特性，高迁移率家族蛋白（high mobility group, HMG）可进一步分为HMGA、HMGB、HMGN 3个家族。而HMGB家族又有3个成员，即HMGB1、HMGB2和HMGB3，三者在氨基酸序列上有80%的一致性。HMGB1是含量最丰富的HMG蛋白，广泛分布于淋巴组织、脑、肝、肺、心、脾、肾等组织中，HMGB1除在肝、脑组织中主要存在于胞浆外，在大多数组织中存在于胞核中。HMGB1先前也称HMG1，在进化过程中其氨基酸序列高度保守，啮齿类动物与人的氨基酸序列同源性高达98%以上，小鼠与大鼠氨基酸序列同源性更是高达100%。HMGB1与TNF-α协同作用，使Toll样受体及其下游JNK途径活化，诱导I/R引起的凋亡[83]。

热休克蛋白70　热休克蛋白70（heat shock protein, HSP70）是HSP家族中的一员，应激状态下，HSP的表达迅速升高，绑定到错误折叠或变性的蛋白质，以防止其不可逆变性。在心肌I/R损伤中，HSP70表达也会相应增多。HSP70可以显著抑制NF-κB易位，减少炎症因子的合成和释放，减少I/R损伤中炎症诱导的细胞凋亡、氧化应激损伤。

兰尼碱受体和含半胱氨酸的天冬氨酸水解酶8　含半胱氨酸的天冬氨酸水解酶8（Caspase-8）活化后调节兰尼碱受体（ryanodine receptor, RyR）的表达导致钙离子紊乱，介导了心脏I/R后左心室的损伤。大鼠心肌I/R 6小时后，血液循环中的TNF-α及活化的Caspase-8水平升高。I/R后的第1天和第15天，活化的Caspase-8使RyR2受体S-亚硝基化并使RyR2复合物中的通道稳定蛋白（Calstabin-2）解聚，导致舒张期肌浆网Ca^{2+}的泄漏。Caspase-8是心肌I/R后TNF-α/TNFR1信号通路中早期被激活的因子，TNF-α诱导的Caspase-8活化导致了RyR2通道的泄漏，导致一系列的I/R损伤。

血管生成素1　血管生成素1是血管内皮中特定的血管生成因子。血管生成素1抑制血管内皮钙黏蛋白磷酸化，以及心肌整合蛋白β1/丝裂原活化蛋白激酶（ERK）/Caspase-9磷酸化级联通路，减轻I/R损伤。血管生成素1抑制调血管内皮细胞钙黏蛋白磷酸化，减轻微血管渗出。血管生成素1通过整合蛋白β1调节的胞外信号调节激酶ERK磷酸化,使第125位的苏氨酸磷酸化,通过抑制Caspase-9减少Caspase-3的活化,进而抑制细胞死亡。

过氧化体增殖物激活型受体 过氧化物酶体增殖剂激活受体(peroxisome proliferators-activated receptors, PPARs)是核激素受体家族中的配体激活受体。PPAR γ 主要表达于脂肪组织及免疫系统,与脂肪细胞分化、机体免疫及胰岛素抵抗密切相关。激活的 PPAR γ 可以抑制脂多糖诱导的经由活性蛋白1、NF-κB、信号转导和转录激活因子1介导的转录效应,通过与核蛋白结合阻止NF-κB与炎症因子基团启动子区的同源顺式元件结合,抑制促炎性因子的生成。

腺苷 腺苷是心肌I/R过程中产生具有抗炎作用的保护性的信号分子,通过A1R、A2AR、A2BR和A3R四种受体发挥其生理保护作用。在心肌I/R损伤中活化的A1R与其他G蛋白受体一起介导心肌保护作用。阿片类受体和缓激肽可以通过抑制mPTP的开放,激活信号传导通路,从而抑制钙超载等原因诱导的线粒体裂解,减少心肌细胞的死亡,减少心肌梗死面积。再灌注时,活化的A2AR可以减少缺血区的中性粒细胞浸润,保护心内膜下血管内皮细胞的结构。然而,再灌注3小时后A2AR就会失去这种保护作用。A2BR与A2AR的作用机制类似。与A1R只在缺血时起到心脏保护作用不同,活化的A3R在心肌缺血及再灌注时都会起到心脏保护作用。在恢复氧供的时候,A3R有减轻中性粒细胞的活化和浸润的作用,可抗细胞凋亡和坏死。

IL-9 IL-9来自肾脏再灌注时死亡的肾小管细胞,对肾的I/R损伤有保护作用。在I/R开始的开始30分钟内,肾组织不释放IL-9,其后则大量释放。尤其是因为脑死亡导致的肾I/R,IL-9释放明显增加,心源性的肾I/R也会出现同样的现象,而未缺血的肾脏细胞则不会出现IL-9含量的波动[84]。

2.1.5 黏附分子

黏附分子是在机体发生炎症反应、创伤愈合以及肿瘤的浸润和转移等一系列重要的病理生理过程中,介导细胞与细胞之间、细胞与细胞外基质之间相互接触和结合的分子。根据黏附分子的结构特点及功能特征,其可分为整合素家族黏附分子、选择素家族黏附分子、免疫球蛋白超家族黏附分子、钙离子依赖的细胞黏附素和钙黏素家族黏附分子、未归类的黏附分子。

I/R过程中,微血管内皮细胞被激活,储存于内皮细胞Weibel Palade 小体内的P-选择素通过出胞,迅速表达在质膜上[85],E-选择素经过mRNA转录和蛋白质的合成,也迟于P-选择素缓慢表达于内皮细胞上。同时,内皮细胞表达白细胞的L-选择素的配体。白细胞表面也迅速表达L-选择素和其相应的内皮细胞E、P-选择素的配体。白细胞与内皮细胞上相应的黏附分子和配体相结合,使白细胞沿微血管内皮滚动[86],形成相对疏松的结合。之后,聚合的白细胞受内皮细胞和细胞外基质产生的细胞因子和内皮细胞表面分子的刺激而活化,诱导白细胞表达β2整合素(CDlla/CD18)、整合素LFA-1,与内皮细胞黏附分子ICAM-1/ICAM-2及VCAM-I形成牢固结合[87]。E-选择素也参与了白细胞与血管内皮细胞的黏附,并介导白细胞的游出于微血管外[87]。白细胞与血管内皮细胞ICAM-1结合后,诱导内皮细胞骨架相关蛋白酪氨酸磷酸化,引起细胞骨架的改变,有利于黏附白细胞穿过内皮细胞和基底膜,游出于微血管外[88]。

血小板受到刺激后,储存于血小板内的P-选择素也迅速地表达于表面,促使单核细胞黏附和游出于微血管,分化为巨噬细胞[89],其表达具有高度血栓形成能力的组织因子,刺激血小板释放血小板衍生生长因子(Platelet derived growth factor, PDGF)、TGF-β,以及活化T细胞产生的γ干扰素。PDGF可刺激平滑肌细胞增生。TGF-β促进微血管周围纤维化,γ干扰素可降低平滑肌细胞胶原蛋白基因的表达,阻碍平滑肌细胞的增殖,促进平滑肌细胞的凋亡,使合成基质减少,无法修复周围的损伤基质[90]。

I/R释放的TNF-α和IL-1可诱导内皮细胞和白细胞表达分泌黏附分子、趋化因子,导致局部炎性细胞的聚集,加重局部的炎症反应[91,92]。

细胞黏附分子的表达介导炎症细胞黏附和侵入于大血管的血管壁,诱发动脉粥样硬化[93];介导炎症细胞黏附和游出于微血管外,引起微血管周围炎性细胞浸润、渗出和出血。

2.1.5.1　免疫球蛋白超基因家族

免疫球蛋白超基因家族包括细胞间黏附分子-1(Intercellular adhesion molecule-1, ICAM-1)和细胞间黏附分子-2(ICAM-2)、血小板内皮细胞黏附因子-1(Platelet endothelial cell adhesion factor-1, PECAM-1)、血管细胞黏附分子-1(Vascular cell adhesion molecule-1, VCAM-1)。

ICAM-1　ICAM-1是克隆号为CD54、分子量为76～114 kDa的细胞表面跨膜糖蛋白,是促进炎性细胞黏附的关键因子。ICAM-1基因长15.5 kb,含7个外显子和6个内含子,定位于染色体19p13.3～13.2区。ICAM-1基因启动子含有可与NF-κB等转录因子结合的位点[94],其mRNA长3.3 kb。人ICAM-1蛋白的相对分子质量在80000～100000之间,其中,核心多肽为55000。氨基酸序列为含有5个Ig样结构细胞外区的单链跨膜糖蛋白,约有一半的糖基为寡糖,每1个Ig样区有1个单独的外显子编码。另外,信号肽和跨膜区及胞浆区,分别有两个不同的外显子编码,ICAM-1的胞浆尾部是该分子中最特异的部位,可能起促进不同的信号传递或细胞骨架的作用[95]。

ICAM-1的配体有两个淋巴细胞功能相关抗原,一个是淋巴细胞功能相关抗原-1(lymphocyteftinc-tion-associatedantigen-1, LFA-1),又称整合素aLp2,或CDlla/CD18,另一个是Mac-1(又称整合素xMp2、CDllb/CD18、Mol及CR3),均属于整合素家族。LFA-1是ICAM-1的主要受体,Mac-1与ICAM-1的亲和力较低,且在激活的白细胞上只有一小部分Mac-1(约10%)可介导ICAM-1黏附。LFA-1表达在中性粒细胞和除红细胞以外的所有造血细胞,而Mac-1的表达则局限于单核细胞、巨噬细胞和粒细胞上,其主要生理作用是调节细胞间以及细胞和基质之间的黏附。白细胞黏附到大血管内皮细胞上,透过内皮细胞间隙成为泡沫细胞,参与动脉粥样硬化的形成[96]。

在I/R期间,内皮细胞表面的选择素(E-选择素和P-选择素)和黏蛋白(可与L-选择素结合)表达增加,选择素和糖类的结合,可介导白细胞沿血管内皮细胞滚动;接着白细胞表面的LFA-1和Mac-1亲和力增加,与血管内皮细胞上的配体ICAM-1、ICAM-2和VCAM-1结合,可导致白细胞与内皮细胞黏附;由于白细胞表面的整合素和细胞外基质蛋白相互作用,释放穿孔素,促使白细胞穿越内皮细胞的间隙和基底膜,游出于微血管外,加重心肌细胞损伤[97,98]。

正常情况下,ICAM-1在血管内皮细胞上表达较低,但是在IFN-γ、IL-1β和TNF-α等促炎性因子的作用下,其表达可迅速上调。I/R诱导的ICAM-1表达上调,可能与促炎性因子释放相关[99]。

ICAM-2　ICAM-2分子量为55 kDa,35%与ICAM-1同源,也参与白细胞的黏附。与ICAM-1不同的是,ICAM-2液可以由血小板激活表达。内皮细胞表达ICAM-2量高于ICAM-1;ICAM-2表达多集中在内皮细胞接触连接处;ICAM-2依赖IL-1β刺激大量表达[100]。

PECAM-1　PECAM-1也称为CD31,是分子量为130 kDa的糖蛋白,由6个C2类型免疫蛋白亚单位组成的功能区、跨膜区和一个细胞内链组成。PECAM-1主要由内皮细胞表达,也可由血小板、单核细胞、中性粒细胞表达,多分布在内皮细胞间接触处。PECAM-1通过胞外区参与细胞间的相互作用,使中性粒细胞黏附内皮细胞,参与中性粒细胞黏附和浸润[100]。

VCAM-1　VCAM-1是一种以免疫球蛋白功能区为特征的Ig超家族成员。分子量110 kDa,含6～7个细胞外Ig样片段。VCAM-1主要表达在活化内皮细胞、上皮细胞、巨噬细胞、树突状细胞,也表达于骨髓成纤维细胞及成肌细胞表面。VCAM-1的配体是极迟抗原4(verylateantigen 4, VLA4)和整合素α4β7,均属于整合素家族。VLA4表达在嗜酸细胞、嗜碱细胞、淋巴细胞和单核细胞。VCAM-1与ICAM-1作用相似,同属免疫球蛋白家族,在促炎性因子TNF-α、IL-1、IL-17等刺激下,在血管内皮细胞上表达,促进白细胞与血管内皮细胞的黏附;可激活T细胞,在淋巴细胞聚集和免疫应答中起重要作用[101]。

2.1.5.2　选择素

选择素(Selectin)是Ⅰ型糖蛋白,分子量为90～140 kDa,根据表达部位的不同可分为以下3类:P-选择素,表达于活化的血小板和内皮细胞表面;E-选择素,表达于活化的内皮细胞表面;L-选择素,表达于白细胞表面。在I/R损伤中,该家族在炎症早期发挥着重要作用[102-104]。

P-选择素　P-选择素是分子量为140 kDa,由789个氨基酸组成,胞外区有730个氨基酸,含12个N位糖基化位点的跨膜糖蛋白,又称CD62P,可分为凝集素样区域(氨基端)、上皮生长因子区域、9个补体调节蛋白序列、跨膜区和胞浆区。跨膜区和胞浆区各有24个和35个氨基酸。CD62P为高度糖基化的单链跨膜糖蛋白主要集中在小静脉、微静脉内皮细胞的Weibel-Palade小体和血小板的α-颗粒膜表面,是内皮细胞和血小板活化的标志。

P-选择素糖蛋白配体-1(P-selectin glycoprotein ligand-1, PSGL-1或CD162)和血小板膜糖蛋白GPIb[242]是公认的两种P-选择素血小板配体。唾液化的LewisX(SLE2)抗原,它们主要存在于白细胞的表面,是Ca2+依赖性介导的白细胞和内皮细胞、血小板黏附反应及在血管内皮上的滚动。

I/R产生的氧自由基可上调内皮细胞的CD62P,促进白细胞滚动,刺激内皮细胞释放ICAM-1和MCP-1等[105]。I/R后,在IL-1、TNF-α、NF-κB及活化因子-1(activator protein 1, AP-1)刺激下,CD62P增加,促进血小板、中性粒细胞、内皮细胞相互黏附,最终形成微循环血栓[106]。在大脑中动脉闭塞1小时再灌注后8～12小时,CD62P高表达,再灌注后3日表达消失。抗CD62P的抗体可以减少脑缺血大鼠缺血区中性粒细胞浸润和脑梗死的面积[107]。

E-选择素　E-选择素是表达于血管内皮细胞表面的糖蛋白，又称CD62E或ELAM-1。它由前后排列的蛋白区组成，包括氨基末端C型Lectin区、EGF区、4～9个SCR区、单一的跨膜区及一个胞质区，是介导白细胞沿内皮细血管内皮细胞滚动的重要因子之一。

E-选择素家族的配体多为寡糖基团，主要是具有唾液酸化的路易斯寡糖（sialy Lewis^x，sLe^x, sialy Lewis^a, Sle^a）类似的分子结构，由于寡糖基团可以存在于多种糖蛋白或糖脂分子上，并分布于多种细胞表面，因此E-选择素分子的配体在体内的分布较为广泛，已发现白细胞、某些肿瘤细胞、血管内皮细胞表面及血清中某些糖蛋白分子上都存在E-选择素分子识别的碳水化合物。CD62E正常情况下不表达，I/R后，CD62E表达增加。

E-选择素具有多种作用，参与记忆T淋巴细胞、单核细胞、粒细胞、巨噬细胞的聚集与黏附，以及内皮细胞增殖、迁移、管状形成、毛细血管生成和血栓形成等[108]，但是，其最主要的作用是介导中性粒细胞的滚动[109]。正常情况下，血管内皮细胞对白细胞呈低黏附性，白细胞流动的速度大于100 μm/s。I/R后的10～30分钟，选择素家族（P-选择素、E-选择素、L-选择素）高表达，介导了白细胞沿血管壁的滚动，白细胞与血管内皮细胞的选择素松散地结合，导致白细胞的流动速度降到2～3 μm/s[110]，进而诱导了白细胞和血管内皮细胞黏附分子的表达，使白细胞与血管内皮细胞的黏附坚固，进而游出于微血管。

L-选择素　L-选择素是主要表达于白细胞表面的选择素，又称CD62L。L-选择素从N端到C端共有5个不同的结构区域，它们依次是：大约由120个AA组成的C型Lectin区，由36个AA组成的EGF区，两段重复的与补体调节蛋白同源的CR区（每段由62个AA组成），由15～22个AA组成的跨膜区和17～18个AA组成的胞内区，胞内区与细胞骨架相连。I/R引起的过氧化物的过量产生、细胞骨架变形等都促进CD62L激活。CD62L与白细胞和内皮细胞表达PSGL-1结合，促进白细胞滚动、贴壁[111]。

2.1.5.3　整合素家族

整合素是由α和β亚基组成的异二聚体膜糖蛋白。整合素是细胞表面受体激活后诱发细胞构象变化，促进细胞骨架改变，从而允许细胞迁移通过。在基底层，整合素链接内皮细胞（如层粘连蛋白和胶原蛋白等）构成细胞外基质。在大脑中，整合素参与内皮细胞、星形胶质细胞和基底膜构成血脑屏障。因此，整合素是保持大脑微血管完整性的关键[112]。

β2整合素　β2整合素CD11b/CD18（Mac-1）是ICAM-1（CD54）在白细胞上的配体。Mac-1与ICAM-1的亲和力较低。淋巴细胞相关抗原-1（CD11a）是在白细胞上的ICAM-1和ICAM-2的配体。尽管白细胞黏附主要依赖P-选择素和E-选择素调节，但是要确保白细胞与内皮细胞牢固黏附，则需要ICAM-1和白细胞整合素CD11b/CD18的参与[113]。

整合素αⅡbβ3　整合素αⅡbβ3（CD41）可以在脑缺血后激活血小板，它的配体和纤维蛋白原、玻连蛋白、纤维连接蛋白、层粘连蛋白有共同的精氨酸-甘氨酸-天冬氨酸序列[114]。特别是在非人类灵长类动物脑卒中模型中，整合素αⅡbβ3在缺血侧直径30～50 μm的微血管上表达，并伴随着纤维蛋白的沉积[115]。整合素αⅡbβ3受体激活是血小板活化的终点事件，介导了I/R后血栓的形成。

整合素α6β4　整合素α6β4（CD104）在脑缺血时快速表达，干预星形胶质细胞和ECM的层粘连蛋白-5之间相互作用，影响血脑屏障[116]。

2.1.6 坏死

缺血导致细胞无氧呼吸增加,细胞内ATP水平和pH值下降,同时发生细胞膜的ATP酶和线粒体功能障碍,细胞和线粒体内的Ca^{2+}无法及时被内质网回收或主动排出,造成Ca^{2+}超载,细胞水肿破裂,最终导致细胞死亡。再灌注后,过量产生的ROS可直接损伤细胞,导致细胞死亡。细胞死亡的主要形式是坏死和凋亡[117]。坏死表现为细胞容积增加、细胞器肿胀、胞膜崩解及胞内容物漏出。坏死是偶然发生的不可控的细胞死亡方式,其由死亡域(death domain, DD)受体启动,通过凋亡诱导因子介导染色质溶解或烷基化引起DNA损伤[118]。近年来,程序性坏死在I/R损伤中的重要作用备受关注,研究已发现其在心、肾、脑等缺血再灌注损伤中可作为细胞死亡的主要形式。程序性坏死是一类在凋亡通路抑制条件下,死亡受体与配体结合的可控性非Caspase依赖的新型细胞死亡方式,具备典型的坏死样形态学特征,可触发显著的炎症反应[119]。缺血再灌注刺激,可激活肿瘤坏死因子受体(tumor necrosis factor receptor, TNFR)1与受体相互作用蛋白(receptor interacting protein, RIP)1及一些蛋白质分子相互作用,而形成复合物Ⅰ,然后RIP1游离出来并与RIP3等分子结合形成复合物Ⅱ[120]。当凋亡通路受到抑制时,RIP1与3形成复合坏死体(necrosome),激活磷酸化混合系激酶区域样蛋白(mixed lineage kinase domain-like, MLKL),后者再激活下游的ROS,最终直接导致细胞死亡。坏死性抑制剂可特异性地抑制这一过程:如坏死稳定素(necrostain, nec)-1,可干扰RIP1与3的相互作用;necrosulfonamide可作用于MLKL,阻断程序性坏死进程[121]。程序性坏死的另一条途径,则是通过激活磷酸甘油酸酯变位酶家族成员(phosphoglycerate mutase family member, PGAM)5,后者可催化线粒体内动力相关蛋白(dynamin-related protein, DRP)1去磷酸化,导致线粒体分裂[122]。

2.1.7 凋亡

细胞凋亡是指为维持内环境稳定,由基因控制的细胞自主的有序的死亡。细胞凋亡与细胞坏死不同,细胞凋亡是涉及一系列基因的激活、表达以及调控,为更好地适应生存环境而争取的主动死亡过程。细胞坏死主要为缺氧造成,而细胞凋亡一般由生理或病理性因素引起。细胞坏死时,细胞肿胀,细胞膜被破坏,通透性改变,而细胞凋亡则是细胞缩小,DNA被核酸内切酶降解成180～200 bp片段,属于有层次之断裂,就像树叶或花的自然凋落一样,借用希腊"Apoptosis"来表示,意思是像树叶或花的自然凋落,译为凋亡。

凋亡由Bcl-2家族、Caspase家族、癌基因C-myc、抑癌基因p53等多种基因共同参与完成。不同的环境、细胞和刺激引起的凋亡过程不尽相同,其中,外源性凋亡途径和内源性凋亡途径是凋亡的主要途径[123]。

2.1.7.1 外源性凋亡途径

外源性凋亡途径,又称死亡受体途径,该途径为胞外信号作用于死亡相关受体诱导的凋亡途径。哺乳动物细胞表面的死亡相关受体有Fas、TNFR1、TNFR2、DR3、DR4、DR5、DcR1和DcR2。

死亡因子受体/死亡因子Fas配体死亡通路 死亡因子受体/死亡因子Fas配体途径是外源性凋亡途径。死亡因子受体Fas为膜受体,称APO-1,即CD95分子,属于Ⅰ型膜蛋白,是由325个氨基酸组成的跨膜Fas蛋白,在细胞凋亡中发挥信号转导作用。其胞内含有死亡结构域,是转导细胞死亡信号的重要结构域,与TNFR胞质区高度同源[124]。死亡因子Fas配体FasL是细胞表面的Ⅱ型膜蛋白。FasL可与Fas结合,导致Fas胞内的结构域形成三聚体的活化形式,募集Fas相关死亡结构域蛋白(Fas-associating protein with a novel death domain, FADD),形成FasL-Fas-FADD死亡诱导信号复合物(Death induced signal compounds, DISC)。DISC可激活胞质内前半胱胺酸天冬酶8(Procaspase-8),并与激活的Procaspase-8连接,激活下游的Caspase相关蛋白酶级联反应,导致细胞凋亡[125]。另一方面,激活的Caspase-8也可将位于胞浆的Bid切割成截断的Bid(tBid)。tBid有很强的促凋亡活性,可作用于线粒体释放Cytc,通过Caspase-9、3促凋亡[126]。DISC的形成是该通路中级联反应的关键环节。

TNFR死亡通路　TNFR死亡通路是TNF作用于TNF受体诱导凋亡的途径。TNF受体有TNFR-Ⅰ和TNFR-Ⅱ两种。TNFR-Ⅰ包含一段氨基酸序列DD,而TNFR-Ⅱ缺乏DD。DD是转导细胞死亡信号所必需的氨基酸序列。但是,TNF作用于TNFR-Ⅰ和TNFR-Ⅱ,都可介导凋亡[127]。TNFRs不具有酶解活性,是靠募集其他分子转导信号的。TNF与TNFR-Ⅰ结合后,形成TNFR-Ⅰ三聚体,募集TNFR受体相关死亡结构域蛋白(TNFR-associated death domain, TRADD),可以招募FADD,通过募集和活化Caspases,激活凋亡。TNF还可以活化TNF受体相关蛋白2(TNF Receptor Associated Factor 2, TRAF-2)和诱导转录因子。活化NF-κB诱导激酶,促进I-κB磷酸化,促进NF-κB的降聚和核转移,激活一系列基因表达[128],导致细胞凋亡发生。

2.1.7.2　内源性凋亡途径

内源性凋亡途径,又称线粒体途径。线粒体是细胞生成ATP的主要场所,也是细胞发生凋亡的主要调控场所,参与了大多数细胞凋亡的调控过程。Ca^{2+}超载、氧化应激过度、pH值过高、线粒体膜电位下降、能量衰竭、药物诱导等外源性损伤可导致细胞坏死和凋亡,而细胞自身老化主要导致细胞凋亡[129]。在线粒体内、外膜之间存在线粒体通透性转变孔(Mitochondrial permeability transition pore, mPTP)。正常情况下,mPTP周期性开放,使膜间隙的正离子或质子进入基质,从而防止膜间隙正离子的过度蓄积。I/R引起mPTP过度开放,线粒体跨膜电位崩解,呼吸链解偶联,线粒体基质渗透压升高,内膜肿胀,位于线粒体膜间隙的细胞色素c等促凋亡活性蛋白释放至胞浆内,在ATP/dATP存在的情况下,细胞色素c与凋亡蛋白酶活化因子-1形成多聚复合体,活化Caspase-9前体,导致下游效应者Caspase-3活化,切割底物使细胞凋亡。其中,活性Caspase-3是级联反应中关键蛋白酶,是多种凋亡途径的共同下游效应部分,作用底物大多是细胞中的功能蛋白质,它们参与DNA修复、mRNA裂解、类固醇合成及细胞骨架重建等过程[130]。在该过程中,线粒体膜电位下降是凋亡的早期表现,一旦线粒体膜电位损耗,细胞就会进入不可逆的凋亡过程。细胞凋亡是一个需要ATP提供能量的过程。线粒体的能量储备在其中起决定性的作用,细胞内ATP水平耗竭在25%～70%时细胞将以凋亡的形式死亡,而大于70%时将以坏死的形式死亡[131]。

Bcl-2基因是一种原癌基因,主要位于线粒体,是一种可以对抗细胞凋亡发生的凋亡调控癌基因,主要分布在线粒体外膜、内质网和核周膜,可以调节膜的通透性[132]。许多基因结构与Bcl-2相似,参与细胞凋亡的调节,因此将这些基因统称为Bcl-2基因家族。已经发现的Bcl-2家族成员有20多种,根据Bcl-2家族成员结构和功能的不同,可将其分为3大类:抑制凋亡的家族成员(包括Bcl-2、Bcl-xl、mcl-1、Bcl-W)、促进凋亡的家族成员(包括Bcl-xs、Bax、Bak、Bid、Bad和Bim),以及Bim、Bid等BH3-only蛋白。BH3-only是一类促凋亡蛋白,通过抑制Bcl-2抗凋亡成员的活性或激活Bax/Bak样促凋亡成员的活性来调节细胞凋亡。Bcl-2家族中,Bax是线粒体途径的主要介导者[133]。Bax经活化后,从胞质转入线粒体,线粒体膜通透性破坏,致Cytc等释放而介导线粒体途径的细胞凋亡。促凋亡蛋白和抗凋亡蛋白之间可相互作用形成同源或异二聚体,由其数量的相对多少决定凋亡发生与否。

2.1.8 自噬

自噬(autophagy)是指从粗面内质网的无核糖体附着区脱落的双层膜包裹部分胞质和细胞内需降解的细胞器、蛋白质等成分形成自噬体(autophagosome),并与溶酶体融合形成自噬溶酶体,降解其所包裹的内容物,以实现细胞本身的代谢需要和某些细胞器的更新[134]。自噬的形成有三种类型:大自噬(macroautophagy)、小自噬(microautophagy)和分子伴侣介导的自噬(chaperone mediated autophagy, CMA)[135]。通常所说的自噬是指大自噬。胞浆中可溶性的蛋白以及坏死和变性需降解的细胞器被双层膜结构包裹形成自噬泡,自噬泡与溶酶体融合后形成氨基酸等被再利用[136]。小自噬则是通过溶酶体膜的自身变形包裹并吞噬细胞质中的底物。分子伴侣介导的自噬对底物具有选择性且不需要形成自噬体,在分子伴侣介导下,底物转位至溶酶体腔中降解。自噬在清除冗余蛋白或细胞器的过程中,对维持细胞体内的动态平衡具有重要的意义,因此被称为细胞体内的"清道夫"。自噬在机体的生理和病理过程中都能见到,其所起的作用尚未完全阐明。

自噬的发生基本分为三个步骤:首先在细胞受到氧化应激时,粗面内质网的非核糖体区域以及高尔基体等来源的自噬体膜脱落形成杯状分隔膜,包裹在被降解物周围;然后分隔膜逐渐延伸,将要被降解的胞浆成分完全包裹形成自噬体;最后自噬体通过细胞骨架微管系统运输至溶酶体,与之融合形成自噬溶酶体并降解其内成分,自噬体膜脱落再循环利用[137]。自噬降解受损和老化的细胞器对细胞稳态起到重要作用[138]。

2.1.8.1 自噬与I/R

I/R过程中自噬活性增强。缺血40分钟,就会引起自噬,再灌注会增加自噬[139]。心肌缺氧/复氧中均有明显的自噬现象[140-142]。自噬在心肌I/R损伤阶段的被激活,在I/R过程中,AMPK失活,mTOR抑制解除,Beclin1激活,增加了自噬[143]。自噬与mTOR的互反馈调控作用是促进细胞存活的重要机制。在缺血期,mTOR通过对自噬的负调控诱导自噬产生,促进细胞存活;在I/R期,自噬通过对mTOR的负反馈调节而终止自噬,以防自噬过度引起细胞死亡,利于细胞存活。mTOR是自噬与mTOR的互反馈调控作用过程中的关键点[144]。

在D-2-脱氧葡萄糖诱导的轻微缺血的情况下,H9c2细胞表现为自噬上调,ATP含量增加;但是,在连二硫酸钠和D-2-脱氧葡萄糖引起的严重缺血损伤的情况下,细胞发生凋亡和坏死,并没有观察到自噬现象[145]。再灌注阶段自噬的作用性质可能与之前的缺血程度有关,如果缺血阶段是温和的,再灌注阶段诱导的自噬增强很可能就是有益的;反之,过度缺血导致细胞自噬性死亡[146]。

自噬与凋亡途径存在许多交联,一些蛋白同时参与自噬和凋亡的调节。比如,Atg5在促凋亡物质作用下可以被蛋白酶Calpain降解,与抗凋亡分子Bcl-xl相互作用后诱发细胞色素c释放[147],加速细胞凋亡,而抗凋亡蛋白Bcl-2也参与自噬的调控[148]。

自噬本身是一种非特异性的降解过程,降解变性、衰老的蛋白和受损细胞器可以免除细胞死亡,而一旦降解了一些水解H_2O_2的关键酶,将导致氧化应激增强,凋亡升高[149]。自噬在I/R中起到双重调控作用,是决定细胞存活还是凋亡的重要因素。在适度缺血损伤下,上调自噬,为细胞提供能量;但是过度刺激,可能导致细胞自噬过度,发生自噬性细胞死亡。

I/R中激活自噬的因素　I/R引起的ATP和AMPK、Bnip3与钙离子、ROS、mPTP开放等变化,都参与了自噬过程。

ATP和AMPK　离体培养的心肌细胞,葡萄糖饥饿引起细胞内ATP水平下降,自噬活性上调。此外,心肌缺血使ATP水平下降,AMP/ATP水平升高激活AMPK,激活的AMPK进一步增强了脂肪酸和糖酵解途径。在缺血阶段,AMPK对自噬起重要调控作用,因为AMPK基因敲除的小鼠自噬显著减弱[150]。mTOR是自噬的负性调控因子,作为细胞能量和氨基酸水平的感应器,受到AMPK调控。AMPK通过抑癌基因tuberous sclerosis complex 1/2(TSC1/TSC2)、下游刺激蛋白(Ras-homolog enriched in brain, Rheb)和Ras相关的小GTP酶对mTOR起负调控作用[151]。

Bnip3与钙离子　再灌注阶段氧化应激导致Bnip3上调,导致线粒体损伤和通透性改变,诱导自噬增强。同时Bnip3是低氧诱导自噬的关键因子,能够促进营养缺乏状态下自噬体的形成[149]。用siRNA干扰Bnip3后,缺氧诱导的自噬减弱[152]。另外,再灌注引起细胞膜钠钙交换通道开放,使细胞内钙离子浓度升高,抑制mTOR活性,从而诱导自噬增强,而利用肌浆网钙泵抑制剂或离子泵抑制剂控制细胞内钙离子浓度均能抑制自噬[153],自噬的激活需要内质网中钙离子释放,钙离子可能参与再灌注阶段自噬的调节。

ROS　ROS在心肌细胞的I/R过程中普遍存在,ROS激活心肌细胞的自噬。例如,LPS处理后ROS升高引起心肌细胞自噬活性增强[154]。ROS通过抑制自噬基因ATG4使微管相关蛋白轻链3-磷脂酰乙醇胺(light chain 3-phosphatidylethanolamine, LC3-PE)保持结合状态,存在于吞噬体膜上形成自噬体,从而参与自噬的调节[154]。NO在I/R心脏损伤过程中起着重要的保护作用[155]。然而,NO能诱导自噬,过多的NO导致心衰[156]。

mPTP开放　mPTP开放能诱导哺乳动物细胞自噬[157]。mPTP的抑制剂环孢霉素A阻断mPTP开放,可阻断自噬[158]。用环孢霉素抑制mPTP的开放,在HL-1细胞中发现I/R自噬下降[159]。

内质网和错误折叠蛋白应答　ERS和UPR能快速减少蛋白合成,诱导内质网分子伴侣表达,加速自噬对错误折叠蛋白的降解[160]。因此,ERS和UPR在再灌注阶段对自噬的调控发挥关键作用。UPR在鼠心脏I/R过程中被激活[152]。小鼠心脏I/R及心肌梗死模型中即将死亡的细胞都能够激活UPR,进而诱导自噬上调。

Sirtuin 1-Forkhead box O依赖机制　在饥饿状态下Sirtuin 1(Sirt1)介导Forkhead box O(FoxO)去乙酰化,升高GTP结合蛋白Rab7的表达,进一步介导自噬体-溶酶体融合,增强细胞的自噬过程[161]。FoxO1下调或者去乙酰化表达受抑时，自噬过程减弱[162]。

自噬过程的信号转导　自噬过程的信号转导非常复杂，比较明确的途径主要有雷帕霉素靶蛋白（mammalian target rapamycin, mTOR）途径[145]和Class Ⅲ PI3K/Akt途径[163]。

mTOR途径　mTOR是一种进化上较为保守的丝氨酸/苏氨酸蛋白激酶，是磷脂酰肌醇-3激酶（Phosphatidyl inositol 3 kinase, PI3K）相关激酶家族成员，是PI3K/蛋白激酶B（protein kinase B, AKT）通路的下游效应分子，是氨基酸、ATP和激素的感受器。mTOR是调节细胞生长、增殖、运动、存活和自噬等的关键点[164]，是自噬体形成、成熟的关键环节。mTOR以雷帕霉素敏感的mTOR复合物mTORC1形式和雷帕霉素不敏感的mTOR复合物mTORC2两种形式存在。mTORC1主要调节细胞生长、细胞凋亡、能量代谢和细胞自噬，与自噬关系较为密切；mTORC2主要与细胞骨架重组和细胞存活相关[165]。细胞内亮氨酸浓度升高，可增强鸟苷三磷酸酶（Guanosine 3 phosphatase, GTPases）和有丝分裂原活化蛋白激酶（Mitogen activated protein kinase 3, MAPK3）的活性，进而激活mTORC1，抑制细胞自噬；细胞内的亮氨酸浓度降低，则GTPases和MAP4K3活性降低，会抑制mTORC1活性，促进细胞自噬[166]。

缺血缺氧可抑制mTOR信号转导通路蛋白活性，从而促进自噬。短期缺血缺氧可加强新生鼠脑神经细胞自噬和凋亡，自噬激活剂雷帕霉素增强自噬活性后，坏死细胞减少；相反，噬抑制剂3-甲基腺嘌呤抑制自噬后，坏死细胞增加。但是，长期的缺血缺氧会引发过度的自噬，造成细胞稳态失衡，引起细胞死亡。在严重缺氧的情况下，为了节约能量，蛋白质的翻译通常受到抑制，低氧诱导的基因调节发育和DNA损伤反应因子1（regulated in development and DNA damage responses 1, REDD1）通过TSC1/TSC2磷酸化信号通路，抑制Rheb，进而抑制mTOR的活化，是mTOR信号通路重要的负调节子[167]。

PI3K/Akt信号转导通路　PI3K/Akt通路是广泛存在于细胞内的生存信号转导通路之一，其激活与细胞增殖、分化、凋亡、自噬相关[168]。该通路的关键分子主要包括PI3K、PTEN（gene of phosphate and tension homology deleted on chromsome ten, PTEN）、Akt和mTOR。PI3K是一种可使肌醇环第3位羟基磷酸化的磷脂酰肌醇激酶，依其结构可分为Ⅰ型、Ⅱ型和Ⅲ型。Ⅰ型PI3K激活可抑制细胞自噬；Ⅱ型PI3K与自噬关系不大；Ⅲ型PI3K激活可促进细胞自噬。Akt是PI3K/Akt信号转导通路下游的关键分子，活化的Akt可影响下游多种效应分子活性，还能磷酸化细胞周期调控因子p27。p27可作用于细胞周期蛋白依赖性激酶（cyclin-dependent kinases, CDK），激活CDK活性，促进细胞增殖[169]。饥饿、缺氧、压力等应激条件均会引起PI3K下游Akt活化减少，使细胞周期停滞，从而抑制细胞增殖，诱导细胞自噬，直至细胞死亡。IGF-1、Ras可直接作用于Ⅰ型PI3K，活化下游的Akt，促进细胞增殖。与之相反，PTEN却能抑制Akt活化，减少cyclin E-CDK2复合物形成，使细胞阻滞于G1期，负性调节PI3K/Akt信号转导通路，抑制细胞增殖，促进细胞自噬。Ⅲ型PI3K在自噬发生过程中也发挥着很重要的作用，在细胞能量供应不足及氨基酸缺乏的情况下，可作用于mTOR，引发自噬。与Ⅰ型PI3K负向调控自噬的作用不同，Ⅲ型PI3K的作用为正向调控[170]。抑制Ⅰ型PI3K/Akt信号转导通路和激活Ⅲ型PI3K/Akt信号转导通路，都可诱导细胞的自噬。

ROS信号转导通路　ROS参与了细胞增殖、分化、凋亡、自噬等多个过程，尤其是线粒体来源的ROS,在自噬发生过程中发挥重要作用[171]。神经生长因子(Nerve Growth Factor, NGF)缺少时,大量ROS在神经元的线粒体内蓄积,引起线粒体膜脂质过氧化,导致线粒体功能异常,进而激活自噬。自噬激活又可通过降解过CAT,增加细胞内ROS水平,引起自噬[172]。ROS水平与自噬水平呈正相关。抗氧化剂降低细胞内ROS含量,自噬水平随之降低[173]。ROS还可通过正向调节自噬相关基因4介导产生的Atg8-磷脂酰乙醇胺复合体水平,使Atg8-PE复合体在细胞内积累,促进细胞自噬[174]。

NF-κB信号转导通路　　NF-κB信号转导通路参与自噬的负向调控[175]。小鼠脑出血后p62表达下调,p53和IκBα的表达增强,NF-κB抑制剂SN50能促进自噬相关蛋白LC3、Beclin1表达,促进自噬[176]。

2.2　缺血再灌注后微循环障碍的病理过程

2.2.1　血管内皮损伤

血管内皮细胞参与多种病理生理过程,中性粒细胞与血管内皮细胞之间的相互作用是I/R损伤的重要机制之一。

2.2.1.1　氧化应激与内皮细胞损伤

I/R通过NADPH氧化酶、黄嘌呤氧化酶、线粒体呼吸链等途径,过量产生过氧化物。过氧化物依赖性信号转导,参与了血管内皮细胞的ICAM-1、VCAM-1、PECAM-1表达,诱导白细胞和内皮细胞的黏附、游出和血管屏障的损伤[177]。

2.2.1.2　能量代谢异常与内皮细胞细胞骨架损伤

细胞骨架是指存在于真核细胞中的蛋白质纤维网架系统。广义的细胞骨架,包括细胞质骨架、细胞核骨架、细胞膜骨架、细胞外基质及与细胞形态结构的形成和维持的有关成分。细胞骨架不仅作为网状支架维持着细胞的形态及各种细胞器在细胞内的空间分布,而且对细胞运动、物质运输、信息传递、基因表达、能量转换、细胞分裂、细胞分化等生命活动起重要的作用。狭义的小骨架特指细胞质骨架,包括微管(microtubule, MT)、微丝(microfilament, MF)和中间纤维(intermediate filament, IF)。

微管是由微管蛋白和微管结合蛋白组装而成的中空管状细胞器,在细胞内形成网架结构,可迅速地组装与去组装。微管蛋白为一类表面带有负电荷的酸性蛋白,包含α微管蛋白(α-tubulin)和β微管蛋白(β-tubulin),占微管总蛋白的80% ~ 95%。α微管蛋白和β微管蛋白结合成异二聚体,作为微管组装的基本构件,构成13条原纤维,组成微管。微管结合蛋白是结合在微管表面的辅助蛋白,具有维持微管的稳定和协调微管连接其他细胞器的作用。微管在细胞中承担构成网状支架、支持和维持细胞的形态;参与中心粒、纤毛和鞭毛的形成;参与细胞内物质运输;维持细胞内细胞器的分布和定位;参与染色体的运动,调节细胞分裂;参与细胞内信号传递等多种功能。

微丝是由肌动蛋白纤维组成的细丝,又称肌动蛋白纤维(actin filament)。在肌肉细胞中,微丝形成特定的结构,完成收缩与舒张运动。肌动蛋白占肌细胞中蛋白总量的10%。在非肌细胞中,肌动蛋白占蛋白总量的1% ~ 5%。微丝与多种肌动蛋白结合。微丝主要是由肌动蛋白(actin)构成。肌动蛋白在细胞内以球状肌动蛋白(G-actin)单体和纤维状肌动蛋白（F-actin）多聚体两种形式存在。ATP促进G-actin组装成F-actin，ADP促进F-actin脱落成G-actin。心肌、骨骼肌、血管平滑肌和肠道平滑肌的肌动蛋白是4种类型的α型肌动蛋白；有肌细胞和非肌细胞中有β型肌动蛋白和γ型肌动蛋白。微丝的功能是构成细胞支架并维持细胞形态，参与细胞运动，参与细胞分裂，参与细胞内物质运输参与细胞内信号传递，参与肌肉收缩。

中间纤维为直径10 nm的纤维，介于微管与微丝之间，结构复杂而稳定、坚韧，在细胞对抗外来机械张力、细胞构建及分化中起到重要作用。中间纤维的组成蛋白质分子复杂，目前发现60多种中间纤维蛋白，而其共同的结构特点为由头部、杆状区和尾部三部分组成。中间纤维结合蛋白（intermediate filament associated protein, IFAP）则是一类与中间纤维结构和功能密切相关，而本身不属于中间纤维结构组分的蛋白，介导中间纤维之间及与其他细胞结构的交联，中间纤维在细胞中具有形成完整的网状骨架系统，为细胞提供机械强度支持，参与细胞分化，参与细胞内信息传递和物质运输等作用[178]。

I/R引起的ATP降解和ADP的堆积，减少了G-actin组装F-actin，促进F-actin脱落成G-actin；抑制肌球蛋白ATP酶的活性；破坏心肌肌钙蛋白的活性部位。心肌缺血期各种细胞骨架和收缩蛋白均发生改变，但是，收缩蛋白的损伤早于细胞骨架和细胞器的损伤。缺血10分钟即可观察到肌球蛋白、肌动蛋白、原肌球蛋白、肌钙蛋白-T的分布异常，20分钟时完全紊乱。微管蛋白在缺血10分钟发生改变，120分钟后可观察明显的变化。结蛋白在缺血30～40分钟时发生变化，90～120分钟时明显紊乱。再灌注的早期，在胞浆钙离子高浓度的情况下，肌丝收缩活动，会导致不能控制的、过强的收缩。心肌细胞过度收缩时，骨架成分变形超过了正常的缩短程度，则难以舒张，导致细胞的坏死[179]。I/R后的ATP减少、细胞内酸中毒和细胞肿胀导致移植后肝脏功能障碍。

2.2.2 白细胞与血管内皮细胞相互作用

多核白细胞（polymorphonuclear neutrophils, PMNs）与血管内皮细胞的黏附受到多种因素的调控。在缺血时，血流的减少致使PMNs有机会与血管内皮细胞相聚，黏附分子和配体有机会结合。再灌注后，部分黏附在血管内皮细胞的白细胞可以在血流的冲击下脱落。但是，氧化应激、炎性因子的释放诱导了选择素和黏附分子的表达，诱导了多核细胞沿血管内皮细胞的滚动和黏附[180]，引导PMN到达内皮细胞之间的缝隙，趋化因子（蛋白质和脂类分子）形成趋化梯度吸引PMS到达其最终的周围组织[177]。

CNS的血管屏障的通透性要比其他部位的微循环更低，这是由于其内皮细胞间的紧密连接和基质层的原因[181]。尽管是这样独特的微血管结构，PMN渗出也是通过与其他微血管床类似的机制进行的，并且主要是在CAMs高度表达的毛细血管后静脉内皮发生[182]。

PMN从微血管到周围组织渗出的过程通常被描述为三步过程，包括滚动、黏附和游出[183]。滚动是以在电视显微镜下观察到的现象命名的，是在PMN与内皮细胞进行多次的尖端的接触时进行的。在这一阶段，PMN仅是通过间断地克服血流的剪切力较松地与EC表面相接触。滚动是炎症和缺血引起的选择素的表达所介导的[184]。P-选择素是与快速的PMN-EC相互作用有关，因为其作为预先产生的糖蛋白储存在内皮细胞的Weibel-Palade小体和血小板的分泌颗粒中。细胞激活诱导了这些颗粒在大脑中动脉（Middle

Cerebral Artery, MCA）闭塞15分钟之内就会释放到内皮细胞表面,将P-选择素暴露于其存在于PMNs上的主要配体P-选择素糖蛋白配体-1（p-selectin glycoprotein ligand 1, PSGL-1）[185-187]。

由于缺血引起内皮细胞过度激活,导致其他如E-选择素和细胞间黏附分子-1（ICAM-1）通过转录和翻译而表达。由于需要新的基因表达,所以E-选择素和ICAM-1的表达较P选择素有所延迟。在啮齿类大脑中动脉阻塞模型中,E-选择素是在缺血后2小时显著,在6～12小时表达达到峰值。ICAM-1表达在大脑中动脉I/R损伤后4小时显著[188]。E-选择素和ICAM-1分别结合到PMN配体SLex/PSGL-1/CD44和CD11b/18,并加强PMN和EC之间的连接,使得PMN黏附到EC表面[189-191]。下一阶段是黏附,PMN依靠血小板内皮细胞黏附分子（PECAM）的同型相互作用通过EC的缝隙连接移动,这种分子存在于EC连接和PMN上。目前已经有报道认为白细胞黏附和移动与PECAM-1有关,然而这种不同的机制尚不明确[192]。

在白细胞黏附和移动时PMN和EC的交联说明这其中存在未被充分研究的复杂过程,PMN-EC相互作用的黏附分子导致两种细胞之间出现了双向的信号转导,使得细胞激活并进一步促进黏附。L-选择素和P-选择素与其特异配体之间的相互作用导致了CD11/18对ICAM-1的亲和性。E-选择素受体的作用也引起了p38丝裂原激活蛋白激酶的磷酸化,并上调了PMN的CD11/18复合物[193,194]。

应用脑缺血的在体模型,阻断PMN-EC相互作用已经被证明是有利的。应用抗体拮抗P-选择素打断滚动过程,或者是P-选择素基因缺失小鼠,都对脑梗死有保护作用[195]。抑制CD18的抗体能够减小狒狒的脑梗死面积[196]。CD18基因缺失小鼠能够保护脑抵抗I/R,但对永久缺血无此作用[197]。类似的,抗ICAM-1抗体能够减轻啮齿类动物脑缺血损伤[198]。ICAM-1基因缺失小鼠较野生小鼠梗死面积更小;然而,招募到大脑的PMNs数量在基因缺失和野生组之间没有区别[199,200]。这些体内发现说明了PMN-EC相互作用在脑I/R损伤中的作用。

2.2.3　血浆白蛋白漏出

漏出是血浆白蛋白和水经由微血管流出到微血管外的过程,在I/R期间经常发生。漏出的血浆白蛋白和液体,既造成了微血管周围组织间隙水肿,影响了血管内氧气和营养物质向周围组织的供应,又可压迫微血管影响血流。

血浆白蛋白和水从微血管内漏出到微血管外需要通过微血管屏障。微血管屏障由血管内皮细胞、血管基底膜、周细胞构成。血管内皮细胞间的连接、血管内皮细胞的质膜微囊、水通道在维持微血管屏障损伤发挥重要的作用。

2.2.3.1　血管内皮细胞间的连接

血管内皮细胞间的连接包括紧密连接、黏附连接、缝隙连接三个部分。紧密连接主要由Occludin、Claudin和JAM三种蛋白,通过形成同源二聚体并与胞浆中的ZO蛋白连接,并连接在骨架蛋白F-actin上。黏附连接主要由VE-Cadherin蛋白通过形成同源二聚体并与胞浆中的层粘连蛋白连接,层粘连蛋白也与骨架蛋白F-actin连接（图1-5）[201]。

紧密连接　紧密连接（tight junction, TJ）包括Claudin、Occludin和ZO-1等连接蛋白。以actin为基础的细胞骨架相连的细胞内的ZO-1、ZO-2、ZO-3与跨膜蛋白Occludin、

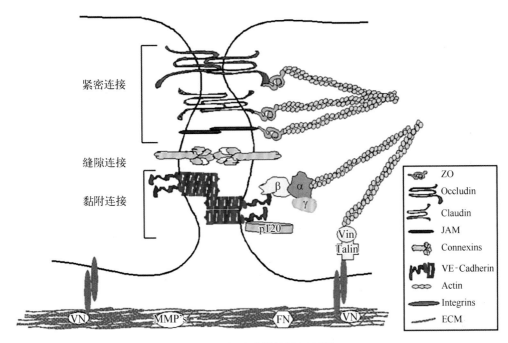

图1-5　细胞连接结构示意图

（该图引自 *Physiological Review* 2006年第86卷279—367页）

Claudin、JAM相连接,形成稳态阻断屏障,调节微血管的通透性。ZO-1是膜相关鸟苷酸激酶家族蛋白的成员,作为构成跨膜TJ蛋白的脚手架,还可招募多种信号分子和actin细胞骨架到TJ[202]。跨膜蛋白Occludin和Claudin-5直接参与调节血脑屏障（blood-brain barrier,BBB）的完整性和功能。在BBB受损时通常都伴随着Occludin的表达下调。而Claudin-5也是TJ的一个主要组成成分,有研究发现外源性Claudin-5表达在脑毛细血管内皮细胞的屏障形成中起到关键作用[203,204]。Claudin-5在调节小分子跨膜通透性中起着特别重要的作用。有研究表明增强Claudin-5表达的药物能够增强跨内皮的电阻,并减小BBB通透性[205]。ZO-1作为TJ位置的标记蛋白,能够支持信号转导蛋白。ZO-1是MAGUK蛋白家族的成员,在连接跨膜蛋白和细胞骨架蛋白中起到重要作用。下调ZO-1与细胞的信号酶和actin相关,而ZO-1的缺失会导致TJ的解体[206,207]。

　　为了研究这三种紧密连接蛋白在MCAO诱导的BBB渗漏中的作用,应用RI-PCR、免疫组化和Western blot的方法研究MCAO后再灌注120小时内离体缺血脑毛细血管Claudin-5、Occludin和ZO-1随时间的变化。研究发现,这三种TJ相关蛋白的mRNA和蛋白表达水平在再灌注120小时内较假手术组明显减少,与BBB渗漏的情况一致。此外,还发现MCAO后脑微血管Claudin-5、Occludin和ZO-1的不连续和分布的改变。这些发现说明脑微血管Claudin-5、Occludin和ZO-1的分布改变和表达下调可能以随时间变化的形式参与脑缺血再灌注是BBB的渗漏[202]。

　　研究还发现,蛋白激酶PKCδ在再灌注时明显上调并且迅速激活,在脑缺血再灌注后起着重要作用[208]。给予PKCδ特异性抑制剂明显减轻脑缺血再灌注引起的神经元死亡[209]。PKCδ敲除能够减小短时间局部缺血后引起的小鼠脑梗死面积和中性粒细胞浸润[210]。此外，研究还发现，PKCδ的激活可能会降低 TJ 相关蛋白的表达，并增加血脑脊液屏障的通透性[211]。已经有报道发现 PKCδ 途径能够减低 ZO-1 和 Occludin 与 actin 细胞骨架的关系，恶化 TJ 处的渗漏[212]。而另一些研究结果则表明，PKCδ 的水平在脑缺血再灌注后 120 小时内呈双相显著增加。PKCδ 表达的增加最多的时候是在再灌注 3 小时和 72 小时。PKCδ 表达随时间的变化与三种 TJ 相关蛋白的减少是一致的，说明 PKCδ 途径参与到再灌注损伤时 TJ 屏障的打开和 BBB 的渗漏[202]。

　　肠黏膜是肠腔阻挡毒物和病原体的物理和代谢的屏障。TJ 是上皮屏障功能的决定因素之一，主要限制有毒物质通过肠黏膜转运。肠缺血后的 TJ 的损伤会导致跨细胞通透性的增加[213,214]。在目前的研究中，发现 I/R 时 TJ 蛋白在细胞膜微区域的重新分布和上皮通透性的增加。在很多疾病状态下都会出现上皮屏障功能的破坏，包括克罗恩病[215,216]和溃疡性结肠炎[217,218]，在这些疾病过程中都发现 TJ 的损伤，TJ 蛋白的表达和分布发生了改变，致使上皮通透性的增加。

　　在肠缺血再灌注中产生的炎症细胞因子中，肿瘤坏死因子-α（TNF-α）在再灌注引起的组织损伤中起了重要的作用[219]。体内研究发现，在 I/R 损伤时产生的高水平的 TNF-α，会下调 ZO-1 蛋白的表达而破坏 TJ。并且研究还发现，在实验性结肠炎中 TJ 蛋白分布发生了改变[216]。促炎因子通过改变 TJ 细胞膜微区域的脂质环境从而改变了 TJ 蛋白的表达水平[220]。还有证据表明，由干扰素-γ 和 TNF-α 引起的跨细胞通透性的改变与肌球蛋白轻链磷酸化的显著增加有关[221]。I/R 损伤引起 TJ 形态损伤，这种 TJ 的形态改变通常是由于 TJ 蛋白表达的变化导致的。这些观察说明 I/R 诱导了 TJ 结构和功能的变化可能是与 TJ 膜微区域的 TJ 蛋白重新分布相关的，说明了 TJ 微区域 TJ 蛋白分布改变在维持上皮屏障中的重要性。

　　缝隙连接　缝隙连接（gap junction, GJ）是跨膜通道丛结构，形成连接相邻细胞质的通道，使得细胞之间可以直接交流。GJ 是包含紧密排列的特殊膜结构的通道（连接通道，JC），允许两个相邻细胞的细胞质直接相连。GJ 在动物细胞中是普遍存在的，而植物细胞中不存在 GJ。

　　JC 是由两个尾尾相连的半通道（也被称为连接子）组成，这两个半通道分别位于相邻的两个细胞上。在脊索动物中，半通道是由 6 个连接蛋白（Cx）组成的六聚体。Cx 有 4 个跨膜区域，2 个细胞外区域以及胞质内的 N 段和 C 段。连接蛋白是高度同源的多基因家族，其生物物理特性各不相同，通常以其分子量命名。细胞通常表达多种 Cx，组成半通道的 6 个连接蛋白并不一定都相同（例如 Cx43 和 Cx40）[222]。

　　连接蛋白是形成缝隙连接的跨膜蛋白。连接蛋白是高度保守的一大家族蛋白的成员，在多种细胞中都有表达[223]。所有的连接蛋白包括 4 个跨膜结构域，是通过 2 个细胞质和 2 个细胞外片段相连接起来的，并与细胞内氨基酸和羧基尾相连[222]。连接蛋白的磷酸化在多个阶段与缝隙连接通讯的调节相关，包括半通道寡聚、缝隙连接通道门控开关、缝隙连接装配和连接蛋白降解。包括蛋白激酶 A、蛋白激酶 C、p34cdc2、蛋白激酶 CK1、细胞外信号调节激酶以及 Src 等多种激酶会导致连接蛋白的磷酸化增加[224]。

　　细胞间通讯可通过缝隙连接进行，其在维持组织稳态以及生长、分化和发育的调节中起到了关键的作用。在心脏，缝隙连接介导心肌细胞之间的电偶联，这种由缝隙连接所形成的细胞间通讯途径使得电兴奋能够有秩序地传播，协调同步收缩活动。正常心律的维持依赖于由缝隙连接介导的心肌细胞相互偶联。心律失常与细胞膜动作电位异常密切相关，也与缝隙连接异常有关系。

心肌细胞的闰盘缝隙连接中主要是连接蛋白43（Connexin43, Cx43），也有少量的Cx40和Cx45，介导动作电位传递。缺血时，伴随着酸中毒、细胞质钙离子浓度增加，心肌细胞间电偶联明显降低，引起心律失常。鼠类心肌缺血，Cx43的表达减少，继发室性心律失常[225]。然而，杂合的Cx43敲除小鼠，在冠状动脉结扎后的心肌梗死面积小于野生小鼠，提示缝隙连接介导的细胞间通讯（gap junctional intercellular communication, GJIC）的增加可能恶化了心肌的缺血损伤[226]。

缺血增加Cx43的磷酸化，而心肌Cx43的表达却没有变化。缺血诱导了Cx43的磷酸化，促进其转移到闰盘的缝隙连接中，在闰盘处聚集的磷酸化的Cx43可能与GJIC增加。

GJIC在心肌缺血的病理过程中也有着重要作用。Cx43缝隙连接的较大电导使得很多生物活性分子能够通过，如离子和环核苷酸，因而可能造成缺血再灌注时细胞质异常的传播。持久的缺血造成了凝固性坏死，而轻微缺血后的早期再灌注则引起了收缩带坏死（Contraction band necrosis, CBN），这是一种组织学形式，反映了心肌细胞的高收缩和膜破裂。心肌细胞剧烈收缩时，由于胞质钙离子浓度的升高再次激活从而引起过度的收缩活动，会引起膜损伤和细胞死亡。剧烈收缩后，死亡的心肌细胞并不是分散在再灌注的心肌区域，而是以CBN的形式连接到其他死亡的心肌细胞中。这种CBN的形式不能用微血管的解剖学分布来解释。因此，研究者认为暴露于缺血再灌注的独立心肌细胞的命运是受到邻近细胞的影响的。关于尾尾相连的离体心肌细胞的研究发现，膜破裂诱导的剧烈收缩是通过依赖于GJIC的机制传递到邻近细胞。与这些报道一致，研究者还发现，抑制加强了的GJIC能够改善再灌注时的膜受损，并减少再灌注心脏CBN区域和梗死面积，提供了缝隙连接在缺血再灌注损伤后传导细胞死亡信号在体内试验的证据。

然而与这些结果相反的是，很多动物研究已经说明，缺血损伤引起了Cx43的迅速去磷酸化，从而改变缝隙连接的分布，使其从闰盘移动到心肌细胞边[223,227]。这些变化被认为是有助于解除电偶联的，会在心肌缺血时引起室性心律失常。免疫组织化学研究发现，去磷酸化的Cx43是与两侧缝隙连接的分布相关，而闰盘中的缝隙连接则含有磷酸化的Cx43。另外也在心衰患者终末期心脏梗死边界区发现了正常缝隙连接分布的紊乱和Cx43表达的减少。在目前的研究中发现，在缺血后45～60分钟，去磷酸化的Cx43增加，而整体Cx43的表达减少，说明在急性缺血的初期增加了Cx43的磷酸化，但是持续的缺血引起去磷酸化，并引起这种分子的降解[224]。

2.2.3.2　水通道

1988年Agre发现红细胞上存在一种称为CHIP28的膜蛋白，1992年证实其为水通道蛋白（aquaporin, AQP），随后命名为AQP1（图1-6）。

AQP分子是在细胞膜上形成的含有6个跨膜域的疏水性膜内在蛋白，其一级结构由两个分别位于肽链氨基和羧基端的重复部分构成，两部分彼此呈180°中心对称排列，分别含有一个天冬酰胺-脯氨酸-丙氨酸NPA特征序列。AQP是处于持续开放的膜通道蛋白，水分子的转运不需要消耗能量，也不受门控机制影响，从渗透压低的一侧向渗透压高的一侧移动，直到膜两侧渗透压达到平衡。

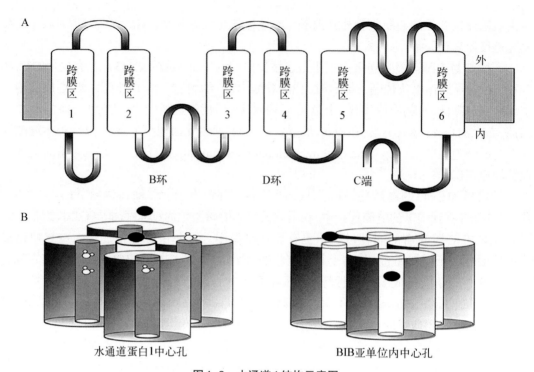

图1-6　水通道1结构示意图

（该图引自 *Molecular Aspects of Medicine* 2012年第33卷5—6期553—561页）

在哺乳动物中已经发现有13种AQP亚型，其在各个脏器中的分布各不相同。AQP1是最早发现的存在于血管内皮细胞上的水通道蛋白。缺血时，脑和视网膜中血管的AQP1高表达，肾中的AQP1的低表达，大鼠心脏AQP1 mRNA的表达没有变化。心肺分流术和贫血时，AQP1的mRNA高表达。大鼠心脏AQP1表达于血管内皮细胞的顶部和基底膜，以及脂膜微囊中，缺血和缺氧时，大鼠心脏的AQP1表达下调。

I/R可引起大鼠肾集合管AQP2和AQP3，以及近端小管AQP1低表达[228-230]。集合管是尿中水重吸收的最后部位。血管加压素在调节重吸收方面发挥着重要的作用，其作用与细胞内囊泡和顶端浆膜AQP2相关。集合管的AQP2低表达，可影响重吸收[228]。肾集合管AQP3的低表达，也影响重吸收和尿浓缩[229]。

AQP4是表达于星形胶质细胞的水通道蛋白，参与了脑水肿，受p38 MAPK调节[231]。AQP4敲除小鼠基础脑含水量增加，可加重大脑中动脉I/R损伤引起的脑梗死面积和海马CA1区神经元的丢失，伴随显著的星形胶质细胞肥大[232]。而降钙素基因相关肽（Calcitonin gene related peptide, CGRP）则可促进基质成纤维生长因子（basic fibroblast growth factor, bFGF）的表达和抑制AQP4的表达，从而减轻脑缺血再灌注损伤[233]。

AQP1、3、4、5在肺中表达，在肺水肿过程中表达异常。AQP1主要表达在肺毛细血管上皮细胞、脏胸膜毛细血管上皮细胞、膜表面和膜基底面以及脏胸膜间皮细胞内。AQP3则存在于气道表面上皮细胞、腺泡细胞基底膜和小气道的膜表面。AQP4表达于肺泡Ⅰ型上皮细胞中，AQP3存在于肺泡Ⅱ型细胞、基底细胞的基底侧和气道上皮细胞中[234]。I/R可能会导致肺血管上皮细胞受损，液体渗漏，肺组织中AQP1、AQP3 mRNA和蛋白低表达[235-237]。

2.2.3.3　质膜微囊

质膜微囊（Caveolae）为小的凹陷，是胆固醇和鞘脂类丰富的浆膜凹陷，是脂筏的一部分。其最早是由 Yamada 在 1995 年提出，描述的是他在上皮细胞上观察到的质膜烧瓶样凹陷。以后人们发现多种细胞均有此结构。1992 年，人们发现了一种 22～24 kDa，被称为 VIP21 的蛋白，这种蛋白不仅介导 Caveolae 的形成，也是其结构中关键性的功能蛋白，与特殊的脂质共同形成 Caveolae 的结构，被命名为 Caveolin。已经发现的 Caveolin 有 Caveolin-1、2、3 这三个[238,239]。Cavoelins 是 Caveolae 所必需的结构蛋白。Caveolin-1 和 Caveolin-2（Cav-1 和 Cav-2）表达于多种细胞中，而 Caveolin-3（Cav-3）则主要是存在于骨骼肌和心肌，以及特定的平滑肌细胞中[240]。Caveolins 参与到多种细胞活动中，包括囊泡转运、胆固醇和钙稳态[241]，以及信号转导等[242]。Caveolins 的功能主要是通过其脚手架结构域招募信号分子结合进入 Caveolae，在时间和空间水平直接调控信号转导[243]。Cavoelins 能够通过蛋白质中的 Caveolin 结合位点从而发挥抑制作用，包括 ERK1/2 和 eNOS[244-246]。另一方面，Caveolins 能够加强受体-配体偶联作用，或者通过上调或者过表达，加强受体亲和度，促进信号转导[247-249]。

Cav-3 可能通过 PI3K/Akt 信号通路，参与神经肌肉疾病、心脏疾病及肌细胞的分化和存亡等。Cav-3 可激活 eNOS、PI3K/Akt、MAPK 等胞内信号通路途径，发挥心肌保护作用。长期适度运动可增加心室肌细胞 Cav-3 的表达，减轻其后的心肌 I/R 损伤[250]。

Caveolae 在血脑屏障的维持和功能中起着重要的作用。大分子物质通过血脑屏障的途径主要有两条：细胞旁途径，即经内皮细胞间紧密连接通过；跨细胞途径，即跨内皮细胞将血液中吸收的成分从内皮细胞的腔内侧转移至腔外侧，最终进入间隙液。而 Caveolin 在这两条途径中都发挥着作用。Cav-1 也与紧密连接蛋白有着密切的联系。Lisong 等研究发现单核细胞趋化蛋白（MCP-1）刺激脑微血管内皮细胞后，Cav-1 和紧密连接蛋白 Occludin 表达降低。接着 Lisong 等采用无破坏性的腺病毒为载体向脑微血管内皮细胞释放 Cav-1 siRNA，Cav-1 蛋白水平和 Occludin 表达均降低，而且 Occludin 还与细胞骨架解离，黏附连接蛋白也发生改变，增加了脑微血管内皮细胞间的通透性。这些结果表明 Cav-1 可以调节脑微血管内皮细胞紧密连接蛋白的表达。Sukriti 等研究表明冻伤导致血脑屏障瓦解后，Cav-1 表达显著增加，而后 Ocdudin 和 Claudin-5 表达降低，推测 Caveolae 和 Cav-1 在血脑屏障破坏早期有重要作用，可能是早期脑水肿控制的潜在治疗靶点。LatruncuhnA 诱导肌动蛋白解聚后，紧密连接的结构和功能瓦解，其组分由 Caveolae 介导的胞吞吸收。Caveolin 在血脑屏障中的功能研究中还发现，在紧密连接的富含胆固醇的膜的微区域有 Cav-1 及高度磷酸化的封闭蛋白共同表达，可见 Caveolin 对于维持血脑屏障的结构和功能的完整性十分重要[251]。

实验发现 Cav-1 随着缺血再灌注时间的延长，其蛋白表达明显增加，同时伴有血脑屏障通透性的改变，提示 Cav-1 在缺血再灌注损伤导致血脑屏障通透性增高中起着一定的作用[252]。Jasmin 等利用了 Caveolin 基因敲除小鼠模型来评估 Caveolin 在脑缺血损伤中的功能作用。结果显示，Cav-1 基因敲除小鼠脑梗死容积比野生型和 Cav-2 基因敲除小鼠明显增加，从机制上来说，基因敲除 Cav-1 的小鼠缺血大脑表现出血管生成受损和凋亡性细胞死亡增加。这些研究都表明 Cav-1 在脑缺血的致病机制中发挥着重要的作用，参与了大脑缺血后病理生理机制的调节[241]。

2.2.4 出血

I/R损伤激活的中性粒细胞通过释放大量促炎因子,如TNF-α、IL-1β、IL-8等,作用于巨噬细胞、淋巴细胞、内皮细胞等,产生更多的细胞因子,如ICAM-1、IL-1、IL-2、IL-6和PAF等,形成正性反馈,引发瀑布反应,造成炎性反应失衡。而聚集的中性粒细胞能够释放多种蛋白酶,如含丝氨酸的弹性蛋白酶,能够溶解和损伤血管内皮细胞,降解细胞外基质,裂解免疫球蛋白、凝血因子,并攻击邻近未受损的细胞,造成薄壁组织损伤,引发出血[253]。同时中性粒细胞还可释放胶原酶和明胶酶,可降解各种类型的胶原,导致血管通透性增加和组织损伤。此外释放的非酶性成分如次氯酸等,能与以上酶类成分联合作用,增强弹性蛋白酶、胶原酶、明胶酶活性,增强白细胞的破坏作用。激活中性粒细胞释放的TNF-α、IL-1等,还可导致血管内皮细胞表面的血小板-内皮细胞黏附分子表达增加,加上血管外缺氧组织释放IL-8[254]及肥大细胞脱颗粒产生IL-6[255],共同促进白细胞通过损伤的血管内皮细胞,或通过细胞连接处,穿过血管内皮细胞和血管基底膜,游出于血管外,浸润到周围组织中。游出于血管外的白细胞释放过氧化物和蛋白酶,从血管外进一步损伤血管周围细胞或组织,引起出血。

2.2.5 血栓

组织器官和血管内皮细胞缺血时,细胞内ATP降解产物增多,细胞内渗透压升高;细胞膜Na^+-K^+泵失灵,细胞内钠水潴留,内皮细胞肿胀;再灌注时黏附于血管内皮的中性粒细胞被激活,激活的中性粒细胞分泌髓过氧化物酶,耗氧量显著增加,通过NADPH氧化酶爆发性地产生大量自由基[256,257],造成血管内皮细胞膜损伤,膜离子泵、离子通道蛋白功能障碍,共同造成周围组织细胞和内皮细胞肿胀。内皮细胞向管腔伸出突起,导致微血管管径减小,血流受阻。同时大量氧自由基还可以引起微血管内皮细胞膜发生脂质过氧化反应,使细胞内皮层胶原和基膜中的核酸发生不可逆的降解,微血管内皮的完整性随之破坏,增加血管通透性和导致血浆中大分子物质如白蛋白渗出。血浆外渗到组织间隙中,除导致血液浓缩、黏度增加外,细胞间隙水肿压迫微血管,毛细血管管径狭窄,妨碍毛细血管内的血液成分流动。当管径小于5 μm时,红细胞难以通过,导致红细胞聚集。同时黏附的白细胞表面表达的P-选择素,尽管并不介导白细胞黏附,但对于血小板-白细胞聚集物的形成起到促进作用[258],与红细胞一起形成红色及白色血栓堵塞微血管。微血管痉挛和阻塞还与花生四烯酸的代谢产物前列环素(Prostacyclin, PGI2)/血栓素(TXA2)平衡失调密切相关。PGI2主要由血管内皮生成,除了可扩血管的作用之外,还可抑制血小板黏附、聚集。TXA2主要由血小板生成,作用相反,不仅有强烈的缩血管作用,而且也可引起血小板聚集。缺血再灌注时,血管内皮细胞受损,导致PGI2生成减少,同时缺氧刺激儿茶酚胺引起血小板释放TXA2增多,导致血管强烈收缩和血小板聚集,形成血小板-白细胞聚集体,该聚集物中的白细胞还会不断释放细胞因子来活化血小板,促使血栓形成和血管堵塞。

2.2.6 灌流量减少,血流速度降低

缺血时器官或组织血流量减少,血管管径先有收缩,而后扩张,由于血流量减少,微血管

内血流缓慢，甚至停滞。组织或器官得不到足够的血液供应，在血栓性血管梗死中，梗死区血管的血流大多停滞。随着缺血时间的延长，组织得不到足够氧的供应，血液淤积，血管管径增大，血管内皮及周围实质细胞水肿，可导致细胞变性坏死。再灌注的急性期，组织血流量一过性增加，微血管出现充血状态[259]，随着再灌注时间的延长，血流量并没有维持或恢复到正常的水平，而是明显地降低，组织灌流量明显减少，血流减慢，血液中的中性粒细胞沿血管壁滚动、黏附。黏附于血管内皮上的中性粒细胞，尤其是分布于毛细血管和毛细血管后静脉时，由于其体积较大、变形能力弱、黏滞性高，可直接发生嵌顿，机械性堵塞毛细血管，加重组织缺血缺氧。白细胞嵌顿是微血管阻塞造成无复流的主要原因[260]。无复流现象的发生使缺血区得不到充分的血流灌注，加重了缺血再灌注损伤。

2.2.7　微血管周围纤维化

I/R引起血管内皮细胞和微血管周围细胞损伤，释放各种损伤分子模式、细胞因子和MCP-1、RP S19等趋化因子。在其共同作用下，趋化单核细胞、淋巴细胞等向损伤部位聚集、活化、增殖，导致组织间质浸润。游出的单核细胞成为巨噬细胞，与损伤的细胞释放TGF-β1，作用于周细胞和成纤维细胞的TGF-β1受体，诱导Smad系统表达和磷酸化，诱导胶原沉积，形成损伤血管周围的纤维化。同时TGF-β1亦可使基质金属蛋白酶-2、9的表达和降解活性下降，细胞外基质的降解减少。纤维化的发生是一个复杂的病理过程，是多方面因素的共同结果。多种细胞因子、信号通道的参与，对微血管周围纤维化的发展起重要作用。找出缺血再灌注可逆与不可逆损伤的临界时间，进而对I/R导致纤维化发生的关键细胞及分子环节进行研究，对控制纤维化的进程具有重要的意义。

参考文献

［1］吴立玲. 病理生理学［M］. 第2版. 北京：北京大学医学出版社，2011.

［2］Lin SQ, Wei XH, Huang P, et al. QiShenYiQi Pills (R) prevent cardiac ischemia-reperfusion injury via energy modulation［J］. Int J Cardiol, 2013, 168: 967−974.

［3］Tu L, Pan CS, Wei XH, et al. Astragaloside IV protects heart from ischemia and reperfusion injury via energy regulation mechanisms［J］. Microcirculation, 2013, 20: 736−747.

［4］He K, Yan L, Pan CS, et al. ROCK-dependent ATP5D modulation contributes to the protection of notoginsenoside NR1 against ischemia-reperfusion-induced myocardial injury［J］. Am J Physiol Heart Circ Physiol, 2014, 307: H1764−1776.

［5］Li C, Li Q, Liu YY, et al. Protective effects of Notoginsenoside R1 on intestinal ischemia-reperfusion injury in rats［J］. Am J Physiol Gastrointest Liver Physiol, 2014, 306: G111−122.

［6］Kalogeris T, Baines CP, Krenz M, et al. Cell biology of ischemia/reperfusion injury［J］. Int Rev Cell Mol Biol, 2012, 298: 229−317.

［7］Pollard TD, Borisy GG. Cellular motility driven by assembly and disassembly of actin filaments［J］. Cell, 2003, 112: 453−465.

［8］Harhaj NS, Antonetti DA. Regulation of tight junctions and loss of barrier function in pathophysiology［J］. Int J Biochem Cell Biol, 2004, 36: 1206−1237.

［9］Noll T, Muhs A, Besselmann M, et al. Initiation of hyperpermeability in energy-depleted coronary endothelial monolayers［J］. Am J Physiol, 1995, 268: H1462–1470.

［10］Chen YY, Li Q, Pan CS, et al. QiShenYiQi Pills, a compound in Chinese medicine, protects against pressure overload-induced cardiac hypertrophy through a multi-component and multi-target mode［J］. Sci Rep, 2015, 5: 11802.

［11］Chen JR., Wei J, Wang LY, et al. Cardioprotection against ischemia/reperfusion injury by QiShenYiQi Pill (R) via ameliorate of multiple mitochondrial dysfunctions［J］. Drug Des Devel Ther, 2015, 9: 3051–3066.

［12］Bagheri F, Khori V, Alizadeh AM, et al. Reactive oxygen species-mediated cardiac-reperfusion injury: Mechanisms and therapies［J］. Life Sci, 2016, 165: 43–55.

［13］Eltzschig HK, Eckle T. Ischemia and reperfusion—from mechanism to translation［J］. Nat Med, 2011, 17: 1391–1401.

［14］Pell VR, Chouchani ET, Murphy MP, et al. Moving Forwards by Blocking Back-Flow: The Yin and Yang of MI Therapy［J］. Circ Res, 2016, 118: 898–906.

［15］Meneshian A, Bulkley GB. The physiology of endothelial xanthine oxidase: from urate catabolism to reperfusion injury to inflammatory signal transduction［J］. Microcirculation, 2002, 9: 161–175.

［16］Babior BM. NADPH oxidase: an update［J］. Blood, 1999, 93: 1464–1476.

［17］Lefer AM. Role of selectins in myocardial ischemia-reperfusion injury［J］. Ann Thorac Surg, 1995, 60: 773–777.

［18］Lefer AM, Lefer DJ. The role of nitric oxide and cell adhesion molecules on the microcirculation in ischaemia-reperfusion［J］. Cardiovasc Res, 1996, 32: 743–751.

［19］Liu J, Wang H, Li J. Inflammation and Inflammatory Cells in Myocardial Infarction and Reperfusion Injury: A Double-Edged Sword［J］. Clin Med Insights Cardiol, 2016, 10: 79–84.

［20］Kumar P, Shen Q, Pivetti CD, et al. Molecular mechanisms of endothelial hyperpermeability: implications in inflammation［J］. Expert Rev Mol Med, 2009, 11: e19.

［21］Rohrbach S, Troidl C, Hamm C, et al. Ischemia and reperfusion related myocardial inflammation: A network of cells and mediators targeting the cardiomyocyte［J］. IUBMB Life, 2015, 67: 110–119.

［22］Wei XH, Liu YY, Li Q, et al. Treatment with cardiotonic pills (R) after ischemia-reperfusion ameliorates myocardial fibrosis in rats［J］. Microcirculation, 2013, 20: 17–29.

［23］Manfredi G, Yang L, Gajewski CD, et al. Measurements of ATP in mammalian cells［J］. Methods, 2002, 26(4): 317–326.

［24］文娜, 钱之玉, 饶淑云, 等.西红花酸对大鼠心肌缺血再灌注损伤能量代谢的影响［J］.中国新药杂志, 2005, 14(11): 1294–1297.

［25］McPhee SJ, Lingappa VR, Ganong WF, et al. Pathophysiology of Disease. An Introduction to Clinical Medicine［J］. McGRAW-HILL, 2001.

［26］樊燕燕, 甄江涛, 朱宁, 等.CsA对缺血再灌注心肌高能磷酸化合物代谢的影响［J］.天津医科大学学报, 2011, 17(4): 464–466.

［27］Sadek HA, Nulton-Persson AC, Szweda PA, et al. Cardiac ischemia/reperfusion, aging, and redox-dependent alterations in mitochondrial function［J］. Arch Biochem Biophys, 2003, 420(2): 201–208.

［28］Sun PZ, Wang E, Cheung JS. Imaging acute ischemic tissue acidosis with pH-sensitive endogenous amide proton transfer (APT) MRI—correction of tissue relaxation and concomitant RF irradiation effects toward mapping quantitative cerebral tissue pH［J］. Neuroimage, 2012, 60(1): 1–6.

［29］Nordlie MA, Wold LE, Simkhovich BZ, et al. Molecular aspects of ischemic heart disease: ischemia/

reperfusion-induced genetic changes and potential applications of gene and RNA interference therapy[J]. J Cardiovasc Pharmacol Ther, 2006, 11(1): 17-30.

[30] Kilic E, Kilic U, Matter CM, et al. Aggravation of focal cerebral ischemia by tissue plasminogen activator is reversed by 3-hydroxy-3-methylglutaryl coenzyme A reductase inhibitor but does not depend on endothelial NO synthase[J]. Stroke, 2005, 36(2): 332-336.

[31] Zhan C, Yang J. Protective effects of isoliquiritigenin in transient middle cerebral artery occlusion-induced focal cerebral ischemia in rats[J]. Pharmacol Res, 2006, 53(3): 303-309.

[32] Ying W. NAD+ and NADH in brain functions, brain diseases and brain aging[J]. Front Biosci, 2007, 12: 1863-1888.

[33] 马泽军,陈莉明.AMPK与胰岛素抵抗[J].国际内分泌代谢杂志,2006,26(1): 48-50.

[34] Jørgensen SB, Wojtaszewski JF, Viollet B, et al. Effects of alpha-AMPK knockout on exercise-induced gene activation in mouse skeletal muscle[J]. FASEB J, 2005, 19(9): 1146-1148.

[35] Hawley SA, Pan DA, Mustard KJ, et al. Calmodulin-dependent protein kinase kinase-beta is an alternative upstream kinase for AMP-activated protein kinase[J]. Cell Metab, 2005, 2(1): 9-19.

[36] 张国华,朱一力,曾凡星.5'-AMP上下游蛋白激酶与运动的关系研究进展[J].成都体育学院学报, 2007,33(3): 79-82.

[37] Zhu L, Wang Q, Zhang L, et al. Hypoxia induces PGC-1α expression and mitochondrial biogenesis in the myocardium of TOF patients[J]. Cell Res, 2010, 20(6): 676-687.

[38] 余福林,李红梅,高延.缺血/再灌注损伤后心肌细胞线粒体功能及其能量代谢变化[J].西北国防医学杂志,2013,34(2): 113-115.

[39] Ewart MA, Kennedy S. AMPK and vasculoprotection[J]. Pharmacol Ther, 2011, 131(2): 242-253.

[40] Zungu M, Schisler JC, Essop MF, et al. Regulation of AMPK by the ubiquitin proteasome system[J]. Am J Pathol, 2011, 178(1): 4-11.

[41] Yan H, Zhang DX, Shi X, et al. Activation of the prolyl-hydroxylase oxygen-sensing signal cascade leads to AMPK activation in cardiomyocytes[J]. J Cell Mol Med, 2012, 16(9): 2049-2059.

[42] Shiotani S, Shimada M, Taketomi A, et al. Rho-kinase as a novel gene therapeutic target in treatment of cold ischemia/reperfusion-induced acute lethal liver injury: effect on hepatocellular NADPH oxidase system[J]. Gene Ther, 2007, 14(19): 1425-1433.

[43] McCord JM. Free radicals and myocardial ischemia: overview and outlook[J]. Free Radic Biol Med, 1988, 4(1): 9-14.

[44] Chambers DE, Parks DA, Patterson G, et al. Xanthine oxidase as a source of free radical damage in myocardial ischemia[J]. J Mol Cell Cardiol, 1985, 17(2): 145-152.

[45] Liu PG, He SQ, Zhang YH, et al. Protective effects of apocynin and allopurinol on ischemia/reperfusion-induced liver injury in mice[J]. World J Gastroenterol, 2008, 14(18): 2832-2837.

[46] Liu JN, Zhang JX, Lu G, et al. The effect of oxidative stress in myocardial cell injury in mice exposed to chronic intermittent hypoxia[J]. Chin Med J (Engl), 2010, 123(1): 74-78.

[47] Wang NT, Lin HI, Yeh DY, et al. Effects of the antioxidants lycium barbarum and ascorbic acid on reperfusion liver injury in rats[J]. Transplant Proc, 2009, 41(10): 4110-4113.

[48] Kleniewska P, Piechota A, Skibska B, et al. The NADPH oxidase family and its inhibitors[J]. Arch Immunol Ther Exp (Warsz), 2012, 60(4): 277-294.

[49] Okajima K, Harada N, Uchiba M. Ranitidine reduces ischemia/reperfusion-induced liver injury in rats by inhibiting neutrophil activation[J]. J Pharmacol Exp Ther, 2002, 301(3): 1157-1165.

［50］Grattagliano I, Vendemiale G, Lauterburg BH. Reperfusion injury of the liver: role of mitochondria and protection by glutathione ester［J］. J Surg Res, 1999, 86(1): 2–8.

［51］Murphy MP. How mitochondria produce reactive oxygen species［J］. Biochem J, 2009, 417(1): 1–13.

［52］Hirst J, King MS, Pryde KR. The production of reactive oxygen species by complex I［J］. Biochem Soc Trans, 2008, 36(Pt 5): 976–980.

［53］Negre-Salvayre A1, Auge N, Ayala V, et al. Pathological aspects of lipid peroxidation［J］. Free Radic Res, 2010, 44(10): 1125–1171.

［54］Banni S, Montisci R, Sanfilippo R, et al. Physiological response to lipid peroxidation in ischemia and reperfusion during carotid endarterectomy［J］. Lipids Health Dis, 2010, 9: 41.

［55］Kwiecien S, Konturek PC, Sliwowski Z, et al. Interaction between selective cyclooxygenase inhibitors and capsaicin-sensitive afferent sensory nerves in pathogenesis of stress-induced gastric lesions. Role of oxidative stress［J］. J Physiol Pharmacol, 2012, 63(2): 143–151.

［56］Abe M, Takiguchi Y, Ichimaru S T, et al. Comparison of the protective effect of Nacetylcysteine by different treatments on rat myocardial ischemia-reperfusion injury［J］. J Pharlnacol Sci, 2008, 106(1): 571–577.

［57］Schlag MG, Harris KA, Potter RF, et al. Role of leukocyte accumulation and oxygen radicals in ischemia-reperfusion-induced injury in skeletal muscle［J］. Am J Physiol Heart Circ Physiol, 2001, 280(4): 1716–1721.

［58］Wu TJ, Khoo NH, Zhou F, et al. Decreased hepatic ischemia-reperfusion injury by manganese-porphyrin complexes［J］. Free Radic Res, 2007, 41(2): 127–134.

［59］Yuan L, Kaplowitz N. Glutathione in liver diseases and hepatotoxicity［J］. Mol Aspects Med, 2009, 30(1–2): 29–41.

［60］Liu P, Fisher MA, Farhood A S, et al. Beneficial effects of extracellular glutathione against endotoxin-induced liver injury during ischemia and reperfusion［J］. Circ Shock, 1994, 43(2): 64–70.

［61］Knight TR, Ho YS, Farhood A, et al. Peroxynitrite is a critical mediator of acetaminophen hepatotoxicity in murine livers: protection by glutathione［J］. J Pharmacol Exp Ther, 2002, 303(2): 468–475.

［62］Schauer RJ, Kalmuk S, Gerbes AL, et al. Intravenous administration of glutathione protects parenchymal and non-parenchymal liver cells against reperfusion injury following rat liver transplantation［J］. World J Gastroenterol, 2004, 10(6): 864–870.

［63］Schauer RJ, Gerbes AL, Vonier D, et al. Glutathione protects the rat liver against reperfusion injury after prolonged warm ischemia［J］. Ann Surg, 2004, 239(2): 220–231.

［64］Klaassen CD, Reisman SA. Nrf2 the rescue: effects of the antioxidative/electrophilic response on the liver ［J］. Toxicol Appl Pharmacol, 2010, 244(1): 57–65.

［65］Kensler TW, Wakabayashi N, Biswal S. Cell survival responses to environmental stresses via the Keap1–Nrf2-ARE pathway［J］. Annu Rev Pharmacol Toxicol, 2007, 47: 89–116.

［66］Rubiolo JA, Mithieux G, Vega FV. Resveratrol protects primary rat hepatocytes against oxidative stress damage: activation of the Nrf2 transcription factor and augmented activities of antioxidant enzymes［J］. Eur J Pharmacol, 2008, 591(1–3): 66–72.

［67］Baird L, Dinkova-Kostova AT. The cytoprotective role of the Keap1–Nrf2 pathway［J］. Arch Toxicol, 2011, 85(4): 241–272.

［68］Liu CL, He KL, Wang LL. Research of cell protection based on ER stress［J］. Chin Pharmacol Bul, 2011, 27(4): 455–458.

［69］ Sundar Rajan S, Srinivasan V, Balasubramanyam M, et al. Endoplasmic reticulum (ER) stress & diabetes ［J］. Indian J Med Res, 2007, 125(3): 411–424.

［70］ Kaufman RJ. Orchestrating the unfolded protein response in health and disease［J］. J Clin Invest, 2002, 110(10): 1389–1398.

［71］ 关丽英, 许彩民, 潘华珍. 内质网应激介导的细胞凋亡［J］. 生物化学与生物物理进展, 2007, 34(11): 1136–1141.

［72］ Lin JH, Li H, Zhang Y, et al. Divergent effects of PERK and IRE1 signaling on cell viability［J］. PLoS One, 2009, 4(1): e4170.

［73］ Fu HY, Okada K, Liao Y, et al. Ablation of C/EBP homologous protein attenuates endoplasmic reticulum-mediated apoptosis and cardiac dysfunction induced by pressure overload［J］. Circulation, 2010, 122(4): 361–369.

［74］ 夏元平, 王立花, 樊燕蓉. 细胞凋亡与内质网应激机制［J］. 药学与临床研究, 2010, 18(3): 291–293.

［75］ Lin JH, Li H, Zhang Y, et al. Divergent effects of PERK and IRE1 signaling on cell viability［J］. PLoS One, 2009, 4(1): e4170.

［76］ 侯炳旭, 冯丽英. JNK信号通路介导的凋亡在疾病中的作用［J］. 世界华人消化杂志, 2011, 19(17): 1819–1825.

［77］ Guan QH, Pei DS, Xu TL, et al. Brain ischemia/reperfusion-induced expression of DP5 and its interaction with Bcl-2, thus freeing Bax from Bcl-2/Bax dimmers are mediated by c-Jun N-terminal kinase (JNK) pathway［J］. Neurosci Lett, 2006, 393(2–3): 226–230.

［78］ 刘春蕾, 何昆仑, 王莉莉. 基于内质网应激途径的细胞保护策略的研究进展［J］. 中国药理学通报, 2011, 27(4): 455–458.

［79］ Nutt LK, Pataer A, Pahler J, et al. Bax and Bak promote apoptosis by modulating endoplasmic reticular and mitochondrial Ca2+ stores［J］. J Biol Chem. 2002, 277(11): 9219–9225.

［80］ Brenner C, Kroemer G. Apoptosis. Mitochondria—the death signal integrators［J］. Science, 2000, 289(5482): 1150–1151.

［81］ Huang DC, Strasser A. BH3-Only proteins-essential initiators of apoptotic cell death［J］. Cell, 2000, 103(6): 839–842.

［82］ Wang Q, Tang XN, Yenari MA. The inflammatory response in stroke［J］. J Neuroimmunol, 2007, 184: 53–68.

［83］ Ding HS, Yang J, Chen P, et al. The HMGB1–TLR4 axis contributes to myocardial ischemia/reperfusion injury via regulation of cardiomyocyte apoptosis［J］. Gene, 2013, 527(1): 389–393.

［84］ Kortekaas KA, de Vries DK, Reinders ME, et al. Interleukin-9 release from human kidney grafts and its potential protective role in renal ischemia/reperfusion injury［J］. Inflamm Res, 2013, 62(1): 53–59.

［85］ Hamaad A, Sosin MD, Blann AD, et al. Markers of thrombosis and hemostasis in acute coronary syndromes: relationship to increased heart rate and reduced heart-rate variability［J］. Clin Cardiol, 2009, 32(4): 204–209.

［86］ Golias C, Tsoutsi E, Matziridis A, et al. Leukocyte and endothelial cell adhesion molecules in inflammation focusing on inflammatory heart disease［J］. In Vivo, 2007, 21(5): 757–769.

［87］ Ley K. The role of selectins in inflammation and disease［J］. Trends Mol Med, 2003, 9(6): 263–268.

［88］ Alcaide P, Auerbach S, Luscinskas FW. Neutrophil recruitment under shear flow: it's all about endothelial cell rings and gaps［J］. Microcirculation, 2009, 16(1): 43–57.

［89］ Shebuski RJ, Kilgore KS. Role of inflammatory mediators in thrombogenesis［J］. J Pharmacol Exp Ther,

2002, 300(3): 729-735.

[90] Libby P. Changing concepts of atherogenesis［ J ］. J Intern Med, 2000, 247(3): 349-358.

[91] Jia G, Aggarwal A, Tyndall SH, et al. Tumor necrosis factor-α regulates p27 kip expression and apoptosis in smooth muscle cells of human carotid plaques via forkhead transcription factor O1［ J ］. Exp Mol Pathol, 2011, 90(1): 1-8.

[92] Dewberry R, Holden H, Crossman D, et al. Interleukin-1 receptor antagonist expression in human endothelial cells and atherosclerosis［ J ］. Arterioscler Thromb Vasc Biol, 2000, 20(11): 2394-2400.

[93] Haverslag R, Pasterkamp G, Hoefer IE. Targeting adhesion molecules in cardiovascular disorders［ J ］. Cardiovasc Hematol Disord Drug Targets, 2008, 8(4): 252-260.

[94] Lee JK, Kim JK, Park SH, et al. Lactosylceramide Mediates the Expression of Adhesion Molecules in TNF-α and IFN γ -stimulated Primary Cultured Astrocytes［ J ］. Korean J Physiol Pharmacol, 2011, 15(5): 251-258.

[95] Pietruczuk M, Pietruczuk A, Pancewicz S, et al. ICAM-1: structure, biological role and clinical significance ［ J ］. Pol Merkur Lekarski, 2004, 17(101): 507-511.

[96] Zakynthinos E1, Pappa N. Inflammatory biomarkers in coronary artery disease［ J ］. J Cardiol, 2009, 53(3): 317-333.

[97] Wittchen ES. Endothelial signaling in paracellular and transcellular leukocyte transmigration［ J ］. Front Biosci (Landmark Ed), 2009, 14: 2522-2545.

[98] Rautou PE, Leroyer AS, Ramkhelawon B, et al. Microparticles from human atherosclerotic plaques promote endothelial ICAM-1-dependent monocyte adhesion and transendothelial migration［ J ］. Circ Res, 2011, 108(3): 335-343.

[99] Nachtigal P, Kopecky M, Solichova D, et al. The changes in the endothelial expression of cell adhesion molecules and iNOS in the vessel wall after the short-term administration of simvastatin in rabbit model of atherosclerosis［ J ］. J Pharm Pharmacol, 2005, 57(2): 197-203.

[100] Woodfin A, Voisin MB, Imhof BA, et al. Endothelial cell activation leads to neutrophil transmigration as supported by the sequential roles of ICAM-2, JAM-A, and PECAM-1［ J ］. Blood, 2009, 113(24): 6246-6257.

[101] 汪枫, 朱旭阳.VCAM-1在急性心肌缺血再灌注损伤中表达的意义［ J ］.皖南医学院学报, 2010, 29 （5）: 386-388.

[102] Victorino GP, Ramirez RM, Chong TJ, et al. Ischemia-reperfusion injury in rats affects hydraulic conductivity in two phases that are temporally and spatially separate［ J ］. Am J Physiol Heart Circ Physiol, 2008, 295(5): H2164-2171.

[103] 赵雪云, 张力, 刘胜春.COX-2抑制剂在大鼠胰十二指肠移植缺血再灌注损伤中对P-选择素和细胞间黏附分子-1的影响［ J ］.第三军医大学学报, 2012, 34（14）: 1380-1383.

[104] Rouzet F, Bachelet-Violette L, Alsac JM, et al. Radiolabeled fucoidan as a p-selectin targeting agent for in vivo imaging of platelet-rich thrombus and endothelial activation［ J ］. J Nucl Med, 2011, 52(9): 1433-1440.

[105] Denes A, Thornton P, Rothwell NJ, et al. Inflammation and brain injury: acute cerebral ischaemia, peripheral and central inflammation［ J ］. Brain Behav Immun, 2010, 24(5): 708-723.

[106] Guzmán-De La Garza FJ, Cámara-Lemarroy CR, Ballesteros-Elizondo RG, et al. Ketamine reduces intestinal injury and inflammatory cell infiltration after ischemia/reperfusion in rats［ J ］. Surg Today, 2010, 40(11): 1055-1062.

[107] Mocco J, Choudhri T, Huang J, et al. HuEP5C7 as a humanized monoclonal anti-E/P-selectin neurovascular protective strategy in a blinded placebo-controlled trial of nonhuman primate stroke[J]. Circ Res, 2002, 91(10): 907-914.

[108] Myers D Jr, Farris D, Hawley A, et al. Selectins influence thrombosis in a mouse model of experimental deep venous thrombosis[J]. J Surg Res, 2002, 108(2): 212-221.

[109] Rossi B, Constantin G. Anti-selectin therapy for the treatment of inflammatory diseases[J]. Inflamm Allergy Drug Targets, 2008, 7(2): 85-93.

[110] Zarbock A1, Ley K, McEver RP, et al. Leukocyte ligands for endothelial selectins: specialized glycoconjugates that mediate rolling and signaling under flow[J]. Blood, 2011, 118(26): 6743-6751.

[111] Rinko LJ, Lawrence MB, Guilford WH. The molecular mechanics of P-and L-selectin lectin domains binding to PSGL-1[J]. Biophys J, 2004, 86(1 Pt 1): 544-554.

[112] Streuli CH, Akhtar N. Signal co-operation between integrins and other receptor systems[J]. Biochem J, 2009, 418(3): 491-506.

[113] Brea D, Sobrino T, Ramos-Cabrer P, et al. Inflammatory and neuroimmunomodulatory changes in acute cerebral ischemia[J]. Cerebrovasc Dis, 2009, 27 Suppl 1: 48-64.

[114] Badimon L, Vilahur G. Platelets, arterial thrombosis and cerebral ischemia[J]. Cerebrovasc Dis, 2007, 24 Suppl 1: 30-39.

[115] Okada Y, Copeland BR, Hamann GF, et al. Integrin alphavbeta3 is expressed in selected microvessels after focal cerebral ischemia[J]. Am J Pathol, 1996, 149(1): 37-44.

[116] Burggraf D, Trinkl A, Burk J, et al. Vascular integrin immunoreactivity is selectively lost on capillaries during rat focal cerebral ischemia and reperfusion[J]. Brain Res, 2008, 1189: 189-197.

[117] Kroemer G, Galluzzi L, Vandenabeele P, et al. Classification of cell death: recommendations of the Nomenclature Committee on Cell Death 2009[J]. Cell Death Differ, 2009, 16(1): 3-11.

[118] Artus C, Boujrad H, Bouharrour A, et al. AIF promotes chromatinolysis and Caspase-independent programmed necrosis by interacting with histone H2AX. EMBO J[J]. 2010, 29(9): 1585-1599.

[119] 李晓璟, 明英姿, 牛英, 等. 程序性坏死: 缺血再灌注损伤中的新靶点[J]. 中南大学学报(医学版), 2016, 41(7): 765-770.

[120] Linkermann A, Green DR. Necroptosis[J]. New Engl J Med, 2014, 370(5): 455-465.

[121] Xie T, Peng W, Liu Y, et al. Structural basis of RIP1 inhibition by necrostatins[J]. Structure 2013, 21(3): 493-499.

[122] Cai Z, Jitkaew S, Zhao J, et al. Plasma membrane translocation of trimerized MLKL protein is required for TNF-induced necroptosis[J]. Nat Cel Biol, 2014, 16(1): 55-65.

[123] 杨绍杰, 孟金萍, 屈祢, 等. 细胞凋亡信号转导通路的研究进展[J]. 中国比较医学杂志, 2007, 17(5): 297-301.

[124] Mizuta M, Nakajima H, Mizuta N, et al. Fas ligand released by activated monocytes causes apoptosis of lung epithelial cells in human acute lung injury model in vitro[J]. Biol Pharm Bull, 2008, 31(3): 386-390.

[125] 焦俊霞, 高维娟. 细胞凋亡的信号转导机制研究进展[J]. 中国老年学杂志, 2010, 30(6): 853-856.

[126] Stephanou A, Scarabelli TM, Brar BK, et al. Induction of apoptosis and Fas receptor/Fas ligand expression by ischemia/reperfusion in cardiac myocytes requires serine 727 of the STAT-1 transcription factor but not tyrosine 701[J]. J Biol Chem, 2001, 276(30): 28340-28347.

[127] Tang W, Wang W, Zhang Y, et al. Tumour necrosis factor-related apoptosis-inducing ligand (TRAIL)-induced chemokine release in both TRAIL-resistant and TRAIL-sensitive cells via nuclear factor kappa B

［J］. FEBS J, 2009, 276(2): 581−593.

［128］Oerlemans MI, Liu J, Arslan F, et al. Inhibition of RIP1−dependent necrosis prevents adverse cardiac remodeling after myocardial ischemia-reperfusion in vivo［J］. Basic Res Cardiol, 2012, 107(4): 270.

［129］Chen J, Mehta JL, Haider N, et al. Role of Caspases in Ox-LDL-induced apoptotic cascade in human coronary artery endothelial cells［J］. Circ Res, 2004, 94(3): 370−376.

［130］王海燕, 王来栓. 细胞凋亡通路研究进展［J］. 国外医学·生理病理科学与临床分册, 2003, 23(5): 490−492.

［131］Li YZ, Lu DY, Tan WQ, et al. p53 initiates apoptosis by transcriptionally targeting the antiapoptotic protein ARC［J］. Mol Cell Biol, 2008, 28(2): 564−574.

［132］Adams JM, Cory S. Bcl−2−regulated apoptosis: mechanism and therapeutic potential［J］. Curr Opin Immunol, 2007, 19(5): 488−496.

［133］Estaquier J, Vallette F, Vayssiere JL, et al. The mitochondrial pathways of apoptosis［J］. Adv Exp Med Biol, 2012, 942: 57−83.

［134］Yang Z, Klionsky DJ. Eaten alive: a history of macroautophagy［J］. Nat Cell Biol, 2010, 12(9): 814−822.

［135］Rabinowitz JD, White E. Autophagy and metabolism［J］. Science, 2010, 330(6009): 1344−1348.

［136］Wirawan E, Vanden Berghe T, Lippens S, et al. Autophagy: for better or for worse［J］. Cell Res, 2012, 22(1): 43−61.

［137］Mizushima N, Levine B, Cuervo AM, et al. Autophagy fights disease through cellular self-digestion［J］. Nature, 2008, 451(7182): 1069−1075.

［138］Sybers HD, Ingwall J, DeLuca M. Autophagy in cardiac myocytes［J］. Recent Adv Stud Cardiac Struct Metab, 1976, 12: 453−463.

［139］Dong Y, Undyala VV, Gottlieb RA, et al. Autophagy: definition, molecular machinery, and potential role in myocardial ischemia-reperfusion injury［J］. J Cardiovasc Pharmacol Ther, 2010, 15(3): 220−230.

［140］Gurusamy N, Lekli I, Mukherjee S, et al. Cardioprotection by resveratrol: a novel mechanism via autophagy involving the mTORC2 pathway［J］. Cardiovasc Res, 2010, 86(1): 103−112.

［141］Xiao J, Zhu X, He B, et al. MiR−204 regulates cardiomyocyte autophagy induced by ischemia-reperfusion through LC3−II［J］. J Biomed Sci, 2011, 18: 35.

［142］McCormick J, Suleman N, Scarabelli TM, et al. STAT1 deficiency in the heart protects against myocardial infarction by enhancing autophagy［J］. J Cell Mol Med, 2012, 16(2): 386−393.

［143］Zhang ZL, Fan Y, Liu ML. Ginsenoside Rg1 inhibits autophagy in H9c2 cardiomyocytes exposed to hypoxia/reoxygenation［J］. Mol Cell Biochem, 2012, 365(1−2): 243−250.

［144］Yu L, McPhee CK, Zheng L, et al. Termination of autophagy and reformation of lysosomes regulated by mTOR［J］. Nature, 2010 Jun, 465(7300): 942−946.

［145］Yang SS, Liu YB, Yu JB, et al. Rapamycin protects heart from ischemia/reperfusion injury independent of autophagy by activating PI3 kinase-Akt pathway and mitochondria K (ATP) channel［J］. Pharmazie, 2010, 65(10): 760−765.

［146］Gordy C, He YW. The crosstalk between autophagy and apoptosis: where does this lead［J］. Protein Cell, 2012, 3(1): 17−27.

［147］Maejima Y, Kyoi S, Zhai P L, et al. Mst1 inhibits autophagy by promoting the interaction between Beclin1 and Bcl−2［J］. Nat Med, 2013, 19(11): 1478−1488.

［148］Lin TK, Cheng CH, Chen SD, et al. Mitochondrial dysfunction and oxidative stress promote apoptotic cell death in the striatum via cytochrome c/Caspase−3 signaling cascade following chronic rotenone intoxication in rats［J］. Int J Mol Sci, 2012, 13(7): 8722–8739.

［149］Przyklenk K, Dong Y, Undyala VV, et al. Autophagy as a therapeutic target for ischaemia /reperfusion injury? Concepts, controversies, and challenges［J］. Cardiovasc Res, 2012, 94(2): 197–205.

［150］Matsui Y, Takagi H, Qu X, et al. Distinct roles of autophagy in the heart during ischemia and reperfusion: roles of AMP-activated protein kinase and Beclin 1 in mediating autophagy［J］. Circ Res, 2007, 100(6): 914–922.

［151］Gottlieb RA, Carreira RS. Autophagy in health and disease. 5. Mitophagy as a way of life. Am J Physiol Cell Physiol［J］. 2010, 299(2): C203–210.

［152］Sciarretta S, Hariharan N, Monden Y, et al. Is autophagy in response to ischemia and reperfusion protective or detrimental for the heart［J］. Pediatr Cardiol, 2011, 32(3): 275–281.

［153］Hickson-Bick DL, Jones C, Buja LM. Stimulation of mitochondrial biogenesis and autophagy by lipopolysaccharide in the neonatal rat cardiomyocyte protects against programmed cell death［J］. J Mol Cell Cardiol, 2008, 44(2): 411–418.

［154］Scherz-Shouval R, Shvets E, Fass E, et al. Reactive oxygen species are essential for autophagy and specifically regulate the activity of Atg4［J］. EMBO J, 2007, 26(7): 1749–1760.

［155］Jones SP, Bolli R. The ubiquitous role of nitric oxide in cardioprotection［J］. J Mol Cell Cardiol, 2006, 40(1): 16–23.

［156］Barsoum MJ, Yuan H, Gerencser AA, et al. Nitric oxide-induced mitochondrial fission is regulated by dynamin-related GTPases in neurons［J］. EMBO J, 2006, 25(16): 3900–3911.

［157］Arrington DD, Van Vleet TR, Schnellmann RG. Calpain 10: a mitochondrial calpain and its role in calcium-induced mitochondrial dysfunction［J］. Am J Physiol Cell Physiol, 2006, 291(6): C1159–1171.

［158］Gustafsson AB, Gottlieb RA. Autophagy in ischemic heart disease［J］. Circ Res, 2009, 104(2): 150–158.

［159］Thorp EB. The Myocardial Unfolded Protein Response during Ischemic Cardiovascular Disease［J］. Biochem Res Int, 2012, 2012: 583170.

［160］Qi X, Vallentin A, Churchill E, et al. deltaPKC participates in the endoplasmic reticulum stress-induced response in cultured cardiac myocytes and ischemic heart［J］. J Mol Cell Cardiol, 2007, 43(4): 420–428.

［161］Hariharan N, Maejima Y, Nakae J, et al. Deacetylation of FoxO by Sirt1 Plays an Essential Role in Mediating Starvation-Induced Autophagy in Cardiac Myocytes［J］. Circ Res, 2010, 107(12): 1470–1482.

［162］Zhang H, Bosch-Marce M, Shimoda LA, et al. Mitochondrial autophagy is an HIF–1–dependent adaptive metabolic response to hypoxia［J］. J Biol Chem, 2008, 283(16): 10892–10903.

［163］Glick D, Barth S, Macleod KF. Autophagy: cellular and molecular mechanisms［J］. J Pathol, 2010, 221(1): 3–12.

［164］Jung CH, Ro SH, Cao J, et al. mTOR regulation of autophagy［J］. FEBS Lett, 2010, 584(7): 1287–1295.

［165］Nicklin P, Bergman P, Zhang B, et al. Bidirectional transport of amino acids regulates mTOR and autophagy［J］. Cell, 2009, 136(3): 521–534.

［166］Carloni S, Girelli S, Scopa C, et al. Activation of autophagy and Akt/CREB signaling play an equivalent role in the neuroprotective effect of rapamycin in neonatal hypoxia-ischemia［J］. Autophagy, 2010, 6(3): 366–377.

［167］Ben Sahra I, Regazzetti C, Robert G, et al. Metformin, independent of AMPK, induces mTOR inhibition and cell-cycle arrest through REDD1［J］. Cancer Res, 2011, 71(13): 4366–4372.

［168］Zhang DM, Liu JS, Deng LJ, et al. Arenobufagin, a natural bufadienolide from toad venom, induces apoptosis and autophagy in human hepatocellular carcinoma cells through inhibition of PI3K/Akt/mTOR pathway[J]. Carcinogenesis, 2013, 34(6): 1331-1342.

[169] Chiu HW, Lin W, Ho SY, et al. Synergistic effects of arsenic trioxide and radiation in osteosarcoma cells through the induction of both autophagy and apoptosis[J]. Radiat Res, 2011, 175(5): 547-560.

[170] Willinger T, Flavell RA. Canonical autophagy dependent on the class Ⅲ phosphoinositide-3 kinase Vps34 is required for naive T-cell homeostasis[J]. Proc Natl Acad Sci USA, 2012 May, 109(22): 8670-8675.

[171] Xue L, Fletcher GC, Tolkovsky AM. Autophagy is activated by apoptotic signalling in sympathetic neurons: an alternative mechanism of death execution[J]. Mol Cell Neurosci, 1999, 14(3): 180-198.

[172] Tan C, Lai S, Wu S, et al. Nuclear permeable ruthenium (Ⅱ) β-carboline complexes induce autophagy to antagonize mitochondrial-mediated apoptosis[J]. J Med Chem, 2010, 53(21): 7613-7624.

[173] Ni Z, Dai X, Wang B, et al. Natural Bcl-2 inhibitor (-)-gossypol induces protective autophagy via reactive oxygen species-high mobility group box 1 pathway in Burkitt lymphoma[J]. Leuk Lymphoma, 2013, 54(10): 2263-2268.

[174] Donadelli M, Dando I, Zaniboni T, et al. Gemcitabine/cannabinoid combination triggers autophagy in pancreatic cancer cells through a ROS-mediated mechanism[J]. Cell Death Dis, 2011, 2: e152.

[175] Djavaheri-Mergny M, Amelotti M, Mathieu J, et al. NF-kappaB activation represses tumor necrosis factor-alpha-induced autophagy[J]. J Biol Chem, 2006, 281(41): 30373-30382.

[176] Zhu BS, Xing CG, Lin F, et al. Blocking NF-κB nuclear translocation leads to p53-related autophagy activation and cell apoptosis[J]. World J Gastroenterol, 2011, 17(4): 478-487.

[177] Buras JA, Reenstra WR. Endothelial-neutrophil interactions during ischemia and reperfusion injury: basic mechanisms of hyperbaric oxygen[J]. Neurol Res, 2007, 29(2): 127-131.

[178] 罗深秋. 医学细胞生物学[M]. 北京: 科学出版社, 2011.

[179] 宋光, 何蕾. 细胞骨架和心肌缺血再灌注损伤[J]. 中国体外循环杂志, 2002, 2: 126-128.

[180] Han JY, Miura S, Akiba Y, et al. Chronic ethanol consumption exacerbates microcirculatory damage in rat mesentery after reperfusion[J]. Am J Physiol Gastrointest Liver Physiol, 2001, 280(5): G939-948.

[181] del Zoppo GJ, Mabuchi T. Cerebral microvessel responses to focal ischemia[J]. J Cereb Blood Flow Metab, 2003, 23(8): 879-894.

[182] del Zoppo GJ, Schmid-Sch nbein GW, Mori E, et al. Polymorphonuclear leukocytes occlude capillaries following middle cerebral artery occlusion and reperfusion in baboons[J]. Stroke, 1991, 22(10): 1276-1283.

[183] Xu H, Gonzalo JA, St Pierre Y, et al. Leukocytosis and resistance to septic shock in intercellular adhesion molecule 1-deficient mice[J]. J Exp Med, 1994, 180(1): 95-109.

[184] Patel KD, Zimmerman GA, Prescott SM, et al. Oxygen radicals induce human endothelial cells to express GMP-140 and bind neutrophils[J]. J Cell Biol, 1991, 112(4): 749-759.

[185] Moore KL, Varki A, McEver RP. GMP-140 binds to a glycoprotein receptor on human neutrophils: evidence for a lectin-like interaction[J]. J Cell Biol, 1991, 112(3): 491-499.

[186] Zhang R, Chopp M, Zhang Z, et al. The expression of P-and E-selectins in three models of middle cerebral artery occlusion[J]. Brain Res, 1998, 785(2): 207-214.

[187] Vandendries ER, Furie BC, Furie B. Role of P-selectin and PSGL-1 in coagulation and thrombosis[J]. Thromb Haemost, 2004, 92(3): 459-466.

[188] Okada Y, Copeland BR, Mori E, et al. P-selectin and intercellular adhesion molecule-1 expression after focal brain ischemia and reperfusion[J]. Stroke, 1994, 25(1): 202-211.

[189] Walz G, Aruffo A, Kolanus W, et al. Recognition by ELAM-1 of the sialyl-Lex determinant on myeloid

and tumor cells[J]. Science, 1990, 250(4984): 1132−1135.

[190] Zou X, Shinde Patil VR, Dagia NM, et al. PSGL−1 derived from human neutrophils is a high-efficiency ligand for endothelium-expressed E-selectin under flow[J]. Am J Physiol Cell Physiol, 2005, 289(2): C415−424.

[191] Katayama Y, Hidalgo A, Chang J, et al. CD44 is a physiological E-selectin ligand on neutrophils[J]. J Exp Med, 2005, 201(8): 1183−1189.

[192] Schenkel AR, Chew TW, Muller WA. Platelet endothelial cell adhesion molecule deficiency or blockade significantly reduces leukocyte emigration in a majority of mouse strains[J]. J Immunol, 2004, 173(10): 6403−6408.

[193] Simon SI, Hu Y, Vestweber D, et al. Neutrophil tethering on E-selectin activates beta 2 integrin binding to ICAM−1 through a mitogen-activated protein kinase signal transduction pathway[J]. J Immunol, 2000, 164(8): 4348−4358.

[194] Hentzen E, McDonough D, McIntire L, et al. Hydrodynamic shear and tethering through E-selectin signals phosphorylation of p38 MAP kinase and adhesion of human neutrophils[J]. Ann Biomed Eng, 2002, 30(8): 987−1001.

[195] Connolly ES Jr, Winfree CJ, Prestigiacomo CJ, et al. Exacerbation of cerebral injury in mice that express the P-selectin gene: identification of P-selectin blockade as a new target for the treatment of stroke[J]. Circ Res, 1997, 81(3): 304−310.

[196] Mori E, del Zoppo GJ, Chambers JD, et al. Inhibition of polymorphonuclear leukocyte adherence suppresses no-reflow after focal cerebral ischemia in baboons[J]. Stroke, 1992, 23(5): 712−718.

[197] Prestigiacomo CJ, Kim SC, Connolly ES Jr, et al. CD18−mediated neutrophil recruitment contributes to the pathogenesis of reperfused but not nonreperfused stroke[J]. Stroke, 1999, 30(5): 1110−1117.

[198] Matsuoka A, Shitara T, Okamoto M, et al. Transient deafness with iopamidol following angiography[J]. Acta Otolaryngol Suppl, 1994, 514: 78−80.

[199] Soriano SG, Lipton SA, Wang YF, et al. Intercellular adhesion molecule−1−deficient mice are less susceptible to cerebral ischemia-reperfusion injury[J]. Ann Neurol, 1996, 39(5): 618−624.

[200] Kitagawa K, Matsumoto M, Mabuchi T, et al. Deficiency of intercellular adhesion molecule 1 attenuates microcirculatory disturbance and infarction size in focal cerebral ischemia[J]. J Cereb Blood Flow Metab, 1998, 18(12): 1336−1345.

[201] Mehta D, Malik AB. Signaling mechanisms regulating endothelial permeability[J]. Physiological Review, 2006, 86: 279−367.

[202] Cao HM, Wang Q, You HY, et al. Stabilizing microtubules decreases myocardial ischaemia-reperfusion injury[J]. J Int Med Res, 2011, 39(5): 1713−1719.

[203] Feldman GJ, Mullin JM, Ryan MP. Occludin: structure, function and regulation[J]. Adv Drug Deliv Rev, 2005, 57(6): 883−917.

[204] Piontek J, Winkler L, Wolburg H, et al. Formation of tight junction: determinants of homophilic interaction between classic claudins[J]. FASEB J, 2008, 22(1): 146−158.

[205] Honda M, Nakagawa S, Hayashi K, et al. Adrenomedullin improves the blood-brain barrier function through the expression of claudin−5[J]. Cell Mol Neurobiol, 2006, 26(2): 109−118.

[206] Youakim A, Ahdieh M. Interferon-gamma decreases barrier function in T84 cells by reducing ZO−1 levels and disrupting apical actin[J]. Am J Physiol, 1999, 276(5 Pt 1): G1279−1288.

[207] Date I, Takagi N, Takagi K, et al. Hepatocyte growth factor attenuates cerebral ischemia-induced increase

in permeability of the blood-brain barrier and decreases in expression of tight junctional proteins in cerebral vessels［J］. Neurosci Lett, 2006, 407(2): 141-145.

［208］Bright R, Mochly-Rosen D. The role of protein kinase C in cerebral ischemic and reperfusion injury［J］. Stroke, 2005, 36(12): 2781-2790.

［209］Bright R, Raval AP, Dembner JM, et al. Protein kinase C delta mediates cerebral reperfusion injury in vivo ［J］. J Neurosci, 2004, 24(31): 6880-6888.

［210］Chou WH, Choi DS, Zhang H, et al. Neutrophil protein kinase Cdelta as a mediator of stroke-reperfusion injury［J］. J Clin Invest, 2004, 114(1): 49-56.

［211］Angelow S, Zeni P, Höhn B, et al. Phorbol ester induced short-and long-term permeabilization of the blood-CSF barrier in vitro［J］. Brain Res, 2005, 1063(2): 168-179.

［212］Chou WH, Messing RO. Hypertensive encephalopathy and the blood-brain barrier: is deltaPKC a gatekeeper［J］. J Clin Invest, 2008, 118(1): 17-20.

［213］Schoenberg MH, Beger HG. Reperfusion injury after intestinal ischemia［J］. Crit Care Med, 1993, 21(9): 1376-1386.

［214］Harhaj NS, Antonetti DA. Regulation of tight junctions and loss of barrier function in pathophysiology ［J］. Int J Biochem Cell Biol, 2004, 36(7): 1206-1237.

［215］Kompan L, Kompan D. Importance of increased intestinal permeability after multiple injuries［J］. Eur J Surg, 2001, 167(8): 570-574.

［216］Li Q, Zhang Q, Zhang M, et al. Effect of n-3 polyunsaturated fatty acids on membrane microdomain localization of tight junction proteins in experimental colitis［J］. FEBS J, 2008, 275(3): 411-420.

［217］Schmitz H, Barmeyer C, Fromm M, et al. Altered tight junction structure contributes to the impaired epithelial barrier function in ulcerative colitis［J］. Gastroenterology, 1999, 116(2): 301-309.

［218］Gitter AH, Wullstein F, Fromm M, et al. Epithelial barrier defects in ulcerative colitis: characterization and quantification by electrophysiological imaging［J］. Gastroenterology, 2001, 121(6): 1320-1328.

［219］Souza DG, Soares AC, Pinho V, et al. Increased mortality and inflammation in tumor necrosis factor-stimulated gene-14 transgenic mice after ischemia and reperfusion injury［J］. Am J Pathol, 2002, 160(5): 1755-1765.

［220］Li Q, Zhang Q, Wang M, et al. Interferon-gamma and tumor necrosis factor-alpha disrupt epithelial barrier function by altering lipid composition in membrane microdomains of tight junction［J］. Clin Immunol, 2008, 126(1): 67-80.

［221］Clayburgh DR, Shen L, Turner JR. A porous defense: the leaky epithelial barrier in intestinal disease［J］. Lab Invest, 2004, 84(3): 282-291.

［222］Severs NJ, Coppen SR, Dupont E, et al. Gap junction alterations in human cardiac disease［J］. Cardiovasc Res, 2004, 62(2): 368-377.

［223］Severs NJ, Bruce AF, Dupont E, et al. Remodelling of gap junctions and connexin expression in diseased myocardium［J］. Cardiovasc Res, 2008, 80(1): 9-19.

［224］Solan JL, Lampe PD. Connexin43 phosphorylation: structural changes and biological effects［J］. Biochem J, 2009, 419(2): 261-272.

［225］Lerner DL, Yamada KA, Schuessler RB, et al. Accelerated onset and increased incidence of ventricular arrhythmias induced by ischemia in Cx43-deficient mice［J］. Circulation, 2000, 101(5): 547-552.

［226］Kanno S, Kovacs A, Yamada KA, et al. Connexin43 as a determinant of myocardial infarct size following coronary occlusion in mice［J］. J Am Coll Cardiol, 2003, 41(4): 681-686.

［227］Yip HK, Chang LT, Wu CJ, et al. Autologous bone marrow-derived mononuclear cell therapy prevents the damage of viable myocardium and improves rat heart function following acute anterior myocardial infarction［J］. Circ J, 2008, 72(8): 1336-1345.

［228］Kwon TH, Hager H, Nejsum LN, et al. Physiology and pathophysiology of renal aquaporins［J］. Semin Nephrol, 2001, 21(3): 231-238.

［229］Ma T, Song Y, Yang B, et al. Nephrogenic diabetes insipidus in mice lacking aquaporin-3 water channels ［J］. Proc Natl Acad Sci USA, 2000, 97(8): 4386-4391.

［230］Ma T, Yang B, Gillespie A, et al. Severely impaired urinary concentrating ability in transgenic mice lacking aquaporin-1 water channels［J］. J Biol Chem, 1998, 273(8): 4296-4299.

［231］Nito C, Kamada H, Endo H, et al. Involvement of mitogen-activated protein kinase pathways in expression of the water channel protein aquaporin-4 after ischemia in rat cortical astrocytes［J］. J Neurotrauma, 2012, 29(14): 2404-2412.

［232］Zeng XN, Xie LL, Liang R, et al. AQP4 knockout aggravates ischemia/reperfusion injury in mice［J］. CNS Neurosci Ther, 2012, 18(5): 388-394.

［233］Cai SN, Zhu SM. The effects of ketamine pretreated on cerebral edema and AQP4 expression after transient focal cerebral ischemia/reperfusion in rats［J］. Zhonghua Yi Xue Za Zhi, 2010, 90(23): 1648-1651.

［234］Zhao S, Li XN. Expression of aquaporin-1 and aquaporin-3 in lung tissue of rat model with ischemia-reperfusion injury［J］. Chin Med J (Engl), 2010, 123(24): 3711-3713.

［235］Botto L, Beretta E, Daffara R, et al. Biochemical and morphological changes in endothelial cells in response to hypoxic interstitial edema［J］. Respir Res, 2006, 7: 7.

［236］Su X, Song Y, Jiang J, et al. The role of aquaporin-1(AQP1) expression in a murine model of lipopolysaccharide-induced acute lung injury［J］. Respir Physiol Neurobiol, 2004, 142(1): 1-11.

［237］Tabbutt S, Nelson DP, Tsai N, et al. Induction of aquaporin-1 mRNA following cardiopulmonary bypass and reperfusion［J］. Mol Med, 1997, 3(9): 600-609.

［238］Chun M, Liyanage UK, Lisanti MP, et al. Signal transduction of a G protein-coupled receptor in caveolae: colocalization of endothelin and its receptor with caveolin［J］. Proc Natl Acad Sci USA, 1994, 91(24): 11728-11732.

［239］Parton RG, Way M, Zorzi NStang E. Caveolin-3 associates with developing T-tubules during muscle differentiation［J］. J Cell Biol, 1997, 136(1): 137-154.

［240］Song KS, Scherer PE, Tang Z, et al. Expression of caveolin-3 in skeletal, cardiac, and smooth muscle cells. Caveolin-3 is a component of the sarcolemma and co-fractionates with dystrophin and dystrophin-associated glycoproteins［J］. J Biol Chem, 1996, 271(25): 15160-15165.

［241］Cohen AW, Hnasko R, Schubert W, et al. Role of caveolae and caveolins in health and disease［J］. Physiol Rev, 2004, 84(4): 1341-1379.

［242］Lisanti MP, Scherer PE, Tang Z, et al. Caveolae, caveolin and caveolin-rich membrane domains: a signalling hypothesis［J］. Trends Cell Biol, 1994, 4(7): 231-235.

［243］Shaul PW, Anderson RG. Role of plasmalemmal caveolae in signal transduction［J］. Am J Physiol, 1998, 275(5 Pt 1): L843-851.

［244］Engelman JA, Chu C, Lin A, et al. Caveolin-mediated regulation of signaling along the p42/44 MAP kinase cascade in vivo. A role for the caveolin-scaffolding domain［J］. FEBS Lett, 1998, 428(3): 205-211.

［245］Feron O, Dessy C, Opel DJ, et al. Modulation of the endothelial nitric-oxide synthase-caveolin interaction in cardiac myocytes. Implications for the autonomic regulation of heart rate［J］. J Biol Chem, 1998, 273(46): 30249-30254.

［246］Feron O, Balligand JL. Caveolins and the regulation of endothelial nitric oxide synthase in the heart［J］. Cardiovasc Res, 2006, 69(4): 788-797.

［247］Raikar LS, Vallejo J, Lloyd PG, et al. Overexpression of caveolin-1 results in increased plasma membrane targeting of glycolytic enzymes: the structural basis for a membrane associated metabolic compartment ［J］. J Cell Biochem, 2006, 98(4): 861-871.

［248］Yamamoto M, Toya Y, Schwencke C, et al. Caveolin is an activator of insulin receptor signaling［J］. J Biol Chem, 1998, 273(41): 26962-26968.

［249］Roth DM, Patel HH. Role of caveolae in cardiac protection［J］. Pediatr Cardiol, 2011, 32(3): 329-333.

［250］Horikawa YT, Patel HH, Tsutsumi YM, et al. Caveolin-3 expression and caveolae are required for isoflurane-induced cardiac protection from hypoxia and ischemia/reperfusion injury［J］. J Mol Cell Cardiol, 2008, 44(1): 123-130.

［251］Krajewska WM, Mastowska I. Caveolins: structure and function in signal transduction［J］. Cell Mol Biol Lett, 2004, 9(2): 195-220.

［252］赵红, 张倩茹, 卢晓梅, 等. 高压氧对局灶性脑缺血再灌注大鼠脑组织小窝蛋白-1、基质金属蛋白酶-9表达的影响［J］. 中国康复医学杂志, 2011, 06: 550-554.

［253］Kaszaki J, Wolfárd A, Szalay L, et al. Pathophysiology of ischemia-reperfusion injury［J］. Transplant Proc, 2006, 38(3): 826-828.

［254］R. Huda, D. R. Solanki, M. Mathru. Inflammatory and redox responses to ischaemia/reperfusion in human skeletal muscle［J］. Clin Sci (Lond), 2004. 107(5): 497-503.

［255］Frangogiannis NG, Lindsey ML, Michael LH, et al. Resident cardiac mast cells degranulate and release preformed TNF-alpha, initiating the cytokine cascade in experimental canine myocardial ischemia/reperfusion［J］. Circulation, 1998, 98(7): 699-710.

［256］Zimmerman BJ, Granger DN. Reperfusion-induced leukocyte infiltration: role of elastase［J］. Am J Physiol, 1990, 259(2 Pt 2): H390-394.

［257］Hu Q, Ziegelstein RC. Hypoxia/reoxygenation stimulates intracellular calcium oscillations in human aortic endothelial cells［J］. Circulation, 2000, 102(20): 2541-2547.

［258］Kurose I, Anderson DC, Miyasaka M, et al. Molecular determinants of reperfusion-induced leukocyte adhesion and vascular protein leakage［J］. Circ Res, 1994, 74(2): 336-343.

［259］Sandoval KE, Witt KA. Blood-brain barrier tight junction permeability and ischemic stroke［J］. Neurobiol Dis, 2008, 32(2): 200-219.

［260］Salas A, Panés J, Elizalde JI, et al. Reperfusion-induced oxidative stress in diabetes: cellular and enzymatic sources［J］. J Leukoc Biol, 1999, 66(1): 59-66.

第二章　心脏缺血再灌注损伤与中医药

急性冠状动脉综合征因其死亡率高、救治成本高，已经成为严重威胁我国民众健康和医疗财政的临床问题。溶栓和经皮冠状动脉介入是我国和其他发达国家救治急性冠状动脉综合征的主要手段，挽救了部分患者的生命。但是，由于冠脉闭阻期间的缺血缺氧，以及血管再通后心脏微循环障碍的发生，导致了10%～20%的患者在介入治疗后出现了不复流和缓慢流的现象，约20%的患者在介入治疗后1年之内出现了再狭窄、重症心律不齐和心功能衰竭的现象。特别是稳定性心绞痛患者，在介入治疗后，7年内的心脏事件并没有降低[1]。I/R引起的心脏微循环障碍和心肌损伤是ACS患者在介入治疗后出现心脏事件的病理基础，涉及线粒体损伤、能量代谢障碍、氧化应激、钙超载、炎症细胞浸润、细胞凋亡、纤维化等多个环节的复杂性病理变化过程。多环节调控可能是改善I/R引起的心脏微循环障碍和心肌损伤的可行策略。

1. 缺血再灌注与心脏微循环障碍

心脏的冠脉微循环是指肉眼难以辨识的，直径<100 μm的血管，包括小动脉、细动脉、毛细血管、毛细血管后静脉、细静脉和小静脉构成的微循环系统。冠脉微循环不仅是心肌内血液流通的网络结构，还是向心肌组织提供氧气和营养物质、带回代谢产物的重要场所，控制心肌血流和代谢，在心肌血供中起到重要的作用。成人冠状血管内有约45 mL的血液，为冠脉血容量，其中，冠状动脉、静脉和微血管各占1/3。正常情况下，微循环内的血液约占左心室重量的8%左右，其中的90%的血液在毛细血管内，为心肌血容量。作者用连接计算机的激光多普勒血流灌注成像仪PeriScan PIM3（PERIMED, Sweden）记录在缺血前，缺血30分钟以及再灌注30分钟、60分钟、90分钟时大鼠心脏血流量（图2-1）。I/R 30分钟时，大鼠心脏表面血流量明显降低，再灌注60分钟、90分钟，心脏血流量持续降低。

急性心肌梗死患者经溶栓和经皮冠状动脉介入治疗后，大血管虽然开通，但是，由于冠脉微血管损伤和微循环障碍，经常出现无复流和缓慢流。作者于2004年用环氧树脂灌注，经扫描电镜拍摄到了I/R后大鼠心脏冠状血管的微血管的损伤状态（图2-2）。心脏微血管的损伤是心脏介入后无复流和缓慢流的病理基础。

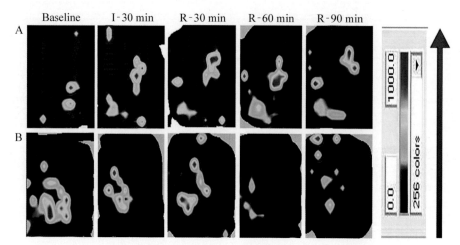

图2-1　激光多普勒测得的假手术组和I/R组大鼠心脏表面血流量的经时变化

（该图由作者提供）

　　A为假手术组大鼠心脏表面血流量；B为心肌I/R组大鼠心脏表面血流量。观察时间点分别为缺血前（Baseline）、缺血30 min（I-30 min）、再灌注30 min（R-30 min）、再灌注60 min（R-60 min）、再灌注90 min（R-90 min）

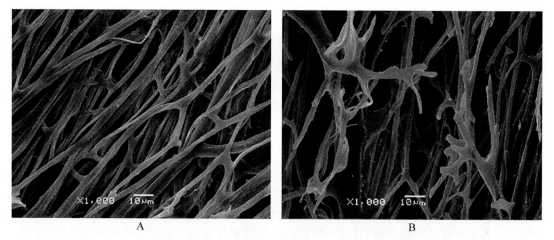

图2-2　用环氧树脂灌注，经扫描电镜拍摄到的大鼠心脏冠状血管微血管的形态

（该图由作者提供）

　　A为正常大鼠心脏微血管；B为缺血30 min再灌注90 min大鼠心脏微血管的损伤

1.1　缺血期心脏微循环障碍

　　心脏冠状血管闭阻时，由于缺血和缺氧，ATP合成酶δ亚基ATP 5D的低表达，导致ATP合成减少，ADP、AMP、次黄嘌呤堆积[2]。ATP减少和ADP堆积，导致细胞中的F-actin聚解和G-actin增多（图2-3），血管内皮细胞，F-actin的解聚，可引发细胞间缝隙连接蛋白的低表达和重新排列；血流缓慢和停止，导致白细胞与血管内皮细胞接触、黏附[3]。

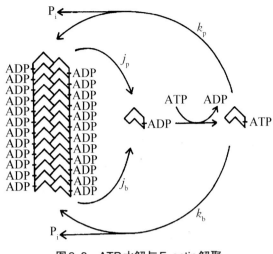

图2-3 ATP水解与F-actin解聚

（该图引自 *Journal of Muscle Research and Cell Motility* 1983年第4卷507—527页）

1.2 再灌注期心脏微循环障碍

介入或溶栓开通血运（再灌注）后，伴随着氧、水和营养物质的再供应，经由次黄嘌呤氧化酶、线粒体、NADPH氧化酶等途径生成的负氧阴离子，及其衍生的各种过氧化物（图2-4），既可通过脂质过氧化，损伤血管内皮细胞膜结构，又可通过多种信号传导途径，释放促炎

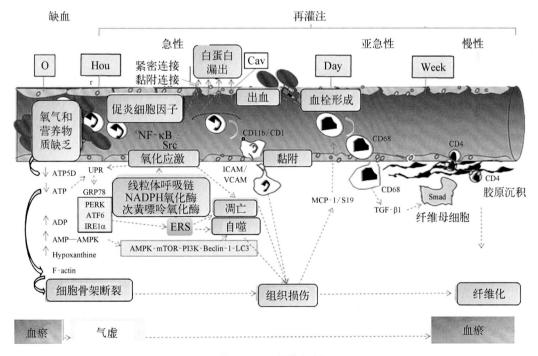

图2-4 I/R损伤机制

（该图引自 *Pharmacology and Therapeutics* 2017年第177卷146—173页）

性因子、诱导选择素和黏附分子的表达，引起白细胞沿血管内皮滚动、黏附。黏附于微血管壁的白细胞释放的过氧化物、蛋白酶和促炎因子TNF-α、IL-1β、IL-6[4]等诱导血管内皮细胞、血管基底膜损伤。部分黏附分子经由损伤的微血管和基底膜游出到微血管外，损伤微血管周围的心肌细胞。微血管屏障的损伤，引发了血浆白蛋白漏出和出血。血管外液压迫毛细血管，可以引起微血管闭锁。血管基底膜的暴露募集了血小板，形成血栓，加重远端微血管堵塞。过氧化物的产生、TNF-α的释放，可诱导血管内皮细胞和心肌细胞的凋亡和自噬。

1.2.1　再灌注时血管内皮损伤和白细胞黏附

心脏是一个耗氧量很大的器官，一旦缺血缺氧，心肌细胞迅速从有氧代谢转为无氧代谢，而后者产生ATP的能力只有前者的1/18。缺血时ATP生成减少，AMP代谢分解产生次黄嘌呤，由于细胞内钙离子增多，激活蛋白酶，使黄嘌呤脱氢酶不可逆地转变成黄嘌呤氧化酶。当溶栓、血管扩张剂或介入治疗后，血流再通提供O_2时，次黄嘌呤和O_2及水在黄嘌呤氧化酶的催化下，产生大量的负氧阴离子，负氧阴离子在超氧化物歧化酶（SOD）的作用下转化成H_2O_2，后者在过氧化氢酶的作用下转化成H_2O，一部分负氧阴离子和H_2O_2经过Haber-Weiss反应转化成hydroxyl radical（·OH）。另外，血管内皮产生的NO与O_2^-结合成$ONOO^-$。·OH、$ONOO^-$等都是毒性很强的过氧化物，可以引起脂质过氧化、DNA断裂等造成血管内皮细胞损伤。内皮细胞形态扁平，紧贴血管内壁，与血液直接接触，尤其在毛细血管，其结构主要由一层内皮细胞组成，内皮细胞的形态和功能正常是维持血液正常循行的重要结构基础。有研究证明，内皮细胞的抗氧化活性与其对氧化活性的敏感性之间有一定的关系[11]。心肌缺血再灌注时，内皮细胞不仅产生大量的活性氧，而且其抗氧化活性大大降低，并对外源性的活性氧产生系统有较高的敏感性，远远超过了内皮细胞的防御系统，因此I/R时内皮细胞损伤，肿胀变形，在造成管腔狭窄的同时，由于中性粒细胞在局部大量浸润，粒细胞体积大，变形能力差，加之内皮细胞损伤，内源性抗黏附功能降低及管腔狭窄的机械性作用，使之更易黏附在血管内皮细胞上，嵌顿阻塞毛细血管，形成无复流[6]。

同时，由于I/R产生的过氧化物，通过活化NF-κB等环节，诱导血管内皮表面选择素（E-selectin）、黏附分子ICAM-1和白细胞表面选择素（L-selectin）、黏附因子（CD11b/CD18）的表达增加。E-selectin和L-selectin的表达引起白细胞沿血管壁滚动，ICAM-1和CD11b/CD18的相互作用引起白细胞与血管壁的黏附。黏附于血管壁上的白细胞一方面通过NADPH氧化酶进一步产生过氧化物，同时分泌蛋白酶，加重心脏血管的损伤。I/R产生的过氧化物还可以诱导TNF-α、IL-6等炎性介质的合成和释放，这些炎性因子进一步诱导黏附分子的表达和启动凋亡，最终导致内皮细胞破损、水肿和功能障碍，毛细血管管腔被阻塞，导致虽有大血管的再灌注但局部缺血区仍无复流的现象[12]。在上述过程中，白细胞与血管内皮细胞的相互作用是微循环障的主要环节。

另外，缺血再灌注后内皮细胞合成与释放血管活性物质发生障碍，如内皮源性舒张因子（NO）、内皮素（ET）和前列环素（PGI2）。NO是由血管内皮、平滑肌、心肌等多种类型细胞释放的小分子物质，曾被称为内皮依赖性舒张因子。NO是由L-精氨酸家族酶中的一氧化氮合成酶（NOSs）合成。L-精氨酸N末端氧化生成NO和L-瓜氨酸。现有三种类型的NOS，分别为神经元一氧化氮合成酶（nNOS）、内皮一氧化氮合成酶（eNOS）和可诱导一氧化氮合成酶

（iNOS）。NO是很重要的血管紧张调节剂，可通过弥散或载体转运至血管平滑肌，活化细胞内鸟苷酸环化酶，使环磷鸟苷（cGMP）升高而扩张血管；同时还具有抑制血小板和白细胞黏附、抑制平滑肌细胞增殖的作用，在心肌I/R损伤中具有保护作用。心肌缺血再灌注后发生内皮功能障碍，其合成NO减少。另外，有研究表明缺血再灌注发生的内皮细胞功能障碍及NO合成的减少是导致中性粒细胞（PMN）聚集的触发因素。内皮素有3个亚型，分别为ET-1、ET-2、ET-3。其中，ET-1是由内皮细胞及其他细胞分泌的含量最丰富的内皮素。现在鉴定出2种类型的内皮素受体ET-A和ET-B，激活平滑肌细胞上的其中一个受体都可以导致血管收缩。缺血再灌注引起ET-1释放增加，心肌缺血时ET释放增加，再灌注时ET释放进一步增加，引起了强烈的血管收缩，可直接引起心肌缺血，加重血管功能障碍，使细胞发生不可逆的损伤。组织缺氧及肾上腺素分泌增加均可导致ET的mRNA表达及ET释放，心肌缺血再灌注还可引起心肌细胞膜ET受体上调，并使冠状血管对ET的敏感性增加，冠脉小分支因而易于痉挛，可导致心肌的无复流现象[13]。心肌I/R时，内皮细胞产生大量PGI2。有实验证明，在心肌缺氧期间，PGI2产生明显增多，复氧后，PGI2合成不再增加，环氧合酶抑制剂可以完全抑制组织缺氧时PGI2的合成。

1.2.2　再灌注时冠脉微血管屏障损伤

心脏冠脉微血管屏障与血管内皮细胞、血管基底膜、周细胞相关。血管内皮细胞的水通道1（Aquaporin-1, AQP1）是水通过细胞的主要途径，血管内皮细胞质膜微囊（Caveolae）和细胞间缝隙连接是血浆白蛋白漏出的主要途径[7]。

Caveolae是由细胞膜内陷形成的微囊。质膜微囊蛋白-1（Caveolin-1）是Caveolae的血管内皮细胞表面标志性蛋白。血浆白蛋白与Caveolae内的白蛋白受体糖蛋白60（glycoprotein 60, gp60）结合，活化其下游的Src和Caveolin-1，加速Caveolae的胞吞过程，完成血浆白蛋白经由血管内皮细胞漏出的过程[8]。内皮细胞间缝隙连接包括紧密连接、黏附连接、通道连接三个部分。紧密连接有Occludin、Claudin和JAM三种蛋白，通过形成同源二聚体并与胞浆中的ZO蛋白连接，并连接在骨架蛋白F-actin上；黏附连接主要由VE-Cadherin蛋白通过形成同源二聚体并与胞浆中的层粘连蛋白连接，层粘连蛋白也与骨架蛋白F-actin连接（图2-5）[7]。

I/R后，能量代谢异常，活化Rho酶，引起细胞骨架蛋白F-actin重新排列[9]，连接蛋白分布改变和内皮细胞间连接断裂（如图2-6、图2-7），可以增加微血管通透性[10]。I/R产生的过氧化物，通过激活核因子-κB（NF-κB）而活化Src激酶系统，诱导Caveolin-1的表达和磷酸化，加速Caveolae的胞吞过程，也可以增加血浆白蛋白的漏出（图2-8）。I/R后的能量异常是心脏微血管通透性增加的主要原因之一。

I/R引起心脏微血管屏障损伤，包括质膜微囊增加、细胞间缝隙连接蛋白低表达和重排，血浆白蛋白和水漏出于微血管外，形成微血管周围水肿，心肌管流量减少[5]。作者用250 g左右的雄性SD大鼠，在I/R 90分钟时，将FITC标记的血浆白蛋白按50 mg/kg的剂量，经股静脉缓慢推注，用正置荧光显微镜以455 nm激发光，记录再灌注90分钟时细静脉血管内和相邻的血管外间质的FITC荧光图像，观察到了心肌I/R时，可出现心脏微血管通透性增加，血浆白蛋白漏出（图2-8）。

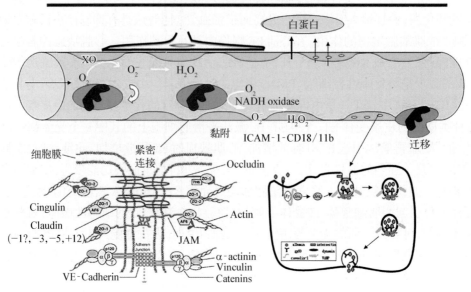

图2-5 微血管通透性变化的机制

（该图引自 *Neuronbiol Dis* 2008年第32卷200—219页和 *J Biol Chem* 2004年第279卷19期20392—20400页）

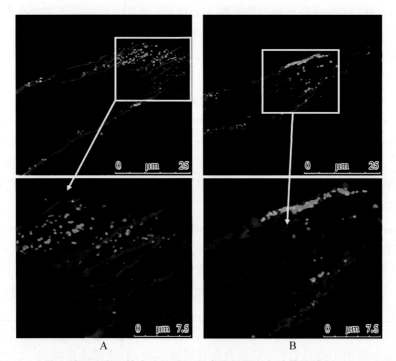

图2-6 大鼠心脏冠脉微血管内皮细胞间紧密连接蛋白免疫荧光染色Confocol图像

（该图由作者提供）

红色荧光为细胞间紧密连接蛋白Claudin-5，绿色荧光为血管标记物vWF，蓝色荧光为细胞核。A为正常大鼠心脏冠脉微血管紧密连接蛋白状态；B为缺血30 min再灌注90 min大鼠心脏冠脉微血管紧密连接蛋白状态

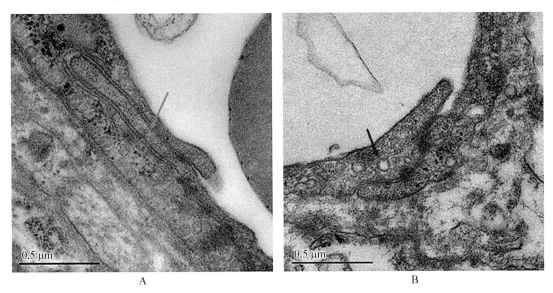

图2-7 大鼠心脏冠脉微血管内皮细胞间连接及内皮上Caveolae小泡的电镜图像

（该图由作者提供）

红色箭头所指为Caveolae小泡，绿色箭头所指为内皮细胞间连接。A为正常大鼠心脏冠脉微血管连接状态及内皮上Caveolae小泡表达；B为缺血30 min再灌注90 min大鼠心脏冠脉微血管连接状态及内皮上Caveolae小泡表达

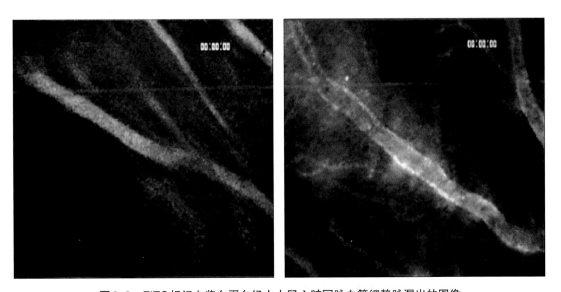

图2-8 FITC标记血浆白蛋白经由大鼠心脏冠脉血管细静脉漏出的图像

（该图由作者提供）

左图为正常大鼠；右图为缺血30 min再灌注90 min时，大鼠心脏冠状血管细静脉白蛋白漏出状态

1.2.3 微栓子栓塞

PCI术中形成的冠状动脉微栓塞主要有两类：原位血栓和微栓子栓塞。原位血栓也称为透明血栓，主要是以纤维蛋白为主，它的形成机制目前尚缺乏详尽的报道，主要考虑是与血管内皮受损导致的功能异常和血小板激活有关[14]。微栓子栓塞大多来自PCI术中，在

PCI术中不稳定斑块受到挤压而破裂成碎片，与纤维蛋白及聚集的血小板一起进入血液中形成微栓子，造成远端血管栓塞或堵塞[15]。这种微血栓大部分发生在冠状动脉远端，而不是均匀分布在心肌中。

再灌注的临床实践告诉我们，不仅要重视心外膜冠状动脉血流，更不能忽视冠状动脉微循环的血流。过去的20年中，心外膜冠状动脉再灌注治疗使冠心病心肌梗死患者的预后有了极大的改善，但是随着介入治疗的普及和微循环检测技术的应用，再灌注后的微循环障碍逐渐被人们认识，缺血再灌注的治疗重点也由单纯的血管再通到组织的有效灌注，由心外膜冠状动脉血流到微循环的血流，由冠脉血流的再灌注到心肌水平的再灌注。因此，我们需要及早诊断微循环障碍，并给予安全有效的治疗。

2. 心脏缺血再灌注与心肌损伤

心肌组织的缺血再灌注损伤发生在两个时期，缺血期和再灌注期[16]。在缺血期，缺血缺氧使得呼吸量的氧化磷酸化解偶联，导致ATP合成中断以及ATP损耗[17]，这在缺血再灌注损伤中起着重要作用。由于ATP缺乏导致细胞骨架细肌丝的F-actin聚合受阻[18]，而且，当细胞ATP含量下降还会使心肌细胞挛缩[19]，导致心功能障碍。

心肌的舒缩力是心脏行血的动力。心肌的舒缩力依赖于心肌的能量和心肌收缩蛋白的结构。再灌注后，由于血流及供氧恢复，引起能量代谢异常和过量产生过氧化物破坏了心肌肌丝骨架蛋白[20]，使得心肌收缩和舒张功能降低。红细胞流速的降低改变了血管壁的切力，诱导了血管内皮细胞间黏附分子（Intercellular adhesion molecule-1, ICAM-1）、白细胞黏附分子CD11b/CD18的过表达，引发了白细胞与血管内皮细胞黏附，然后白细胞游出，释放过氧化物而进一步加重了心肌组织损伤，如心肌断裂、F-actin减少、心肌细胞凋亡、心肌纤维断裂、线粒体肿胀等（图2-9）。

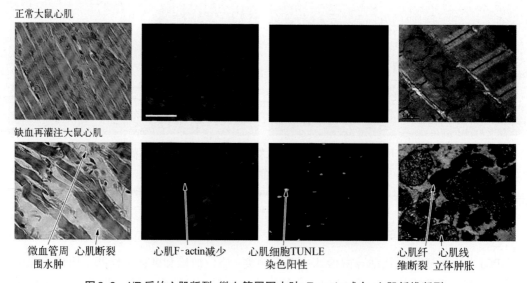

图2-9 I/R后的心肌断裂、微血管周围水肿、F-actin减少、心肌纤维断裂

（该图由作者提供）

I/R损伤心肌组织的机制涉及能量代谢障碍、氧化应激损伤、钙超载、炎症细胞浸润、细胞凋亡、纤维化等多个病理机制。

2.1　氧化应激损伤

活性氧自由基（reactive oxygen species, ROS）在I/R造成心脏损伤的过程中发挥重要作用。超氧阴离子（O_2^-）的产生是氧化应激的最初环节。O_2^-在体内超氧化物歧化酶（superoxide dismutase, SOD）和过氧化氢酶（catalase, CAT）的作用下形成H_2O_2，进而形成羟基自由基和硝基自由基[21]。这些ROS一方面可以直接与磷脂膜、蛋白和DNA直接反应，造成细胞结构破坏和功能受损[22]；另一方面，又可以激活核因子κB（nuclear factor κB, NF-κB），通过NF-κB启动炎性因子和黏附因子的表达，促进白细胞与血管内皮细胞的相互反应和游出[23]，加重血管和心肌损伤。过量的ROS还可造成线粒体的去极化和线粒体通透性转换孔的长期开放，导致细胞色素c的释放和线粒体诱导细胞的凋亡[24]。I/R产生的过量的ROS在I/R损伤中发挥的重要作用，干预I/R导致的氧化应激已经成为治疗I/R损伤的重要策略之一。多年来，通过外源性地加入非靶向性的Vitamin E等抗氧化剂[25]和药物或其他手段来增加抗过氧化物酶活性，增强内源性的抗过氧化能力[26]，在基础研究上获得过有效的抑制I/R造成的心脏损伤的结果，但是，用清除ROS来治疗心血管疾病的大型临床随机试验却宣告无效[27]。因此，抗氧化应激的研究重点转向抑制ROS产生方面。

近年的研究表明，尼克酰胺腺嘌呤二核苷酸磷酸氧化酶（nicotinamide adenosine dinucleotide phosphate oxidase, NADPH oxidase）产生的O_2^-也是I/R后ROS产生的主要途径之一。NADPH氧化酶广泛地存在于吞噬细胞以及非吞噬细胞（心肌细胞、血管平滑肌细胞、内皮细胞和成纤维细胞）中[28-31]。NADPH oxidase包括gp91phox、p22phox、p47phox和p67phox等亚基，还包括p40phox和小G蛋白Rac以及RapA1等。其中gp91phox和p22phox形成复合体（通常被称为细胞色素b558），存在于细胞膜上或者胞浆小体中。gp91phox与黄素腺嘌呤二核苷酸（FAD）以及两个亚铁血红素分子结合。p47phox、p67phox以及p40phox三种亚基形成NADPH另外一个复合体，存在于细胞胞浆中。在细胞静息状态下，p47phox、p67phox以及p40phox三种亚基形成的复合体与细胞色素b558处于分离状态；在缺氧等刺激下，p47phox亚基被蛋白激酶C磷酸化，诱导胞浆内的亚基复合体构象变化，与Rac结合，进而易位，与膜表面的gp91phox以及p22phox复合体结合，形成活化的NADPH oxidase。活化的NADPH oxidase与还原型NADPH底物结合，催化释放电子，并依次通过FAD以及两个亚铁血红素分子，最终与细胞外的O_2分子结合形成O_2^-[32]。已往的研究已经证明急性心肌梗死的大鼠心肌中NADPH oxidase 2（NOX2或gp91phox）的高表达[33]；在其后续试验中也发现在人类心肌细胞中也存在相似的结果[34]。NADPH oxidase所产生的ROS参与了人类的I/R损伤[35]。NOX2敲除动物的NADPH oxidase的活性显著性降低，其心肌梗死、心肌细胞凋亡显著减轻，左心室收缩功能明显改善[36,37]。这些结果揭示抑制NADPH oxidase活性有可能减轻I/R引起的心脏损伤。

NADPH oxidase的特异性抑制剂多肽gp91ds-tat和PR39具有NADPH oxidase调节亚基p47phox的结合位点，阻止p47phox与NOX的结合，进而抑制NADPH oxidase的活

化[38,39]。然而，多肽类的药物为了避免口服消化只能选择肌肉或腹腔注射等非口服给药途径，药物开发中有一定的局限性。化学类抑制剂例如apocynin和aminoethyl benzenesulphonyl-fluoride（AEBSF）被报道能够阻断NADPH oxidase的组装，造成NADPH oxidase活性下降[40,41]。然而，apocynin和AEBSF等其他NADPH oxidase的抑制剂都没有经过临床实验证明其在人体上的有效性和毒副反应。

再灌注后，除NADPH oxidase所产生的ROS和已经熟知ATP降解产物次黄嘌呤在次黄嘌呤氧化酶的催化下产生的ROS之外，线粒体在ROS产生方面也扮演了重要的角色。线粒体电子传递链上的复合物Ⅰ（ComplexⅠ）到ComplexⅤ是传送电子，生成ATP的主要功能单位。I/R后，ComplexⅠ和ComplexⅢ的表达降低，使部分电子从电子传递链（electron transport chain, ETC）上逸出，与分子氧反应生成ROS[43]。所产生的ROS通过脂质过氧化，损伤生物膜，增加线粒体通透性和细胞色素c释放，活化线粒体相关的细胞凋亡通路[44]。

从缺氧/复氧的心肌细胞中分离的线粒体ComplexⅠ的活性显著性降低[45]，缺血或I/R后大鼠心脏线粒体ComplexⅠ的活性下降等[46]的研究结果都提示ComplexⅠ与心肌I/R损伤相关，I/R可以引起ComplexⅠ亚单位表达量降低，造成ComplexⅠ的活性下降[47]，导致大量电子逸出产生过量的ROS[48]。介于线粒体在I/R中的重要作用，抑制ETC（例如ComplexⅠ）亚基降解，维持ETC活性被认为是减轻I/R损伤的有效策略。但是，尚没有通过干预ComplexⅠ来改善I/R后心肌的ATP和ROS量的变化，减轻心肌纤维和凋亡的报告。

NDUFA10为线粒体ComplexⅠ的亚单位，参与了ComplexⅠ的晚期组装[49]，NDUFA10基因突变和磷酸化都影响ComplexⅠ组装和活性，进而引起ATP生成减少和ROS生成过多。心脏肥大[50]、2型糖尿病[51]等可以检测出NDUFA10 mRNA或蛋白表达异常。

近期研究表明，烟酰胺腺嘌呤二核苷酸（nicotinamide adenine dinucleotide, NAD+）依赖的去乙酰化酶Sirtuin1（SIRT）蛋白含量的变化可以导致线粒体基因表达和酶活性的改变[52,53]。SIRT1具有多种去乙酰化底物，包括组蛋白、叉形头转录因子O亚型（forkhead box sub-group O, FOXO）[53]、p53[54]以及过氧化物酶体增殖激活物受体γ共激活因子1α（PGC-1α）[55]，意味着SIRT1可以广泛影响多种生理病理过程，包括代谢、细胞存活、癌症、衰老、热量限制[56,57]。其中，SIRT1最重要的功能就是调节线粒体蛋白基因的表达。有报道证实，SIRT1可以通过去乙酰化PGC-1α诱导线粒体呼吸链蛋白细胞色素c氧化酶亚基Ⅴa和细胞色素c的表达[58]。SIRT1的激动剂白藜芦醇被报道可以显著性地增强线粒体呼吸链还原性烟酰胺腺嘌呤二核苷酸脱氢酶β亚单位8亚基以及氧化磷酸化酶COXⅤa的表达量[59]。SIRT1在维持线粒体完整性中发挥的重要作用提示SIRT1具有心脏保护作用。

与上述假设相符，越来越多的证据证明SIRT1在心血管疾病中发挥重要的保护作用。研究表明，SIRT1突变的小鼠伴有严重的先天性心脏发育不全[60]。SIRT1含量的增加可以上调抗过氧化物酶的表达，降低氧化应激造成的心脏损伤[61]。SIRT1过表达被报道可以抑制血清饥饿引起的心肌凋亡[62]。并且，心脏特异性的过表达SIRT1可以降低由I/R引起的心脏梗死面积的增加，增强I/R之后左心室的收缩功能。然而，心脏特异性的敲除SIRT1加重I/R造成的心脏损伤[63]。以上结果表明SIRT1是潜在的治疗缺血性疾病的靶点，药物激动SIRT1可能是抑制I/R损伤的有效治疗手段。

2.2　能量代谢障碍

心脏作为循环系统的主要器官,需要时刻不停地泵出血液,心肌细胞耗能耗氧较其他器官要高得多。心肌一旦缺血缺氧,脂肪酸、丙酮酸等有氧氧化代谢明显受到抑制,心脏主要靠增加糖的摄取和糖酵解来提供能量,造成乳酸、H^+等糖酵解产物的堆积。线粒体能量代谢依靠脂肪酸和糖氧化。二者相互调节,各种中间产物代谢完全,但在缺血缺氧等条件下,容易出现代谢中间环节受阻,有害产物堆积。心肌再灌注时,由于高浓度脂肪酸的存在,有可能对糖氧化抑制,造成心肌的能量代谢底物发生转变,由于丙酮酸脱氢酶活性降低,使葡萄糖氧化供能受到抑制,脂肪酸氧化速率增加,导致缺血心肌更多地利用脂肪酸作为氧化供能底物。这一代谢改变可产生一系列有害结果:首先由于脂肪酸是低效率原料,产生同等量的三磷酸腺苷(adenosine triphosphate, ATP)耗氧反而增加,且缺血缺氧时脂肪酸辅酶A不能转化为乙酰辅酶A进入三羧酸循环;同时糖酵解与糖氧化不匹配,导致乳酸和质子产物增加,ATP产生减少,收缩功能下降和离子平衡失调而能量产生不足,进一步影响依赖ATP的Na^+-K^+泵不能正常运转,细胞膜内外的钠钾离子浓度梯度不能维持,引起钠离子内流,细胞膜去极化,电压依赖性钙通道开放;同时缺血时心肌组织释放的一些化学物质可以和相应受体相结合,使受体依赖性钙通道开放,促进大量钙离子内流,使细胞内钙离子浓度增高,从而造成钙超载而引起细胞的损伤[64]。

有实验证明,ATP的明显下降还可进一步引起一系列代谢的异常和紊乱:心肌缺血时,由于ATP含量的下降、钙内流增加,会激活膜磷酶,使膜磷脂降解为溶血磷脂,导致缺血性肌挛缩,并在此过程中产生氧自由基,进一步产生损害作用[65];依赖ATP的细胞膜泵活性降低,膜电位改变及心电图ST段改变;缺血涉及的心肌纤维收缩性降低,部分是由于酸中毒和肌钙蛋白C亲和力降低的缘故,此外,酸中毒又可直接损害细胞的超微结构;缺血区同非缺血区形成代谢梯度,成为引发恶性心律失常的主要因素之一等。最近有观点认为[66],能量代谢障碍可造成心肌细胞基因结构及表达的异常,细胞内的ATP水平是决定细胞发生凋亡或坏死的主要因素。线粒体是ATP产生的重要场所,除了线粒体电子传递链Complex Ⅰ到Complex Ⅴ(即ATP合成酶)所产生的ROS影响了ATP的生成,线粒体的ATP合成酶本身在维持细胞能量代谢和ATP合成方面也具有至关重要的作用。ATP合成酶是位于线粒体内膜的ATP-ADP转换泵,它是由线粒体基质侧水溶性的F1和镶嵌在线粒体内膜的脂溶性的F0组成。ATP 5D,是编码F1蛋白区上δ亚基的核编码基因,影响F0和F1的连接,对ATP合成酶的组装和运动以及ATP的合成和降解起着非常重要的作用。我们实验室以往的研究证明,在心脏发生I/R损伤时,伴随着心肌能量代谢障碍,ATP 5D的表达出现了显著下调,提示这一蛋白水平的改变可能与ATP产生减少,能量合成异常有着密切关联。能量代谢异常在I/R引起的心脏微循环障碍和心肌组织损伤中扮演了重要的角色。心肌缺血期,因缺少氧和营养物质提供,加上ATP合成酶δ亚基ATP 5D低表达[42],导致了心肌ATP生成不足。另一方面,心肌的舒缩又致ATP降解增多。ATP的减少可以引起依赖的F-actin降解,导致心肌纤维损伤。

作为一直在运动的器官,心脏细胞内能量工厂——线粒体的密度非常之高,在心肌缺血再灌的能量代谢障碍的研究中,线粒体的损伤机制得到了越来越多的关注。其中,线粒体通透性转换孔是目前相关研究的热点[67,68]。mPTP是存在于线粒体内膜上的非特异性孔道,其组成蛋白尚不明确,该孔道的开放会引起线粒体膜电位($\Delta\psi m$)的去极化。mPTP长时间持续开放,会使过多的水进入基质,使基质肿胀,线粒体外膜断裂;还会从线粒体内膜释放细胞色素c,凋亡相关因子Smac/DIABLO和APAF-1[69],从而导致细胞死亡。决定细胞是否生存的关键因素是mPTP孔的开放程度。mPTP孔开放度低,细胞就能恢复存活;若开放度中等,在能量充足时细胞会进入程序性死亡;如果开放度高的话,就会由于能量缺乏而坏死。目前的研究发现,触发mPTP开放的主要机制包括:线粒体内的钙超载[70],氧化应激反应[71],细胞正常的pH的改变[72]。

2.3　钙超载

细胞内钙稳态的变化在心肌缺血再灌注损伤发展中起着重要作用[73]。1972年Shen等[74,75]发现犬心脏冠状动脉短暂闭塞后复灌可加速细胞内Ca^{2+}的积聚,并首次提出钙超载之说。正常生理状态下,细胞内外存在着明显的钙离子浓度梯度,细胞外钙离子浓度高达1.5 mmol/L,而细胞内则一般为0.1 ~ 1 μmol/L,这种细胞钙离子浓度外高内低的相对稳定状态被称为钙稳态[76]。细胞的钙稳态是细胞正常生理活动的基础,而由于某些外源性或内源性的因素造成的细胞胞浆内的钙离子浓度异常的升高现象,即为钙超载[77]。细胞内Ca^{2+}超载在心肌缺血再灌注损伤发病机制中起主导作用[78-80]。在心肌缺血再灌注的过程中,细胞内钙离子的水平在缺血期和再灌注期都较正常水平增高,即存在着钙超载的现象[81],其产生原因[82,83]主要是:在心肌细胞缺血缺氧的情况下,由于ATP的产生不足消耗增加,使细胞呼吸方式由有氧代谢方式转变为无氧糖酵解方式,造成细胞内酸中毒,细胞膜内外形成了跨膜的pH梯度。当心肌细胞缺血再灌注时,发生Na^+-H^+交换,Na^+大量内流[84]。同时由于能量缺乏,Na^+-K^+-ATP酶活性降低,加之细胞内长链不饱和脂肪酸的积聚,进一步抑制该酶的活性,Na^+外流减少。再灌注后由于能量供应和pH值得恢复,促进Na^+-Ca^{2+}交换,细胞外的Ca^{2+}大量内流,造成Ca^{2+}超载。有人提出,细胞内Ca^{2+}的增多可能是细胞黏附蛋白介导中性粒细胞释放的磷脂酶及OFR对细胞膜结构及肌浆网Ca^{2+}泵功能破坏的结果,因而认为Ca^{2+}负荷过重是OFR及中性粒细胞作用机制的一部分[84]。缺血及再灌注发生钙超载时,细胞内高浓度的Ca^{2+}很容易激活磷脂酶A2和钙敏感性蛋白酶。磷脂酶A2和蛋白激酶C的活化可导致花生四烯酸的形成,花生四烯酸不仅通过其清洁剂样性能干扰细胞膜,而且还是环氧化酶的重要底物。另外,磷脂酶C催化磷酸肌醇水解能产生三磷酸肌醇(IP3)和二酰基甘油(DG),前者可动员细胞内Ca^{2+}超载[85]。有学者认为蛋白激酶C[86]可导致黄嘌呤脱氢酶转化为黄嘌呤氧化酶,然后催化形成黄嘌呤和次黄嘌呤,这两种嘌呤都是心肌I/R期氧自由基形成的必需底物。因此Ca^{2+}可能加速氧自由基的形成[87],导致再灌注损伤,而研究表明氧自由基也会引起细胞内钙水平升高[88]。在心肌I/R期,MIRI的始动环节是能量代谢障碍,而直接损伤原因则是OFR,其结果导致心肌细胞内钙超载,氧自由基和钙超载各自相互促进形成恶性循环,加重心肌细胞的损伤。

2.4　炎性因子及中性粒细胞介导

心肌再灌注开始短时间内，在受损心肌组织中会发现多核中性粒细胞的激活和集聚[89]。缺血再灌注后，由于OFR、髓过氧化物酶及弹性蛋白酶的大量产生和血小板活化因子及许多炎性介质如激活的补体C5a、白介素（IL-1、IL-6、IL-8）、TNF等的大量释放，引起内皮细胞或白细胞表面特殊黏附分子的表达，从而使细胞黏附蛋白介导的中性粒细胞与内皮细胞发生黏附，诱导中性粒细胞穿内皮迁移以及对缺血心肌浸润与损伤[90]。聚集黏附的中性粒细胞被激活后释放大量的炎性介质和活性氧，进一步引起血管的堵塞和心肌细胞的损伤，其对再灌注心肌细胞的损伤主要表现在：① 直接破坏心肌细胞的细胞膜，引起细胞死亡。② 引起血管内皮功能的紊乱，同时进一步激活血小板黏附，导致血管远端的无复流现象。

2.5　细胞坏死与凋亡

细胞坏死多发生在心肌再灌注的最初数分钟内，其主要特点是细胞膜结构的破坏和完整性的丧失以及细胞内容物从细胞释放到细胞间基质中。组织学观察的特点是心肌组织的收缩带坏死，即单个心肌细胞的极度缩短和心肌纤维结构的完全破坏。透射电镜下可以看到纤维膜的破裂，线粒体水肿和线粒体内钙离子的沉积[91]。细胞坏死的发生主要是由于氧化应激损伤和钙超载导致的细胞膜的破裂以及细胞内能量的急剧丧失所引起的急性心肌损伤。

细胞凋亡又称为细胞的程序性死亡，是指细胞在一定的生理或病理条件下，遵循自身的程序，在凋亡基因的调控下自然死亡的过程。细胞凋亡具有独特的形态学和生化学特征，首先表现为细胞核中的染色质断裂、聚集，进而固缩、核膜崩解、细胞质出现空泡，最后形成凋亡小体。另外，利用琼脂糖凝胶电泳检测凋亡细胞会出现典型DNA"梯状条带"，目前认为这是细胞发生凋亡的主要标志。

曾经研究者认为，坏死是心肌缺血再灌注损伤心肌细胞死亡的唯一方式，随着研究的深入，研究者又提出缺血再灌注过程中心肌细胞凋亡的理论[92]。1994年，Gottlieb[93]首次在缺血再灌注兔的心脏组织中发现凋亡细胞。而关于心肌缺血再灌注损伤中凋亡的产生机制尚不清楚，目前主要认为与氧自由基大量产生、细胞内钙超载线粒体损伤、炎性细胞浸润和基因调控等有关。

3.　心脏缺血再灌注与心肌纤维化

心肌细胞间的胶原纤维对维持心肌的正常功能起重要作用，尤其是Ⅰ型和Ⅲ型胶原纤维。Ⅰ型胶原纤维分布广泛，含量较多。在纵切面上，呈条状纤维束，与肌束的走向平行，每个心肌细胞外均有细的条状纤维贴附包绕，若干个心肌细胞外可见粗条状胶原纤维，该粗纤维将心肌细胞分隔成细胞群。横切面上，每一个心肌细胞之外有纤细的Ⅰ型纤维鞘膜。若干个心肌细胞由粗大的Ⅰ型胶原纤维构成的网包裹成群的心肌细胞。所有的胶原纤维彼此吻合成网，连接呈蜂窝状，相邻的两个心肌细胞共用一个胶原纤维膜。Ⅲ型胶原纤维分布较型少，但低倍视野下也很容易见到，但在横切面上和纵切面上均呈斑块状，片状，形态不规则，散在分布于心肌细胞之间，对心肌细胞未形成网状包裹。而再灌注后Ⅰ型胶原纤维明显减少，每个心肌细胞外包裹的细胶原纤维几乎看不到，细纤维交织的网络消失，粗纤维也明显减少，同时其所形成的胶原纤维网络有断裂甚至消失。Ⅲ型胶原纤维表达仍呈斑块状、片状，但数量减少，分布更加分散，表达的面积减少，染色变浅。使用Masson三色染色的胶原纤维图像如下（图2-10），其中左图为大鼠正常心肌，右图为梗死区域的Masson三色染色，胶原纤维呈蓝色、肌纤维为红色，可见缺血再灌注后心肌梗死区胶原纤维大量沉积。此外，对缺血再灌注大鼠梗死区域进行PSR染色，可见梗死区域出现严重纤维化，尤其是血管周围的内皮细胞等位置[95]。

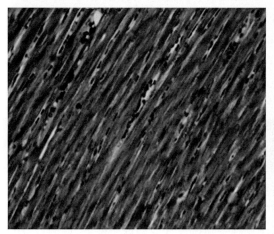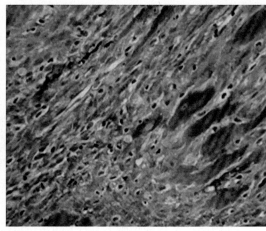

图2-10　大鼠缺血再灌注心肌胶原纤维的Masson三色染色图像
（该图由作者提供）

3.1　趋化因子的作用

表2-1为各类心肌缺血再灌注损伤模型中所表达的可能与心肌纤维化损伤相关的趋化因子[96]。

图2-1　各类心肌缺血再灌注损伤模型中所表达的可能与心肌纤维化损伤相关的趋化因子

Chemokine	Model	Reference	Presumed role	Cellular localization
CXCL8/IL-8	Dog/infarction	32	Neutrophil infiltration	Inflammatory cells, endothelium
CXCL8/IL-8	Rabbit/infarction	51	Neutrophil infiltration	Inflammatory leukocytes

（续表）

Chemokine	Model	Reference	Presumed role	Cellular localization
CXCL1/GRO-α/KC	Rat/infarction	55	Neutrophil infiltration	Inflammatory leukocytes
MIP-2	Rat/infarction	55	Neutrophil infiltration	Inflammatory leukocytes
LIX	Rat/infarction	55	Neutrophil infiltration	Cardiomyocytes
CXCL10/IP-10	Dog/infarction	33	Angiostatic effect	Microvascular endothelium
SDF-1α	Rat/infarction	69		
MCP-1	Dog/infarction	31,62	Mononuclear cell recruitment	Inflammatory leukocytes, endothelium
MCP-1	Rat/infarction	80.81	Mononuclear cell recruitment	Macrophages
MCP-1/JE	Mouse/infarction	82	Myocyte survival	
MCP-1, MIP-1α, MIP1-β, MIP-2, IP-10	Mouse/infarction	90	Leucocyte infiltration	
MCP-1	Dog/brief ischemia	34	Angiogenesis, Fibrosis	Microvascular endothelium
MIP-1α, MIP1-β, MIP-2	Mouse/brief ischemia	43	Angiogenesis, Fibrosis	Microvascular endothelium
MCP-1, MIP-1α, MIP1-β	Mouse/brief ischemia	121	Inflammation, Interstitial fibrosis	

（该表引自 *Inflamm Res* 2004年第53卷11期585—595页）

趋化因子的表达和心肌纤维化有密切关系。实验显示再灌注后1小时内，单核细胞的趋化性几乎完全由C5a所诱导。而再灌注3小时后，心脏淋巴内的单核细胞趋化性则大部分依赖于MCP-1和TGF-β1的作用[97]。

3.2 纤维蛋白酶原的作用

成纤维细胞和成肌纤维细胞在心肌梗死灶处瘢痕形成，进而导致纤维增生，心肌重构的过程中扮演首要角色[98,99]，其中肌成纤维细胞由动脉外膜或间质内的成纤维细胞演变而成。

3.3 基质金属蛋白酶(MMP)家族的作用

胶原降解与合成的平衡是影响缺血再灌注后心肌纤维化的重要因素。在缺血再灌注造成心肌梗死后,胶原于梗死区域持续沉积。纤维状胶原首先被MMP-1、MMP-8分解为多肽片段,进而被MMP-2、3、9等分解为氨基酸和寡肽[100]。

3.4 TGF-β的作用

TGF-β是组织纤维发生重要的调节因子,在哺乳动物体内主要有3种亚型(TGF-β1,TGF-β2,TGF-β3),通过同一通路对缺血再灌注后心肌纤维化发生作用。心肌梗死8小时后其合成开始增加。TGF-β可通过刺激成纤维细胞增殖分化、促进胶原蛋白Ⅰ型和Ⅲ型合成并抑制其分解来促进组织的纤维化。TGFβ也可刺激纤维母细胞转化为肌成纤维细胞,从而促进细胞外基质蛋白的合成并刺激TIMP-1合成。TGF-β1为体内稳定表达的TGF家族亚型。TGF-β1-Smad通路示意图如图2-11、图2-12[101]。

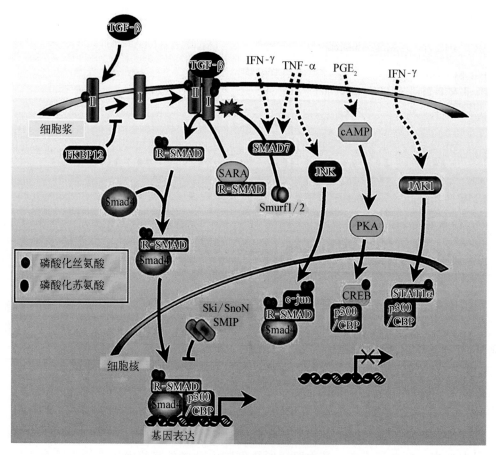

图2-11　TGF-β1-Smad通路

(该图引自 *J Dermatol Sci* 2004年第35卷2期83—92页)

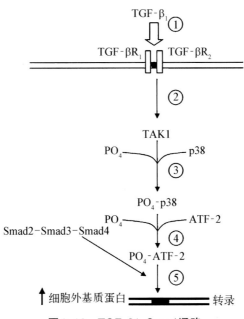

图 2-12　TGF-β1-Smad 通路

（该图引自 *J Dermatol Sci* 2004 年第 35 卷 2 期 83—92 页）

多数心肌缺血再灌注导致梗死后的心室重构具有双重作用，一方面使用瘢痕代替梗死心肌细胞，促进周围组织、细胞的生存；另一方面使心肌舒缩能力变差，射血功能下降，对血液动力学产生负面影响。

4.　中医药对心脏缺血再灌注的作用

4.1　中药有效成分或单味药

4.1.1　丹参素（DLA）

丹参素（3, 4-dihydroxyl-phenyl lactic acid, DLA）是复方丹参滴丸（cardiotonic pills®, CP）的主要水溶成分之一，是丹参的有效成分。我们的实验证明丹参素可以抑制心肌缺血再灌注引起的心肌过氧化损伤，结果如下[102]。

4.1.1.1　DLA 对 I/R 介导的心脏梗死面积的影响（图 2-13）

由图 2-13 可知，DLA 在 1.25 mg/kg 到 5 mg/kg 的给药量，可以剂量依赖地抑制 I/R 引起的大鼠心肌梗死面积的增加，而 5 mg/kg 以上剂量的作用与 5 mg/kg 相同。

4.1.1.2　DLA 对 I/R 大鼠心肌表面血流量的影响（图 2-14）

由图 2-14，DLA 从再灌注 30 分钟开始，显著性地抑制了 I/R 引起的大鼠心脏表面血流的降低。

4.1.1.3　DLA 对 I/R 大鼠心功能的影响（图 2-15）

图 2-15 显示了各组大鼠左心室最大上升速率（A）、左心室最大下降速率（B）、左心室收缩压（C）、左心室终末舒张压（F）、动脉收缩压（D）、平均动脉压（E）的变化。与假手术组相

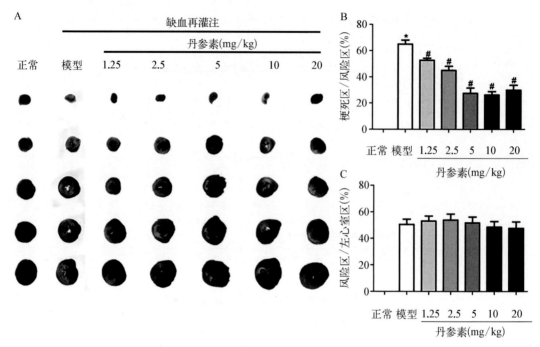

图2-13 DLA对I/R后心脏梗死面积的影响

（该图引自 *Scientific reports* 2015年第5卷10739页）

图A表示缺血再灌90 min时，各组心脏切片TTC和Evans Blue染色。白色区域为梗死区域（Infarction area, IA），红色区域为缺血区（Area at risk, AAR），蓝色区域为非缺血区。图B、C为R1对I/R介导的心脏梗死面积的影响统计图。图B表示缺血再灌90 min时，各组心肌组织切片TTC和Evans Blue染色后心肌梗死IA/AAR的结果；图C为各组心脏切片TTC和Evans Blue染色后AAR/左心室面积（TA）的统计结果。*$P<0.05$ vs正常组，#$P<0.05$ vs模型组

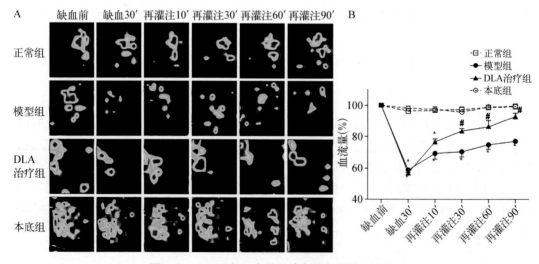

图2-14 DLA对I/R大鼠心脏表面血流量的影响

（该图引自 *Scientific reports* 2015年第5卷10739页）

图A为各组大鼠心脏表面血流量连续变化的典型图，图B为定量分析。值用$\overline{X}\pm SE$表示（$n=6$），*$P<0.05$ vs正常组，#$P<0.05$ vs模型组

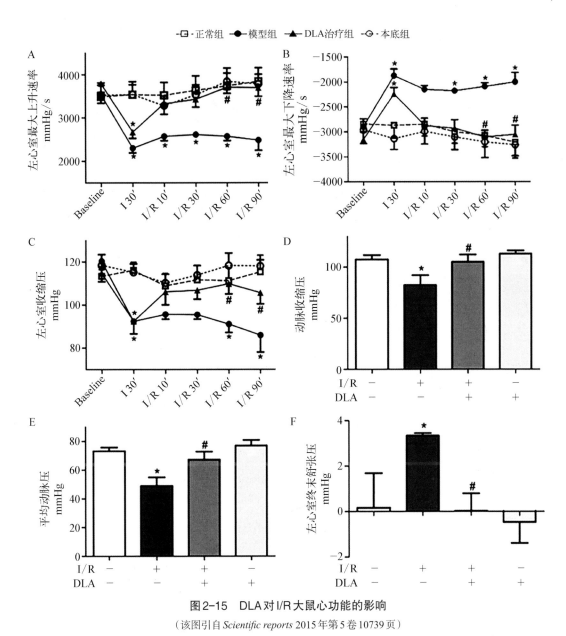

图2-15 DLA对I/R大鼠心功能的影响

（该图引自 *Scientific reports* 2015年第5卷10739页）

A—F图分别为各组缺血再灌注期间左心室最大上升速率（A）、左心室最大下降速率（B）、左心室收缩压（C）、动脉收缩压（D）、平均动脉压（E）、左心室终末舒张压（F）的时间变化图。值用$\overline{X} \pm SE$表示（$n=6$），$^{*}P<0.05$ vs 正常组，$^{\#}P<0.05$ vs 模型组

比，I/R组大鼠左心室最大上升速率降低，左心室最大下降速率升高，左心室收缩压降低，左心室终末舒张压升高。DLA可以抑制I/R引起的上述变化。另外，I/R组大鼠的动脉收缩压（D）、平均动脉压（E）均降低。DLA能显著性地抑制I/R引起的大鼠动脉收缩压和平均动脉压的降低。

4.1.1.4 DLA 对 I/R 大鼠心肌形态学、心肌 F-actin 染色及 MPO 表达的影响（图 2-16）

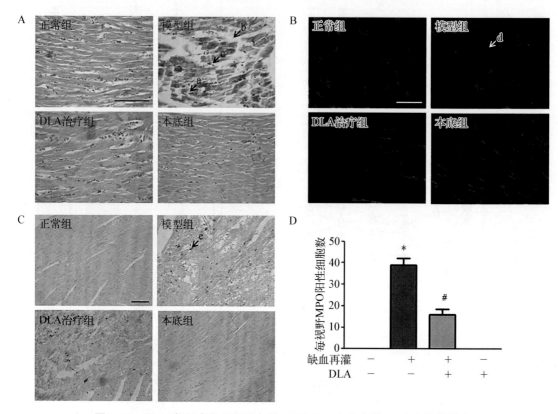

图 2-16 DLA 对 I/R 大鼠心肌形态学、心肌 F-actin 染色及 MPO 表达的影响

（该图引自 *Scientific reports* 2015 年第 5 卷 10739 页）

A：各组心肌 HE 染色的典型图。Bar=50 μm。a，断裂的心肌纤维；b，水肿；c，白细胞浸润。B：各组心肌 F-actin 染色的典型图。Bar=10 μm。d，断裂的心肌纤维。C：各组心肌 MPO 免疫组化染色的典型图及阳性细胞数统计图。值用 $\bar{X} \pm SE$ 表示（$n=6$），*$P<0.05$ vs 正常组，#$P<0.05$ vs 模型组

由图 2-16，DLA 抑制心肌缺血再灌注引起的心肌结构损伤、细胞凋亡和中性粒细胞浸润。

4.1.1.5 DLA 对 I/R 后蛋白组学，以及 NDUFA 10 蛋白水平与 mRNA 的影响（图 2-17）

由图 2-17 可见，与正常组相比，I/R 组大鼠心肌中的 NDUFA10 表达显著地降低，DLA 显著性地抑制了 I/R 引起的大鼠心肌组织中 NDUFA10 表达的降低。

4.1.1.6 DLA 对 I/R 大鼠 Complex Ⅰ 功能障碍、线粒体功能受损和心肌超微结构异常的影响（图 2-18）

由图 2-18，DLA 能改善 I/R 后大鼠心肌结构和能量代谢，尤其是抑制 ATP 合成的减少，同时抑制过氧化损伤。

4.1.1.7 DLA 激活 SIRT1，促进 NDUFA10 的表达，增强 Complex Ⅰ 的活性（图 2-19）

由图 2-19，DLA 可特异性结合并激活 SIRT1，促进 NDUFA10 的表达，增强 Complex Ⅰ 的活性。

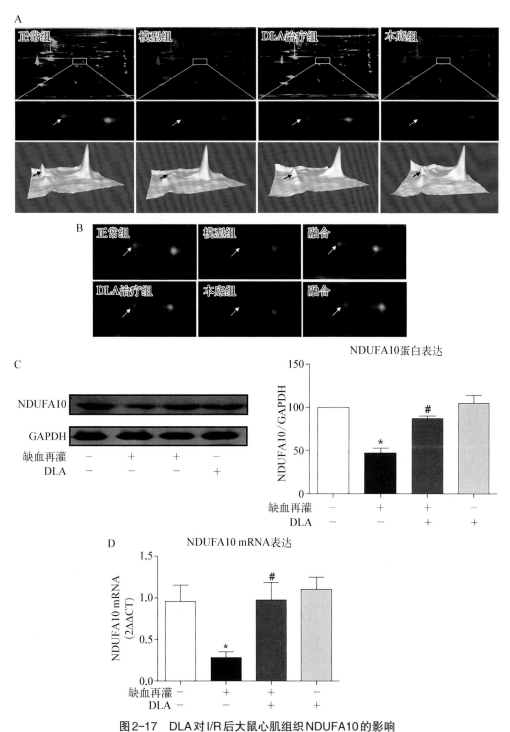

图 2-17 DLA 对 I/R 后大鼠心肌组织 NDUFA10 的影响

（该图引自 *Scientific reports* 2015 年第 5 卷 10739 页）

A：各组大鼠心肌组织蛋白组学检测结果与 NDUFA10 的三维结构变化，箭头所指的位置为 NDUFA10。B：正常组、模型组、DLA 治疗组、本底组大鼠再灌注后 2D-DIGE 胶中 NDUFA10 含量变化。C：Western blot 验证 DLA 对 I/R 后 NDUFA10 蛋白含量的影响，显示了正常组（I/R−，DLA−）、模型组（I/R+，DLA−）、DLA 治疗组（I/R+，DLA+）、本底组（I/R−，DLA+）大鼠再灌注后 NDUFA10 的 Western blot 条带和光密度统计值。D：DLA 对 I/R 后大鼠心肌组织 NDUFA10 mRNA 含量的影响，显示了各组大鼠再灌注后 NDUFA10 的 mRNA 变化统计值。*$P<0.05$ vs 正常组，#$P<0.05$ vs 模型组

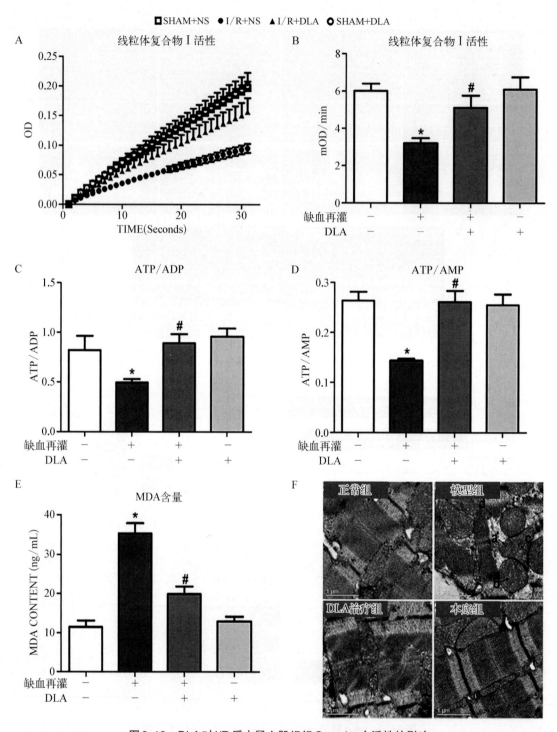

图2-18 DLA对I/R后大鼠心肌组织Complex I 活性的影响

（该图引自 *Scientific reports* 2015年第5卷10739页）

图A、B显示了正常组（I/R−, DLA−）、模型组（I/R+, DLA−）、DLA治疗组（I/R+, DLA+）、本底组（I/R−, DLA+）大鼠再灌注后Complex I 催化底物的OD值以及OD值变化斜率的统计值。C、D: DLA对I/R后大鼠心肌组织能量状态影响，展示了各组大鼠再灌注后ATP/ADP（C）以及ATP/AMP（D）的比值。E: DLA对I/R后大鼠心肌组织MDA含量的影响。F: DLA对I/R后大鼠心脏超微结构的影响。Bar=1 μm。*$P<0.05$ vs正常组，#$P<0.05$ vs模型组

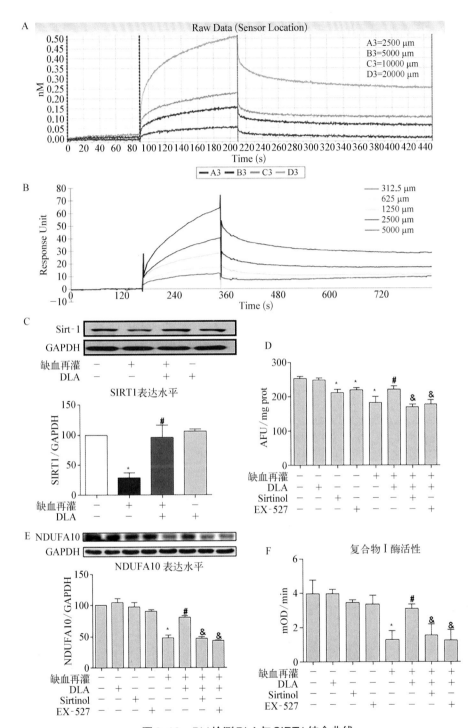

图 2-19　BLI 检测 DLA 与 SIRT1 结合曲线

（该图引自 *Scientific reports* 2015 年第 5 卷 10739 页）

A：BLI 检测 DLA 与 SIRT1 结合，显示了 DLA 在 2500 μM、5000 μM、10000 μM、20000 μM 时与 SIRT1 的结合曲线。B：SPR 检测 DLA 与 SIRT1 结合，显示了 DLA 在 312.5 μM、625 μM、1250 μM、2500 μM、2500 μM 时与 SIRT1 的结合曲线。C：显示了各组大鼠再灌注后 SIRT1 的 Western blot 条带和光密度统计值。D：DLA 对 I/R 后大鼠心脏组织去乙酰化活性的影响。E：各组大鼠心肌组织 NDUFA10 的 Western blot 条带和统计结果。F：各组大鼠心肌组织 Complex I 酶的活性。Sirtinol 和 EX-527 为 SIRT1 抑制剂。$^{*}P<0.05$ vs 正常组，$^{\#}P<0.05$ vs 模型组，$^{\&}P<0.05$ vs DLA 治疗组

4.1.1.8　DLA通过酚式羟基与SIRT1结合（图2-20）

由图2-20，DLA通过酚式羟基与SIRT1结合，而改装后的分子失去结合活性，无法改善I/R引起的心肌梗死。

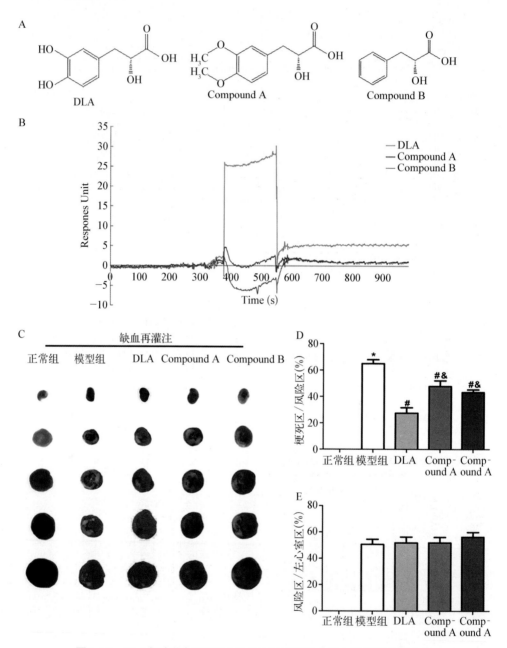

图2-20　DLA衍生物与SRIT 1结合力以及改善大鼠心肌梗死面积水平

（该图引自 *Scientific reports* 2015年第5卷10739页）

A：DLA、Compound A 和 Compound B 的分子结构；B：SPR检测DLA、Compound A 和 Compound B 在1250 μM时与SIRT1的结合曲线；C：大鼠心脏切片TTC和Evans Blue染色结果。白色区域为梗死区，红色区域为风险区，蓝色区域为非缺血区。图D、E为DLA、Compound A 和 Compound B 对I/R介导的心脏梗死面积的影响统计图。图D为心肌组织切片TTC和Evans Blue染色后梗死区/风险区的结果；图C为各组心脏切片TTC和Evans Blue染色后风险区/左心室区的统计结果。$^*P<0.05$ vs 正常组，$^\#P<0.05$ vs 模型组，$^\&P<0.05$ vs DLA组

4.1.1.9　DLA通过激活SIRT1提高NDUFA 10表达和Complex Ⅰ活性，减少线粒体ROS释放及细胞坏死（图2-21）

由图2-21，在体外实验中DLA通过激活SIRT1提高NDUFA10表达和Complex Ⅰ活性，减少线粒体ROS释放及细胞坏死。

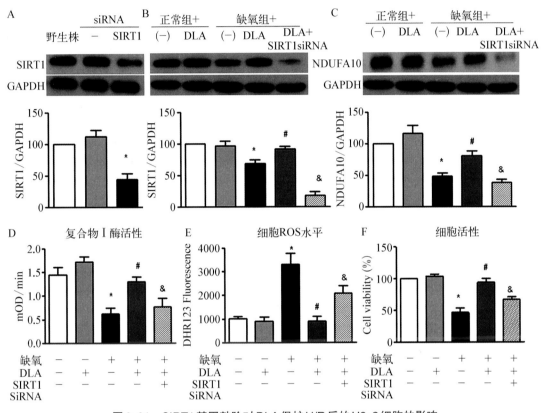

图2-21　SIRT1基因敲除对DLA保护H/R后的H9c2细胞的影响

（该图引自 *Scientific reports* 2015年第5卷10739页）

A：各处理组中H9c2细胞中SIRT1的Western blot条带和光密度统计值。B、C：各组H9c2细胞中SIRT1、NDUFA10的Western blot条带和光密度统计值（n=6）。D、E、F：各处理组中H9c2细胞的Complex Ⅰ活性、线粒体ROS水平及细胞存活率统计图。*P<0.05 vs 正常组，#P<0.05 vs 缺氧组，&P<0.05 vs DLA治疗组

此外，DLA单独使用时对I/R损伤的抑制作用还表现在抑制细胞凋亡，减少心肌梗死面积，提高Bcl/Bax比值，抑制激活的Caspase-3表达以及肌酸激酶和cTnI由心脏向血清中的释放，使用H9c2心肌细胞的体外实验表明丹参素可增加Akt的磷酸化和细胞外信号相关激酶1/2，且此保护作用可被PI3K或ERK相关通路抑制剂抑制，提示DLA可能通过PI3K/Akt和ERK1/2信号通路发挥其抗凋亡作用[103]。丹参素与葛根素联合用药也可显著抑制心肌梗死，表现为血清乳酸脱氢酶减少，血清超氧化物歧化酶活性增加，ST段抬高受抑制等[104]。DLA还可以使大鼠离体缺血再灌注心脏ATP含量及腺苷酸能荷值升高，乳酸含量降低，对正常灌流组心肌组织乙酰CoA/CoA比值无明显影响，但可以降低添加脂肪酸的缺血再灌注组心肌组织乙酰CoA/CoA比值，提示丹参素对病理状态下心肌脂肪酸的氧化有一定的抑制

作用,从而优化病理状态下的心肌能量代谢,发挥对缺血再灌注心肌的保护作用[105]。

4.1.2　丹参酮(tanshinone)

硫化丹参酮的钠盐可以降低心肌组织MDA含量,并减弱磷酸肌酸激酶的传递。实验证明硫化丹参酮对体外培养的PC12细胞的各类损伤模型(包括低氧、低葡萄糖、钙超载、氧化应激、一氧化氮神经毒性、谷氨酸损伤等)均有减轻作用,其中抗低氧和钙超载作用尤其明显[106]。硫化丹参酮也可减少心肌梗死面积、血乳酸脱氢酶含量和心肌凋亡细胞数量[107]。丹参酮可通过自由基吞噬作用阻止脂质过氧化,并上调Bcl-2/Bax比值[108]。缺血再灌注诱导血管紧张素Ⅱ释放,丹参酮可抑制血管紧张素Ⅱ模型中的心肌细胞体积增大,蛋白合成增多及细胞凋亡速度,同时抑制凋亡基因Fas mRNA的表达[109]。

4.1.3　人参皂苷(Ginsenosides)

人参皂苷是五茄科草本植物的根,其主要化学成分是皂苷类化合物、人参多糖和活性肽。实验证明,人参皂苷浓度在20～80 mg/L时,其心肌保护作用最佳[110]。

在多种皂苷类化合物中,人参皂苷Rb1为芪参益气滴丸和复方丹参滴丸的有效成分之一,我们的实验证明人参皂苷Rb1有改善缺血再灌注大鼠心脏能量代谢的作用,结果如下[111]。

4.1.3.1　Rb1对I/R大鼠心肌梗死面积的影响(图2-22)

图2-22显示的是心脏切片Evans Blue-TTC染色图像和定量分析结果。图A中红色区

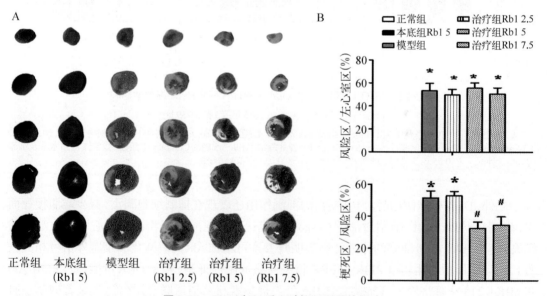

图2-22　Rb1对I/R后心脏梗死面积的影响

(该图引自 *Scientific reports* 2017年第7卷44579页)

图A表示缺血再灌90 min时,正常组、Rb1 5 mg/kg剂量本底组、模型组、Rb1治疗组各剂量组心脏切片TTC和Evans Blue染色。白色区域为IA梗死区,红色区域为AAR风险区,蓝色区域为非缺血区。图B、C为Rb1对I/R介导的心脏梗死面积的影响统计图。图B表示缺血再灌90 min时,各组心肌组织切片TTC和Evans Blue染色后IA/AAR的结果;图C为各组心脏切片TTC和Evans Blue染色后AAR/LA的统计结果。*P<0.05 vs正常组,#P<0.05 vs模型组

域表示心肌缺血区，白色区域表示心肌梗死区，蓝色区域表示正常心肌。正常组、Rb1本底组没有观察到缺血和梗死区域。I/R模型组可以观察到大鼠心脏出现明显的梗死区和缺血区，Rb1 5 mg/(kg·h)，7.5 mg/(kg·h)给药组梗死区明显减小。定量分析结果显示，与正常组相比，I/R组IA/AAR显著增加，而Rb1 5 mg/(kg·h)，7.5 mg/(kg·h)给药抑制了I/R引起的IA/AAR的增加，而给药各组AAR/较I/R组无明显变化。图B显示了各组大鼠缺血面积/左心室面积比的统计结果，各组之间没有显著的差异，提示在本研究过程中，各组的缺血程度均一，模型均衡和标准。以上结果提示Rb1可以改善I/R诱导的心肌梗死。

4.1.3.2　Rb1对I/R大鼠心肌表面血流量的影响（图2-23）

图2-23是用激光多普勒测得的各组大鼠心脏血流量的图像及定量分析结果。如图2-23A所示，正常组大鼠和Rb1给药组大鼠心脏血流量在检测过程中没有明显的变化。I/R组大鼠在缺血和再灌注90分钟期间内，心脏血流量明显降低。Rb1 5 mg/(kg·h)给药组大鼠心脏血流量在再灌注后有所恢复。图2-23B显示了统计结果。Sham及Rb1本底组大鼠心脏血流量没有明显的变化。I/R大鼠心脏表面血流量在再灌注30、60、90分钟时较正常组明显降低。Rb1 5 mg/(kg·h)给药各组大鼠心脏血流量在缺血末期，心脏血流量降低水平与I/R相同，但是，Rb1 5 mg/(kg·h)给药可在再灌注30、60、90分钟各时间点显著改善I/R引起的大鼠心脏血流量的降低。

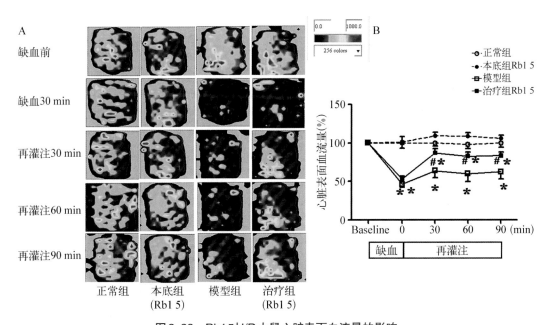

图2-23　Rb1对I/R大鼠心脏表面血流量的影响

（该图引自 *Scientific reports* 2017年第7卷44579页）

图A为各组大鼠心脏表面血流量连续变化的典型图，图B为定量分析。值用 $\bar{X} \pm SE$ 表示（n=6），*P<0.05 vs正常组，#P<0.05 vs模型组

4.1.3.3　Rb1对I/R大鼠心功能的影响（图2-24）

图2-24 A—F分别显示了各组大鼠HR、LVSP、+dp/dtmax、LVDP、LVEDP、−dp/dtmax的经时变化。与正常组相比，I/R没有引起大鼠HR的显著变化，但是在缺血30分钟，再灌注

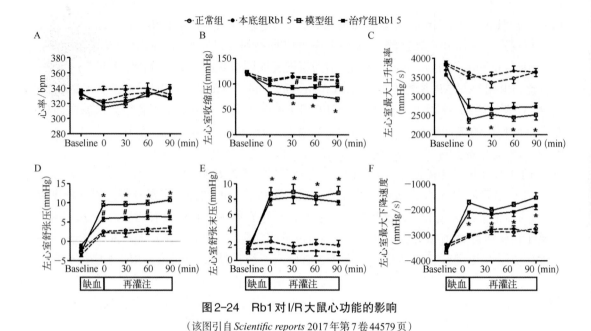

图2-24 　Rb1对I/R大鼠心功能的影响

（该图引自 *Scientific reports* 2017年第7卷44579页）

图A—F分别是各组缺血再灌注期间心率HR、左心室收缩压LVSP、左心室最大上升速率+dp/dtmax、左心室舒张压LVDP、左心室舒张末压LVEDP、左心室最大下降速率−dp/dtmax的时间变化图。值用$\bar{X}\pm SE$表示（$n=6$），$^*P<0.05$ vs 正常组，$^\#P<0.05$ vs 模型组

30、60、90分钟时，I/R组的LVSP和+dp/dtmax显著降低，LVDP、LVEDP和−dp/dtmax显著上升。Rb1 5 mg/（kg·h）给药能够显著地抑制I/R诱导的大鼠的LVSP的降低和LVDP的升高。

4.1.3.4 　Rb1对I/R大鼠心肌形态学、心肌超微结构及cTnI含量的影响（图2-25）

图2-25A、B为各组心脏HE染色及大鼠心肌细胞的透射电镜观察典型图。图2-25A是HE染色结果，与正常组相比，I/R组心肌可见心肌间质水肿、心肌纤维断裂、炎症细胞浸润。Rb1 5 mg/（kg·h）给药使I/R大鼠的心肌间质水肿和心肌纤维断裂得到了改善。图2-25B是透射电镜观察到的心肌超微结构图像，假手术组及Rb1本底给药组大鼠心脏心肌细胞纤维排列整齐、肌节清晰、大小一致，线粒体紧密排列、形状规则、包膜完整、嵴密集、规则。I/R组大鼠心脏心肌细胞水肿，肌丝溶解、断裂，线粒体肿胀，严重空泡化。Rb1 5 mg/（kg·h）给药改善了心肌细胞的超微结构，使心肌纤维排列较整齐，线粒体肿胀减轻，包膜相对完整，形态规则。图2-25C—E显示了Western blot和ELISA法检测的Rb1对I/R后大鼠心肌组织和外周血cTnI含量的影响。与正常组相比，I/R后大鼠心肌组织cTnI表达明显减少（图2-25C、D），而外周血cTnI含量显著升高（图2-25E），人参皂苷Rb1 5 mg/（kg·h）给药可以显著地抑制I/R引起的大鼠心肌组织cTnI表达的减少和外周血cTnI含量的升高。

4.1.3.5 　Rb1对I/R引起的心肌细胞凋亡的影响（图2-26）

图2-26A为各组大鼠再灌注90分钟时心脏F-actin-TUNEL免疫荧光双染色的图像。图中蓝染者为细胞核，绿染者为TUNEL阳性细胞，红染者为F-actin。由图可见，假手术组及Rb1本底组大鼠心脏几乎看不见TUNEL阳性心肌细胞，I/R大鼠心脏可以观察到大量的TUNEL阳性心肌细胞，Rb1 5 mg/（kg·h）给药组的TUNEL阳性心肌细胞则明显减少。各组心脏罗达明鬼笔环肽标记的F-actin的图片显示，I/R导致了大鼠心肌F-actin相比正常组

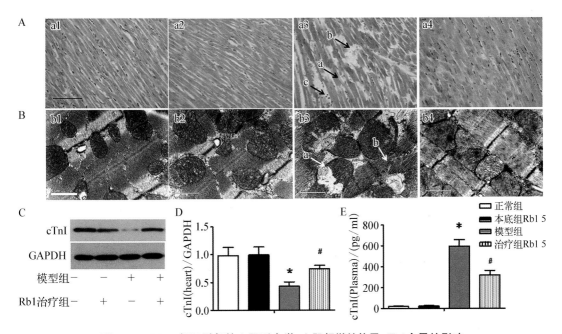

图2-25　Rb1对I/R引起的心肌形态学、心肌超微结构及cTnI含量的影响

（该图引自 *Scientific reports* 2017年第7卷44579页）

A：各组心肌HE染色的典型图。Bar=50 μm。a，断裂的心肌纤维；b，水肿；c，白细胞浸润。B：各组透射电镜观察的典型图。a，线粒体肿胀；b，肌纤维断裂。正常组（1），本底组（2），模型组（3），Rb1 5治疗组（4）。C、D：心肌中cTnI的Western blot条带和光密度统计值。E：外周血中cTnI的ELISA结果统计图。$^*P<0.05$ vs正常组，$^#P<0.05$ vs模型组

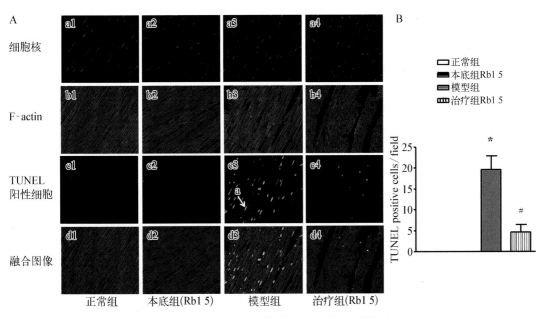

图2-26　Rb1对I/R引起的心肌细胞凋亡的影响

（该图引自 *Scientific reports* 2017年第7卷44579页）

A：各组心肌在I/R 90 min时TUNEL染色的典型图。箭头所指为TUNEL阳性细胞。Bar=25 μm。正常组（1），本底组（2），模型组（3），Rb1 5治疗组（4）。B：各组心肌TUNEL染色阳性细胞数结果统计图。$^*P<0.05$ vs正常组，$^#P<0.05$ vs模型组

出现明显断裂,Rb1 5 mg/kg/h给药显著抑制了I/R诱导的F-actin断裂。图2-26B显示的是各组大鼠心肌组织内TUNEL阳性细胞计数的结果。Rb1 5 mg/(kg·h)给药能够显著性地抑制I/R引起的大鼠心肌组织中的TUNEL阳性细胞数的增多。

4.1.3.6　Rb1对I/R大鼠凋亡相关蛋白表达的影响(图2-27)

图2-27显示了Western blot检测的人参皂苷Rb1对I/R后大鼠心肌组织凋亡蛋白表达的影响。与正常组相比,I/R后大鼠心肌组织凋亡相关蛋白Bax/Bcl-2比值增高,Cleaved-Caspase-3和Cleaved-Caspase-9表达也显著升高。Rb1 5 mg/(kg·h)给药可以显著地抑制I/R引起的大鼠心肌组织凋亡相关蛋白表达的变化。

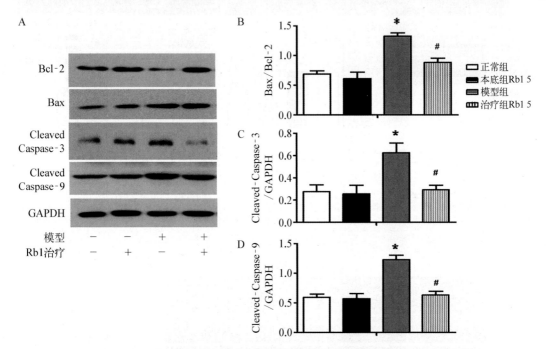

图2-27　Rb1对I/R大鼠凋亡相关蛋白表达的影响

(该图引自 *Scientific reports* 2017年第7卷44579页)

A—D表示正常组、本底组、I/R组、Rb1治疗组大鼠再灌注后Bcl-2、Bax、Cleaved-Caspase-3和Cleaved-Caspase-9的Western blot条带和光密度统计值。$^*P<0.05$ vs正常组,$^\#P<0.05$ vs模型组

4.1.3.7　Rb1对I/R引起的Rho激酶及其底物的影响(图2-28)

图2-28为Rb1对I/R引起的大鼠心肌组织中的Rho激酶及其底物的影响。由图可见I/R导致心肌组织MYPT、MLC磷酸化增加,而Rb1可以抑制I/R引起的RhoA/ROCK通路激活及下游蛋白磷酸化。

4.1.3.8　Rb1与RhoA的相互作用(图2-29)

图2-29显示了Rb1与RhoA的相互作用,由图2-29B可以看出Rb1可以特异性结合RhoA,KD=$2.835×10^{-4}$。

4.1.3.9　Rb1对I/R大鼠心肌中能量代谢的影响(图2-30)

图2-30 A—B显示了ELISA法检测的Rb1对I/R后大鼠心肌ATP/ADP、ATP/AMP的影响。与正常组相比,I/R后大鼠心肌ATP/ADP、ATP/AMP显著降低,Rb1 5 mg/(kg·h)

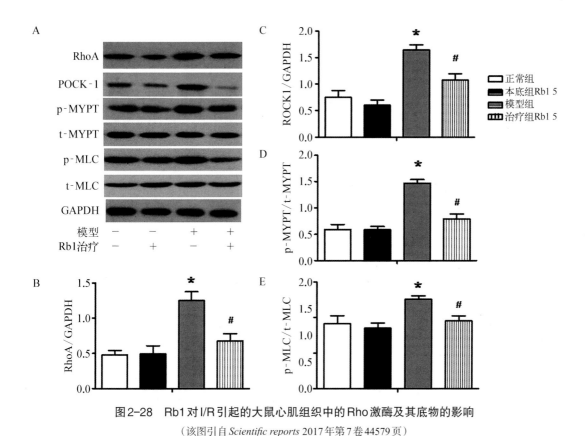

图2-28　Rb1对I/R引起的大鼠心肌组织中的Rho激酶及其底物的影响

（该图引自 *Scientific reports* 2017年第7卷44579页）

　　A—E表示正常组、本底组、I/R组、Rb1治疗组大鼠再灌注后RhoA、ROCK1、p-MYPT、t-MYPT、p-MLC和t-MLC的Western blot条带和光密度统计值。$^*P<0.05$ vs正常组，$^\#P<0.05$ vs模型组

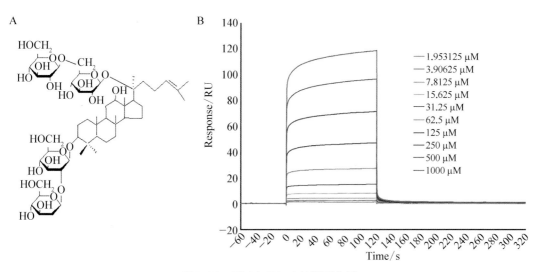

图2-29　Rb1与RhoA的相互作用

（该图引自 *Scientific reports* 2017年第7卷44579页）

图A为Rb1的化学结构图，图B为SPR所测得的Rb1与RhoA特异性结合的响应值图

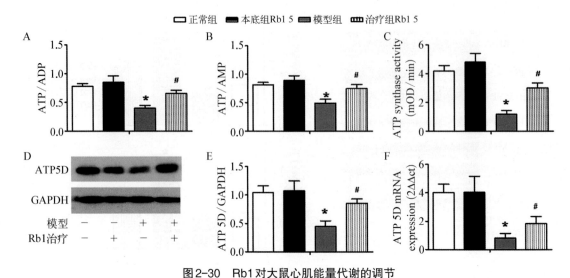

图2-30　Rb1对大鼠心肌能量代谢的调节

（该图引自 *Scientific reports* 2017年第7卷44579页）

A和B表示Rb1对I/R大鼠心肌中ATP/ADP、ATP/AMP比值的影响；C为Rb1对I/R大鼠心肌ATP合酶活性的影响；D、E、F表示Rb1对I/R大鼠心肌中ATP 5D蛋白含量及mRNA表达的影响。$^*P<0.05$ vs正常组，$^\#P<0.05$ vs模型组

给药可以显著地抑制缺血再灌注引起的大鼠心脏ATP/ADP、ATP/AMP的降低。图2-30 C—E显示了 Western blot 和实时定量PCR所检测的Rb1对I/R后大鼠心肌组织ATP 5D蛋白及mRNA表达，以及对ATP合成酶活性的影响。与正常组相比，I/R组大鼠心肌组织内ATP 5D蛋白及mRNA表达均降低，ATP合成酶活性下降，Rb1 5 mg/（kg·h）给药则可以显著地抑制I/R引起的大鼠心肌组织ATP 5D蛋白和mRNA表达的降低及ATP合成酶活性的下降。

Rb1预处理也可降低血浆CK、CKMB、LDH和troponin T水平，升高心肌细胞Akt磷酸化水平，且此种保护作用可被PI3k-Akt抑制剂wortmannin抑制，提示人参皂苷Rb1也可能通过PI3K/Akt通路起到抗心肌凋亡作用[112]。Wu等的实验也得到了类似结果[113]。

实验发现人参皂苷Rb1、Rb2和Rb3均有抗氧化及钙离子通道阻断作用，从而在缺血再灌注中保护心肌细胞，阻止其凋亡。人参皂苷Rb1和Re都可以浓度依赖性地刺激NOS活性，从而使NO合成增多，对心肌细胞收缩抑制有部分抑制作用[114]。人参皂苷可以促进缺血再灌注心肌细胞中抗凋亡蛋白Bcl-2基因的表达上升[115]。给心肌缺血再灌注大鼠用人参皂苷Rb1持续灌胃7天的实验结果显示，给药组相比模型组，动物血清酶总活性下降，MDA含量下降，且SOD和GSH-Px活性上升，PGI2/TXA2比值接近正常[116]。

人参皂苷Rg1（Rg1）为芪参益气滴丸的另一种主要入血成分，我们的研究还证明Rg1有与Rb1类似的对心肌缺血再灌注损伤的保护作用，结果如下。

4.1.3.10　Rg1对I/R大鼠心肌梗死面积的影响（图2-31）

图2-31显示的是心脏切片 Evans Blue-TTC 染色图像和定量分析结果。图A中红色区域表示心肌缺血风险区，白色区域表示心肌梗死区，蓝色区域表示正常心肌。正常组、Rg1本底组没有观察到缺血和梗死区域。I/R组可以观察到大鼠心脏出现明显的梗死区和缺血区，Rg1 5 mg/（kg·h）给药组梗死区明显减小。定量分析结果显示，与正常组相比，I/R组

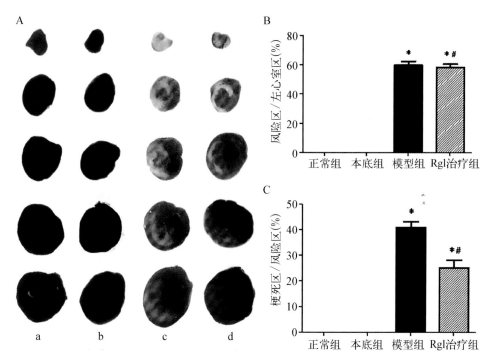

图2-31　Rg1对I/R后心脏梗死面积的影响

（该图引自 *Frontiers in Physiology* 2018年第9卷第78篇）

图A表示缺血再灌90 min时，正常组（a）、本底组（b）、I/R模型组（c）、Rg1治疗组各剂量组（d）心脏切片TTC和Evans Blue染色。白色区域为梗死区域（IA），红色区域为风险区（AAR），蓝色区域为非缺血区。图B、C为Rg1对I/R介导的心脏梗死面积的影响统计图。图B表示缺血再灌90 min时，各组心肌组织切片TTC和Evans Blue染色后心肌梗死区（IA）/心肌风险区（AAR）的结果；图C为各组心脏切片TTC和Evans Blue染色后心肌风险区（AAR）/左心室面积（IA）的统计结果。*$P<0.05$ vs 正常组，#$P<0.05$ vs I/R模型组

IA/AAR显著增加，而Rg1 5 mg/（kg·h）给药抑制了I/R引起的IA/AAR的增加，而给药各组AAR/LA较I/R组无明显变化。图B显示各组大鼠缺血面积/左心室面积比的统计结果，各组之间没有显著的差异，提示本研究过程中各组的缺血程度均一，模型均衡和标准。以上结果提示Rg1可以改善I/R诱导的心肌梗死。

4.1.3.11　Rg1对I/R大鼠心肌表面血流量的影响（图2-32）

图2-32A显示的是各组大鼠心脏表面血流量的统计结果。Rg1在再灌注60和90分钟时，显著性地抑制了I/R引起的大鼠心脏表面血流量的降低。图2-32B显示的是大鼠心脏表面血流量的图像。与正常组相比，I/R组大鼠在缺血30分钟时，即再灌注0分钟时心脏表面血流量明显地降低，再灌注后虽有所恢复，但是，在再灌注90分钟时，仍明显低于正常组。Rg1组大鼠心脏表面血流量在缺血30分钟与I/R相比没有明显的变化，但是，从再灌注30分钟开始，大鼠心脏表面血流量开始恢复，在再灌注60和90分钟时，显著性地抑制了I/R引起的大鼠心脏表面血流量的降低。

4.1.3.12　Rg1对I/R引起的心肌组织超微结构和血清中cTnI含量变化的影响（图2-33）

图2-33A是透射电镜观察到的心肌超微结构图像，正常组及Rg1本底给药组大鼠心脏心肌细胞纤维排列整齐、肌节清晰、大小一致，线粒体紧密排列、形状规则、包膜完整、嵴密集、规则。I/R组大鼠心脏心肌细胞水肿，肌丝溶解、断裂，线粒体肿胀，严重空泡化。Rg1给

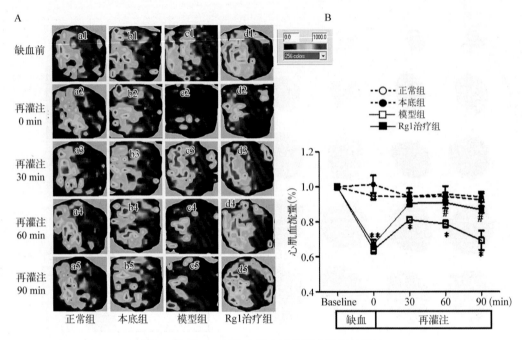

图2-32 Rg1对I/R大鼠心脏表面血流量的影响

（该图引自 *Frontiers in Physiology* 2018年第9卷第78篇）

　　图A为各组大鼠心脏表面血流量连续变化的典型图，图B为定量分析。值用 $\overline{X} \pm SEM$ 表示（$n=6$），$^*P<0.05$ vs正常组，$^\#P<0.05$ vs模型组

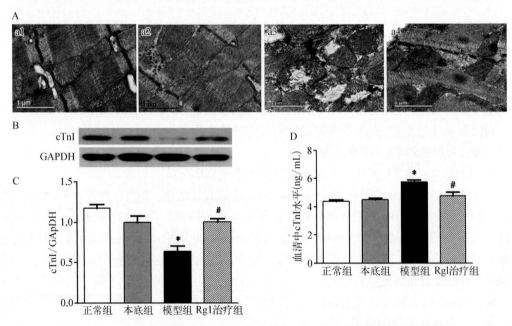

图2-33 Rg1对I/R引起的心肌组织和血清中cTnI含量及超微结构变化的影响

（该图引自 *Frontiers in Physiology* 2018年第9卷第78篇）

　　图A为正常组（a1），本底组（a2），I/R模型组（a3），Rg1治疗组（a4）心肌超微结构典型图。Bar=1 μm。图B、C表示正常组、本底组、I/R模型组、Rg1治疗组大鼠再灌注后心肌组织中cTnI的Western blot条带和光密度统计值。图D表示Elisa方法检测的正常组、本底组、I/R模型组、Rg1治疗组大鼠再灌注后血清中cTnI的含量。$^*P<0.05$ vs正常组，$^\#P<0.05$ vs I/R模型组

药改善了心肌细胞的超微结构,使心肌纤维排列较整齐,线粒体肿胀减轻,包膜相对完整。图2-33B—D显示了Rg1对I/R大鼠心肌组织和血清中cTnI水平分析的结果。如图2-33B、C所示,与正常组相比,I/R组大鼠心肌中cTnI表达水平显著降低,Rg1可以显著性地抑制cTnI水平的降低。图2-33D显示了大鼠血清中cTnI水平表达统计结果。与正常组相比,I/R可以引起大鼠血清中的cTnI水平表达的升高,Rg1可以抑制I/R引起的血清中的cTnI水平表达的升高,说明心肌组织中和血清中的cTnI水平变化是符合的。

4.1.3.13 Rg1对I/R大鼠心功能的影响(图2-34)

图2-34显示了各组大鼠心率(A)、左心室终末舒张压(D)、左心室收缩压(B)、左心室舒张压(E)、左心室最大上升速率(C)、左心室最大下降速率(F)的变化。与正常组相比,I/R组大鼠左心室收缩压降低,左心室舒张压及终末舒张压升高,左心室最大上升速率降低,左心室最大下降速率升高,Rg1可以在不同的时间点抑制I/R引起的上述变化。

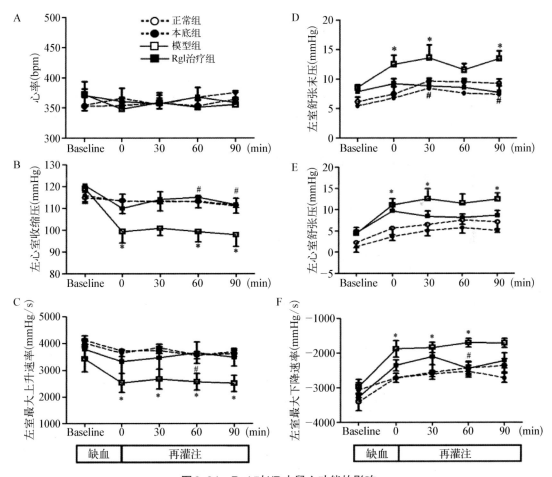

图2-34 Rg1对I/R大鼠心功能的影响

(该图引自 *Frontiers in Physiology* 2018年第9卷第78篇)

A—F分别是各组缺血再灌注期间HR、LVEDP、LVSP、LVDP、+dp/dtmax、−dp/dtmax的时间变化图。数值用$\bar{X} \pm SE$表示(n=6),*P<0.05 vs Sham,#P<0.05 vs I/R

4.1.3.14　Rg1对I/R引起的心肌细胞凋亡的影响（图2-35）

图2-35A为各组大鼠再灌注90分钟时心脏F-actin-TUNEL免疫荧光双染色的图像。图中蓝染者为细胞核,绿染者为TUNEL阳性细胞,红染者为F-actin。由图可见,正常组及Rg1本底组大鼠心脏几乎看不见TUNEL阳性心肌细胞,I/R大鼠心脏可以观察到大量的TUNEL阳性心肌细胞,Rg1 5 mg/（kg·h）给药组的TUNEL阳性心肌细胞则明显减少。各组心脏罗达明鬼笔环肽标记的F-actin的图片显示,I/R导致了大鼠心肌F-actin相比正常组出现明显断裂,Rg1 5 mg/（kg·h）给药显著抑制了I/R诱导的F-actin断裂。图2-35B显示的是各组大鼠心肌组织内TUNEL阳性细胞计数的结果。Rg1 5 mg/（kg·h）给药能够显著性地抑制I/R引起的大鼠心肌组织中的TUNEL阳性细胞数的增多。图2-35 C—E显示了Rg1对I/R大鼠心肌组织中的凋亡相关蛋白Western blot分析的结果。如2-35C、D所示,与正常组相比,I/R组大鼠心肌中抑制凋亡的蛋白Bcl-2显著降低,促细胞凋亡的蛋白Bax在I/R之后显著性地升高,Rg1可以显著性地抑制Bax/Bcl-2的比值升高。图2-35E显示了大鼠心肌组织提取蛋白中的Cleaved Caspase-3的表达统计结果。与正常组相比,I/R可以引起大鼠心肌中的Cleaved Caspase-3表达的升高,Rg1可以抑制I/R引起的心肌组织中Cleaved Caspase-3表达的升高。

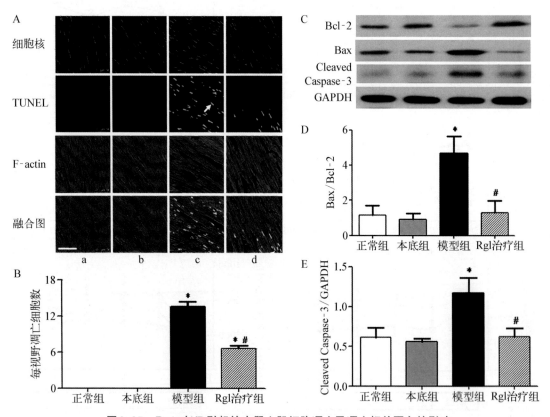

图2-35　Rg1对I/R引起的大鼠心肌细胞凋亡及凋亡相关蛋白的影响

（该图引自 *Frontiers in Physiology* 2018年第9卷第78篇）

图A、B为正常组（a）、本底组（b）、I/R模型组（c）、Rg1治疗组（D）大鼠再灌注后TUNEL细胞凋亡染色和统计图。图中绿色细胞核为TUNEL阳性细胞,蓝色为正常细胞核。Bar=50 μm。*$P<0.05$ vs正常组,#$P<0.05$ vs I/R模型组。图C—E表示正常组、本底组、I/R模型组、Rg1治疗组大鼠再灌注后Bcl-2、Bax和Cleaved-Caspase-3的Western blot条带和光密度统计值。*$P<0.05$ vs正常组,#$P<0.05$ vs模型组

4.1.3.15　Rg1 对 I/R 心肌能量代谢相关蛋白表达的影响（图2-36）

图2-36显示了 Rg1 对 I/R 大鼠心肌中与糖代谢和脂肪酸代谢相关蛋白表达的影响。如图所示，相比正常组，I/R 导致心肌组织 AlDOA、ENOα、HIF-1 表达上升，ECH-1、ENOβ 表达下降，Rg1 可抑制 I/R 引起的以上蛋白的表达变化。

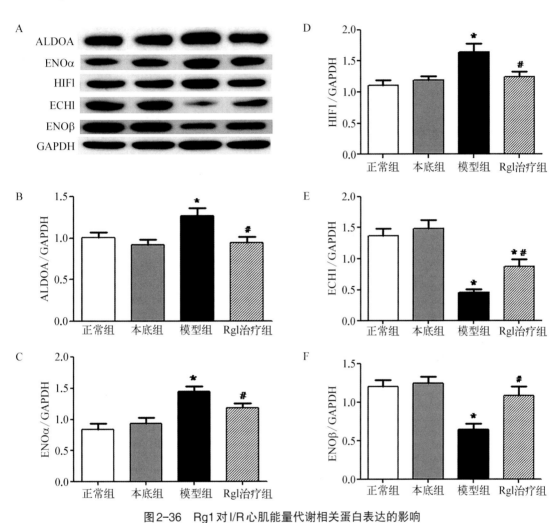

图2-36　Rg1 对 I/R 心肌能量代谢相关蛋白表达的影响

（该图引自 *Frontiers in Physiology* 2018年第9卷第78篇）

图 A 为各组大鼠心肌组织 AlDOA、ENOα、HIF-1、ECH-1、ENOβ 的 Western blot 条带，图 B—F 为相应的光密度值统计图

4.1.3.16　Rg1 对 I/R 大鼠心肌线粒体复合物活性及 ATP 合成的调节（图2-37）

图2-37 A—C 显示了 Rg1 对 I/R 大鼠心肌线粒体复合物活性的影响，与正常组相比，I/R 后大鼠心肌线粒体复合物 Ⅰ、Ⅱ、Ⅴ 的活性显著降低，Rg1 可抑制 I/R 导致的心肌线粒体复合物 Ⅰ、Ⅱ、Ⅴ 活性降低。图2-37D、E 显示了 Western blot 所检测的 Rg1 对 I/R 后大鼠心肌组织 ATP 5D 蛋白的影响。与正常组相比，I/R 组大鼠心肌组织内 ATP 5D 蛋白表达降低，Rg1 可抑制 I/R 造成的心肌组织内 ATP 5D 蛋白表达的降低。图2-37F、G 显示了 ELISA 法检测的 Rg1 对 I/R 后大鼠心肌 ATP/ADP、ATP/AMP 的影响。与正常组相比，I/R 后大鼠心肌 ATP/ADP、

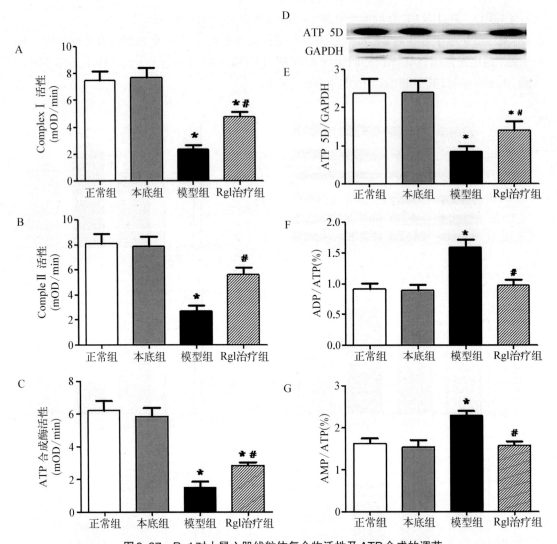

图2-37 Rg1对大鼠心肌线粒体复合物活性及ATP合成的调节

（该图引自 *Frontiers in Physiology* 2018年第9卷第78篇）

A—C表示各组大鼠心肌线粒体复合物Ⅰ、Ⅱ、Ⅴ的活性，D、E为各组大鼠心肌中ATP 5D蛋白Western blot条带及光密度值统计结果。F、G为各组大鼠心肌ATP/ADP、ATP/AMP比值。$^*P<0.05$ vs 正常组，$^{\#}P<0.05$ vs I/R模型组

ATP/AMP显著降低，Rg1 5 mg/（kg·h）给药可以显著地抑制缺血再灌注引起的大鼠心脏ATP/ADP、ATP/AMP的降低。

4.1.3.17　Rg1对I/R引起的Rho激酶及其底物的影响（图2-38）

图2-38显示了Rg1对I/R大鼠心肌组织中的Rho激酶及其底物Western blot分析的结果。如图所示，与正常组相比，I/R组大鼠心肌中ROCK1水平以及RhoA、MYPT1及MLC的磷酸化水平显著升高，Rg1预给药可以显著性地抑制ROCK1的表达升高，同时抑制MYPT1及MLC的磷酸化。

4.1.3.18　Rg1与RhoA的相互作用（图2-39）

图2-39显示了Rg1与RhoA的相互作用，由图2-39B、C可以看出Rg1可以特异性结合

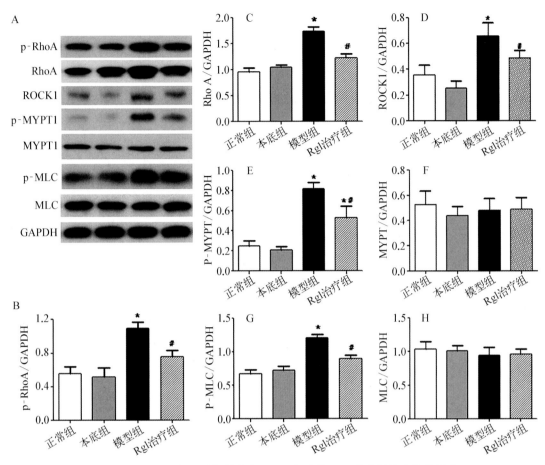

图2-38　Rg1对I/R引起的大鼠心肌组织中的Rho激酶及其底物的影响

（该图引自 *Frontiers in Physiology* 2018年第9卷第78篇）

图A表示正常组、本底组、I/R模型组、Rg1治疗组大鼠再灌注后 p-RhoA、RhoA、ROCK1、p-MYPT1、MYPT1、p-MLC、t-MLC的条带,图B—H为相应条带的光密度统计值。*$P < 0.05$ vs 正常组,#$P < 0.05$ vs 模型组

RhoA,KD$=3.403 \times 10^{-6}$。

4.1.4　三七皂苷（Notoginsenoside）

三七为多年生草本植物,其药物活性成分为三七皂苷。三七皂苷对诱导的细胞凋亡有明显的抑制作用,实验表明在给药组中心肌细胞凋亡速度慢于血管紧张素Ⅱ模型组,且钙超载有所减轻[117]。三七有效成分Rx能增强心肌收缩力,减低心率,增加心输出量,抗氧自由基的产生,减轻心肌耗能,减轻心肌损伤程度,降低LDH、CPK的释放,促进内皮活性因子的释放,保护内皮细胞,且剂量与效应成正比关系[118]。我们的实验表明,三七皂苷R1对心脏缺血再灌注中的能量代谢障碍也有调节作用,结果如下[119]。

4.1.4.1　R1对I/R大鼠心肌梗死面积的影响（图2-40）

如图2-40A所示,正常组和本底组大鼠心脏未见梗死区域,I/R组大鼠心脏可见较大的呈白色染色的梗死区域。R1+I/R组心肌梗死区域与I/R组相比明显地减少。图2-40B是缺血面积与左心室面积比值的统计结果,连续给予5 mg/(kg·h)的R1可以显著性地减少I/R

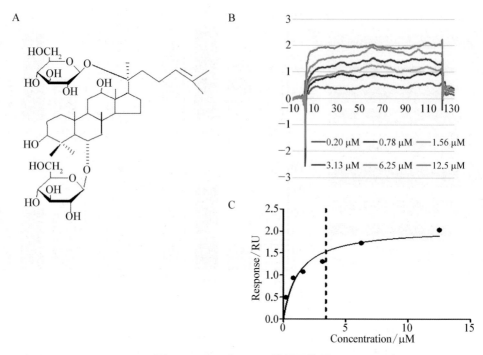

图2-39 Rg1与RhoA的相互作用

（该图引自 *Frontiers in Physiology* 2018年第9卷第78篇）

图A为Rg1的化学结构图，图B、C分别为SPR所测得的Rg1与RhoA特异性结合的传感图和亲和力曲线图

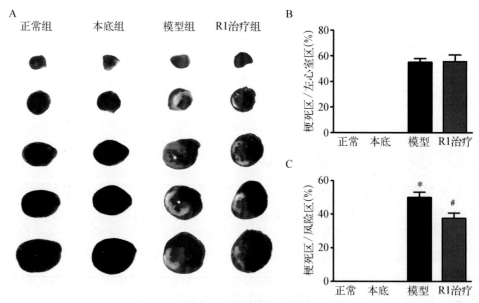

图2-40 R1对I/R后心脏梗死面积的影响

（该图引自 *American journal of physiology Heart and circulatory physiology* 2014年第307卷1764—1776页）

图A表示缺血再灌90 min时，各组心脏切片TTC和Evans Blue染色。白色区域为梗死区（IA）、红色区域为风险区（AAR）、蓝色区域为非缺血区。图B、C为R1对I/R介导的心脏梗死面积的影响统计图。图B表示缺血再灌90 min时，各组心肌组织切片TTC和Evans Blue染色后心肌IA/AAR的结果；图C为各组心脏切片TTC和Evans Blue染色后心肌AAR/TA的统计结果。$^*P<0.05$ vs正常组，$^\#P<0.05$ vs模型组

后大鼠心肌梗死的面积。

4.1.4.2　R1 对 I/R 大鼠心肌形态学、心肌 F-actin 染色及心肌超微结构的影响（图 2-41）

从图 2-41A 中可以看到正常组大鼠的心肌细胞结构基本正常，心肌纤维染色均匀，细胞界限清晰，间质无水肿及炎性细胞浸润。I/R 组大鼠的心肌纤维断裂，心肌细胞水肿严重，细胞界限不清，间质水肿明显，有大量炎性细胞浸润。R1+I/R 组大鼠的心肌细胞排列相对规整，细胞界限清楚，间质轻度水肿，有散在极少量炎性细胞浸润。图 2-41B 显示了各组大鼠细胞骨架 F-actin 染色的结果。图中蓝染者为细胞核，红染者为细胞内的 F-actin。与正常组相比，I/R 组大鼠心肌细胞内 F-actin 排列紊乱，部分心肌细胞 F-actin 断裂。R1 可以明显地减少 I/R 引起的心肌细胞 F-actin 的损伤。如图 2-41C 所示，正常组大鼠心脏心肌细胞纤维排列整齐、肌节清晰、大小一致，线粒体紧密排列、形状规则、包膜完整、嵴密集、规则。I/R 组大鼠心脏心肌细胞水肿，肌丝溶解、断裂，线粒体受损肿胀，多处空泡化。R1+I/R 组改善了心肌细胞的超微结构，肌纤维排列较整齐，线粒体肿胀减轻，包膜完整，形态规则。

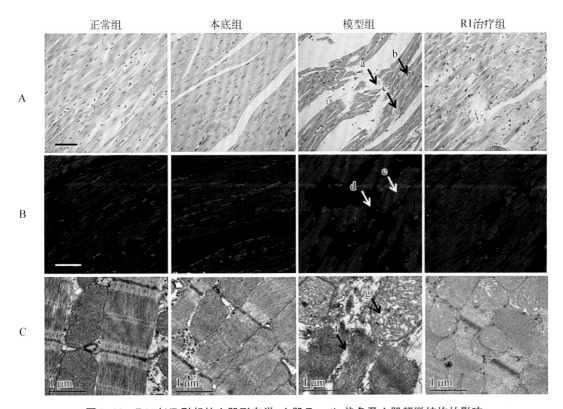

图 2-41　R1 对 I/R 引起的心肌形态学、心肌 F-actin 染色及心肌超微结构的影响

（该图引自 *American journal of physiology Heart and circulatory physiology* 2014 年第 307 卷 1764—1776 页）

A：各组心肌 HE 染色的典型图。Bar =50 μm。a，断裂的心肌纤维；b，白细胞浸润；c，水肿。B：各组心肌 F-actin 染色的典型图。Bar=10 μm。d，断裂的心肌纤维；e，白细胞浸润。C：各组透射电镜观察的典型图。f，肌纤维断裂；g，线粒体肿胀

4.1.4.3　R1 对 I/R 大鼠心肌表面血流量的影响（图 2-42）

如图 2-42 所示，正常组大鼠和 R1 组大鼠心脏血流量在检测过程中没有明显的变化。

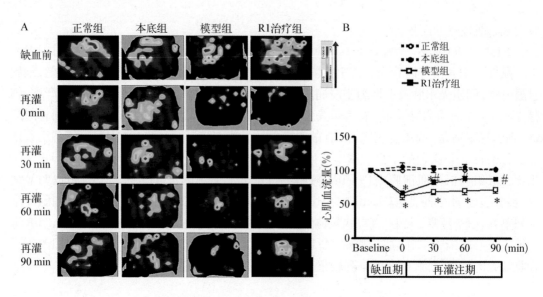

图2-42　R1对I/R大鼠心脏表面血流量的影响

（该图引自 *American journal of physiology Heart and circulatory physiology* 2014年第307卷1764—1776页）

图A为各组大鼠心脏表面血流量连续变化的典型图，图B为定量分析。值用 $\overline{X} \pm SE$ 表示（$n=6$），$^*P<0.05$ vs 正常组，$^\#P<0.05$ vs 模型组

I/R组大鼠在缺血和再灌注90分钟期间内，心脏血流量明显降低。R1+I/R组大鼠心脏血流量在再灌注后有所恢复。

4.1.4.4　R1对I/R大鼠心功能的影响（图2-43）

图2-43显示了各组大鼠左心室最大上升速率（A）、左心室最大下降速率（B）、左心室收缩压（C）、左心室舒张压（D）的变化。与假手术组相比，I/R组大鼠在缺血30分钟末期，左心室最大上升速率降低，左心室最大下降速率升高，左心室收缩压降低，而再灌注后直至90分钟，左心室最大上升速率和左心室收缩压进一步降低，左心室最大下降速率进一步上升。R1可以抑制I/R引起的上述变化。I/R组大鼠的左心室舒张压没有显著的变化，R1对大鼠的左心室舒张压也没有显著的影响。

4.1.4.5　R1对I/R引起的心肌细胞凋亡TUNEL染色的影响（图2-44）

图2-44为各组大鼠再灌注90分钟时心脏Alpha-actinin-TUNEL免疫荧光双染色的图像。图中蓝染者为细胞核，绿染者为TUNEL阳性细胞，红染者为Alpha-actinin。由图可见，正常组及R1本底组大鼠心脏几乎看不见TUNEL阳性心肌细胞，I/R大鼠心脏可以观察到大量的TUNEL阳性心肌细胞，R1给药组的TUNEL阳性心肌细胞则明显减少。各组心脏Alpha-actinin的图片显示，I/R导致了大鼠心肌Alpha-actinin相比正常组出现明显断裂，R1给药显著抑制了I/R诱导的Alpha-actinin断裂。

4.1.4.6　R1对I/R引起的凋亡相关蛋白的影响（图2-45）

图2-45A显示的是各组大鼠心肌组织内TUNEL阳性细胞的计数结果。R1 5 mg/（kg·h）给药能够显著性地抑制I/R引起的大鼠心肌组织中的TUNEL阳性细胞数的增多。图2-45B—D显示了Western blot检测的R1对I/R后大鼠心肌组织凋亡蛋白表达的影响。与正常组相比，I/R后大鼠心肌组织凋亡相关蛋白Bax/Bcl-2比值增高，Cleaved-Caspase-3、Cleaved-

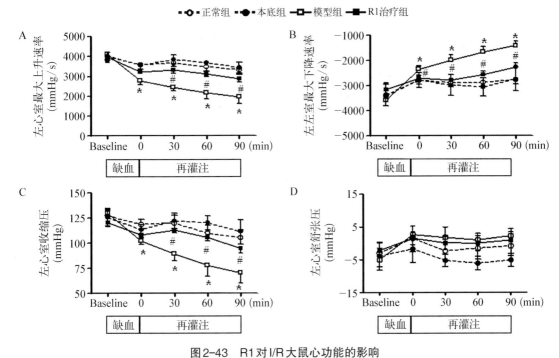

图2-43　R1对I/R大鼠心功能的影响

（该图引自 *American journal of physiology Heart and circulatory physiology* 2014年第307卷1764—1776页）

各图分别为各组缺血再灌注期间 HR、LVDP、LVSP、+dp/dtmax、−dp/dtmax 的时间变化图。值用 $\overline{X} \pm SE$ 表示（n=6），
$^*P$<0.05 vs 正常组，$^\#P$<0.05 vs 模型组

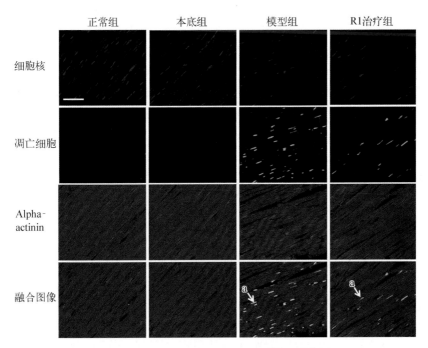

图2-44　R1对I/R引起的心肌细胞凋亡的影响

（该图引自 *American journal of physiology Heart and circulatory physiology* 2014年第307卷1764—1776页）

图为各组心肌在I/R 90 min时TUNEL染色的典型图。箭头所指为TUNEL阳性细胞。Bar=25 μm

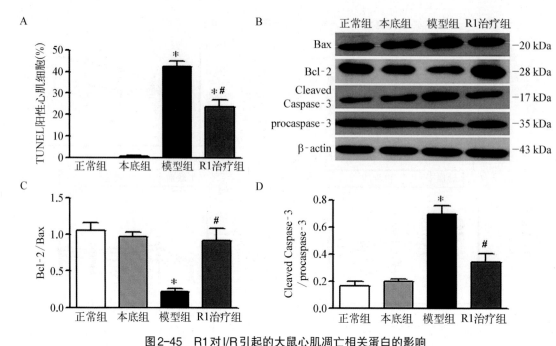

图2-45　R1对I/R引起的大鼠心肌凋亡相关蛋白的影响

（该图引自 *American journal of physiology Heart and circulatory physiology* 2014年第307卷1764—1776页）

　　A表示各组大鼠心肌组织内TUNEL阳性细胞的计数结果。B—D表示各组大鼠再灌注后Bax、Bcl-2、procaspase-3和Cleaved-Caspase-3的Western blot条带和光密度统计值。$^*P<0.05$ vs正常组，$^\#P<0.05$ vs模型组

Caspase-9表达也显著升高。R1给药可以显著地抑制I/R引起的大鼠心肌组织凋亡相关蛋白表达的变化。

　　4.1.4.7　R1对I/R大鼠能量代谢的影响（图2-46）

　　图2-46显示了Western blot所检测的R1对I/R后大鼠心肌组织ATP合成酶各亚基蛋白表达及AMPK磷酸化的影响。与正常组相比，I/R组大鼠心肌组织内ATP synthase α、ATP synthase β表达量不变，但ATP 5D蛋白表达降低，AMPK磷酸化增加，R1给药则可以显著地抑制I/R引起的大鼠心肌组织ATP 5D蛋白表达的降低和AMPK磷酸化的增加。

　　4.1.4.8　R1对I/R大鼠Rho激酶及其底物的影响（图2-47）

　　图2-47为R1对I/R引起的大鼠心肌组织中的Rho激酶及其底物的影响。由图可见I/R导致心肌组织MYPT磷酸化增加，R1可抑制I/R引起的ROCK通路激活及下游蛋白磷酸化。

4.1.5　黄芪

　　现代药理研究证明，黄芪补气培元、扶助心气、益气固表，黄芪中的有效成分有总皂甙、总黄酮和甲甙等。其中黄芪甲苷（Astragaloside IV, AS-IV）为多种复方药物的组成成分，我们的实验表明其能通过对大鼠心肌能量的调节减轻缺血再灌注损伤，结果如下。

　　4.1.5.1　AS-IV可减小心肌梗死面积（图2-48、图2-49）

　　不同剂量AS-IV对心肌梗死面积的影响使用Evans Blue-TTC染色测定，如图2-48、图2-49所示，红色代表缺血区，白色代表梗死区，蓝色代表正常心肌，结果显示AS-IV的有效剂量为10 mg/kg。各组代表性心脏切片如图2-49A、D所示，缺血30分钟心肌组织出现缺血

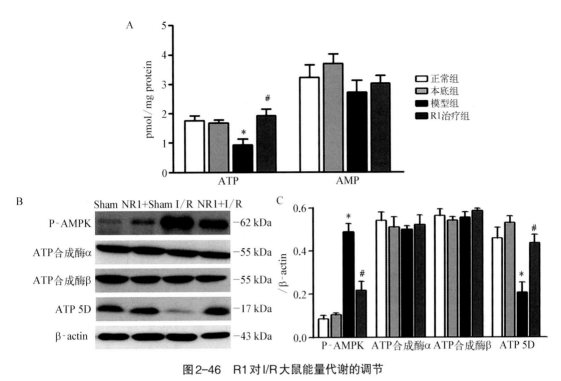

图2-46 R1对I/R大鼠能量代谢的调节

（该图引自*American journal of physiology Heart and circulatory physiology* 2014年第307卷1764—1776页）

A表示各组大鼠再灌注后心肌ATP、AMP含量的统计值；B、C表示P-AMPK、ATP synthase α、ATP synthase β和ATP 5D的Western blot条带和光密度统计值。$^*P<0.05$ vs正常组，$^\#P<0.05$ vs模型组

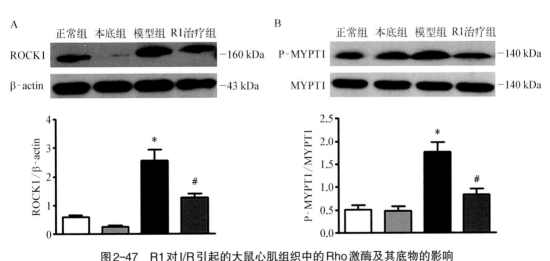

图2-47 R1对I/R引起的大鼠心肌组织中的Rho激酶及其底物的影响

（该图引自*American journal of physiology Heart and circulatory physiology* 2014年第307卷1764—1776页）

A、B表示各组大鼠再灌注后ROCK1、P-MYPT1、总MYPT1的Western blot条带和光密度统计值。$^*P<0.05$ vs正常组，$^\#P<0.05$ vs模型组

但无梗死，而I/R 90分钟组表现出明显缺血和梗死区。与I/R 90分钟组相比，AS-IV预给药显著降低I/R导致的梗死区面积，而缺血区面积保持不变。图2-49B、C、E、F中AAR/LV（风险区/左心室区）及IA/AAR（梗死区/风险区）的定量分析证实了此结果。

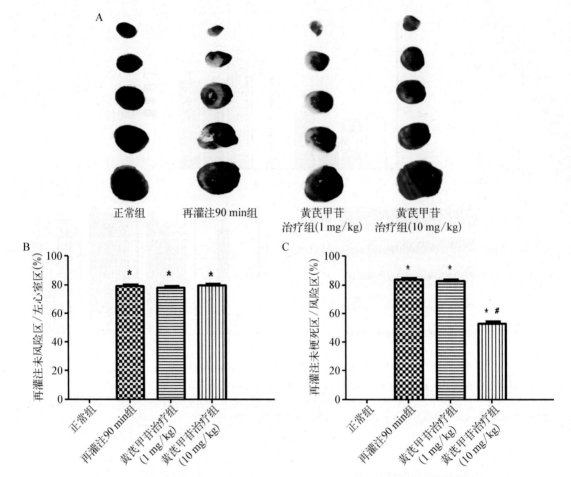

图2-48　AS-IV不同剂量对缺血30 min,再灌90 min大鼠心肌梗死面积的影响

(该图引自*Microcirculation* 2013年第20卷736—747页)

A为再灌注90 min后左心室Evans Blue-TTC染色切片示意图,B、C为再灌注90 min后AAR/LV(风险区/左心室区)和IA/AAR(梗死区/风险区)定量分析。*$P<0.05$ vs正常组,#$P<0.05$ vs再灌注组

4.1.5.2　AS-IV对心脏表面血流量的影响(图2-50)

图2-50A显示了激光多普勒血流量仪扫描的各组各时间点的心脏表面血流量图像。缺血30分钟后MBF显著下降,此趋势持续至再灌注90分钟结束。AS-IV预给药可从缺血30分钟起缓解MBF的下降,作用持续到再灌90分钟结束。图2-50B为定量分析结果,证实了图2-50A的结果。

4.1.5.3　AS-IV对心功能的影响(图2-51)

图2-51显示了AS-IV对I/R过程中心功能的影响。相比Sham组,30分钟缺血导致+dp/dtmax显著下降及LVDP、LVEDP和−dp/dtmax显著上升,提示心功能出现受损。再灌90分钟导致+dp/dtmax进一步下降,LVSP也有所下降,−dp/dtmax进一步上升,但对LVDP和LVEDP无进一步影响。AS-IV对LVDP和LVEDP的保护作用从缺血30分钟开始,对其他指标则在90分钟时发挥作用。各组及各时间点HR均无明显变化。

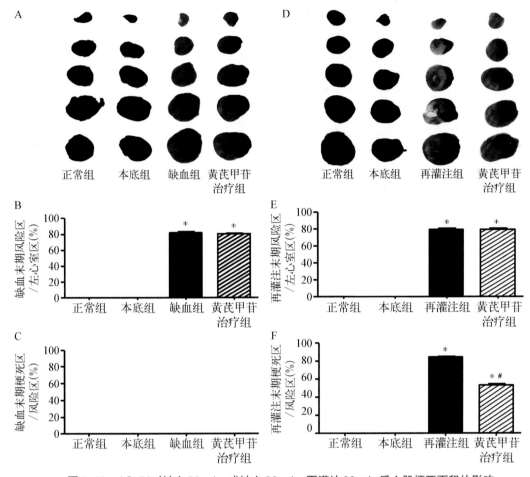

图2-49　AS-IV对缺血30 min，或缺血30 min，再灌注90 min后心肌梗死面积的影响

（该图引自 *Microcirculation* 2013年第20卷736—747页）

　　A、D为各组缺血30 min，或缺血30 min，再灌90 min左心室 Evans Blue-TTC 染色示意图。B、C 为缺血30 min时 AAR/LV 或 IA/AAR 的定量分析，*P<0.05 vs 正常组（I）。E、F 为缺血30 min，再灌注90 min时 AAR/LV 或 IA/AAR 的定量分析，*P<0.05 vs 正常组（I/R）组，#P<0.05 vs 再灌注组

4.1.5.4　AS-IV对心肌组织及血清 cTnI 表达的影响（图2-52）

　　cTnI 为心肌损伤的标记物之一，使用 Western blot 和 ELISA 测定心肌组织和血浆 cTnI 水平的结果如图2-52。缺血30分钟后（图2-52A、C）及再灌注90 min后（图2-52B、D），cTnI 在心肌组织中的表达较 Sham 组显著降低。在正常组中血清 cTnI 水平很低，但在缺血30分钟后（图2-52E）及再灌注90分钟后（图2-52F）显著升高。AS-IV 预处理可以明显抑制缺血或 I/R 心肌组织和血浆 cTnI 水平的变化。

4.1.5.5　AS-IV对能量代谢的影响（图2-53、图2-54）

　　各组 ATP/ADP 及 ATP/AMP 含量比值见图2-53A—D，AS-IV 本身对 ATP/ADP 或 ATP/AMP 比值较正常组无影响。ATP/ADP 和 ATP/AMP 在缺血30分钟后显著降低，再灌注90分钟后保持低水平，提示 ATP 消耗的增多，但 AS-IV 预给药在缺血30分钟和再灌注90分钟后都抑制了 ATP/ADP 和 ATP/AMP 的降低。

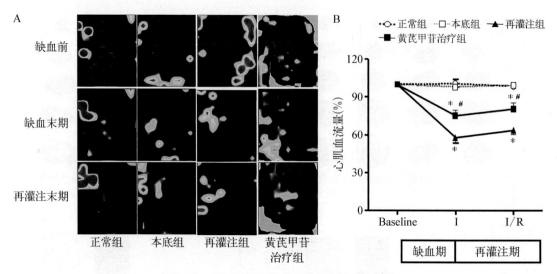

图2-50 AS-IV对大鼠心脏表面血流量的影响

（该图引自 *Microcirculation* 2013年第20卷736—747页）

A为各组激光多普勒扫描基线值，缺血30 min和再灌注90 min时的心脏表面血流量代表图，B为各组MBF时间曲线。*P<0.05 vs正常组，#P<0.05 vs再灌注组

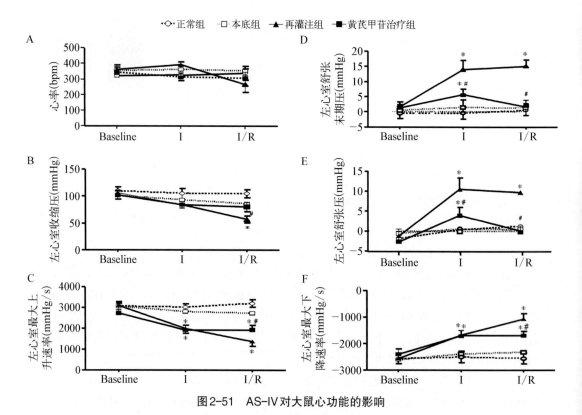

图2-51 AS-IV对大鼠心功能的影响

（该图引自 *Microcirculation* 2013年第20卷736—747页）

图中为各组HR(A)，LVSP(B)，+dp/dtmax(C)，LVEDP(D)，LVDP(E)及−dp/dtmax(F)在缺血30 min及再灌注90 min时的变化。*P<0.05 vs正常组，#P<0.05 vs再灌注组

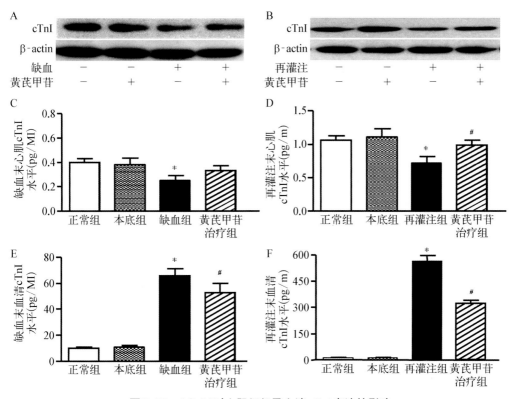

图2-52 AS-IV对心肌组织及血清cTnI表达的影响

（该图引自 *Microcirculation* 2013年第20卷736—747页）

A—D为缺血30 min（A、C），或缺血30 min，再灌90 min（B、D）各组心肌cTnI水平Western blot条带及半定量分析。E—F为缺血30 min（E），或缺血30 min，再灌90 min（F）cTnI水平半定量分析。C、E：$^*P<0.05$ vs正常组，$^\#P<0.05$ vs缺血组。D、F：$^*P<0.05$ vs正常组，$^\#P<0.05$ vs再灌注组

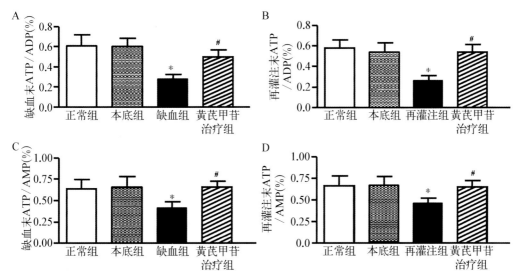

图2-53 AS-IV对大鼠心肌能量的影响

（该图引自 *Microcirculation* 2013年第20卷736—747页）

A、C为AS-IV对心肌30 min缺血后ATP/ADP及ATP/AMP比值的影响。$^*P<0.05$ vs正常组，$^\#P<0.05$ vs缺血组。B、D为AS-IV对心肌90 min再灌后ATP/ADP及ATP/AMP比值的影响。$^*P<0.05$ vs正常组，$^\#P<0.05$ vs再灌注组

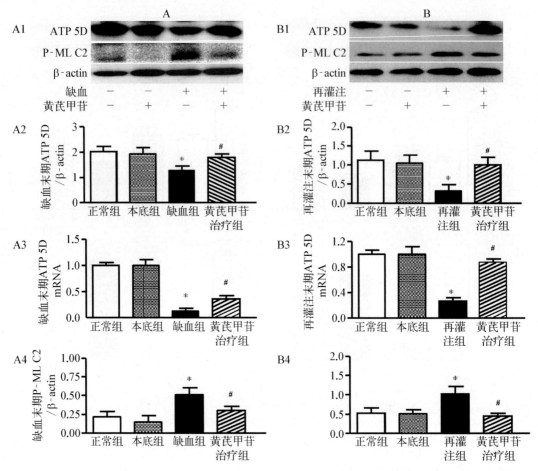

图 2-54　AS-IV 对大鼠心肌组织 ATP 5D 及 P-MLC2 表达的影响

（该图引自 *Microcirculation* 2013 年第 20 卷 736—747 页）

A 为 30 min 缺血时各组 ATP 5D 和 P-MLC2 表达的 Western blot 条带（A1）、ATP 5D（A2）和 P-MLC2（A4）的半定量分析及 ATP 5D 的 mRNA 表达水平（A3）。$^*P<0.05$ vs 正常组，$^#P<0.05$ vs 缺血组。B 为 90 min 再灌注时各组 ATP 5D 和 P-MLC2 表达的 Western blot 条带（B1）、ATP 5D（B2）和 P-MLC2（B4）的半定量分析及 ATP 5D 的 mRNA 表达水平（B3）。$^*P<0.05$ vs 正常组，$^#P<0.05$ vs 再灌注组

　　心肌 ATP 5D 和 P-MLC2 水平变化见图 2-54，作为 ATP 合成酶的亚基，ATP 5D mRNA 和蛋白质水平在缺血 30 分钟和再灌注 90 分钟均降低（图 2-54A2、A3、B2、B3），P-MLC2 水平在缺血 30 分钟（图 2-54A4）和再灌注 90 分钟（图 2-54B4）则均升高。AS-IV 预给药可显著抑制以上 I/R 导致的变化。

　　4.1.5.6　AS-IV 对心肌结构和凋亡的影响（图 2-55）

　　各组心脏左心室梗死区 F-actin 和 TUNEL 双染的结果如图 2-55，代表图如图 2-55A、B 所示，细胞核蓝色，F-actin 红色，凋亡细胞绿色。30 分钟缺血时，心肌纤维开始断裂，有少量凋亡细胞，并可被 AS-IV 预给药缓解。再灌注 90 分钟时，心肌损伤更为严重，心肌纤维断裂，F-actin 降解并出现大量 TUNEL 阳性细胞，以上变化均可被 AS-IV 预给药缓解。

　　4.1.5.7　AS-IV 对凋亡相关蛋白表达的影响（图 2-56）

　　Bcl-2 和 Bax 是凋亡相关蛋白，其中 Bcl-2 为抗凋亡蛋白，Bax 为凋亡蛋白。各组

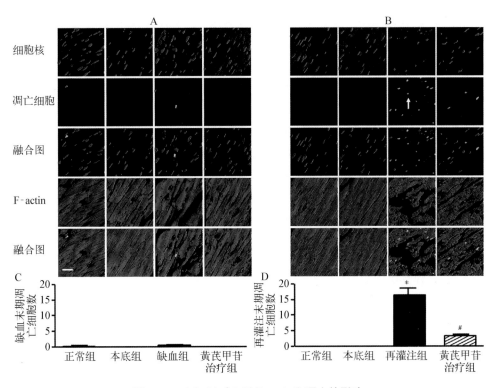

图2-55　AS-IV对心肌F-actin和凋亡的影响

（该图引自 *Microcirculation* 2013年第20卷736—747页）

　　A和B为各组F-actin及TUNEL双染示意图，核为蓝色、F-actin红色、TUNEL阳性细胞绿色（箭头所示）。Bar=25 μm。C、D为各组凋亡细胞数量的定量分析，以每个视野内细胞数计数。*P<0.05 vs 正常组，#P<0.05 vs 再灌注组

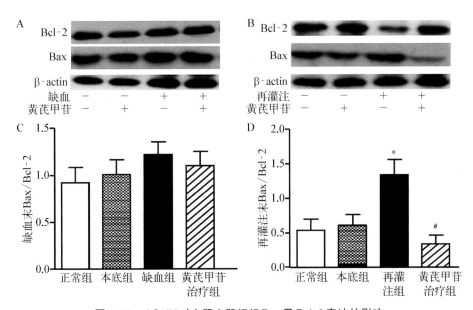

图2-56　AS-IV对大鼠心肌组织Bax及Bcl-2表达的影响

（该图引自 *Microcirculation* 2013年第20卷736—747页）

　　A为缺血30 min时各组Bax及Bcl-2表达的Western blot条带，C为Bax/Bcl-2半定量分析。B为再灌注90 min时各组Bax及Bcl-2表达的Western blot条带，D为Bax/Bcl-2半定量分析。*P<0.05 vs 正常组，#P<0.05 vs 再灌注组

Western blot结果见图2-56，缺血30分钟时各组Bcl-2、Bax表达无明显变化，但再灌注90分钟时Bax/Bcl-2比值明显上升，AS-IV预给药则可抑制此变化。

黄芪预处理的心肌缺血再灌注大鼠光镜和透射电镜下心肌细胞变性坏死程度及心肌细胞超微结构形态改变显著减轻；且黄芪预处理组大鼠血清中CK、LDH活性和MDA含量较模型组显著降低，SOD、Na$^+$-K$^+$-ATPase、Ca^{2+}-ATPase活性显著提高，提示其保护心肌缺血再灌注损伤机制可能与改善心肌缺血再灌注冠状微循环与抗氧自由基生成、减轻钙超载等多种机制有关[121]。离体实验表明经黄芪预给药的缺血再灌注心脏心肌水肿不明显，无明显肌纤维断裂，线粒体保护良好，糖原颗粒较缺血再灌注组明显增多[122]。对黄芪中3种提取物对心肌缺血再灌注损伤大鼠心功能影响的研究表明总皂苷能够增加心肌组织中cAMP含量，进而抑制心肌细胞膜Na$^+$-K$^+$-ATPase活性而发挥正性肌力作用，而总黄酮能够通过抑制MDA含量，清除氧自由基作用发挥正性肌力作用[123]。黄芪能显著减小心肌缺血再灌注后的心肌梗死面积，并促进LVSP、±dp/dtmax等心功能指标的恢复，且与川芎嗪合用与单用比较，各项指标的恢复更加显著[124]。

4.1.6　大蒜素

大蒜素为百合科葱属草本植物大蒜鳞状根提取物中的一种抗菌物质。大蒜素可以升高急性心肌缺血再灌注兔左心室内压最大上升速率、左心室收缩压、左心室舒张末期压等[125]。在新生大鼠心肌细胞缺氧/再给氧模型中，大蒜素的抗凋亡作用尤其显著[126]。大蒜素还可通过提高SOD和GSH-Px活性，降低血浆内皮素水平，调节NO和内皮素生成平衡，来改善血管内皮功能[127]。大蒜素持续静脉给药30分钟后，冠脉血流量下降至给药前的73%，而对照组冠脉血流量反而轻度升高至给药前的104%，可见大蒜素可降低冠脉血流量，起到了药物预适应的作用。研究进一步显示，大蒜素可导致左心室内压呈进行性下降，其预处理的作用与其负性肌力相关，是通过PKC通路来完成的[128,129]。

4.1.7　银杏提取物

银杏提取物（Egb761）由黄酮类、萜类、酚类和氨基酸构成，其中两种主要成分黄酮和萜类有吞噬氧自由基和阻止过氧化损伤的作用[130]。Egb761对心功能也有改善，可增加冠脉血流量、左心室内压、+dp/dtmax等指标[131]。Egb761可在再灌注期间及再灌注后提高心肌组织胞浆和血清中总过氧化物歧化酶（SOD）和CuZnSOD表达水平及活性，减弱线粒体脂质过氧化[132]。缺血再灌注可使细胞内Na$^+$、Ca^{2+}含量上升，K$^+$、Mg^{2+}含量下降，而Egb761可抑制这一变化[133]。Egb761还可抑制NO释放，降低iNOS的mRNA表达[134]。缺血再灌注诱导血管紧张素Ⅱ释放，从而导致心肌肥大和总蛋白量增加，Egb761可抑制该过程进而降低心肌SOD及MDA含量，而其中的重要成分槲皮素可通过ROS/JNK信号通路抑制该过程中凋亡相关蛋白p-ERK1/2、p-JNK和p-P38表达的升高[135]。

4.1.8　西洋参

西洋参是多年生五茄科植物的根，其生物活性成分有皂苷、多糖、黄酮、香精油和微量元素等。使用西洋参预处理的心肌缺血大鼠梗死后的心肌细胞中血管内皮生长因子和成纤维生长因子表达上调，且缺血区血管再生增强。西洋参也可显著减轻急性心梗大鼠心肌细胞的凋亡，并使凋亡相关蛋白 Fas 表达下调，Bcl-2 蛋白表达上调[136]。

4.1.9　竹叶

竹叶的活性成分包括多种黄酮、脂多糖和微量元素，有抗氧化和抗炎的作用[137]。使用离体几内亚猪心脏进行的实验表明，竹叶提取物可增加冠状动脉血流，对抗垂体后叶素诱发的心电图 T 波变化并减小梗死面积。竹叶中的黄酮含量接近 Egb761，有相似的抗氧自由基功能[138]，并能抑制心肌细胞凋亡以及 Bax、Cyt-c 和 Caspase-3 等凋亡促进因子的表达，同时不影响抗凋亡因子 Bcl-2 的表达[139]。

4.1.10　洋地黄及红花提取物

红花中包含超过 60 种化学物质，包括黄酮、木质素和乙炔等，洋地黄（又名红花黄）和红花黄色素 A 是其中的主要有效成分。洋地黄可显著抑制 LDH 和 MDA 含量，并减轻自由氧损伤[140]。在心肌缺血再灌注过程中，红花中的有效组分可影响免疫系统，阻断血小板激活因子受体，增加 NO 表达水平，并清除活性氧。洋地黄可在心肌缺血再灌注过程中抑制钠钾 ATP 酶活性，并提高环磷酸腺苷水平[141]。给乙丙肾上腺素诱发心肌缺血大鼠的再灌注模型中，腹腔注射洋地黄 0.8～1.25 g/kg，可显著改善大鼠心电图变化，证明其有肾上腺素能受体拮抗作用[142]。相比一般离体心脏，红花注射液中保存的大鼠离体心脏中 SOD 活性升高，MDA 含量降低，且超微结构明显有所改善[143]。红花籽油提取物被证明可降低凋亡指数，减少 Bax 表达并上调 Bcl-2 表达，揭示其有一定的抗凋亡功用[144]。

4.1.11　黄芩甙

黄芩甙是从黄酮中提取出的一种黄酮类复合物。黄芩甙在 1～10 μg/mL 范围内可显著提高新生 SD 大鼠缺氧心肌细胞中的 SOD 活性，1 μg/mL 可抑制 MDA 合成，10 μg/mL 可抑制 NO 合成[145]。黄芩甙可使缺血再灌注大鼠心脏 CPK 合成减少，超微结构有所改善[146]。黄芩甙也可降低心脏 NF-κB、P-selectin、Bax、Caspase-3 蛋白表达，并提高 Bcl-2 表达[147]。黄芩甙也能增强心肌收缩性能和舒张性能，体现在对心肌缺血再灌造成的 LVSP、+dp/dtmax、LVEDP、-dp/dtmax 的变化均有改善[148]。

4.1.12　山楂叶总酮

山楂叶总酮可减轻缺血缺氧引起的新生 SD 大鼠心肌细胞的心律失常，抑制 LDH 呈递，降低 MDA 含量、细胞内 SOD 活性及 NO 含量[149]。12.5 mg/kg、25.0 mg/kg 和 50.0 mg/kg 剂量的山楂叶总酮均可抑制心肌缺血再灌注引起的心电图 ST 段变化[150]。

4.2　复方制剂

复方制剂是中药的优势和特色。缺血再灌注预适应的保护机制是复杂的多因素参与，单味药物预处理的实验证明，预处理是通过多途径、多个靶点的调控保护，复方制剂可兼顾这种多因素的特点。

4.2.1 复方丹参滴丸

复方丹参滴丸（Cardiotonic Pills®, CP）是一种复合中成药，由丹参、三七、冰片三味药组成。该药于1994年被国家食品药品监督管理总局批准用于缺血性心绞痛的治疗，2010年通过美国食品药品监督管理局二期临床试验，2013年1月CP治疗缺血性心脏疾病的三期临床试验启动。之前针对心肌缺血再灌注损伤药物靶点的蛋白组学研究证明，同时使用丹参和三七的心肌保护效果要好于单独使用其中一种[151]。我们的研究结果显示，CP以0.8 g/kg的浓度预给药可显著改善心肌缺血再灌注所诱导的微循环障碍[152]。实验结果如下。

4.2.1.1 复方丹参滴丸对I/R心脏冠状细动脉、细静脉管径及红细胞流速的影响（图2-57）

图2-57A显示了高速摄像机测得的冠状细动脉、细静脉管径及红细胞流速。正常组、再灌注组、CP0.1 g/kg预给药组、CP0.4 g/kg预给药组和CP0.8 g/kg预给药组冠状细动脉直径的基础值分别是15.25 ± 1.26 μm、15.56 ± 0.41 μm、15.63 ± 0.92 μm、16.17 ± 1.01 μm和15.75 ± 1.52 μm，而冠状细静脉直径的基础值分别是44.67 ± 1.13 μm、46.2 ± 1.98 μm、46.03 ± 2.78 μm、46.25 ± 2.28 μm、45.42 ± 0.93 μm。五组冠状细动脉或细静脉的管径基础值无显著差异，且整个实验过程中各管径无显著变化。冠状细动脉RBC流速的时间曲线见图

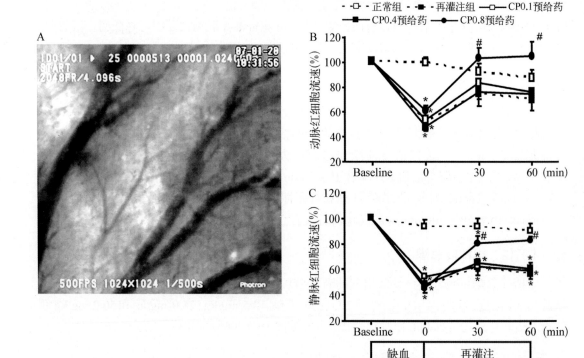

图2-57 CP预给药对大鼠缺血再灌注后冠状细动脉、细静脉管径及红细胞（RBC）流速的影响

（该图引自 *Am J Physiol Heart Circ Physiol* 2010年第298卷1166—1176页）

图A为心脏冠状动脉微循环的示意图。Bar=100 μm。图B为冠状细动脉内RBC流速的变化曲线。图C为冠状细静脉内RBC流速的变化曲线。*P<0.05 vs正常组，#P<0.05 vs再灌注组

2-57B。正常组中，RBC流速全程无变化，I/R组中，RBC流速在再灌注开始后显著降低，之后逐渐恢复。CP预给药0.8 g/kg显著缓解了I/R引起的RBC缺血后流速降低，低剂量（0.1 g/kg或0.4 g/kg）则无效。图2-57C显示冠状细静脉RBC流速的时间曲线。与冠状细动脉相似，正常组中，RBC流速全程无变化，I/R组中，RBC流速在再灌注开始后显著降低，至再灌注结束一直保持低水平。CP预给药0.8 g/kg显著缓解了I/R引起的RBC缺血后流速降低，低剂量（0.1 g/kg或0.4 g/kg）则无效。

4.2.1.2　复方丹参滴丸对I/R冠状细静脉白蛋白漏出的影响（图2-58）

图2-58A为各组再灌注60分钟后FITC标记的冠状细静脉白蛋白漏出结果示意图。正常组中无明显白蛋白漏出（A1），I/R组则有明显漏出（A2），CP预给药0.8 g/kg则有缓解漏出作用（A5）。各组定量分析结果见图2-58B。与正常组相比，I/R组在再灌注结束后冠状细静脉白蛋白漏出明显增多。CP预给药0.8 g/kg时，冠状细静脉白蛋白漏出受到抑制，其他剂量则无效。

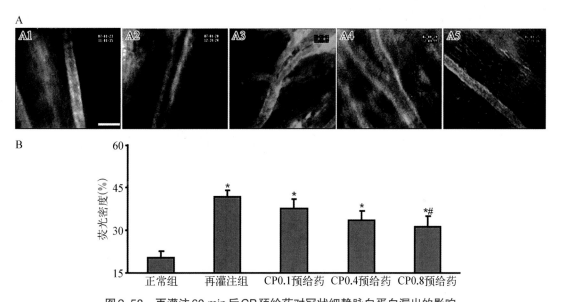

图2-58　再灌注60 min后CP预给药对冠状细静脉白蛋白漏出的影响

（该图引自 *Am J Physiol Heart Circ Physiol* 2010年第298卷1166—1176页）

图A为大鼠冠状细静脉壁白蛋白漏出荧光强度。Bar=50 μm。A1—A5分别为正常组、再灌注组、CP0.1预给药组、CP0.4预给药组和CP0.8预给药组。图B为各组冠状细静脉白蛋白漏出的定量分析。$^*P<0.05$ vs正常组，$^\#P<0.05$ vs再灌注组

4.2.1.3　复方丹参滴丸对I/R心脏表面血流量的影响（图2-59）

图2-59A为各组各时间点激光多普勒血流量仪扫描的心脏表面血流量彩色图像，不同CBF强度使用不同颜色表示，红色代表最高血流量。各组基线血流量值无明显差距（a1—e1），缺血造成血流量相比则正常组明显下降（a2—e2）。0.8 g/kg CP预处理可显著减缓血流量的降低（e3、e4），但0.1 g/kg（c3、c4）或0.4 g/kg效果不明显。CBF变化的时间曲线图见图2-59B，I/R组中缺血后CBF降到了基线的65%，再灌注5～10分钟后恢复到了基线的82%，60分钟时又降到了基线的77%。CP预给药组的MBF时间曲线变化趋势与I/R组一致，但0.8 g/kg CP预给药组中CBF可在再灌注5～30分钟后恢复到基线的106%直至99%，0.4 g/

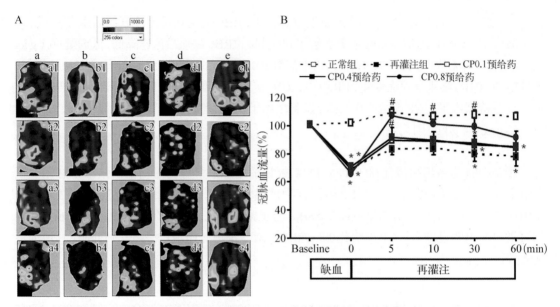

图2-59　CP预给药对I/R大鼠冠脉血流量（CBF）的影响

（该图引自 *Am J Physiol Heart Circ Physiol* 2010年第298卷1166—1176页）

图A为激光多普勒扫描所得正常组（a）、再灌注组（b）、CP0.1预给药组（c）、CP0.4预给药组（d）和CP0.8预给药组（e）基线（1）和再灌注后0（2）、30（3）、60 min（4）CBF的彩色图像。血流量用颜色范围从深蓝（低）到红（高）的色度表示。图B为各组CBF的时间曲线。$^{*}P<0.05$ vs正常组，$^{\#}P<0.05$ vs再灌注组

kg CP组中再灌注后5分钟则恢复到基线的91%，提示其对I/R引起的MBF降低有缓解作用。

4.2.1.4　复方丹参滴丸对CD18在I/R心脏中性粒细胞上的表达的影响（图2-60）

CD18在中性粒细胞上的表达使用流式细胞分析仪测定，其荧光强度结果见图2-60。I/R可增加CD18荧光强度，0.8 g/kg CP可抑制CD18表达的增加，但低浓度（0.4 g/kg或0.1 g/kg）则无此效果。

4.2.1.5　复方丹参滴丸对ICAM-1在I/R心脏血管内皮细胞的表达的影响（图2-61）

图2-61A为各组ICAM-1在心肌组织中的免疫组织化学染色示意图。ICAM-1的阳性染色可明显见于I/R组（A3），以及0.1 g/kg、0.4 g/kg CP预给药组（A4、A5）的心脏血管内皮

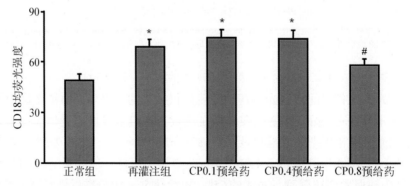

图2-60　CP预给药黏附分子CD18在I/R大鼠外周中性粒细胞上表达的影响

（该图引自 *Am J Physiol Heart Circ Physiol* 2010年第298卷1166—1176页）

$^{*}P<0.05$ vs正常组，$^{\#}P<0.05$ vs再灌注组

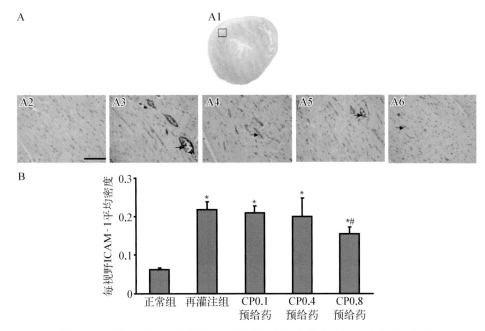

图2-61　CP预给药对ICAM-1在I/R大鼠心肌血管内皮细胞上表达的影响

（该图引自 *Am J Physiol Heart Circ Physiol* 2010年第298卷1166—1176页）

　　图A为ICAM-1免疫组织化学染色的代表图，图A1为ICAM-1免疫组化染色定位的样例，图A2—A6分别为正常组、再灌注组、CP0.1预给药组、CP0.4预给药组和CP0.8预给药组。Bar=100 μm。箭头所指为ICAM-1阳性血管内皮。图B为ICAM-1阳性染色的定量分析。$^*P<0.05$ vs正常组，$^{\#}P<0.05$ vs再灌注组

　　表面，但0.8 g/kg CP预给药可显著抑制I/R引起的ICAM-1表达（A6）。定量分析结果见图2-61B，I/R后ICAM-1在心肌组织中表达相比正常组显著提高，0.8 g/kg CP预给药能显著抑制ICAM-1表达的提高，而低剂量（0.1 g/kg或0.4 g/kg）CP则无此效果。

　　4.2.1.6　复方丹参滴丸对I/R心肌MDA表达水平的影响（图2-62）

　　I/R后左心室心肌梗死区域的MDA表达水平见图2-62。相比正常组，I/R后MDA表达水平显著上升，而CP三个剂量的预给药均能显著降低MDA表达水平。

　　4.2.1.7　复方丹参滴丸对I/R心肌梗死面积的影响（图2-63）

　　TTC染色测得的各组心肌梗死面积结果见图2-63。其中图2-63A为各组代表图，正常组心肌无明显梗死（a），I/R组心肌可见明显梗死区域（b），CP预给药则可减小梗死面积，0.8 g/kg效果最佳。定量分析证实了以上结果（图2-63B）。

　　4.2.1.8　复方丹参滴丸对I/R心脏组织损伤及心肌组织凋亡相关蛋白表达的影响（图2-64、图2-65）

　　TUNEL染色和Caspase-3、Bcl-2和Bax免疫组化染色结果见图2-64、图2-65。图2-64A显示了各组心肌梗死区域的TUNEL染色结果。正常组中，TUNEL阳性细胞数量极少（A1），但I/R组中可见大量TUNEL阳性细胞（A2）。CP以0.1 g/kg、0.4 g/kg和0.8 g/kg三种剂量预给药时都可显著减少心肌TUNEL阳性细胞（A3—A5）。图2-64C为各组左心室梗死区TUNEL阳性细胞的定量分析，与定性分析结果一致。各组左心室心肌梗死区域Caspase-3免疫组织化学染色及相应定量分析结果见图2-64B、D。相比正常组（B2），I/R组心肌组织

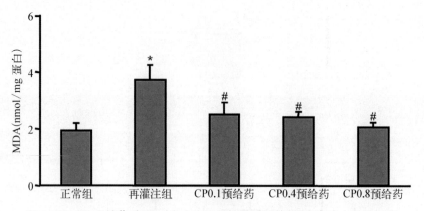

图2-62　CP预给药对I/R后左心室心肌梗死区域的MDA表达水平的影响

（该图引自 *Am J Physiol Heart Circ Physiol* 2010年第298卷1166—1176页）

$^*P<0.05$ vs 正常组，$^#P<0.05$ vs 再灌注组

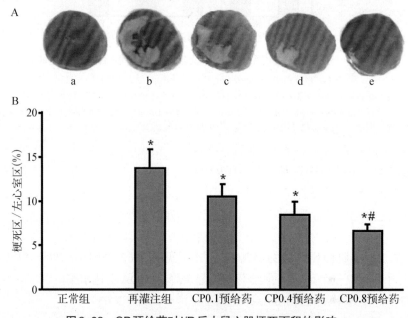

图2-63　CP预给药对I/R后大鼠心肌梗死面积的影响

（该图引自 *Am J Physiol Heart Circ Physiol* 2010年第298卷1166—1176页）

图A为正常组（a）、再灌注组（b）、CP0.1预给药组（c）、CP0.4预给药组（d）和CP0.8预给药组（e）的左心室TTC染色的代表图，梗死区为白色。图B为各组左心室梗死面积的定量分析。$^*P<0.05$ vs 正常组，$^#P<0.05$ vs 再灌注组

出现大量Caspase-3阳性细胞（B3）。CP 0.8 g/kg预给药可减少Caspase-3阳性细胞数量（B6），但0.1 g/kg或0.4 g/kg无此效果（B4、B5）。图2-65表示凋亡相关蛋白Bcl-2和Bax在左心室梗死区域的表达。如图2-65A、C所示，Bcl-2表达被I/R抑制，而CP预给药0.8 g/kg可上调Bcl-2表达，但0.1 g/kg和0.4 g/kg无此效果。Bax表达在I/R后上调，而CP预给药0.8 g/kg可抑制Bax表达（图2-65B、D）。

4.2.1.9　复方丹参滴丸对I/R心脏组织学的影响（图2-66）

图2-66为各组左心室心肌梗死区域的组织学HE染色结果。与正常组相比（图2-

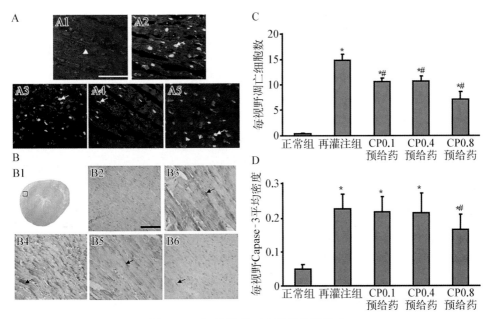

图2-64　CP预给药对心肌损伤的影响

（该图引自 *Am J Physiol Heart Circ Physiol* 2010年第298卷1166—1176页）

　　图A为正常组（A1）、再灌注组（A2）、CP0.1预给药组（A3）、CP0.4预给药组（A4）和CP0.8预给药组（A5）TUNEL染色的示意图，箭头表示TUNEL阳性细胞，Bar=50 μm。图B为正常组（B1）、再灌注组（B2）、CP0.1预给药组（B3）、CP0.4预给药组（B4）和CP0.8预给药组（B5）Caspase-3免疫组化染色示意图，箭头表示Caspase-3阳性染色，Bar=100 μm，B1为免疫组化染色定位的样例。图C为凋亡细胞的数量统计。图D为Caspase-3活性的定量分析。$^*P<0.05$ vs正常组，$^\#P<0.05$ vs再灌注组

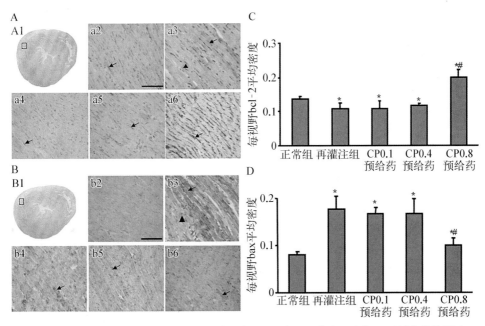

图2-65　CP预给药对I/R大鼠凋亡相关蛋白Bcl-2和Bax在左心室梗死区域表达的影响

（该图引自 *Am J Physiol Heart Circ Physiol* 2010年第298卷1166—1176页）

　　图A、B为Bcl-2（A）和Bax（B）在各组免疫组化染色的代表图。A1、B1为Bcl-2和Bax免疫组化染色定位的样例，Bar=100 μm。箭头代表免疫组化阳性细胞。图C、D为Bcl-2和Bax在心肌组织表达的定量分析。$^*P<0.05$ vs正常组，$^\#P<0.05$ vs再灌注组

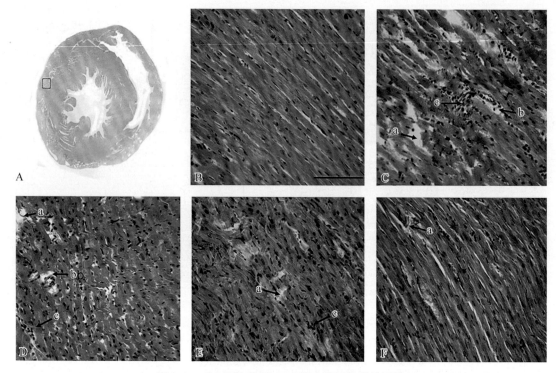

图2-66　CP预给药对I/R大鼠心肌组织学的影响

（该图引自 *Am J Physiol Heart Circ Physiol* 2010年第298卷1166—1176页）

A为组织学实验取材位置，B—F分别为正常组、再灌注组、CP0.1预给药组、CP0.4预给药组和CP0.8预给药组。a为断裂心肌，b为水肿，c为浸润的中性粒细胞，Bar=100 μm

66B），I/R组心肌梗死区域出现明显变化，包括心肌纤维断裂、组织水肿、中性粒细胞浸润等（图2-66C）。CP预给药可缓解以上所有损伤，尤其是0.8 g/kg剂量（图2-66D—F）。

4.2.1.10　复方丹参滴丸对I/R心肌超微结构的影响（图2-67）

电子显微镜各组左心室心肌梗死区超微结构图见图2-67A组织周围毛细血管示意图。正常组中，毛细血管内皮保存完好，毛细血管及周围组织表现正常的超微结构（A1）。I/R损伤造成血管内皮肿胀，内皮细胞中出现大量质膜微囊，血管周围可见水肿（A2）。0.4 g/kg或0.8 g/kg CP预给药可以改善I/R引起的内皮肿胀、周围组织水肿（A4、A5）。图2-67B显示了各组心肌细胞的超微结构。正常组中（B1），心肌纤维排列整齐，肌丝完好，线粒体分布在肌丝间的细胞质，且线粒体脊排列紧密。I/R导致心肌细胞严重损伤（B2），表现为心肌纤维断裂，线粒体破裂。三种剂量的CP预给药均能减轻I/R引起的心肌超微结构损伤（B3、B4、B5）。

4.2.1.11　复方丹参滴丸对I/R心肌IκBα表达的影响（图2-68）

各组心肌IκBα表达水平的Western blot检测结果见图2-68。相比正常组，I/R造成了IκBα的大量降解，CP预给药0.4 g/kg及0.8 g/kg可显著抑制I/R引起的IκBα降解，而0.1 g/kg的CP预给药则无效。

我们的另一实验证明，连续6天给予CP，从0.1 g/（kg·d）到0.8 g/（kg·d），都可以抑制I/R引起的大鼠心脏微循环障碍和心肌损伤。CP的作用与抗氧化应激效应相关，其抗氧化应激效应与其抑制谷胱甘肽的降低，抑制NADPH oxidase亚基p67phox、p47phox从细胞浆

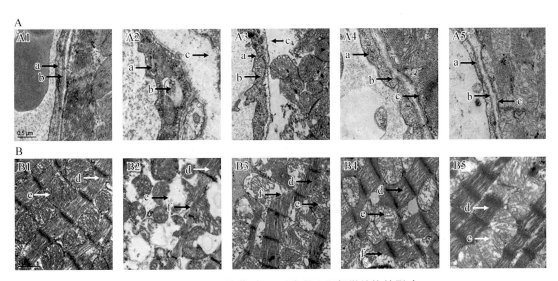

图2-67　CP预给药对I/R后大鼠心肌超微结构的影响

（该图引自 *Am J Physiol Heart Circ Physiol* 2010年第298卷1166—1176页）

A为各组大鼠心肌组织内毛细血管的电镜示意图，a为血管内皮，b为质膜微囊，c为血管周围水肿。B为各组大鼠心肌细胞电镜示意图，d为心肌纤维，f为线粒体，g为破裂的线粒体，1—5分别为正常组、再灌注组、CP0.1预给药组、CP0.4预给药组和CP0.8预给药组

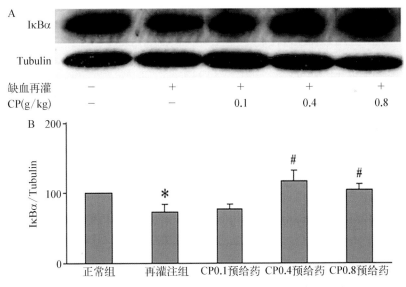

图2-68　CP预给药对I/R诱导的心肌IκBα降解的影响

（该图引自 *Am J Physiol Heart Circ Physiol* 2010年第298卷1166—1176页）

A为再灌注结束时正常组、再灌注组、CP0.1预给药组、CP0.4预给药组和CP0.8预给药组 Western blot 示意图。B为IκBα的蛋白定量结果，$^*P<0.05$ vs 正常组，$^\#P<0.05$ vs 再灌注组

到细胞膜的转位和gp91phox表达相关[153]。实验结果如下。

4.2.1.12　CP连续给药对I/R后大鼠心肌梗死面积的影响（图2-69）

如图2-69A所示，正常组大鼠心脏未见梗死区域，I/R模型组大鼠心脏可见较大的呈白

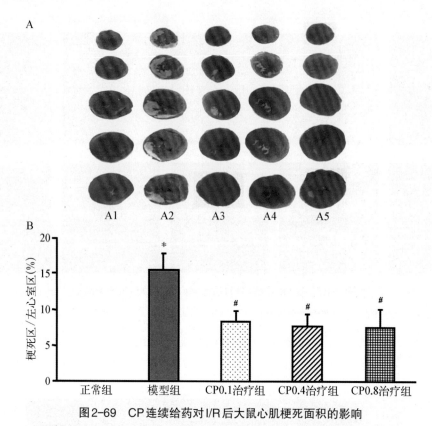

图2-69   CP连续给药对I/R后大鼠心肌梗死面积的影响

（该图引自 *Evidence-based complementary and alternative medicine* 2013年728020页）

图A表示正常组（A1）、再灌注组（A2）、CP0.1给药组（A3）、CP0.4给药组（A4）和CP0.8给药组（A5）大鼠再灌注60 min时心脏TTC染色图。图B表示正常组、再灌注组、CP0.1给药组、CP0.4给药组和CP0.8给药组大鼠再灌注60 min时心脏心肌梗死面积统计分析结果。$^*P<0.05$ vs 正常组，$^#P<0.05$ vs I/R模型组

色染色的梗死区域。CP0.1（6）+I/R组、CP0.4（6）+I/R组和CP0.8（6）+I/R组心肌梗死区域与I/R组相比明显地减少。

图2-69B是统计结果，连续给予0.1 g/（kg·d）、0.4 g/（kg·d）、0.8 g/（kg·d）的CP都可以显著性地减少I/R后大鼠心肌梗死的面积。

4.2.1.13   CP连续给药对I/R损伤介导的大鼠心脏组织学改变的影响（图2-70）

从图2-70A中可以看到正常组：心肌细胞结构基本正常，心肌纤维染色均匀，细胞界限清晰，间质无水肿及炎性细胞浸润。I/R模型组：心肌纤维断裂，心肌细胞水肿严重，细胞界限不清，间质水肿明显，有大量炎性细胞浸润。CP0.1（6）+I/R组：肌浆分布不匀，间质中度水肿，有少量炎细胞浸润。CP0.4（6）+I/R组和CP0.8（6）+I/R组：心肌细胞排列相对规整，细胞界限清楚，间质轻度水肿，散在极少量炎性细胞浸润。

如图2-70B所示，正常组大鼠心脏毛细血管内皮完整，可观察到少量的小泡，没有观察到血管外周的水肿。I/R组大鼠心脏的毛细血管内皮细胞肿胀，可观察到血管内皮细胞内的大吞饮泡和血管外周水肿。CP0.1（6）+I/R组、CP0.4（6）+I/R组和CP0.8（6）+I/R组大鼠心脏的毛细血管内皮细胞完好，未见内皮细胞肿胀和血管外周水肿。

如图2-70C所示，正常组大鼠心脏心肌细胞纤维排列整齐、肌节清晰、大小一致，线粒体

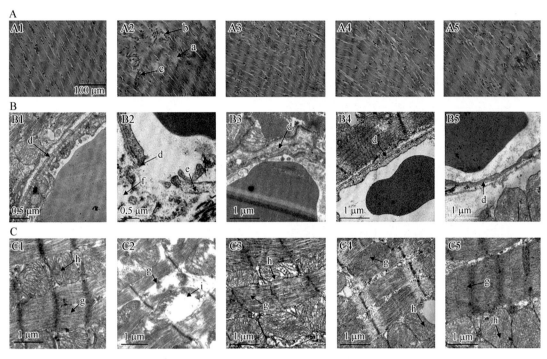

图2-70 CP连续给药对I/R诱导的大鼠心脏组织学改变的影响

（该图引自 *Evidence-based complementary and alternative medicine* 2013年728020页）

图A显示正常组（A1）、I/R模型组（A2）、CP0.1给药组（A3）、CP0.4给药组（A4）、CP0.8给药组（A5）大鼠再灌注后心脏HE染色图。a为心肌纤维断裂，b为间质水肿明显，c为炎性细胞浸润。CP连续给药对I/R导致的大鼠心肌组织超微结构改变的影响。图B表示正常组（B1）、I/R模型组（B2）、CP0.1给药组（B3）、CP0.4给药组（B4）、CP0.8给药组（B5）大鼠心脏毛细血管的透射电镜观察结果。图C表示各组大鼠心肌细胞的透射电镜观察结果。d为内皮细胞，e为血管内皮细胞内的大吞饮泡，f为血管外周水肿，g为心肌细胞纤维，h为线粒体，i为线粒体空泡化

（e）紧密排列、形状规则、包膜完整、嵴密集、规则。I/R组大鼠心脏心肌细胞水肿，肌丝溶解、断裂，线粒体受损肿胀，多处空泡化（f）。CP各剂量组均改善了心肌细胞的超微结构，肌纤维排列较整齐，线粒体肿胀减轻，包膜完整，形态规则。

4.2.1.14 CP连续给药I/R介导的大鼠心脏细静脉红细胞流速和管径的影响（图2-71）

如图2-71B所示，正常组大鼠冠状细静脉红细胞流速在观察期间内没有显著的变化。I/R组大鼠冠状血管细静脉红细胞流速在再灌注开始时就显著地降低，并持续到观察结束时。0.1 g/（kg·d）给药量的CP预给药在再灌注30分钟时显著地抑制再灌注引起的大鼠冠状血管细静脉红细胞流速的降低，0.4 g/（kg·d）和0.8 g/（kg·d）剂量的CP连续6天给药从再灌注30分钟开始，显著地抑制了I/R引起的红细胞流速的降低，并持续到再灌注60分钟。

如图2-71C所示，I/R组大鼠心脏细动、静脉管径在本观察期间内没有显著的变化，CP各给药组大鼠的心脏细动、静脉管径也没有显著的变化。

4.2.1.15 CP连续给药对I/R介导的大鼠心脏血浆白蛋白渗出的影响（图2-72）

如图2-72A所示，正常组大鼠仅可以观察到少量的FITC标记白蛋白的血管外漏出。I/R组大鼠可明显观察到FITC标记白蛋白的血管外漏出。0.1 g/（kg·d）、0.4 g/（kg·d）和0.8 g/（kg·d）给药量的CP连续6天给药组大鼠的FITC标记白蛋白的血管外漏出明显减少。

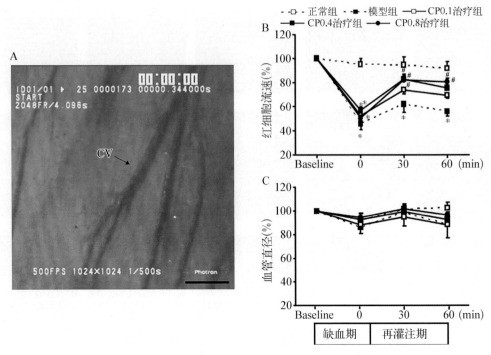

图2-71   CP连续给药对I/R介导的大鼠心脏细静脉红细胞流速和管径的影响

（该图引自 *Evidence-based complementary and alternative medicine* 2013年728020页）

图A为大鼠心脏表面细静脉观察示意图,箭头处所指为心脏表面细静脉。图B表示各组大鼠冠状血管细静脉红细胞流速连续变化统计图。图C表示各组大鼠冠状血管细静脉管径的连续变化。$^*P<0.05$ vs 正常组,$^\#P<0.05$ vs I/R模型组

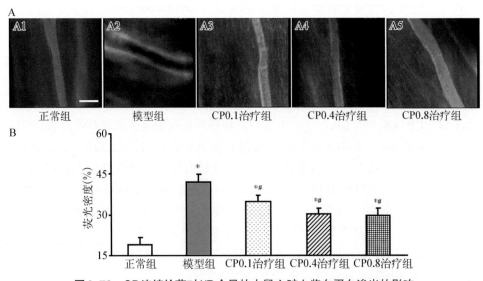

图2-72   CP连续给药对I/R介导的大鼠心脏血浆白蛋白渗出的影响

（该图引自 *Evidence-based complementary and alternative medicine* 2013年728020页）

图A表示正常组（A1）、I/R模型组（A2）、CP0.1（6）+I/R组（A3）、CP0.4（6）+I/R组（A4）和CP0.8（6）+I/R组（A5）大鼠在再灌注60 min时冠状血管细静脉白蛋白的漏出状态。图B表示在再灌注60 min时,正常组、I/R模型组、CP0.1（6）+I/R组、CP0.4（6）+I/R组、CP0.8（6）+I/R组大鼠心脏冠状血管细静脉内外FITC标记白蛋白的荧光强度比统计图。$^*P<0.05$ vs正常组,$^\#P<0.05$ vs I/R模型组

如图2-72B所示，正常组大鼠心脏冠状血管细静脉血管外与血管内FITC标记白蛋白的荧光密度的比为18.94 ± 2.77。I/R组为42.09 ± 2.67，显著高于正常组。0.1 g/(kg · d)、0.4 g/(kg · d)和0.8 g/(kg · d)给药量的CP连续6天给药后大鼠心脏冠状血管细静脉血管外与血管内FITC标记白蛋白光密度的比值分别为34.8 ± 2.23、30.2 ± 2.09、29.71 ± 2.51，结果表明CP显著性抑制I/R引起的白蛋白的漏出。

4.2.1.16　CP连续给药对I/R介导的大鼠心脏血流量的影响（图2-73）

如图2-73A所示，正常组大鼠心脏血流量在检测过程中没有明显的变化。I/R组大鼠在再灌注后血流量明显降低。CP0.1(6)+I/R组大鼠心脏血流量在再灌注30分钟和60分钟时与I/R相比有所恢复。CP0.4(6)+I/R组、CP0.8(6)+I/R组大鼠在再灌注后心脏血流量明显恢复。

图2-73B显示了统计结果。正常组大鼠心脏血流量在观察过程中没有明显变化。I/R组大鼠心脏血流量在缺血和再灌注期间显著地降低，CP 0.1 g/kg连续给药没有显著地抑制I/R后的大鼠心脏血流量的降低。CP0.4(6)+I/R组在再灌注5分钟和再灌注60分钟可显著抑制再灌注引起的血流量的降低。CP0.8(6)+I/R组从再灌注5分钟到再灌注60分钟的期间内，均可显著地抑制再灌注引起的大鼠心脏表面血流量的降低。

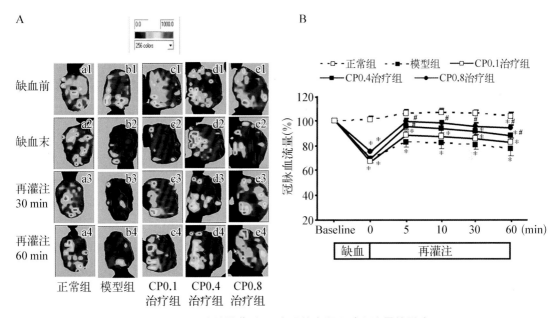

图2-73　CP连续给药对I/R介导的大鼠心脏血流量的影响

（该图引自 *Evidence-based complementary and alternative medicine* 2013年728020页）

图A表示的是激光多普勒测得的正常组、I/R模型组、CP0.1给药组、CP0.4给药组、CP0.8给药组大鼠心脏血流量的图像。图B表示正常组、I/R模型组、CP0.1给药组、CP0.4给药组、CP0.8给药组大鼠心脏血流量的连续变化统计图。$*P<0.05$ vs正常组，$\#P<0.05$ vs I/R模型组

4.2.1.17　CP连续给药对I/R诱导的心肌细胞凋亡及相关蛋白表达的影响（图2-74）

如图2-74A所示，正常组大鼠偶见TUNEL阳性的心肌细胞，I/R组大鼠心脏可以观察到大量的TUNEL阳性的心肌细胞，CP0.1(6)+I/R组、CP0.4(6)+I/R组、CP0.8(6)+I/R组的

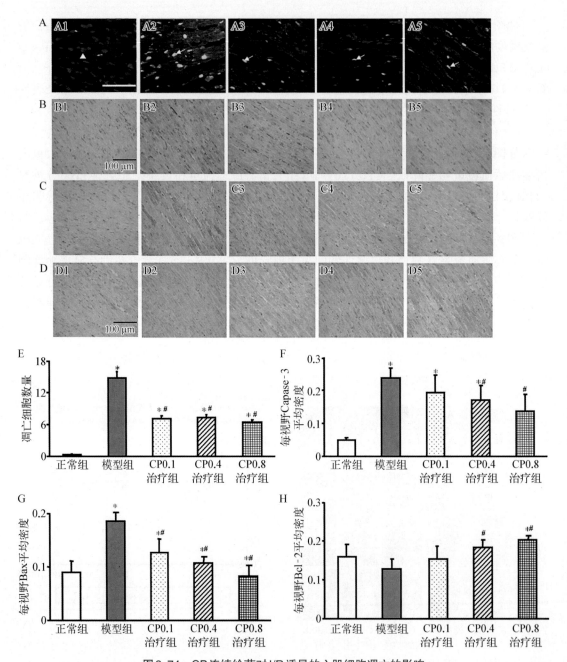

图2-74　CP连续给药对I/R诱导的心肌细胞凋亡的影响

（该图引自 *Evidence-based complementary and alternative medicine* 2013 年 728020 页）

图 A 为正常组、I/R 模型组、CP0.1 给药组、CP0.4 给药组、C 0.8 给药组大鼠再灌注 60 min 时心脏 TUNEL 染色的图像。白色箭头为凋亡细胞。图 E 表示正常组、I/R 模型组、CP0.1 给药组、CP0.4 给药组、CP0.8 给药组大鼠心脏 TUNEL 阳性心细胞统计图。图 B 是正常组、I/R 模型组、CP0.1 给药组、CP0.4 给药组、CP0.8 给药组 Caspase-3 免疫组织化学染色的图像。图 C 是正常组、I/R 模型组、CP0.1 给药组、CP0.4 给药组、CP0.8 给药组 Bax 免疫组织化学染色的图像。图 D 是正常组、I/R 模型组、CP0.1 给药组、CP0.4 给药组、CP0.8 给药组 Bcl-2 免疫组织化学染色的图像。棕色为阳性。图 F、图 G、图 H 分别表示各组 Caspase-3、Bax、Bcl-2 阳性部位平均光密度的统计分析。$^{*}P<0.05$ vs 正常组，$^{\#}P<0.05$ vs I/R 模型组

TUNEL阳性心肌细胞均明显地减少。

图2-74E显示了统计结果。I/R组大鼠心肌凋亡细胞较正常组显著性增加,而0.1 g/(kg·d)、0.4 g/(kg·d)、0.8 g/(kg·d)CP连续给药显著性地逆转由I/R引起的凋亡心肌细胞的增加。

如图2-74B所示,正常组Caspase-3未见明显表达。I/R组心肌细胞内Caspase-3的表达明显增强,阳性细胞呈棕黄色。CP0.1(6)+I/R组心肌细胞内仍有大量Caspase-3表达,CP0.4(6)+I/R组和CP0.8(6)+I/R组Caspase-3的表达明显减少。图2-63F显示了统计结果。正常组大鼠心肌细胞内Caspase-3表达的平均光密度值为0.044±0.028,I/R组心肌细胞内Caspase-3表达的平均光密度值显著增高,为0.237±0.035。CP0.1(6)+I/R组大鼠心肌细胞内Caspase-3表达的平均光密度值为0.192±0.051,与I/R组比较没明显区别。CP0.4(6)+I/R组、CP0.8(6)+I/R组大鼠心肌细胞内Caspase-3表达的平均光密度值分别为0.169±0.048与0.136±0.062,结果表明CP0.4 g/(kg·d)和0.8 g/(kg·d)显著性抑制I/R引起的大鼠心肌细胞内Caspase-3表达的增高。

如图2-74C所示,正常组Bax未见明显表达。I/R组心肌细胞内Bax的表达明显增强,阳性细胞呈棕黄色。CP0.1(6)+I/R组、CP0.4(6)+I/R组和CP0.8(6)+I/R组Bax的表达明显减少。图2-63G是统计结果,从中可以看出正常组大鼠心肌细胞内Bax的平均光密度值为0.092±0.014,I/R组心肌细胞内Bax的平均光密度值显著增高,为0.188±0.012。CP0.1(6)+I/R组、CP0.4(6)+I/R组和CP0.8(6)+I/R组大鼠心肌细胞内Bax的平均光密度值分别为0.13±0.0016、0.08±0.009与0.83±0.0013,结果表明CP显著性抑制I/R引起的大鼠心肌细胞内Bax表达量的增高。

如图2-74D所示,正常组Bcl-2有部分表达,阳性细胞呈棕黄色。I/R组与CP0.1(6)+I/R组心肌细胞内Bcl-2的表达减少。CP0.4(6)+I/R组和CP0.8(6)+I/R组心肌细胞内Bcl-2表达量明显增多。图2-74 H是统计结果,从中可以看出正常组大鼠心肌细胞内Bcl-2的平均光密度值为0.161±0.012,I/R组心肌细胞内Bcl-2的平均光密度值降低为0.13±0.014。CP0.1(6)+I/R组平均光密度值为0.156±0.012,与I/R组比较没有明显意义。CP0.4(6)+I/R组和CP0.8(6)+I/R组大鼠心肌细胞内Bcl-2的平均光密度值分别为0.183±0.095与0.204±0.073,结果表明CP0.4 g/(kg·d)和0.8 g/(kg·d)显著性增加大鼠心肌细胞内Bcl-2的表达量。

4.2.1.18　CP连续给药对I/R诱导的大鼠心肌组织中NF-κB通路和外周血粒细胞黏附分子表达的影响(图2-75)

如图2-75A所示,正常组IκBα有部分表达,阳性细胞呈棕黄色。I/R组与CP0.1(6)+I/R组心肌细胞内IκBα的表达减少。CP0.4(6)+I/R组和CP0.8(6)+I/R组心肌细胞内IκBα表达明显增多。

从图2-75B中我们可以看到正常组NF-κB P65未见明显表达。I/R组心肌细胞内NF-κB P65的表达明显增强,阳性细胞呈棕黄色。CP0.1(6)+I/R组、CP0.4(6)+I/R组和CP0.8(6)+I/R组NF-κB P65的表达明显减少。

如图2-75C统计结果所示正常组大鼠心肌细胞内IκBα表达的平均光密度值为0.172±0.014,I/R组心肌细胞内IκBα表达的平均光密度值降低为0.119±0.012。CP0.1

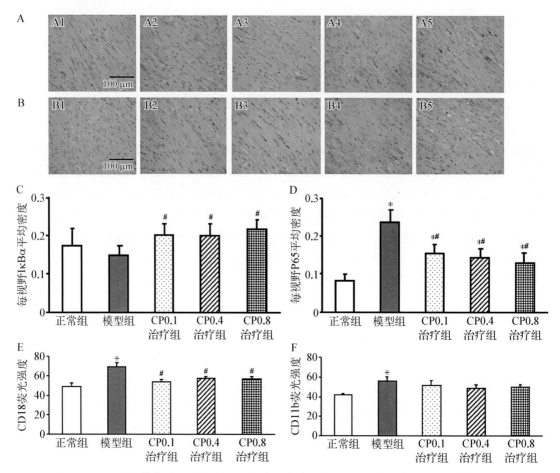

图2-75　CP连续给药对I/R诱导的NF-κB通路的影响和外周血粒细胞黏附分子表达的影响

（该图引自 *Evidence-based complementary and alternative medicine* 2013年728020页）

　　图A是各组IκBα免疫组织化学染色的图像。图B是各组NF-κB P65免疫组织化学染色的图像。图C表示各组IκBα阳性部位平均光密度的统计分析。图D表示各组NF-κB P65阳性部位平均光密度的统计分析。图E表示各组白细胞黏附因子CD11b的变化。图F表示各组外周血粒细胞黏附因子CD18的变化。$^*P<0.05$ vs正常组，$^\#P<0.05$ vs I/R模型组

　　（6）+I/R组平均光密度值为0.183±0.013，与I/R组比较没有明显意义。CP0.4（6）+I/R组和CP0.8（6）+I/R组大鼠心肌细胞内IκBα表达的平均光密度值分别为0.221±0.015与0.239±0.014，结果表明CP0.4 g/（kg·d）和0.8 g/（kg·d）显著性增加大鼠心肌细胞内IκBα的表达量。

　　从图2-75D统计结果可以看出，正常组大鼠心肌细胞内NF-κB P65表达的平均光密度值为0.084±0.009，I/R组心肌细胞内NF-κB P65表达的平均光密度值显著增高，为0.233±0.014。CP0.1（6）+I/R组、CP0.4（6）+I/R组和CP0.8（6）+I/R组大鼠心肌细胞内NF-κB P65表达的平均光密度值分别为0.15±0.013、0.163±0.012与0.13±0.0013，结果表明CP显著性抑制I/R引起的大鼠心肌细胞内NF-κB P65表达的增高。

　　如图2-75E所示，正常组粒细胞黏附分子CD11b平均荧光强度为31.11±1.23。I/R组的粒细胞黏附分子CD11b平均荧光强度上升至41.86±2.87，与正常组比较且具有统计学意

义。CP0.1 g/(kg·d)、0.4/(kg·d)和0.8 g/(kg·d)连续6天给药组外周血粒细胞黏附因子CD11b的荧光强度值分别为38.56±3.91、36.29±2.85和37.14±1.77。结果表明CP对外周血粒CD11b的表达并无明显影响。

如图2-75F所示，正常组粒细胞黏附分子CD18平均荧光强度为49.1±3.59。I/R组的白细胞黏附分子CD18平均荧光强度上升至68.93±4.21，与正常组比较具有统计学意义。CP0.1 g/(kg·d)、0.4 g/(kg·d)和0.8 g/(kg·d)连续6天给药组外周血粒细胞黏附因子CD18的荧光强度值分别为54.15±2.09、57.42±2.16和56.73±2.79。结果表明CP各剂量连续性给药均可明显抑制I/R引起的白细胞表面黏附分子CD18的表达。

4.2.1.19 CP连续给药对I/R后大鼠外周血粒细胞过氧化物的影响（图2-76）

如图2-76A所示，I/R后外周血粒细胞过氧化物的荧光强度值显著性高于正常组的荧光强度值。0.1 g/(kg·d) CP连续给药组过氧化物的荧光强度值与I/R组比较没有明显的差异。0.4 g/(kg·d)、0.8 g/(kg·d) CP连续给药组过氧化物的荧光强度值分别显著性低于I/R组，结果显示CP 0.4 g/(kg·d)和0.8 g/(kg·d)可对I/R后过氧化物的产生有显著的抑制作用。

如图2-76B所示，I/R 60分钟后心肌组织丙二醛MDA的含量相比于正常组显著增加。CP连续预给药各剂量组均可以显著地抑制I/R诱导的MDA含量的增高。CP0.1 g/(kg·d)、

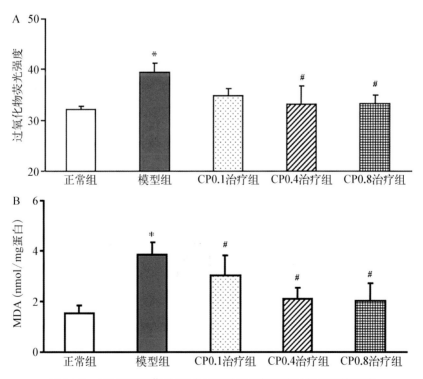

图2-76 CP连续给药对I/R介导的外周血粒细胞过氧化物的影响

（该图引自 *Evidence-based complementary and alternative medicine* 2013年728020页）

图A表示正常组、I/R模型组、CP0.1给药组、CP0.4给药组、CP0.8给药组大鼠在再灌注60 min时外周血粒细胞过氧化物的结果。图B表示再灌60 min后，正常组、I/R模型组、CP0.1给药组、CP0.4给药组、CP0.8给药组大鼠心脏左心室缺血区域组织的MDA含量。*P<0.05 vs正常组，#P<0.05 vs I/R模型组

0.4 g/(kg·d)、0.8 g/(kg·d)连续给药组和I/R组相比,MDA含量显著性降低。结果显示CP可显著性抑制I/R后氧化应激的产生。

4.2.1.20   CP连续给药对I/R后大鼠心肌组织中SOD、CAT、GSH含量的影响(图2-77)

图2-77表示正常组、I/R模型组、CP0.1给药组、CP0.4给药组、CP0.8给药组大鼠心肌组织SOD(图2-77A)、CAT(图2-77B)的含量。正常组、I/R组以及CP连续预给药各剂量组SOD、CAT含量没有明显差异。

如图2-77C所示,与正常组相比,I/R后心肌组织GSH的含量显著降低。CP连续预给药

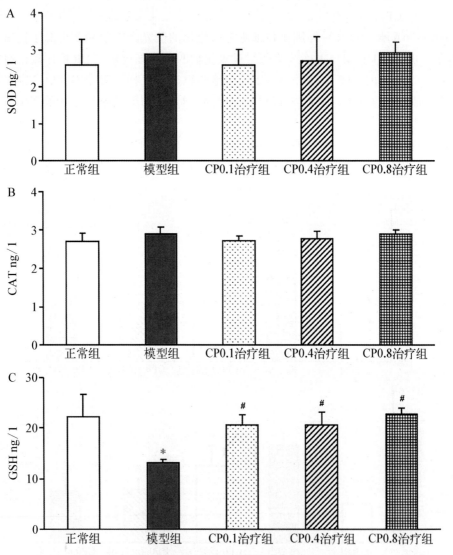

图2-77   CP连续给药对I/R后大鼠心脏SOD、CAT的影响

(该图引自 *Evidence-based complementary and alternative medicine* 2013年728020页)

图A表示正常组、I/R模型组、CP0.1给药组、CP0.4给药组、CP0.8给药组大鼠心肌组织SOD的含量。图B表示正常组、I/R模型组、CP0.1给药组、CP0.4给药组、CP0.8给药组大鼠心肌组织CAT的含量。图C表示正常组、I/R模型组、CP0.1给药组、CP0.4给药组、CP0.8给药组大鼠心肌组织GSH的含量。$^*P<0.05$ vs正常组,$^\#P<0.05$ vs I/R模型组

各剂量组均可以显著地抑制I/R诱导的GSH含量的降低,三个剂量的药物组之间没有显著的差异。

4.2.1.21　CP连续给药对I/R后大鼠心肌组织提取蛋白中NADPH oxidase亚基gp91phox、p67phox、p47phox和p40phox的影响(图2-78)

如图2-78A所示,与正常组相比,I/R组大鼠心肌组织中细胞膜上gp91phox、p67phox、p47phox蛋白表达明显增加;CP连续给药各剂量组显著性地逆转由I/R诱导的大鼠心肌细胞膜上gp91phox、p67phox、p47phox蛋白表达量的增加。假手术组、I/R组以及CP连续预给药各剂量组p40phox蛋白表达没有明显差异。

如图2-78B所示,以各组大鼠心肌组织中gp91phox、p67phox、p47phox和p40phox蛋白表达量/GADPH为100%,I/R组大鼠心肌组织中细胞膜上gp91phox、p67phox和p47phox蛋白表达量与正常组相比显著性增加。CP连续给药各剂量组可以显著性抑制I/R引起的大鼠心肌组织细胞膜上gp91phox、p67phox和p47phox蛋白表达的增加。各组p40phox蛋白表达量均没有明显差异。

如图2-78C显示,与正常组相比,I/R组大鼠心肌组织中p67phox和p47phox蛋白胞浆表达明显降低;CP连续给药各剂量组显著性地逆转由I/R诱导的大鼠心肌细胞胞浆中p67phox和p47phox蛋白表达量的降低。假手组、I/R组以及CP连续预给药各剂量组p40phox蛋白胞

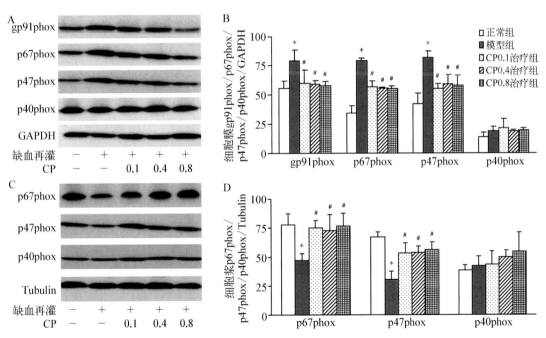

图2-78　CP连续给药对I/R后大鼠心脏NADPH oxidase亚基gp91phox、p67phox、p47phox和p40phox的影响

(该图引自 *Evidence-based complementary and alternative medicine* 2013年728020页)

图A为各组大鼠心肌组织中细胞膜上gp91phox、p67phox、p47phox和p40phox蛋白表达的蛋白质印迹分析图像。图B为各组大鼠心肌组织胞膜中gp91phox、p67phox、p47phox和p40phox蛋白表达量的统计结果。图C为各组大鼠心肌组织胞浆中p67phox、p47phox和p40phox蛋白表达的蛋白质印迹统计分析图像。图D为各组大鼠心肌组织胞浆中p67phox、p47phox和p40phox蛋白表达量的统计结果。$^{*}P<0.05$ vs正常组,$^{\#}P<0.05$ vs I/R模型组

浆表达没有明显差异。

如图2-78D所示,I/R组大鼠心肌组织胞浆中p67phox和p47phox蛋白表达量与正常组相比显著性降低。CP连续给药各剂量组可以显著性抑制I/R引起的大鼠心肌组织细浆中p67phox和p47phox蛋白表达的降低。各组p40phox蛋白表达量均没有明显差异。实验结果表明,CP可以显著性抑制由I/R引起的膜上gp91phox含量的增加,以及NADPH oxidase亚基p67phox和p47phox从细胞浆中转移到细胞膜上。

我们的实验结果还证明复方丹参滴丸后给药可改善大鼠缺血再灌注后心肌纤维化,实验结果如下[154]。

4.2.1.22　复方丹参滴丸后给药对I/R心肌梗死面积的影响(图2-79)

TTC染色的心脏切片如图2-79A所示,白色区域代表心肌梗死区域,正常组心肌组织中无梗死,I/R 3小时和6天组的心肌组织都可见明显梗死,而CP后给药可以显著减小I/R后的心肌梗死面积。如图2-79B所示,定量分析进一步证明了此结果,并说明CP对I/R导致的心肌梗死的治疗效果为剂量依赖性的。

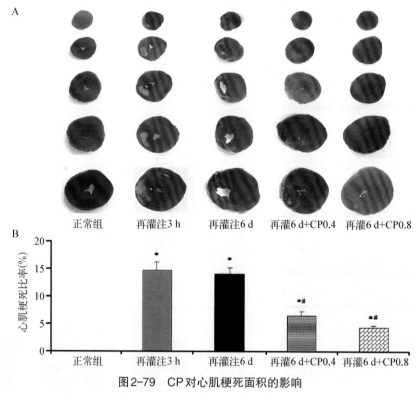

图2-79　CP对心肌梗死面积的影响

（该图引自*Microcirculation* 2013年第20卷17—29页）

A为心室TTC染色示意图,B为梗死区定量分析。*$P<0.05$ vs正常组,#$P<0.05$ vs再灌注6 d组

4.2.1.23　复方丹参滴丸后给药对心功能的影响(图2-80)

心功能测定的结果见图2-80。相比正常组,I/R左室收缩压(B)、左室最大上升率(C)显著下降,左室舒张末压(D)、左室舒张压(E)及左室最大下降率(F)显著上升,提示心脏舒缩功能受损,CP后给药能显著减轻此种损伤。

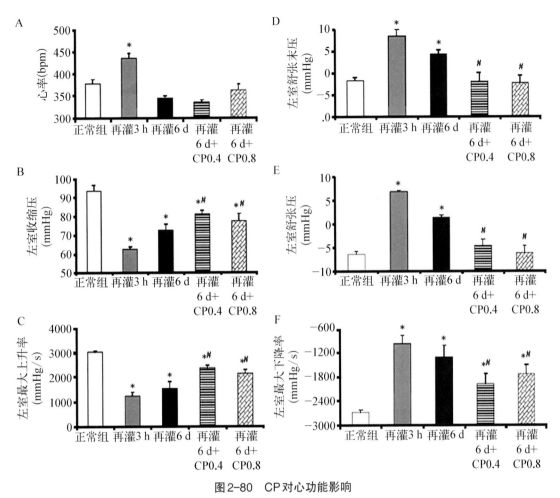

图 2-80　CP 对心功能影响

（该图引自 *Microcirculation* 2013 年第 20 卷 17—29 页）

图中为各组心率（A）、左室收缩压（B）、左室最大上升率（C）、左室舒张末压（D）、左室舒张压（E）及左室最大下降率（F）在缺血 30 min 及再灌注 90 min 时的变化。$^*P<0.05$ vs 正常组，$^{\#}P<0.05$ vs 再灌注 6 d

4.2.1.24　复方丹参滴丸后给药对 I/R 心脏组织学和心肌纤维化的影响（图 2-81、图 2-82）

图 2-81 显示各组使用马洛里染色法进行心肌纤维化测定的心肌组织形态学图像。与正常组（a1、b1）相比，I/R 组心肌形态出现明显变化。I/R 3 小时组中，心肌损伤表现为心肌纤维断裂及中性粒细胞浸润（a2、b2），而缺血 30 分钟，再灌注 6 小时组中心肌纤维化更加显著，且大量细胞外基质胶原可在纤维化部位检测到（a3、b3）。I/R 引起的心肌纤维化可被 CP 后给药以剂量依赖的方式显著缓解（a4、a5，b4、b5），图 2-81B 为其定量分析。

图 2-82 为电子显微镜拍摄的五组心肌超微结构图，正常组心肌组织中心肌纤维及线粒体紧密排列，均匀分布（图 2-82A），I/R 3 小时导致心肌细胞明显损伤（图 2-82B），表现为心肌纤维断裂，线粒体畸形增生。I/R 6 天造成的损伤则表现为胶原纤维大量表达，心肌纤维变性、碎裂（图 2-82C）。I/R 也可引起血管白细胞迁移（图 2-82B、C）。以上变化均被 CP 后给药抑制，尤其是 0.8 g/kg 的剂量。

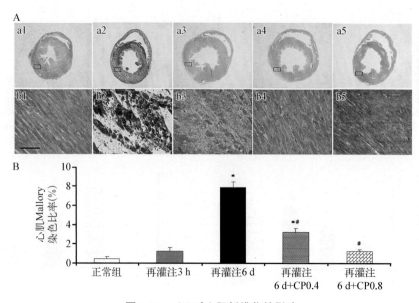

图2-81　CP对心肌纤维化的影响

（该图引自 *Microcirculation* 2013年第20卷17—29页）

A为马洛里染色示意图，图a1、a5为10倍放大，b1、b5为200倍放大。深蓝色表示胶原。Bar=100 μm。1—5分别代表正常组、I/R 3 h、I/R 6 d、I/R 6 d+CP0.4 g/kg及I/R 6 d+CP0.8 g/kg各组。B为马洛里染色区域的定量分析。$^*P<0.05$ vs 正常组，$^\#P<0.05$ vs I/R 6 d

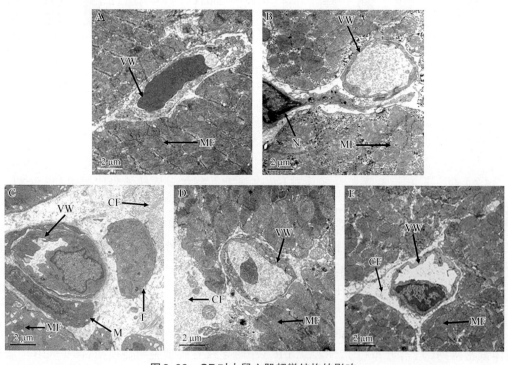

图2-82　CP对大鼠心肌超微结构的影响

（该图引自 *Microcirculation* 2013年第20卷17—29页）

A—E为各组电镜照片示意图，其中MF为心肌纤维，VW为血管壁，CF为胶原纤维，N为中性粒细胞，M为单核细胞。A—E分别为正常组、I/R 3 h、I/R 6 d、I/R 6 d+CP0.4 g/kg及I/R 6 d+CP0.8 g/kg各组

4.2.1.25　复方丹参滴丸后给药对I/R心脏肿瘤生长因子β1（Tumor Growth Factor β1, TGF-β1）及其相关信号分子表达的影响（图2-83）

TGF-β1在心肌纤维化中起重要作用，由图2-83A可见TGF-β1表达在3小时再灌注中相比正常组明显上升，直到再灌6天一直保持同样水平。CP后给药0.8 g/kg显著抑制I/R引起的TGF-β1表达，且各组P-Smad3及Smad4的表达趋势与TGF-β1类似（图2-83B、C）。

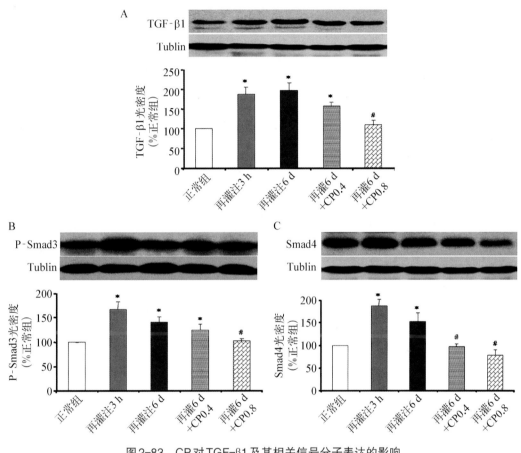

图2-83　CP对TGF-β1及其相关信号分子表达的影响

（该图引自 *Microcirculation* 2013年第20卷17—29页）

A—C分别为TGF-β1、P-Smad3及Smad4的Western blot及以Sham组标准化的半定量结果。$^*P<0.05$ vs正常组，$^#P<0.05$ vs I/R 6 d

4.2.1.26　复方丹参滴丸后给药对I/R心脏微血管红细胞直径、细静脉白蛋白漏出及心脏表面血流量的影响（图2-84）

使用高速摄影机获得的心脏微循环动态显示，五组中静脉管径无明显差异（图2-84B）。图2-84C显示了I/R 3小时及6天后红细胞流速相比正常组均明显降低，但以0.4 g/kg或0.8 g/kg CP的后给药显著抑制I/R引起的红细胞流速的降低。CP后给药也可以降低I/R引起的FITC标记的细静脉白蛋白漏出，如图2-84A所示。正常组中无白蛋白漏出（A1），但I/R 3小时或6天组中有明显的白蛋白漏出（A2、A3），并被0.4（A4）或0.8 g/kg（A5）CP后给药抑制，定量结果见图2-84D。

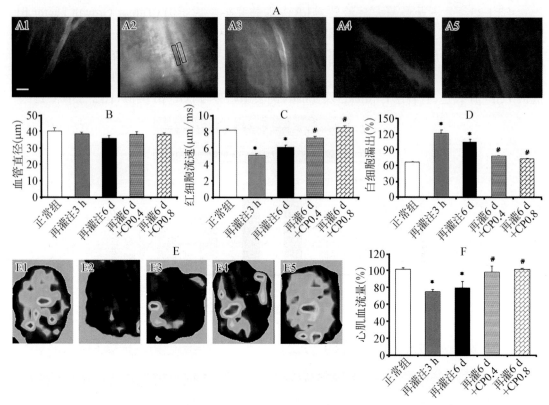

图2-84　CP对红细胞直径、细静脉白蛋白漏出及心脏表面血流量的影响

（该图引自 *Microcirculation* 2013年第20卷17—29页）

图A为白蛋白漏出的示意图，A2中长方形表示选取测量荧光强度的血管腔和间质区域。A1—A5分别代表正常组、I/R 3 h、I/R 6 d、I/R 6 d+CP0.4 g/kg及I/R 6 d+CP0.8 g/kg各组，Bar=100 μm。图B、C为细静脉管径及RBC流速的定量分析。图D为白蛋白漏出的定量分析，以百分比表示。图E为激光多普勒测得的各组血流量示意图，E1—E5分别为正常组、I/R 3 h、I/R 6 d、I/R 6 d+CP 0.4 g/kg及I/R 6 d+CP0.8 g/kg各组。F为MBF定量分析。$^*P<0.05$ vs正常组，$^\#P<0.05$ vs I/R 6 d

图2-84E显示了各组激光多普勒血流量仪所测得的心脏表面血流量。MBF在I/R 3小时或6天组中（E2、E3），较正常组降低（E1），而CP后给药抑制I/R诱导的MBF降低。定量结果见图2-84F。

4.2.1.27　复方丹参滴丸后给药对I/R心肌MPO活性和MDA表达水平的影响（图2-85）

MPO为中性粒细胞的标记酶。图2-85A、B为免疫组化和MPO活性测定心肌MPO表达的结果。正常组中仅少量细胞表现MPO阳性（A1），缺血30分钟、3小时再灌注后MPO阳性的中性粒细胞浸润明显增加（A2），6天再灌注后，MPO阳性细胞数量下降，但较正常组仍较多（A3）。I/R引起的心肌MPO阳性细胞增多可被CP 0.8 g/kg后给药显著抑制（A5），图2-85B中的MPO活性测定进一步证实了该实验结果。为证实CP的抗氧化作用，检测了心肌MDA水平。图2-85C显示MDA含量在I/R后较正常组显著升高，而CP后给药可抑制此变化。

4.2.1.28　复方丹参滴丸后给药对I/R心脏心肌组织和血清中MCP-1表达的影响（图2-86）

MCP-1为一经典趋化因子，如图2-86中的免疫组化和ELISA结果显示，I/R后MCP-1

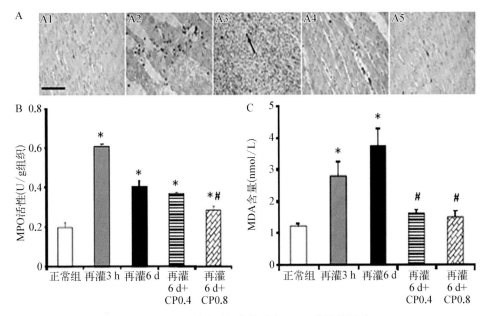

图 2-85　CP 对髓过氧化物酶和 MDA 水平的影响

（该图引自 *Microcirculation* 2013 年第 20 卷 17—29 页）

A 为 MPO 的免疫组织化学定位，A1—A5 分别为正常组、I/R 3 h、I/R 6 d、I/R 6 d+CP0.4 g/kg 及 I/R 6 d+CP0.8 g/kg 各组，箭头表示免疫组化阳性细胞。B 为 MPO 活性测试。C 为心肌 MDA 水平测定。$^*P<0.05$ vs 正常组，$^\#P<0.05$ vs I/R 6 d

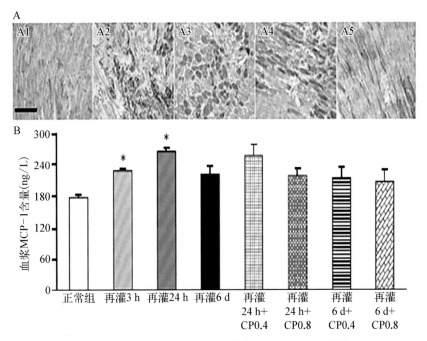

图 2-86　CP 对心肌组织和血清中 MCP-1 表达的影响

（该图引自 *Microcirculation* 2013 年第 20 卷 17—29 页）

A 为 MCP-1 在心肌中的免疫组织化学染色，A1—A5 分别代表正常组、I/R 3 h、I/R 24 h、I/R 6 d、I/R 24 h+CP0.4 g/kg、I/R 24 h+0.8 g/kg、I/R 6 d+CP0.4 g/kg 及 I/R 6 d+CP0.8 g/kg 各组，箭头代表免疫组化阳性细胞。B 为血浆 MCP-1 的 ELISA 测定结果。$^*P<0.05$ vs 正常组

在心肌组织和血清中表达都明显增加,CP后给药对两者均无影响。

4.2.1.29　复方丹参滴丸后给药对I/R心脏RP S19释放的影响(图2-87)

检测RP S19含量的免疫组化染色,western blot和ELISA实验结果见图2-87。RP S19二聚体主要由凋亡细胞释放,趋化单核细胞驱动。正常组中无RP S19二聚体染色(A1),但I/R 3小时组中,RP S19二聚体表达明显(A2),再灌注6天后表达进一步加强(A3)。此种RP S19二聚体的表达上调被CP后给药显著抑制(A4、A5)。如A6所示,RP S19主要表达于心肌细胞。光密度值测定进一步证实了该结果(图2-87B)。图2-87C为各组血浆RP S19含量,与正常组相比,I/R显著增加RP S19含量,但CP后给药在再灌注24小时到6天阶段均能抑制RP S19含量的增加。

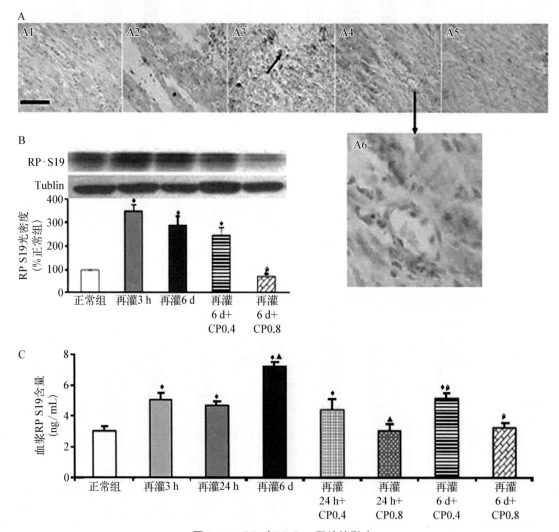

图2-87　CP对RP S19释放的影响

(该图引自*Microcirculation* 2013年第20卷17—29页)

A为心肌RP S19免疫组化染色的结果,A1—A5分别代表正常组、I/R 3 h、I/R 6 d、I/R 6 d+CP0.4 g/kg及I/R 6 d+CP0.8 g/kg各组,A6为RP S19的定位。箭头表示免疫组化阳性细胞。Bar=100 μm。B为RP S19的Western blot结果,以正常组为标准化。C为血浆RP S19的ELISA测定结果。$^*P<0.05$ vs正常组,$^\#P<0.05$ vs I/R 6 d

4.2.1.30　复方丹参滴丸后给药对I/R心脏单核细胞浸润的影响（图2-88）

单核细胞浸润是I/R导致心肌损伤中重要的一步。CD68免疫组化染色结果见图2-88。正常组和I/R 3小时组中只有个别细胞显示CD68阳性（A1、A2），在再灌注6天后CD68阳性细胞数量显著增多（A3），与RP S19表达增加趋势相同。0.4 g/kg、0.8 g/kg的CP后给药均能显著抑制单核细胞趋化（A4、A5）。

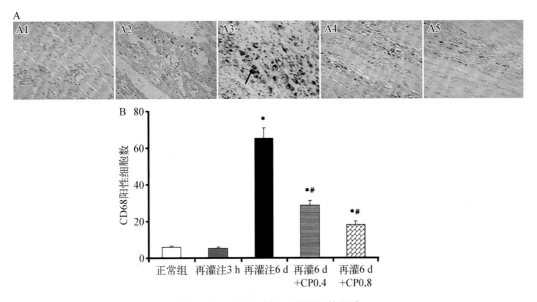

图2-88　CP对单核细胞浸润的影响

（该图引自 *Microcirculation* 2013年第20卷17—29页）

A为心肌CD68免疫组织化学染色，A1—A5分别代表正常组、I/R 3 h、I/R 6 d、I/R 6 d+CP0.4 g/kg及I/R 6 d+CP0.8 g/kg各组，箭头表示阳性细胞，Bar=100 μm。B为CD68阳性细胞定量分析。$^*P<0.05$ vs正常组，$^\#P<0.05$ vs I/R 6 d

4.2.1.31　复方丹参滴丸后给药对I/R心脏基质金属蛋白酶9与α平滑肌肌动蛋白表达的影响（图2-89）

免疫组化和Western blot测定基质金属蛋白酶9（matrix metalloproteinase-9, MMP 9）表达的结果见图2-89A、C。正常组几乎无MMP-9表达，但再灌注后表达明显上升，尤其是再灌注3小时后。MMP-9光密度定量测定可见I/R引起的MMP-9表达上调可被CP后给药明显抑制。心肌成纤维细胞向成肌纤维细胞的转变可促进心肌纤维化，而α平滑肌肌动蛋白（alpha-sooth muscle actin，α-SMA）为成肌纤维细胞的标记物，如图2-89B显示，在正常组中和再灌注3小时组中只有血管内皮细胞表现α-SMA阳性，但再灌注6天后心肌组织出现大量α-SMA阳性细胞，CP后给药0.4 g/kg或0.8 g/kg可抑制其表达。

细胞内钙超载是心肌细胞死亡的主要原因。李全凤等[155,156]在心肌细胞缺氧前加入复方丹参滴丸，细胞内钙离子荧光强度明显下降，证明复方丹参滴丸有拮抗心肌细胞钙超载，保护心肌细胞的作用。心肌缺血再灌注后组织内高能磷酸化合物明显减少，脂质过氧化物含量明显增多，导致再灌注损伤。赵雅君等[157]在缺血前预灌注时及缺血后再灌注时加入复方丹参滴丸，组织中高能磷酸化合物均高于单纯缺血再灌注组，两组ATP、心肌组织腺核苷总量均接近正常水平，脂质过氧化低于单纯缺血再灌注组，证明在缺血前预灌注时与缺

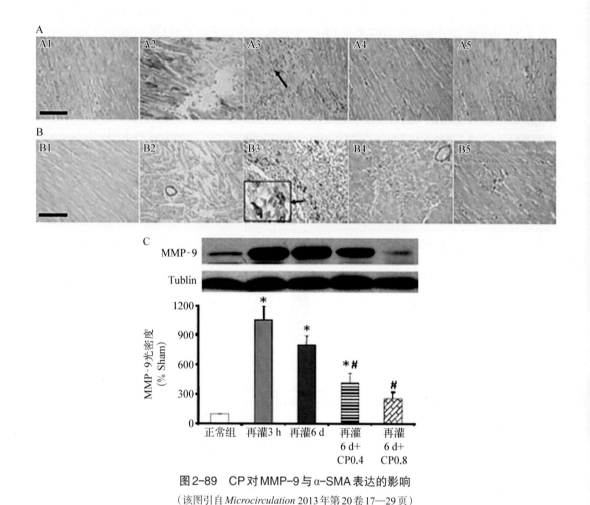

图2-89   CP对MMP-9与α-SMA表达的影响

（该图引自 *Microcirculation* 2013年第20卷17—29页）

　　A、B为MMP-9与α-SMA的免疫组化定位,1—5分别代表正常组、I/R 3 h、I/R 6 d、I/R 6 d+CP0.4 g/kg及I/R 6 d+CP0.8 g/kg各组,箭头表示阳性细胞,Bar=100 μm。C为MMP-9的Western blot结果。$^*P<0.05$ vs 正常组,$^\#P<0.05$ vs I/R 6 d

　　血后再灌注时给予复方丹参滴丸均可通过增加心肌能量储备,抑制脂质过氧化物的生成而保护心肌细胞。心肌缺血再灌注导致SOD活性及NO含量均明显下降,MDA及内皮素含量均明显增加且实验结果显示原缺血部位心肌毛细血管墨汁灌流数明显减少。而复方丹参滴丸连续给药使心肌SOD活性及NO含量均明显升高,MDA及内皮素含量均明显降低,且原缺血部位心肌毛细血管墨汁灌流数明显增加,揭示其对心脏血管内皮有保护作用[158]。裴非等[159]也得到了类似实验结果。使用离体心肌细胞缺氧/复氧模型进行的实验表明,复方丹参滴丸前、后给药组大鼠心肌组织内的AMP、ADP、ATP含量均高于缺氧/复氧组,也相应高于消心痛前、后给药组,电镜结果也证明复方丹参滴丸对缺氧/复氧心肌细胞超微结构具有明显的保护作用,提示CP能通过提高心肌组织中高能磷酸化合物的含量,保护心肌细胞超微结构来保护心肌[160]。

4.2.2　芪参益气滴丸

　　芪参益气滴丸(QiShenYiQi Pills®)是另外一种在中国常用的治疗心绞痛、冠脉介入损伤等心脏疾病的复方中药。我们的实验揭示其通过调节能量代谢来减轻心肌缺血再灌注导致的心肌结构损伤[42]，结果如下。

4.2.2.1　芪参益气滴丸对I/R心脏表面血流量变化的影响（图2-90）

图2-90A表示各组在再灌注90分钟前各点心脏表面血流量的激光多普勒扫描图像。五组间基础值及正常组与QSYQ给药组各点间无明显差异，I/R组缺血后MBF显著下降并持续至观察结束，QSYQ预给药能减缓I/R引起的MBF降低，且高剂量组（1.2 g/kg）效果好于低剂量组（0.6 g/kg）。图2-90B为MBF变化的时间曲线，可证实图2-90A的结果。I/R 90分钟组MBF在缺血后降低为基线的40%，且再灌注后无恢复。QSYQ预给药组MBF时间曲线与I/R 90分钟组类似，但在所有剂量组的30分钟，0.6 g/kg和1.2 g/kg组的60分钟和90分钟时MBF相比模型组有显著提高。图2-90C显示了QSYQ对再灌注24小时后MBF的效果。MBF相比正常组于再灌24小时后下降，QSYQ预给药可显著抑制I/R引起的MBF降低，定量统计证实了此结果，如图2-90D。

4.2.2.2　芪参益气滴丸对I/R心脏心肌梗死面积的影响（图2-91）

心肌梗死面积于再灌注后90分钟和24小时使用Evans Blue-TTC染色测定，各组代表

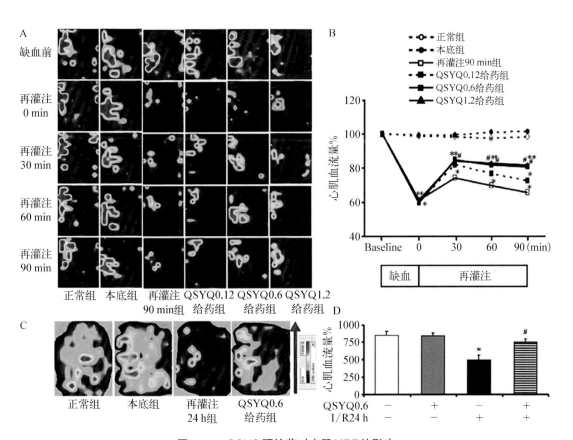

图2-90　QSYQ预给药对大鼠MBF的影响

（该图引自 *International Journal of Cardiology* 2013年第168卷967—974页）

　　图A为激光多普勒血流量仪扫描所得大鼠I/R 90 min各组及各时间点I/R大鼠MBF图像，图B为各组I/R 90 min大鼠MBF时间曲线，*P<0.05 vs正常组，#P<0.05 vs I/R 90 min。图C为激光多普勒血流量仪扫描所得大鼠I/R 24 h MBF图像，*P<0.05 vs正常组，#P<0.05 vs I/R 24 h

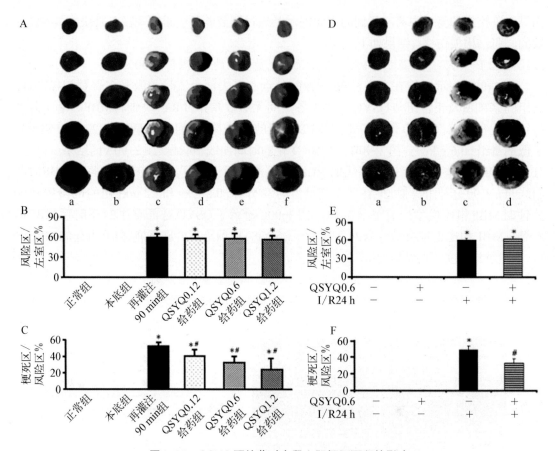

图2-91 QSYQ预给药对大鼠心肌梗死面积的影响

（该图引自 *International Journal of Cardiology* 2013年第168卷967—974页）

A为正常（a）、QSYQ0.6本底（b）、I/R 90 min（c）、QSYQ0.12+I/R（d）、QSYQ0.6+I/R（e）、QSYQ1.2+I/R（f）再灌注90 min各组左心室心肌组织Evans Blue-TTC染色的5张切片示意图。B、C为I/R 90 min各组AAR风险区/LV左室区及IA梗死区/AAR风险区定量分析，*P<0.05 vs正常组，#P<0.05 vs I/R 90 min。D为再灌注24 h各组左心室心肌组织Evans Blue-TTC染色的5张切片示意图。正常（a）、QSYQ0.6本底（b）、I/R 24 h（c）、QSYQ0.6+I/R 24 h（d）。B、C为I/R 24 h各组AAR/LV及IA/AAR定量分析，*P<0.05 vs正常组，#P<0.05 vs I/R 24 h

图见图2-91A、D，白色为梗死区，红色为缺血风险区。正常和QSYQ本底组无缺血及梗死，I/R 90分钟和24小时组则可见显著缺血及梗死。与I/R组相比，QSYQ预给药组心肌切片的缺血区域面积相仿，但梗死区域明显减小，此结果被AAR/LV及IA/AAR比值定量分析进一步证实，见图2-91B—F。再灌注90分钟后，AAR/LV相比正常组显著升高，但I/R和QSYQ预给药组之间无明显差异。I/R组相比正常组IA/AAR同样显著升高，且QSYQ可以剂量依赖性的方式抑制此变化。I/R 24小时各组实验中QSYQ也起到了类似效果。

4.2.2.3 芪参益气滴丸对I/R心脏能量代谢的影响（图2-92）

如图2-92A、B所示，QSYQ预给药本身与正常组相比不能造成ADP/ATP、AMP/ATP比值变化，I/R 90分钟可造成ADP/ATP、AMP/ATP比值显著上升至正常组的1～2倍，提示ATP能量代谢平衡出现紊乱。预给药QSYQ 0.6 g/kg可显著抑制I/R造成的ADP/ATP、AMP/ATP比值上调。ATP 5D和ATP合成酶α是两种ATP合成酶亚基，图2-92C2显示，I/R后ATP

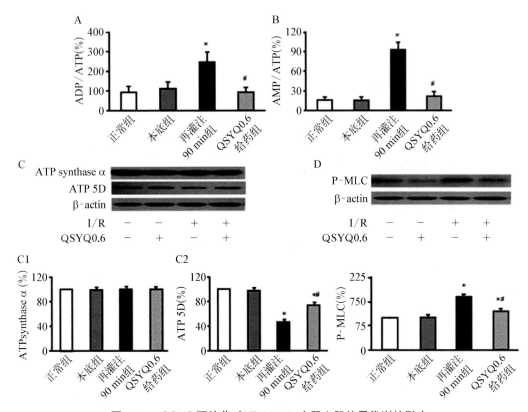

图2-92　QSYQ预给药对I/R 90 min大鼠心肌能量代谢的影响

（该图引自 *International Journal of Cardiology* 2013年第168卷967—974页）

A、B表示QSYQ对各组心肌ADP/ATP、AMP/ATP比值的影响，C为各组ATP合成酶α（C1）及ATP 5D（C2）的Western blot及半定量分析结果，D为各组P-MLC的Western blot及半定量分析结果。$^*P<0.05$ vs 正常组，$^\#P<0.05$ vs I/R 90 min

5D表达较正常组明显降低，QSYQ预给药0.6 g/kg可明显抑制I/R后ATP 5D表达的降低，但四组中ATP合成酶α表达变化不明（图2-92C1）。MLC是受ATP影响的重要心肌结构、功能相关蛋白，图2-92D显示其在各组中的变化与ADP/ATP、AMP/ATP比值变化一致。

4.2.2.4　芪参益气滴丸对I/R心脏心肌组织学及超微结构的影响（图2-93）

图2-93A为各组组织学HE染色示意图，与正常组相比，I/R组心肌梗死区出现明显形态学变化，包括心肌间质水肿，心肌纤维断裂，白细胞黏附，QSYQ预给药0.6 g/kg可显著减轻I/R引起的心肌结构变化，尤其是间质水肿和心肌纤维断裂。图2-93B中显示的罗达明鬼笔环肽标记的F-actin结果进一步印证了以上结果。I/R引起的F-actin减少被0.6 g/kg QSYQ预给药抑制。

电子显微镜测得的各组超微结构代表图见图2-93C。正常组的心肌显示正常结构，心肌走形规律，肌节完好，线粒体排列紧密，I/R引起心肌超微结构的明显损伤，表现为心肌纤维断裂和线粒体肿胀，以上病变可以被QSYQ预给药0.6 g/kg缓解。

4.2.2.5　芪参益气滴丸对I/R心脏心肌细胞凋亡的影响（图2-94）

图2-94为各组左心室梗死区域心肌α-actin与TUNEL双染的示意图，核为蓝色，α-actin为红色，TUNEL阳性细胞为绿色。正常组心肌中，TUNEL阳性细胞极少见，再灌注90分钟

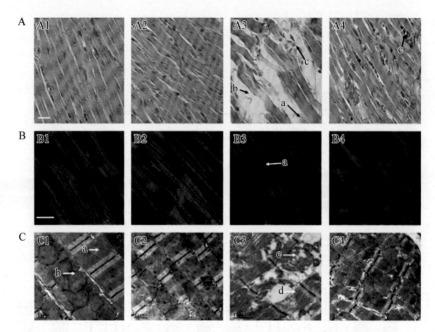

图 2-93 QSYQ 预给药对 I/R 90 min 各组心肌组织学及超微结构的影响

（该图引自 *International Journal of Cardiology* 2013 年第 168 卷 967—974 页）

A 为心肌 HE 染色示意图，Bar=50 μm，a 为断裂心肌，b 为水肿，c 为浸润的中性粒细胞。B 为鬼笔环肽标记的 F-actin，a 为心肌纤维，Bar=10 μm。C 为心肌超微结构图，a 为心肌纤维，b 为线粒体，c 为断裂的心肌纤维，d 为肿胀的线粒体。1—4 分别为正常组、QSYQ0.6 本底组、I/R 90 min 组、QSYQ0.6+I/R 90 min 组

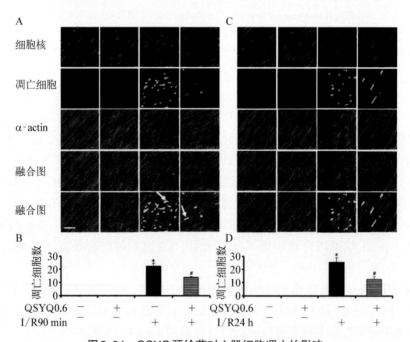

图 2-94 QSYQ 预给药对心肌细胞凋亡的影响

（该图引自 *International Journal of Cardiology* 2013 年第 168 卷 967—974 页）

A、C 为 α-actin 与 TUNEL 双染的示意图，核为蓝色，α-actin 为红色，TUNEL 阳性细胞为绿色（箭头所示），Bar=25 μm。B、D 为各组凋亡细胞定量分析，按每个视野细胞数统计，*$P<0.05$ vs 正常组，#$P<0.05$ vs I/R 90 min

或24小时后,可见大量TUNEL阳性细胞,而QSYQ0.6+I/R组中TUNEL阳性细胞显著减少。

4.2.2.6　芪参益气滴丸对I/R心脏心功能的影响(图2-95)

各组心功能检测结果见图2-95,与正常组相比,I/R导致LVSP和+dp/dtmax上升,LVDP、LVEDP和-dp/dtmax下降,提示心功能受损,此种损伤除LVDP外均可被QSYQ预给药0.6 g/kg改善。

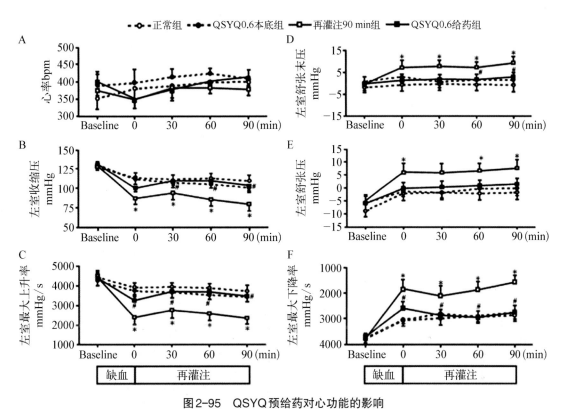

图2-95　QSYQ预给药对心功能的影响

（该图引自 *International Journal of Cardiology* 2013年第168卷967—974页）

A—F分别为各组HR心率、LVSP左心室收缩压、+dp/dtmax左室最大上升率、LVDP左室舒张压、LVEDP左室舒张末压、-dp/dtmax左室最大下降率,*P<0.05 vs正常组,#P<0.05 vs I/R 90 min

此外我们的研究结果还显示,QSYQ和其五种入血成分能不同程度改善心肌缺血造成的心脏损伤。结果如下。

4.2.2.7　QSYQ及其组分对缺血30分钟大鼠心肌形态学的影响(图2-96)

图2-96显示了各组心脏HE染色典型图像。与正常组相比,缺血组心肌可见明显心肌纤维断裂,而各给药组大鼠心肌纤维断裂得到了不同程度的改善,其中QSYQ、AS-IV效果最好。

4.2.2.8　QSYQ及其组分对缺血30分钟大鼠心肌F-actin染色形态学变化的影响(图2-97)

图2-97为缺血30分钟后各组大鼠心肌F-actin形态的变化。由图可见,缺血导致了大鼠心肌F-actin相比正常组出现明显断裂,各给药组中缺血诱导的F-actin断裂得到不同程度抑制,其中QSYQ、AS-IV效果最好。

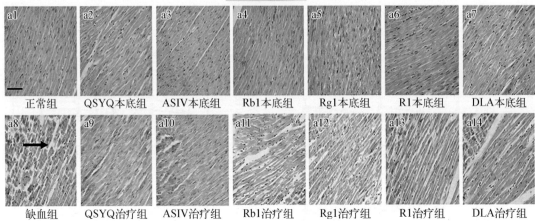

图2-96　HE染色观察到的缺血30 min后各组大鼠心脏形态学变化

（该图引自 *Frontiers in Physiology* 2018年第9卷第389篇）

箭头为断裂的心肌纤维

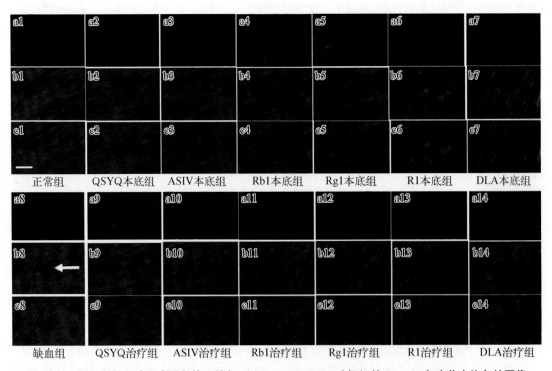

图2-97　各组大鼠心脏罗达明鬼笔环肽（rhodamine phalloidin）标记的F-actin免疫荧光染色的图像

（该图引自 *Frontiers in Physiology* 2018年第9卷第389篇）

图中蓝染者为细胞核，红染者为F-actin。箭头为断裂的F-actin。*n*=3

4.2.2.9　QSYQ及其组分对缺血30分钟大鼠心肌电镜下细胞超微结构变化的影响(图2-98)

图2-98是透射电镜观察到的心肌超微结构图像,正常组及各本底给药组大鼠心脏心肌细胞纤维排列整齐、肌节清晰、大小一致,线粒体紧密排列、形状规则、包膜完整、嵴密集、规则。缺血组大鼠心脏心肌细胞出现肌丝溶解、断裂,线粒体肿胀,空泡化。各给药组心肌细胞的超微结构得到不同程度改善,使心肌纤维排列较整齐,线粒体肿胀减轻,包膜相对完整,形态规则。

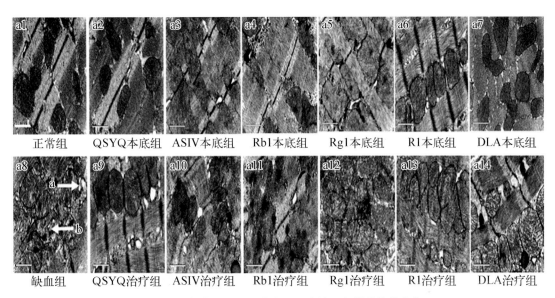

图2-98　在缺血30 min大鼠心肌电镜下超微结构的变化

(该图引自 *Frontiers in Physiology* 2018年第9卷第389篇)

a为断裂的心肌纤维,b为肿胀的线粒体

4.2.2.10　QSYQ及其组分对缺血30分钟大鼠心肌中ATP 5D表达和cTnI释放的影响(图2-99)

图2-99A、B显示了Western blot法检测的各组大鼠心肌组织ATP 5D的表达。与正常组相比,缺血后大鼠心肌组织ATP 5D的表达显著降低,而QSYQ、AS-IV和Rb1可以显著地抑制缺血引起的大鼠心肌组织ATP 5D表达的降低。图2-99A、C、D显示了Western blot法和ELISA法检测的各组大鼠心肌cTnI表达和血浆cTnI含量。与正常组相比,缺血后大鼠心脏cTnI含量显著降低,血浆cTnI含量显著升高,而QSYQ和AS-IV给药可以显著地抑制缺血引起的大鼠心肌cTnI释放。

4.2.2.11　QSYQ及其组分对缺血30分钟大鼠心肌中ATP/ADP、ATP/AMP含量比值变化及线粒体复合物活性的影响(图2-100)

图2-100A、B显示了ELISA法检测的各组大鼠心肌ATP/ADP、ATP/AMP的含量。与正常组相比,缺血后大鼠心肌ATP/ADP、ATP/AMP显著降低,QSYQ、AS-IV可以显著地抑制缺血再灌注引起的大鼠心脏组织ATP/ADP、ATP/AMP的降低,而Rb1可以显著地抑制缺血

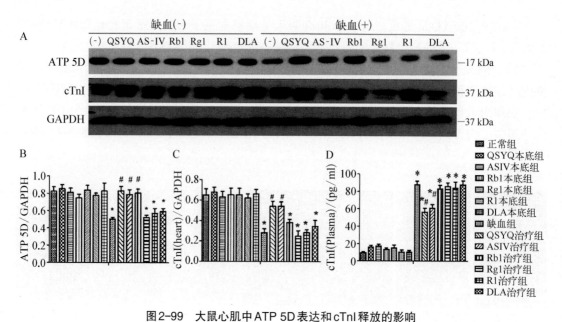

图 2-99　大鼠心肌中 ATP 5D 表达和 cTnI 释放的影响

（该图引自 *Frontiers in Physiology* 2018 年第 9 卷第 389 篇）

A、B、C：各组大鼠心肌组织 ATP 5D、cTnI 蛋白表达的 Western blot 条带及半定量统计结果。D：各组大鼠血浆 cTnI 含量。值用 $\overline{X} \pm SE$ 表示，n=6。$^*P<0.05$ vs 正常组，$^{\#}P<0.05$ vs 缺血组

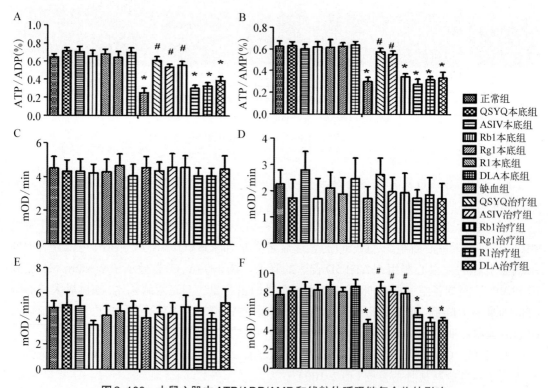

图 2-100　大鼠心肌中 ATP/ADP/AMP 和线粒体呼吸链复合物的影响

（该图引自 *Frontiers in Physiology* 2018 年第 9 卷第 389 篇）

A、B：各组大鼠心肌中 ATP/ADP、ATP/AMP 含量的比值。C—E：各组大鼠心肌组织线粒体复合物 Ⅰ、Ⅱ、Ⅳ、Ⅴ 活性。数值用 $\overline{X} \pm SEM$ 表示，n=6。$^*P<0.05$ vs 正常组，$^{\#}P<0.05$ vs 缺血组

再灌注引起的大鼠心肌组织ATP/ADP的降低。图2-100C—F显示了ELISA法检测的各组大鼠心肌组织线粒体复合物Ⅰ、Ⅱ、Ⅳ、Ⅴ活性。可见缺血30分钟后,线粒体复合物Ⅰ、Ⅱ、Ⅳ活性无明显变化,线粒体复合物Ⅴ活性显著下降,而QSYQ、AS-Ⅳ和Rb1能显著抑制缺血引起的线粒体复合物Ⅴ活性的下降。

　　4.2.2.12　QSYQ及其组分对缺血30分钟大鼠心功能的影响(图2-101)

　　由图2-101所示,心肌缺血30分钟后大鼠左心室收缩压、最大上升速率相比正常组显著下降,舒张压、最大下降速率相比正常组显著上升,QSYQ和AS-Ⅳ可以抑制缺血造成的左心室收缩压、舒张压、最大上升速率、最大下降速率变化,Rb1只改善收缩压、舒张压,而Rg1只改善舒张压。

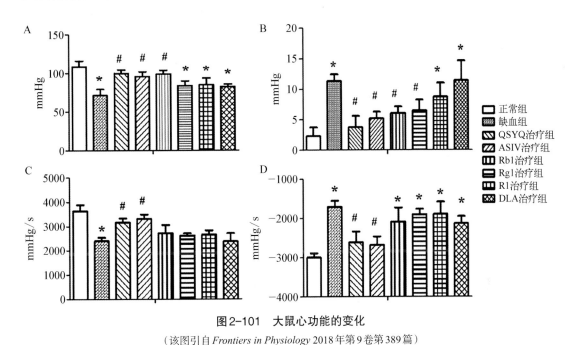

图2-101　大鼠心功能的变化

（该图引自 *Frontiers in Physiology* 2018年第9卷第389篇）

　　A—D分别为各组大鼠左心室收缩压、舒张压、最大上升速率、最大下降速率。数值用$\overline{X} \pm SE$表示,$n=6$。*$P<0.05$ vs 正常组,#$P<0.05$ vs缺血组

　　实验结果显示,急性心梗大鼠心肌TNF-α、TGF-β1、MMP-9、TIMP-1自心梗后第3天即开始在梗死区和非梗死区高度表达。芪参益气滴丸治疗的大鼠梗死区和非梗死区TNF-α、IL-1、MMP-9、TIMP-1蛋白表达在3天、2周、4周、8周等各个时间点时与急性心梗组同期比较均有不同程度降低,TNF-α、IL-1β、MMP-9表达两组有显著差异,TIMP-1表达只在非梗死区有显著差异,且芪参益气滴丸治疗效果在各时期均不同程度优于同样条件处理的卡托普利治疗组[161,162]。肿瘤坏死因子α基因过度表达与MMPs、TGF蛋白表达增加及其活性增强变化相一致,心肌肿瘤坏死因子α表达增加可能是心肌梗死后心肌间质重塑和心力衰竭发生发展的重要机制之一,提示芪参益气滴丸可能有改善心肌缺血再灌注所致心肌纤维化损伤的作用。研究证实,芪参益气滴丸可抑制心肌缺血再灌注造成的心肌细胞肥大增生,降低心肌细胞凋亡指数(AI),且毛细血管密度显著增高[163]。芪参益气滴丸给药后的心肌梗

死大鼠心肌组织中SOD、过氧化氢酶（CAT）、谷胱甘肽过氧化物酶（GPx）活性和还原型谷胱甘肽（GSH）的含量有所恢复，血清CPK、LDH漏出减轻，且高剂量芪参益气滴丸的处理效果明显优于氟伐他汀。

4.2.3　其他复方药物

姜树民等使用人参、黄芪、当归、桃仁、红花、赤芍、川芎、檀香、砂仁、丹参、五味子、麦冬等多味药组成的复方，显著降低了心肌缺血再灌注大鼠血清中CK、LDH、MDA含量与心肌细胞内皮素活性，提高了SOD含量、Na^+-K^+-ATP酶、Ca^{2+}-ATP酶活性，且高剂量组明显优于复方丹参滴丸对照组，提示该复方对大鼠冠状动脉结扎后再灌注心肌损伤具有明显的保护作用，其机制可能与改善心肌缺血再灌注冠状微循环与抗氧自由基生成、减轻钙超载和调整血管内皮细胞功能等多种机制有关[164]。

注射用复方荭草冻干粉针剂系贵阳医学院药剂学教研室根据传统苗族用药理论，结合现代制药技术及活性分析的技术与方法研制出的以贵州地产药材荭草为主药的治疗胸痹心痛的中药新药。兔心脏离体实验表明此复方能提高缺血再灌注心脏的冠脉灌注量，抑制缺血再灌注损伤心肌CK和LDH外漏，拮抗缺血再灌注所造成的心肌的组织学损伤[165]。

参考文献

［1］ Yellon DM, Hausenloy DJ. Myocardial reperfusion injury［J］. N Engl J Med, 2007, 357(11): 1121-1135.

［2］ Murphy E, Steenbergen C. Mechanisms underlying acute protection from cardiac ischemia-reperfusion injury［J］. Physiol Rev, 2008, 88(2): 581-609.

［3］ 朱彬. 肌球-肌动蛋白的相互作用及其在心肌病发病机制中的研究进展［J］. 中国危重病急救医学, 2002: 56-58.

［4］ Becker LC. Myocardial Reperfusion Injury［J］. J Thromb Thrombolysis, 1997, 4(1): 43-45.

［5］ Ramirez R, Chong T, Curran B, et al. Role of endothelin-1 and cyclic nucleotides in ischemia/reperfusion-mediated microvascular leak［J］. J Trauma, 2006, 60(3): 515-520.

［6］ Kloner RA, Ganote CE, Jennings RB. The "no-reflow" phenomenon after temporary coronary occlusion in the dog［J］. J Clin Invest, 1974, 54(6): 1496-1508.

［7］ Mehta D, Malik AB. Signaling mechanisms regulating endothelial permeability［J］. Physiol Rev, 2006, 86(1): 279-367.

［8］ Minshall RD, Tiruppathi C, Vogel SM, et al. Vesicle formation and trafficking in endothelial cells and regulation of endothelial barrierfunction［J］. Histochem Cell Biol, 2002, 117(2): 105-112.

［9］ van der Heijden M, Versteilen AM, Sipkema P, et al. Rho-kinase-dependent F-actin rearrangement is involved in the inhibition of PI3-kinase/Akt during ischemia-reperfusion-induced endothelial cell apoptosis ［J］. Apoptosis, 2008, 13(3): 404-412.

［10］ Kim KM, Csortos C, Czikora I, et al. Molecular characterization of myosin phosphatase in endothelium ［J］. J Cell Physiol, 2012, 227(4): 1701-1708.

［11］ Goldhaber JI, Qayyum MS. Oxygen free radicals and excitation-contraction coupling［J］. Antioxid Redox Signal, 2000, 2(1): 55-64.

［12］ 丁钢, 沈景霞, 黄永麟. 心肌缺血再灌注损伤中一氧化氮与中性粒细胞之间的关系［J］. 心血管病学进

展,2000: 290-292.

[13] 吴付轩,马惠芳.炎症递质在兔心肌缺血再灌注损伤中的作用[J].临床心血管病杂志,2000,16(2): 85-87.

[14] Iglesias-Garriz I, Fernández-Vazquez F, Perez A, et al. Preinfarction angina limits myocardial infarction size in nondiabetic patients treated with primarycoronary angioplasty[J]. Chest, 2005, 127(4): 1116-1121.

[15] Chen YH, Wu CJ, Chang HW, et al. Effects and safety of intracoronary thrombectomy using transradial application of the PercuSurge distal balloon protection system in patients with early or recent myocardial infarction[J]. Cardiology, 2004, 102(4): 206-214.

[16] Hausenloy DJ, Yellon DM. Myocardial ischemia-reperfusion injury: a neglected therapeutic target[J]. J Clin Invest, 2013, 123(1): 92-100.

[17] Wheaton WW, Chandel NS. Hypoxia. 2. Hypoxia regulates cellular metabolism[J]. Am J Physiol Cell Physiol, 2011, 300(3): C385-93.

[18] Korn ED, Carlier MF, Pantaloni D. Actin polymerization and ATP hydrolysis[J]. Science, 1987, 238(4827): 638-644.

[19] Haworth RA, Hunter DR, Berkoff HA. Contracture in isolated adult rat heart cells Role of Ca^{2+}, ATP, and compartmentation[J]. Circ Res, 1981, 49(5): 1119-1128.

[20] Sumandea MP, Steinberg SF. Redox signaling and cardiac sarcomeres[J]. J Biol Chem, 2011, 286(12): 9921-9927.

[21] Ambrosio G, Becker LC, Hutchins GM, et al. Reduction in experimental infarct size by recombinant human superoxide dismutase: insights into the pathophysiology of reperfusion injury[J]. Circulation, 1986, 74(6): 1424-1433.

[22] Aengevaeren WR, Uijen GJ, van der Werf T. Comparison of coronary flow velocity and regional myocardial perfusion for functional evaluation of coronary artery disease in the setting of angioplasty[J]. Cathet Cardiovasc Diagn, 1998, 45(1): 16-24.

[23] Bergmann SR, Weinheimer CJ, Brown MA, et al. Enhancement of regional myocardial efficiency and persistence of perfusion, oxidative, and functional reserve with paired pacing of stunned myocardium[J]. Circulation, 1994, 89(5): 2290-2296.

[24] Nath S, Haines DE, Kron IL, et al. Regional wall motion analysis predicts survival and functional outcome after subendocardial resection in patients with prior anterior myocardial infarction[J]. Circulation, 1993, 88(1): 70-76.

[25] Kim YD, Danchek M, Myers AK, et al. Anaesthetic modification of regional myocardial functional adjustments during myocardialischaemia: halothane vs fentanyl[J]. Br J Anaesth, 1992, 68(3): 286-292.

[26] Schad N, Daus HJ, Ciavolella M, et al. Noninvasive functional imaging of regional rate of myocardial fatty acids metabolism[J]. Cardiologia, 1987, 32(3): 239-247.

[27] Kleinman LH, Hill RC, Chitwood WR Jr, et al. Regional myocardial dimensions following coronary artery bypass grafting in patients. Relationship of functional deterioration to graft occlusion[J]. J Thorac Cardiovasc Surg, 1979, 77(1): 13-23.

[28] Xiao L, Pimentel DR, Wang J, et al. Role of reactive oxygen species and NAD (P) H oxidase in alpha (1)-adrenoceptor signaling in adult rat cardiac myocytes[J]. Am J Physiol Cell Physiol, 2002, 282(4): C926-934.

[29] Griendling KK, Minieri CA, Ollerenshaw JD, et al. Angiotensin II stimulates NADH and NADPH oxidase activity in cultured vascular smooth muscle cells[J]. Circ Res, 1994, 74(6): 1141-1148.

[30] Görlach A, Brandes RP, Nguyen K, et al. A gp91phox containing NADPH oxidase selectively expressed in endothelial cells is a majorsource of oxygen radical generation in the arterial wall[J]. Circ Res, 2000, 87(1): 26−32.

[31] Johar S, Cave AC, Narayanapanicker A, et al. Aldosterone mediates angiotensin II-induced interstitial cardiac fibrosis via a Nox2−containingNADPH oxidase[J]. FASEB J, 2006, 20(9): 1546−1548.

[32] Bedard K, Krause KH. The NOX family of ROS-generating NADPH oxidases: physiology and pathophysiology[J]. Physiol Rev, 2007, 87(1): 245−313.

[33] Fukui T, Yoshiyama M, Hanatani A, et al. Expression of p22−phox and gp91−phox, essential components of NADPH oxidase, increases after myocardial infarction[J]. Biochem Biophys Res Commun, 2001, 281(5): 1200−1206.

[34] Krijnen PA, Meischl C, Hack CE, et al. Increased Nox2 expression in human cardiomyocytes after acute myocardial infarction[J]. J Clin Pathol, 2003, 56(3): 194−199.

[35] Loukogeorgakis SP, van den Berg MJ, Sofat R, et al. Role of NADPH oxidase in endothelial ischemia/reperfusion injury in humans[J]. Circulation, 2010, 121(21): 2310−2316.

[36] Looi YH, Grieve DJ, Siva A, et al. Involvement of Nox2 NADPH oxidase in adverse cardiac remodeling after myocardial infarction[J]. Hypertension, 2008, 51(2): 319−325.

[37] Qin F, Simeone M, Patel R. Inhibition of NADPH oxidase reduces myocardial oxidative stress and apoptosis and improvescardiac function in heart failure after myocardial infarction[J]. Free Radic Biol Med, 2007, 43(2): 271−281.

[38] Ikeda Y, Young LH, Scalia R, et al. PR−39, a proline/arginine-rich antimicrobial peptide, exerts cardioprotective effects in myocardial ischemia-reperfusion[J]. Cardiovasc Res, 2001, 49(1): 69−77.

[39] Rey FE, Cifuentes ME, Kiarash A, et al. Novel competitive inhibitor of NAD (P) H oxidase assembly attenuates vascular O (2) (-) and systolic blood pressure in mice[J]. Circ Res, 2001, 89(5): 408−414.

[40] Diatchuk V, Lotan O, Koshkin V, et al. Inhibition of NADPH oxidase activation by 4− (2−aminoethyl)-benzenesulfonyl fluoride and relatedcompounds[J]. J Biol Chem, 1997, 272(20): 13292−13301.

[41] Stolk J, Hiltermann TJ, Dijkman JH, et al. Characteristics of the inhibition of NADPH oxidase activation in neutrophils by apocynin, a methoxy-substituted catechol[J]. Am J Respir Cell Mol Biol, 1994, 11(1): 95−102.

[42] Lin SQ, Wei XH, Huang P, et al. QiShenYiQi Pills® prevent cardiac ischemia-reperfusion injury via energy modulation[J]. Int J Cardiol, 2013, 168(2): 967−974.

[43] Balaban RS, Nemoto S, Finkel T. Mitochondria, oxidants, and aging[J]. Cell, 2005, 120(4): 483−495.

[44] Borutaite V, Jekabsone A, Morkuniene R, et al. Inhibition of mitochondrial permeability transition prevents mitochondrial dysfunction, cytochrome c release and apoptosis induced by heart ischemia[J]. J Mol Cell Cardiol, 2003, 35(4): 357−366.

[45] Hardy L, Clark JB, Darley-Usmar VM, et al. Reoxygenation-dependent decrease in mitochondrial NADH: CoQ reductase (Complex I) activityin the hypoxic/reoxygenated rat heart[J]. Biochem J, 1991, 274(Pt 1): 133−137.

[46] Paradies G, Petrosillo G, Pistolese M, et al. Decrease in mitochondrial complex I activity in ischemic/reperfused rat heart: involvement of reactive oxygen species and cardiolipin[J]. Circ Res, 2004, 94(1): 53−59.

[47] Chen Q, Camara AK, Stowe DF, et al. Modulation of electron transport protects cardiac mitochondria and decreases myocardial injury during ischemia and reperfusion[J]. Am J Physiol Cell Physiol, 2007,

292(1): C137-147.

[48] Turrens JF, Boveris A. Generation of superoxide anion by the NADH dehydrogenase of bovine heart mitochondria[J]. Biochem J, 1980, 191(2): 421-427.

[49] Hoefs SJ, van Spronsen FJ, Lenssen EW, et al. NDUFA10 mutations cause complex I deficiency in a patient with Leigh disease[J]. Eur J Hum Genet, 2011, 19(3): 270-274.

[50] Meng C, Jin X, Xia L, et al. Alterations of mitochondrial enzymes contribute to cardiac hypertrophy before hypertensiondevelopment in spontaneously hypertensive rats[J]. J Proteome Res, 2009, 8(5): 2463-2475.

[51] Olsson AH, Yang BT, Hall E, et al. Decreased expression of genes involved in oxidative phosphorylation in human pancreaticislets from patients with type 2 diabetes[J]. Eur J Endocrinol, 2011, 165(4): 589-595.

[52] Gurd BJ, Yoshida Y, McFarlan JT, et al. Nuclear SIRT1 activity, but not protein content, regulates mitochondrial biogenesis in rat and human skeletal muscle[J]. Am J Physiol Regul Integr Comp Physiol, 2011, 301(1): R67-75.

[53] Brunet A, Sweeney LB, Sturgill JF, et al. Stress-dependent regulation of FOXO transcription factors by the SIRT1 deacetylase[J]. Science, 2004, 303(5666): 2011-2015.

[54] Vaziri H, Dessain SK, Ng Eaton E, et al. hSIR2(SIRT1) functions as an NAD-dependent p53 deacetylase [J]. Cell, 2001, 107(2): 149-159.

[55] Rodgers JT, Lerin C, Haas W, et al. Nutrient control of glucose homeostasis through a complex of PGC-1alpha and SIRT1[J]. Nature, 2005, 434(7029): 113-118.

[56] Haigis MC, Guarente LP. Mammalian sirtuins—emerging roles in physiology, aging, and calorie restriction [J]. Genes Dev, 2006, 20(21): 2913-2921.

[57] Haigis MC, Sinclair DA. Mammalian sirtuins: biological insights and disease relevance[J]. Annu Rev Pathol, 2010, 5: 253-295.

[58] Gerhart-Hines Z, Rodgers JT, Bare O, et al. Metabolic control of muscle mitochondrial function and fatty acid oxidation through SIRT1/PGC-1alpha[J]. EMBO J, 2007, 26(7): 1913-1923.

[59] Lagouge M, Argmann C, Gerhart-Hines Z, et al. Resveratrol improves mitochondrial function and protects against metabolic disease byactivating SIRT1 and PGC-1alpha[J]. Cell, 2006, 127(6): 1109-1122.

[60] Cheng HL, Mostoslavsky R, Saito S, et al. Developmental defects and p53 hyperacetylation in Sir2 homolog (SIRT1)-deficient mice[J]. Proc Natl Acad Sci USA, 2003, 100(19): 10794-10799.

[61] Alcendor RR, Gao S, Zhai P, et al. Sirt1 regulates aging and resistance to oxidative stress in the heart[J]. Circ Res, 2007, 100(10): 1512-1521.

[62] Alcendor RR, Kirshenbaum LA, Imai S, et al. Silent information regulator 2alpha, a longevity factor and class III histone deacetylase, is an essential endogenous apoptosis inhibitor in cardiac myocytes[J]. Circ Res, 2004, 95(10): 971-980.

[63] Hsu CP, Zhai P, Yamamoto T, et al. Silent information regulator 1 protects the heart from ischemia/reperfusion[J]. Circulation, 2010, 122(21): 2170-2182.

[64] Karmazyn M, Moffat MP. Role of Na^+/H^+ exchange in cardiac physiology and pathophysiology: mediation of myocardialreperfusion injury by the pH paradox[J]. Cardiovasc Res, 1993, 27(6): 915-924.

[65] Zhao BL, Jiang W, Zhao Y, et al. Scavenging effects of salvia miltiorrhiza on free radicals and its protection for myocardial mitochondrial membranes from ischemia-reperfusion injury[J]. Biochem Mol Biol Int, 1996, 38(6): 1171-1182.

[66] Lin YL, Wu CH, Luo MH, et al. In vitro protective effects of salvianolic acid B on primary hepatocytes and hepatic stellate cells[J]. J Ethnopharmacol, 2006, 105(1-2): 215-222.

[67] Andrews DT, Royse C, Royse AG. The mitochondrial permeability transition pore and its role in anaesthesia-triggered cellularprotection during ischaemia-reperfusion injury[J]. Anaesth Intensive Care, 2012, 40(1): 46-70.

[68] Baines CP. The mitochondrial permeability transition pore as a target of cardioprotective signaling[J]. Am J Physiol Heart Circ Physiol, 2007, 293(2): H903-904.

[69] Patterson SD, Spahr CS, Daugas E, et al. Mass spectrometric identification of proteins released from mitochondria undergoing permeability transition[J]. Cell Death Differ, 2000, 7(2): 137-144.

[70] Orrenius S, Zhivotovsky B, Nicotera P. Regulation of cell death: the calcium-apoptosis link[J]. Nat Rev Mol Cell Biol, 2003, 4(7): 552-565.

[71] Schild L, Reiser G. Oxidative stress is involved in the permeabilization of the inner membrane of brain mitochondria exposed to hypoxia/reoxygenation and low micromolar Ca^{2+}[J]. FEBS J, 2005, 272(14): 3593-3601.

[72] Kim JS, Jin Y, Lemasters JJ. Reactive oxygen species, but not Ca^{2+} overloading, trigger pH-and mitochondrial permeability transition-dependent death of adult rat myocytes after ischemia-reperfusion [J]. Am J Physiol Heart Circ Physiol, 2006, 290(5): H2024-2034.

[73] Gross GJ, Kersten JR, Warltier DC. Mechanisms of postischemic contractile dysfunction[J]. Ann Thorac Surg, 1999, 68(5): 1898-1904.

[74] Shen AC, Jennings RB. Kinetics of calcium accumulation in acute myocardial ischemic injury[J]. Am J Pathol, 1972, 67(3): 441-452.

[75] Shen AC, Jennings RB. Myocardial calcium and magnesium in acute ischemic injury[J]. Am J Pathol, 1972, 67(3): 417-440.

[76] Carafoli E. Intracellular calcium homeostasis[J]. Annu Rev Biochem, 1987, 56: 395-433.

[77] Khatter JC, Agbanyo M, Navaratnam S, et al. Digitalis cardiotoxicity: cellular calcium overload a possible mechanism[J]. Basic Res Cardiol, 1989, 84(6): 553-563.

[78] Miyamae M, Camacho SA, Weiner MW, et al. Attenuation of postischemic reperfusion injury is related to prevention of[Ca^{2+}]m overload in rat hearts[J]. Am J Physiol, 1996, 271(5 Pt 2): H2145-2153.

[79] Katra RP, Laurita KR. Cellular mechanism of calcium-mediated triggered activity in the heart[J]. Circ Res, 2005, 96(5): 535-542.

[80] Halestrap AP. Calcium, mitochondria and reperfusion injury: a pore way to die[J]. Biochem Soc Trans, 2006, 34(Pt 2): 232-237.

[81] Miyata H, Lakatta EG, Stern MD, et al. Relation of mitochondrial and cytosolic free calcium to cardiac myocyte recovery after exposureto anoxia[J]. Circ Res, 1992, 71(3): 605-613.

[82] Clusin WT, Buchbinder M, Harrison DC. Calcium overload, "injury" current, and early ischaemic cardiac arrhythmias — a direct connection[J]. Lancet, 1983, 1(8319): 272-274.

[83] Allshire A, Piper HM, Cuthbertson KS, et al. Cytosolic free Ca^{2+} in single rat heart cells during anoxia and reoxygenation[J]. Biochem J, 1987, 244(2): 381-385.

[84] Kandzari DE, Tcheng JE. Double negatives[J]. Am Heart J, 2003, 145(1): 9-11.

[85] An J, Varadarajan SG, Camara A, et al. Blocking Na^{+}/H^{+} exchange reduces[Na^{+}](i) and[Ca^{2+}](i) load after ischemia and improves function in intact hearts[J]. Am J Physiol Heart Circ Physiol, 2001, 281(6): H2398-2409.

[86] Burkitt MJ, Wardman P. Cytochrome C is a potent catalyst of dichlorofluorescin oxidation: implications for the role of reactive oxygen species in apoptosis[J]. Biochem Biophys Res Commun, 2001, 282(1): 329-

333.

［87］ Castilho RF, Kowaltowski AJ, Meinicke AR, et al. Permeabilization of the inner mitochondrial membrane by Ca^{2+} ions is stimulated by t-butylhydroperoxide and mediated by reactive oxygen species generated by mitochondria［J］. Free Radic Biol Med, 1995, 18(3): 479−486.

［88］ Sun J, Xu L, Eu JP, et al. Classes of thiols that influence the activity of the skeletal muscle calcium release channel［J］. J Biol Chem, 2001, 276(19): 15625−15630.

［89］ Dreyer WJ, Michael LH, West MS, et al. Neutrophil accumulation in ischemic canine myocardium. Insights into time course, distribution, and mechanism of localization during early reperfusion［J］. Circulation, 1991, 84(1): 400−411.

［90］ Vinten-Johansen J. Involvement of neutrophils in the pathogenesis of lethal myocardial reperfusion injury ［J］. Cardiovasc Res, 2004, 61(3): 481−497.

［91］ Barrabés JA, Garcia-Dorado D, Ruiz-Meana M, et al. Myocardial segment shrinkage during coronary reperfusion in situ. Relation to hypercontractureand myocardial necrosis［J］. Pflugers Arch, 1996, 431(4): 519−526.

［92］ Eefting F, Rensing B, Wigman J, et al. Role of apoptosis in reperfusion injury［J］. Cardiovasc Res, 2004, 61(3): 414−426.

［93］ Gottlieb RA, Burleson KO, Kloner RA, et al. Reperfusion injury induces apoptosis in rabbit cardiomyocytes［J］. J Clin Invest, 1994, 94(4): 1621−1628.

［94］ Neves LA, Almeida AP, Khosla MC, et al. Effect of angiotensin-(1−7) on reperfusion arrhythmias in isolated rat hearts［J］. Braz J Med Biol Res, 1997, 30(6): 801−809.

［95］ Luther DJ, Thodeti CK, Meszaros JG. Injury models to study cardiac remodeling in the mouse: myocardial infarction and ischemia-reperfusion［J］. Methods Mol Biol, 2013, 37: 325−342.

［96］ Frangogiannis NG. Chemokines in the ischemic myocardium: from inflammation to fibrosis. Inflamm Res. 2004, 53(11): 585−595.

［97］ Birdsall HH, Green DM, Trial J, et al. Complement C5a, TGF-beta 1, and MCP−1, in sequence, induce migration of monocytes intoischemic canine myocardium within the first one to five hours after reperfusion ［J］. Circulation, 1997, 95(3): 684−692.

［98］ Vracko R, Thorning D. Contractile cells in rat myocardial scar tissue［J］. Lab Invest, 1991, 65(2): 214−227.

［99］ Sun Y, Weber KT. Angiotensin converting enzyme and myofibroblasts during tissue repair in the rat heart ［J］. J Mol Cell Cardiol, 1996, 28(5): 851−858.

［100］ Birkedal-Hansen H, Moore WG, Bodden MK, et al. Matrix metalloproteinases: a review［J］. Crit Rev Oral Biol Med, 1993, 4(2): 197−250.

［101］ Schiller M, Javelaud D, Mauviel A. TGF-beta-induced SMAD signaling and gene regulation: consequences for extracellular matrix remodeling and wound healing［J］. J Dermatol Sci, 2004, 35(2): 83−92.

［102］ Yang XY, He K, Pan CS, et al. 3, 4−dihydroxyl-phenyl lactic acid restores NADH dehydrogenase 1 α subunit 10 to amelioratecardiac reperfusion injury［J］. Sci Rep, 2015, 5: 10739.

［103］ Yin Y, Guan Y, Duan J, et al. Cardioprotective effect of Danshensu against myocardial ischemia/ reperfusion injury andinhibits apoptosis of H9c2 cardiomyocytes via Akt and ERK1/2 phosphorylation ［J］. Eur J Pharmacol, 2013, 699(1−3): 219−226.

［104］ Wu L, Qiao H, Li Y, et al. Protective roles of puerarin and Danshensu on acute ischemic myocardial injury in rats[J]. Phytomedicine, 2007, 14(10): 652-658.

[105]张琳,常勃勃,曹婉雯,等.丹参素对大鼠离体心脏缺血再灌注心肌能量代谢的影响[J].中国药科大学学报,2010,3: 278-282.

[106]He LN, Yang J, Jiang Y, et al. Protective effect of tanshinone on injured cultured PC12 cells in vitro[J]. Zhongguo Zhong Yao Za Zhi, 2001, 26(6): 413-416.

[107]Yang R1, Liu A, Ma X, et al. Sodium tanshinone IIA sulfonate protects cardiomyocytes against oxidative stress-mediatedapoptosis through inhibiting JNK activation[J]. J Cardiovasc Pharmacol, 2008, 51(4): 396-401.

[108]Fu J, Huang H, Liu J, et al. Tanshinone ⅡA protects cardiac myocytes against oxidative stress-triggered damage andapoptosis[J]. Eur J Pharmacol, 2007, 568(1-3): 213-221.

[109]冯俊,郑智.丹参酮ⅡA对心肌细胞肥大及凋亡的影响[J].中国临床康复,2006,10: 69-71.

[110]陈立波,佟力,赵洪序,等.人参总皂甙对心肌缺血再灌注损伤的保护作用实验研究[J].中华胸心血管外科杂志,1994,10(4): 353-354,374.

[111]Cui YC, Pan CS, Yan L, et al. Ginsenoside Rb1 protects against ischemia/reperfusion-induced myocardial injury via energymetabolism regulation mediated by RhoA signaling pathway[J]. Sci Rep, 2017, 7: 44579.

[112]Wang Z, Li M, Wu WK, et al. Ginsenoside Rb1 preconditioning protects against myocardial infarction after regional ischemiaand reperfusion by activation of phosphatidylinositol-3-kinase signal transduction [J]. Cardiovasc Drugs Ther, 2008, 22(6): 443-452.

[113]Wu Y, Xia ZY, Dou J, et al. Protective effect of ginsenoside Rb1 against myocardial ischemia/reperfusion injury instreptozotocin-induced diabetic rats[J]. Mol Biol Rep, 2011, 38(7): 4327-4335.

[114]Scott GI, Colligan PB, Ren BH, et al. Ginsenosides Rb1 and Re decrease cardiac contraction in adult rat ventricular myocytes: role of nitric oxide[J]. Br J Pharmacol, 2001, 134(6): 1159-1165.

[115]周艳玲,徐明.人参皂甙对大鼠缺血再灌注心肌保护作用的研究[J].武汉科技大学学报(自然科学版),2001,24(2): 196-198.

[116]曲绍春,睢诚,于晓风,等.人参Rb组皂苷对大鼠实验性心肌缺血再灌注损伤的保护作用[J].吉林大学学报(医学版),2007,33(5): 849-852.

[117]Chen YJ, Li JD, Huang QF. Effects of Panax notoginseng saponins on rat cardiomyocytes apoptosis induced by angiotengin II in vitro[J]. Zhongguo Zhong Yao Za Zhi, 2005, 30(10): 778-781.

[118]钱越洲,刘宇,顾仁樾.三七有效成分Rx对离体心脏缺血再灌注损伤的影响[J].上海中医药大学学报,2005,19(1): 50-52.

[119]He K, Yan L, Pan CS, et al. ROCK-dependent ATP5D modulation contributes to the protection of notoginsenoside NR1 against ischemia-reperfusion-induced myocardial injury[J]. Am J Physiol Heart Circ Physiol, 2014, 307(12): H1764-776.

[120]Tu L, Pan CS, Wei XH, et al. Astragaloside Ⅳ protects heart from ischemia and reperfusion injury via energy regulationmechanisms[J]. Microcirculation, 2013, 20(8): 736-747.

[121]王伟,刘齐宁,赵新京.黄芪预处理对大鼠心肌缺血再灌注损伤的保护作用及其机制[J].西安交通大学学报(医学版),2009,30(6): 712-715.

[122]陈立新,廖家桢,郭维琴,等.黄芪对大鼠离体心脏缺血再灌注氧自由基及心肌结构的影响[J].上海医药,1995,11: 21-23.

[123]周吉燕,樊懿,孔建龙,等.黄芪中不同提取成分对在体大鼠心肌缺血再灌注损伤的心功能影响[J].中国中药杂志,2000,25(5): 44-46.

［124］宋丽华,汤碧娥,张宁,等.黄芪配伍川芎嗪抗心肌缺血再灌注损伤的研究［J］.金华职业技术学院学报,2007,7(6):45-48.

［125］廖奕华,邓云梅,刘湘,等.大蒜素保护心肌缺血再灌注损伤时心功能的实验研究［J］.湖北中医学院学报,2001,1:25-26.

［126］史春志,谷翔,冯义柏,等.大蒜素对培养乳鼠心肌细胞缺氧/复氧损伤细胞凋亡的影响［J］.江苏医药,2006,1:54-56.

［127］Li H, Shi Z, Yusanyin M. Effects of garlicin tablet on plasma endothelin and nitric oxide in patients with coronary heartdisease and angina pectoris［J］. Zhongguo Zhong Xi Yi Jie He Za Zhi, 1999, 19(11): 670-671.

［128］张卫军,史载祥,王蓓蓓,等.大蒜素模拟心肌缺血预处理作用的研究(摘要)［J］.中国循环杂志,2000,3:13.

［129］贾海忠,史载祥,李格,等.大蒜素对心肌缺血再灌注犬冠脉血流量和血氧的影响［J］.中国中医药信息杂志,2001,9:36-38.

［130］Liebgott T, Miollan M, Berchadsky Y, et al. Complementary cardioprotective effects of flavonoid metabolites and terpenoid constituents of Ginkgo biloba extract (EGb 761) during ischemia and reperfusion［J］. Basic Res Cardiol, 2000, 95(5): 368-377.

［131］Tosaki A1, Engelman DT, Pali T, et al. Ginkgo biloba extract (EGb 761) improves postischemic function in isolated preconditionedworking rat hearts［J］. Coron Artery Dis, 1994, 5(5): 443-450.

［132］Shen JG, Zhou DY. Efficiency of Ginkgo biloba extract (EGb 761) in antioxidant protection against myocardial ischemia and reperfusion injury［J］. Biochem Mol Biol Int, 1995, 35(1): 125-134.

［133］Deng YK, Wei F, An BQ. Effects of Ginaton on the markers of myocardial injury during cardiopulmonary bypass［J］. Zhongguo Zhong Xi Yi Jie He Za Zhi, 2006, 26(4): 316-318.

［134］Varga E, Bodi A, Ferdinandy P, et al. The protective effect of EGb 761 in isolated ischemic/reperfused rat hearts: a link between cardiac function and nitric oxide production［J］. J Cardiovasc Pharmacol, 1999, 34(5): 711-717.

［135］Wu Y, Gu YM. Extract of Ginkgo biloba and quercetin inhibit angiotensin-Ⅱ induced hypertrophy in cultured neonatal rat cardiomyocytes［J］. Zhonghua Xin Xue Guan Bing Za Zhi, 2006, 34(5): 454-457.

［136］Wang CL1, Shi DZ, Yin HJ. Effect of panax quinquefolius saponin on angiogenesis and expressions of VEGF and bFGF inmyocardium of rats with acute myocardial infarction［J］. Zhongguo Zhong Xi Yi Jie He Za Zhi, 2007, 27(4): 331-334.

［137］何跃君,岳永德.竹叶提取物的有效成分及其应用研究进展［J］.生物质化学工程,2008,42(3):31-38.

［138］张英,吴晓琴,俞卓裕.竹叶和银杏叶总黄酮含量及其抗自由基活性的比较研究［J］.中国中药杂志,2002,27(4):17-20.

［139］付晓春,王希,郑辉,等.竹叶总黄酮抗大鼠心肌细胞凋亡作用的研究［J］.中西医结合心脑血管病杂志,2007,5(2):125-126.

［140］张明霞,李效忠,赵磊,等.红花抗衰老作用的实验研究［J］.中草药,2001,1:54-55.

［141］陈铎葆,刘建国,管云凤,等.红花黄素Ⅲ对犬缺血心肌的影响［J］.中国药理学通报,2000,16(5):590-591.

［142］吴伟,金鸣,朴永哲,等.红花黄色素缓解大鼠心肌缺血的作用［J］.中草药,2007,37(9):1373-1375.

［143］张素清,施雪筠.红花注射液用于心脏保存的实验研究［J］.北京中医药大学学报,2003,3:47-49.

［144］陈天义,陈铎葆,郑为超.草红花水提物对心肌缺血-再灌注损伤引起心肌细胞凋亡的影响［J］.中国

中医药科技,2006,2:99-100,64.

[145] 刘桦,吴晓冬,闫倩,等.黄芩苷对缺氧缺糖性心肌细胞的保护作用[J].中国药科大学学报,2003,1:57-59.

[146] 欧阳昌汉,吴基良,陈金和.黄芩苷对大鼠心肌缺血再灌注损伤的保护作用(英文)[J].中国新药与临床杂志,2006,6:407-412.

[147] Xiping Z, Hua T, Hanqing C, et al. The protecting effects and mechanisms of Baicalin and Octreotide on heart injury in rats withSAP[J]. Mediators Inflamm, 2007; 2007: 19469.

[148] 王红兰,贺广远,吴晓冬,等.黄芩甙对离体豚鼠心脏缺血再灌注损伤的保护作用[J].东南大学学报(医学版),2002,21(2):144-146.

[149] 叶希韵,张隆,张静,等.山楂叶总黄酮对乳鼠心肌细胞缺血缺氧损伤的实验研究[J].中国现代应用药学,2005,3:202-204.

[150] 闵清,白育庭,张志,等.山楂叶总黄酮对大鼠心肌缺血再灌注损伤的心电图、一氧化氮及丙二醛变化的影响[J].中国临床药理学与治疗学,2007,7:800-803.

[151] Yue QX, Xie FB, Song XY, et al. Proteomic studies on protective effects of salvianolic acids, notoginsengnosides andcombination of salvianolic acids and notoginsengnosides against cardiac ischemic-reperfusion injury[J]. J Ethnopharmacol, 2012, 141(2): 659-667

[152] Zhao N, Liu YY, Wang F, et al. Cardiotonic pills, a compound Chinese medicine, protects ischemia-reperfusion-inducedmicrocirculatory disturbance and myocardial damage in rats[J]. Am J Physiol Heart Circ Physiol, 2010, 298(4): H1166-1176.

[153] Yang XY, Zhao N, Liu YY, et al. Inhibition of NADPH Oxidase Mediates Protective Effect of Cardiotonic Pills against Rat Heart Ischemia/Reperfusion Injury[J]. Evid Based Complement Alternat Med, 2013, 728020.

[154] Wei XH, Liu YY, Li Q, et al. Treatment with cardiotonic pills (®) after ischemia-reperfusion ameliorates myocardial fibrosis inrats[J]. Microcirculation, 2013, 20(1): 17-29.

[155] 李全凤,王孝铭,朱世军,等.复方丹参滴丸对缺氧心肌细胞内钙离子平均荧光强度的影响[J].中国病理生理杂志,2001,17(7):690-691.

[156] 袁如玉,李广平.复方丹参滴丸在心血管疾病防治中的多靶点作用[J].中国新药杂志,2009,18(5):377-380.

[157] 赵雅君,朱世军,史从宁,等.大鼠心肌缺血再灌注时能量代谢及脂质过氧化变化及复方丹参滴丸的保护作用[J].哈尔滨医科大学学报,2003,37(4):290-293.

[158] 范宝晶,陈满秋,周大亮,等.复方丹参滴丸对心肌缺血再灌注大鼠血管内皮功能的影响[J].山东医药,2009,49(1):40-41.

[159] 裴非,范宝晶,赵学忠.复方丹参滴丸对心肌缺血再灌注大鼠冠脉微循环的影响[J].中国老年学杂志,2008,23:2316-2317.

[160] 赵雅君,史从宁,王孝铭,等.复方丹参滴丸对离体大鼠缺氧/复氧心肌的保护作用[J].中国病理生理杂志,2002,18(10):1271-1275.

[161] 刘梅,杜武勋,朱明丹,等.芪参益气滴丸对急性心肌梗塞大鼠肿瘤坏死因子的影响[J].时珍国医国药,2009,20(4):829-830.

[162] 冯利民,杜武勋,刘长玉,等.芪参益气滴丸干预大鼠心肌梗塞后蛋白表达的动态观察[J].时珍国医国药,2011,22(7):1588-1590.

[163] 杨雷,毛秉豫.芪参益气滴丸对心肌梗死大鼠心肌的保护作用[J].中国实验方剂学杂志,2012,5:167-171.

［164］姜树民,付瑜,陈颖萍,等.中药复方对大鼠冠状动脉结扎后再灌注心肌损伤保护作用的研究［J］.中国中西医结合急救杂志,2005,12(6):347-350.

［165］陶玲,沈祥春,王永林,等.注射用复方苁草冻干粉针剂对兔离体心脏缺血再灌注损伤的保护作用［J］.时珍国医国药,2006,17(9):1650-1652.

第三章　脑缺血再灌注损伤与中医药

1.　脑缺血再灌注与脑微循环障碍

脑中风是严重危害人类健康和生命安全的常见的难治性疾病,中医学将其列为"风、痨、臌、膈"四大疑难病之首,存在着明显三高(发病率高、致残率高、死亡率高)现象。据《2014脑卒中预防指南》对脑卒中的流行病学资料研究表明:目前我国卒中发病率120 ~ 180/10万,患病率400 ~ 700/10万,每年新发病例>200万,每年死亡病例>150万,幸存者600万~ 700万,且2/3存在不同程度的残疾,其高发病率、高死亡率和高致残率给社会和家庭带来沉重的负担[1]。脑卒中80%为缺血性,20%为出血性。脑是人体对缺氧最为敏感的器官,脑组织缺血将会导致局部脑组织及其功能的损害,而长时间的完全缺血或严重缺血会引起梗死。脑缺血一定时间恢复血液供应后,其功能不但未能恢复,反而出现了更加严重的脑机能障碍,称之为脑缺血再灌注(ischemia/reperfusion, I/R)损伤。脑I/R损伤与自由基的生成、细胞内钙超载、兴奋性氨基酸毒性、白细胞高度聚集和高能磷酸化合物的缺乏等有关。

1.1　活性氧类爆发

活性氧类(reactive oxygen species, ROS)的过量产生,进而引发的氧化应激损伤通常被认为是I/R损伤的始动环节。在脑I/R病理过程中,过量ROS的产生可以直接损伤DNA、蛋白质及脂质,从而引发脑组织多种细胞的功能障碍甚至死亡[2]。大量的临床和实验研究结果表明:过量ROS的产生几乎存在于临床中各种原因引发的脑I/R相关性疾病中[3]。脑缺血再灌注中的氧自由基主要包括以下几类:超氧阴离子(superoxide anions, O_2^-)、过氧化氢(hydrogen peroxide, H_2O_2)、羟基自由基(hydroxyl radicals, ·OH)以及硝基自由基(peroxynitrite, $ONOO^-$)。在脑I/R注损伤中,损伤的线粒体、黄嘌呤氧化酶系统以及NADPH氧化酶系统均可以产生O_2^-,O_2^-一方面在脑组织内超氧化物歧化酶(superoxide dismutase, SOD)的作用下产生H_2O_2,另一方面O_2^-可以与脑组织中的一氧化氮(nitric oxide, NO)反应生成$ONOO^-$;而组织中产生的大量H_2O_2也可以进一步与组织内的亚铁离子(Fe^{2+})、O_2^-或$ONOO^-$反应形成·OH[3-7]。我们应用对于H_2O_2敏感的过氧化物标记物二氢罗丹明（dihydrorhodamine 123, DHR），结合正置荧光显微观测系统，在体连续动态观察到了脑缺血再灌注后脑皮层细静脉血管壁ROS的产生，研究发现：在双侧颈动脉结扎再通造成的沙鼠全脑I/R模型中，相比于正常状态（图3-1a），在再灌注早期（60分钟），即有明显的ROS产生（图3-1b）[8]；而在另一项研究中发现，在沙鼠全脑缺血再灌注晚期（第5天），脑皮层细静脉血管壁仍然有大量的ROS产生（图3-1c）[9]。Murakami等人利用大脑中动脉结扎再通造成的小鼠脑局部I/R模型，应用对于O_2^-敏感的ROS标记物二氢乙锭在体检测发现，再灌注后小鼠脑神经元胞浆中O_2^-的产生显著高于假手术组[10]，而相似的研究结果同样发生在全脑缺血再灌注损伤后的海马CA1区神经元中[11]。而其他研究应用大分子物质氧化产物，如8-羟基脱氧鸟羟基甘（8-hydroxy-2-deoxyguanosine, 8-OHdG）、丙二醛（malondialdehyde, MDA）以及4-羟基壬烯酸（4-Hydroxy-trans-2-nonenal, HNE）等物质同样间接地证明：无论在全脑缺血或者大脑中动脉局部缺血的模型中，在再灌注的不同时期均有明显的ROS产生[12,13]。

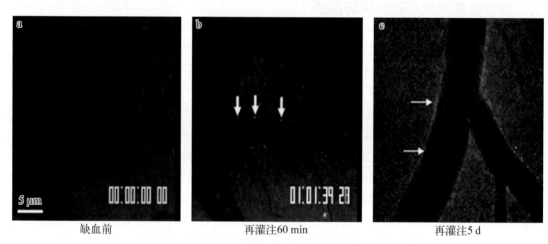

| 缺血前 | 再灌注60 min | 再灌注5 d |

图3-1　蒙古沙鼠大脑皮层细静脉血管壁ROS的产生

（该图引自 *Shock* 2009年第32卷201—209页；*Journal of Ethnopharmacology* 2010年第130卷398—406页）

a，正常状态下（Baseline）的大脑皮层细静脉；b，缺血再灌注后60分钟（I/R 60 min）大脑皮层细静脉，箭头所指为ROS的产生；c，缺血再灌注后第5天（I/R 5 d）大脑皮层细静脉，箭头所指为ROS的产生

1.2　白细胞聚集

在正常状态下，脑微血管中很少出现白细胞与血管内皮细胞的黏附、聚集进而游出至脑组织中，而在脑I/R的病理进程中，ROS及多种炎性因子诱导白细胞及血管内皮细胞表面黏附分子的表达，介导了大脑微血管中白细胞的活化，白细胞的过度活化一方面直接堵塞微血管，另一方面可以引发微血管内皮细胞和血管周围脑组织以及神经元的进一步损伤[14,15]。应用抗中性粒细胞血清以及黏附分子特异性抗体抑制白细胞与脑血管内皮细胞的黏附均可以减轻I/R引发的脑组织损伤[16-18]。再灌注早期（数小时内），脑微血管中活化的白细胞以嗜中性粒细胞为主。我们应用白细胞标记物罗丹明6G（rhodamine 6G），结合正置荧光显微观测系统，在体连续动态检测了I/R后脑微血管中的白细胞黏附。研究发现：无

论在双侧颈动脉结扎再通造成的沙鼠全脑缺血再灌注损伤模型或者大鼠大脑中动脉局部缺血再灌注的模型中，在正常状态下，脑皮层微血管内没有白细胞的黏附（图3-2a），而在再灌注早期（10分钟开始一直到3小时观察结束），脑皮层微血管内即有明显的白细胞黏附的产生（图3-2b、c）[8,19,20]。而在另一项临床研究中，Price等人应用放射性元素（indium-111 troponolate）标记中性粒细胞，结合单光子发射计算机断层显像（single-photon emission computed tomography, SPECT），同样观察到了中风患者脑梗死区的中性粒细胞的聚集[21]。

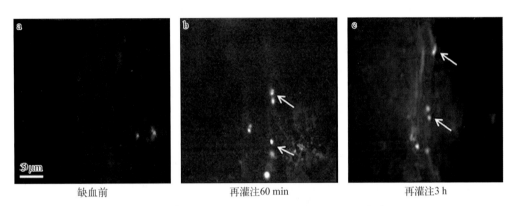

图3-2　大鼠大脑皮层细静脉再灌注早期白细胞的黏附

（该图引自 *Microcirculation* 2012年第19卷260—272页）

a, 正常状态下（Baseline）的大脑皮层细静脉；b, 缺血再灌注后60分钟（I/R 60 min）大脑皮层细静脉，箭头所指为黏附的白细胞；c, 缺血再灌注后3小时（I/R 3 h）大脑皮层细静脉，箭头所指为黏附的白细胞

在再灌注中后期（24小时后至数天），脑微血管中聚集的白细胞种类由中性粒细胞为主转向以单核细胞及T淋巴细胞为主，其介导了脑I/R中晚期的组织损伤[22]。多项研究证明，在淋巴细胞缺陷型小鼠中，I/R后脑组织梗死面积、神经元损伤以及炎症反应均明显减轻[23,24]，而缺少淋巴细胞黏附分子LFA-1的小鼠，脑I/R损伤预后同样明显改善[25]。我们的另一项研究中发现，无论沙鼠全脑缺血再灌注晚期（第5天，图3-3a）或者大鼠大脑中动脉局部缺血再灌注晚期（第6天，图3-3b），大脑皮层细静脉中均仍有大量的白细胞黏附[9,19]。

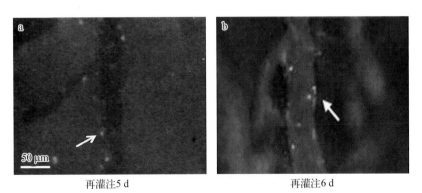

图3-3　大脑皮层细静脉再灌注晚期白细胞的黏附

（该图引自 *Journal of Ethnopharmacology* 2010年第130卷398—406页）

a, 沙鼠脑缺血再灌注后第5天（I/R 5 d）大脑皮层细静脉，箭头所指为黏附的白细胞；b, 大鼠脑缺血再灌注后第6天（I/R 6 d）大脑皮层细静脉，箭头所指为黏附的白细胞

1.3 内皮细胞高通透性

脑微血管内皮细胞是构成血脑屏障（blood-brain barrier, BBB）的重要结构单元，是脑血管与脑组织间的第一道防御屏障[26]。在脑I/R损伤中，多种细胞释放的过量的ROS以及黏附于血管壁上的白细胞和其他炎性介质均可以引起脑组织微血管中内皮细胞的损伤，从而引发脑组织微血管的高通透性[27,28]。脑微血管内皮细胞的破坏，内皮通透性的升高进而造成的脑组织水肿和颅内出血，是临床中脑梗死溶栓治疗中的重要死亡原因之一[29]。应用FITC标记的白蛋白，结合正置荧光显微观测系统，我们在体连续动态检测了脑I/R后微血管中血浆白蛋白的渗出，研究表明：在沙鼠全脑I/R模型中，从再灌注10分钟开始，脑皮层微血管内皮通透性相比于正常状态即有明显的升高（图3-4a、b），同时透射电镜结果证实，在再灌注后60分钟、24小时及第5天，沙鼠脑微血管周围均有明显的水肿发生（图3-5a—d）[8]。

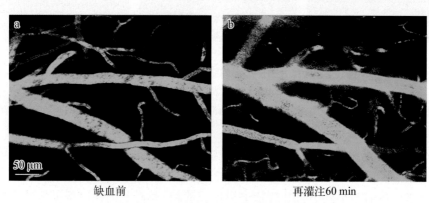

缺血前　　　　　　　　　　　　　再灌注60 min

图3-4　蒙古沙鼠大脑皮层细静脉血浆白蛋白（绿色荧光）的漏出

（该图引自 *Shock* 2009年第32卷201—209页）

a，正常状态下（Baseline）的大脑皮层细静脉；b，缺血再灌注后60分钟（I/R 60 min）大脑皮层细静脉

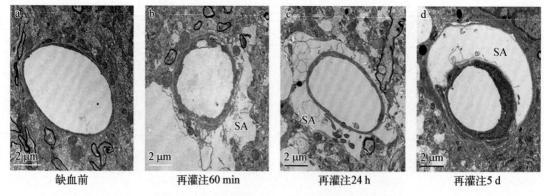

缺血前　　　　　　再灌注60 min　　　　　　再灌注24 h　　　　　　再灌注5 d

图3-5　蒙古沙鼠大脑皮层微血管透射电镜图像

（该图引自 *Shock* 2009年第32卷201—209页；*Journal of Ethnopharmacology* 2010年第130卷398—406页）

a，正常状态（Baseline）；b，缺血再灌注后3小时（I/R 3 h）；c，缺血再灌注后24小时（I/R 24 h）；d，缺血再灌注后第5天（I/R 5 d）。SA，微血管周围水肿

与全脑I/R模型相似,我们应用大鼠大脑中动脉局部I/R模型,同样发现在大鼠大脑中动脉栓塞再通后的初期(60分钟至3小时),微血管血浆白蛋白渗出即明显增加(图3-6b、c),并一直持续到再灌注晚期(第6天,图3-6d);而在再灌注后3小时及第6天,应用小动物核磁共振成像(Magnetic Resonance Imaging, MRI)技术(图3-7a—c)和扫描电镜技术(图3-8a—c)均证明了大鼠脑水肿的发生。应用透射电镜技术和共聚焦显微镜技术进一步研究发现,这种再灌注过程中脑微血管的高通透性与内皮细胞中质膜微囊(Caveolae)的过量表达(图3-9a—c)以及内皮紧密连接相关蛋白(Occludin、Claudin-5、JAM-1、ZO-1)的破坏相关(图3-10)[19,20]。

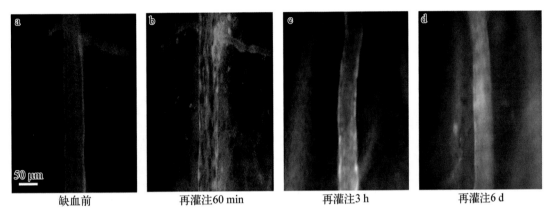

图3-6　大鼠大脑皮层细静脉血浆白蛋白的漏出

(该图由作者提供)

a,正常状态下(Baseline)的大脑皮层细静脉;b,缺血再灌注后60分钟(I/R 60 min)大脑皮层细静脉;c,缺血再灌注后3小时(I/R 3 h)大脑皮层细静脉;d,缺血再灌注后第6天(I/R 6 d)大脑皮层细静脉

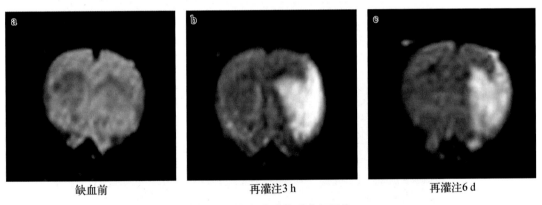

图3-7　大鼠大脑核磁共振图像

(该图引自 *Experimental Neurology* 2012年第237卷453—463页)

a,正常状态(Baseline);b,缺血再灌注后3小时(I/R 3 h);c,缺血再灌注后第6天(I/R 6 d)。白色区域代表脑水肿

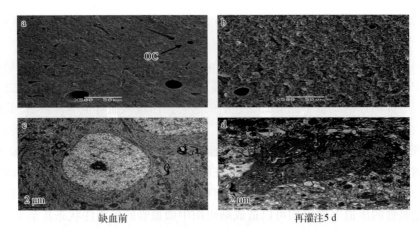

图3-12 蒙古沙鼠大脑皮层微血管电镜图像

（该图引自 *Journal of Ethnopharmacology* 2010年第130卷398—406页）

a，正常状态（Baseline）下脑皮层微血管开放数量；b，缺血再灌注后第5天（I/R 5 d）下脑皮层微血管开放数量；c，正常状态下的神经元细胞；d，缺血再灌注后第5天（I/R 5 d）时坏死的神经元细胞。OC，开放的微血管

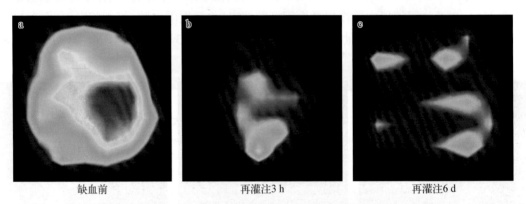

图3-13 大鼠脑皮层激光多普勒血流量图像

（该图引自 *Experimental Neurology* 2012年第237卷453—463页）

a，正常状态（Baseline）；b，缺血再灌注后3小时（I/R 3 h）；c，缺血再灌注后第6天（I/R 6 d）

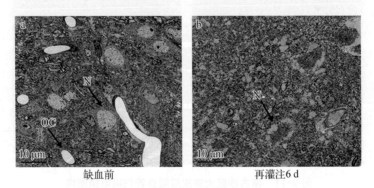

图3-14 大鼠脑皮层微血管扫描电镜图像

（该图由作者提供）

a，正常状态（Baseline）下脑皮层开放的微血管（箭头所指，OC）和正常的神经元（箭头所指，N）；b，缺血再灌注后第6天（I/R 6 d）时微血管闭锁，神经元坏死（箭头所指，N）

的显著降低[8]；而在再灌注晚期（第5天），毛细血管开放数量仍然没有恢复（图3-12a、b），同时出现了大量的神经元死亡（图3-12c、d）[9]。而在大鼠大脑中动脉局部 I/R 模型中，我们同样发现，再灌注早期，大脑微血管血流速度显著降低，激光多普勒（laser Doppler）结果显示大鼠脑皮层血流量在再灌注3小时明显降低，至第6天没有明显的恢复（图3-13a—c）[19]；电镜结果同时证明了再灌注后期大鼠脑皮层微血管开放数明显减少，伴有周围神经元的坏死（图3-14a、b）[20]。

2.　脑缺血再灌注与神经元损伤

　　脑缺血再灌注损伤是一个复杂的病理生理过程，神经元损伤是脑缺血再灌注损伤的主要病理环节之一。生理状态下，葡萄糖是神经元主要的能量来源。葡萄糖代谢生成ATP，一方面为神经递质、酶和细胞膜结构等物质提供生物合成能量，另一方面为阳离子在脑内的活性运输提供能量。脑缺血时，组织内的氧分压迅速下降，脑组织因缺氧导致ATP产生减少，致使脑组织代谢所必需的糖、酶及其他神经体液等营养物质缺乏，造成脑缺血状态时的代谢异常。再灌注时，组织氧分压迅速上升，自由基生成，细胞外 Ca^{2+} 内流，兴奋性氨基酸释放增加，细胞酸中毒，凋亡基因激活等快速级联反应相互联系，最终导致细胞凋亡、自噬或坏死[35-37]。如图3-15所示，再灌注时，尼氏染色显示神经元坏死，电镜结果显示神经元凋亡（图3-16）[9,20]。本节简述脑缺血再灌注引起神经元损伤的机制，为探究神经保护中药的研究提供参考。

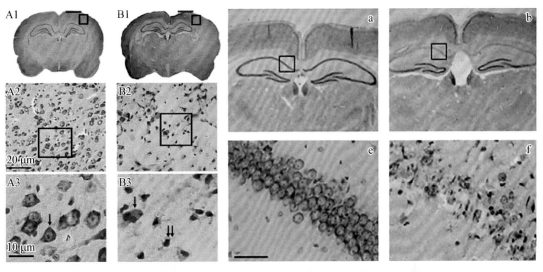

图3-15　蒙古沙鼠 I/R 损伤后皮层及海马神经元结构损伤（Nissl 染色代表图像）

（该图引自 *Journal of Ethnopharmacology* 2010年第130卷398—406页）

A1—A3、a、e，正常组；B1—B3、b、f，缺血再灌注24 h组

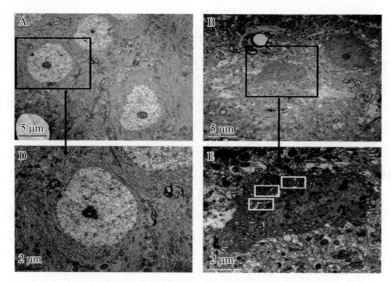

图 3-16　蒙古沙鼠 I/R 损伤后脑皮层神经元扫描电镜图像

（该图引自 *Journal of Ethnopharmacology* 2010 年第 130 卷 398—406 页）

A、D，正常状态（Baseline）下脑皮层开放的微血管和正常的神经元；B、E，缺血再灌注后神经元坏死

2.1　兴奋性氨基酸毒性与缺血再灌注神经元损伤

兴奋性氨基酸（excitatory amino acid, EAA）主要存在于神经元突触末梢，EAA 主要有谷氨酸、天冬氨酸、甘氨酸，其中以谷氨酸与天冬氨酸在脑内含量最高。谷氨酸受体主要分为四种，包括 N-甲基-D-天冬氨酸（NMDA）受体、α-氨基-3-羟基-5-甲基-4-异口恶唑丙酸（α-amino-3-hydroxy-5-methyl-4-isoxazole-propionic acid, AMPA）受体、海人藻酸（kainic acid, KA）受体以及代谢型谷氨酸受体，NMDA、AMPA 和 KA 三种受体受体门控通道激活，都可引起 Ca^{2+} 内流，而 AMPA 和 KA 受体受体门控通道激活，还可引起 Na^+ 内流，K^+ 外流。脑缺血时，谷氨酸大量释放到突触间隙，一方面，细胞膜 Na^+-K^+-ATP 酶激活，大量 Na^+、Cl^- 内流，引起神经元水肿；另一方面，谷氨酸受体激活，Ca^{2+} 大量内流，细胞内钙库贮存的 Ca^{2+} 释放增加，导致细胞内 Ca^{2+} 超载，激发一系列瀑布样病理生理过程，导致神经元的迟发性死亡[38-40]。

2.2　自由基与缺血再灌注神经元损伤

脑缺血再灌注过程中出现大量自由基是神经元级联死亡的重要原因。人体内的自由基主要有超氧阴离子，羟自由基、硝基自由基、烷自由基、烷氧基和烷过氧基、脂质过氧化物自由基等。正常情况下，体内自由基的产生和消除处于动态平衡状态，不会发生自由基连锁反应和组织损伤。但自由基产生过多或清除机制发生障碍时，过多的自由基可破坏细胞结构中蛋白成分，引起脂质过氧化，导致细胞损伤、线粒体功能障碍、溶酶体破裂、细胞溶解和组织水肿等一系列损害，引发自由基连锁反应[41-43]。

生理条件下,ROS的生成和清除能保持平衡。机体产生的少量自由基可被机体较强的防御系统所抑制,不致引起病理效应。这些防御系统包括:自由基生成抑制剂,如过氧化氢酶、超氧化物歧化酶(SOD)、谷胱甘肽过氧化物酶(GSH-PX)等;清除自由基的抗氧化物,如维生素C、维生素E等;其他抗氧化物,如脂酶、蛋白酶、DNA修复酶、酰基转移酶等。脑缺血时,SOD表达下调,ROS的清除能力下降,自由基产生急剧增多,从而损伤脑组织[3,43]。脑缺血时,自由基产生有以下途径:① 生理状态下,AMP经黄嘌呤脱氧酶(XDH)作用形成尿酸,脑组织缺血缺氧时,电压依赖性钙通道和NMDA受体操纵的钙通道开放,Ca^{2+}大量内流,激活蛋白激酶,使XDH转化为黄嘌呤氧化酶(XO),XO进一步催化次黄嘌呤氧化为黄嘌呤和尿酸并同时产生O^{2-}。② 脑缺血后脑内Ca^{2+}增加,激活磷脂酶A2(PLA2)和磷脂酶C(PLAC),使膜磷脂降解,游离脂肪酸特别是花生四烯酸(Arachidonic acid, AA)大量释放。AA在环氧化酶、脂氧化酶作用下进一步形成白三烯,此代谢过程伴自由基产生。③ 脑缺血时脑细胞线粒体内Ca^{2+}增多,三羧酸循环发生障碍,不能为电子传递链的细胞色素氧化酶提供足够的电子,O^2发生自还原生成O^{2-}并漏出线粒体。同时,O^{2-}与NO反应生成氧化性更强的过氧亚硝基离子($ONOO^-$),损伤神经元[3,43-45]。

2.3　钙超载与缺血再灌注神经元损伤

正常情况下,神经细胞内Ca^{2+}主要储存在线粒体和肌质网中,神经元胞内Ca^{2+}的升高主要依赖于胞外Ca^{2+}经细胞膜上的钙通道内流或胞内储存钙的释放。脑缺血缺氧后,能量衰竭,ATP生成不足,离子交换出现障碍,膜离子梯度不能维持,胞内K^+逸出,细胞外K^+增加,细胞内Na^+与水分增加,细胞膜去极化,电压依赖性钙通道开放,胞外Ca^{2+}顺化学梯度进入细胞内。此外,由于缺血后细胞间隙释放增多的谷氨酸作用于NMDA和非NMDA受体,激活受体启动的钙通道,引起Ca^{2+}内流,导致细胞内Ca^{2+}超载[38,46,47]。

以往研究证明,NMDA受体激活是细胞外Ca^{2+}内流的主要因素。在神经元的体外缺氧模型中,大约80%的Ca^{2+}内流被NMDA受体阻断剂阻断,而且Ca^{2+}的内流和胞外谷氨酸升高发生在同一时间,这表明缺氧时胞内的Ca^{2+}升高主要依赖于NMDA受体激活。缺氧早期的Ca^{2+}升高是通过NMDA受体介导;在缺氧10分钟后,Ca^{2+}升高不依赖于NMDA受体,但阻断线粒体的Ca^{2+}外流后,这种后期的Ca^{2+}升高被削弱。针对NMDA受体的特异性抑制剂MK-801,在实验动物中疗效理想,然而在临床实验中被证明是无效的。这就使得研究者将研究方向转向非谷氨酸依赖的Ca^{2+}通道受体[38,40]。

近年来的大量研究发现了一些参与控制Ca^{2+}内流或外排、负责维持这种离子动态平衡的整合膜蛋白,包括细胞外酸化时激活的酸感受性离子通道(acid sensing ion channels, ASICs),氧化应激或神经元氧和葡萄糖剥夺时激活的瞬时受体电位通道蛋白(transient receptor potential protein 1, TRPM 2 和 TRPM 7)以及依赖细胞膜两侧电化学梯度的Na^+/Ca^{2+}交换体(Na^+/Ca^{2+} exchanger, NCX),推测它们可能是引起I/R神经元损伤和死亡的非谷氨酸依赖的Ca^{2+}超载机制的分子基础,因而阻断、抑制或调节非谷氨酸依赖的Ca^{2+}通路,成为治疗脑I/R损伤的新途径。再灌注损伤或神经元氧和葡萄糖剥夺时,ATP产生降低,Na^+/K^+-ATP酶功能衰竭,细胞内Na^+浓度显著升高,引起细胞膜去极化,电压依赖性Na^+和Ca^{2+}通道开放,细胞外 Na^+ 和 Ca^{2+} 浓度迅速降低,谷氨酸释放入细胞外间隙,激活具有 Na^+ 和 Ca^{2+} 通透性的谷氨酸受体 NMDA,从而放大上述过程,进一步降低细胞外 Ca^{2+} 浓度。细胞外的 Ca^{2+} 浓度降低触发更多的 Na^+ 和 Ca^{2+} 经 TRPM7 通道进入细胞。同时细胞内无氧代谢增加乳酸堆积、细胞外酸化 pH 值下降,激活 ASIC1a 通道,从而允许更多的 Na^+ 和 Ca^{2+} 进入细胞内。以上途径最终导致细胞内 Ca^{2+} 超载,触发活性氧物质/活性氮物质(ROS/RNS)生成,它们以正反馈形式增强 TRPM2 和 TRPM 7 的活动,进一步加重细胞内 Na^+ 和 Ca^{2+} 超载。而 NCX 可以调节细胞内外 Na^+ 和 Ca^{2+} 的平衡,能对细胞内 Na^+ 和 Ca^{2+} 超载有抑制作用。生理状态下,NCX1-3 能快速提高对细胞内 Ca^{2+} 浓度升高和氧化/硝基化应激的反应,细胞内出现 Ca^{2+} 超载,NCX 则以正向模式运行,降低细胞内 Ca^{2+} 浓度,因此对 Ca^{2+} 超载引起的神经毒性作用以及随后的细胞死亡有抑制作用[46-49]。

胞内高 Ca^{2+} 环境可能通过以下途径加重缺血性神经元损伤:激活磷脂酶 A 和磷脂酶 C,使膜磷脂降解为游离脂肪酸,尤其是 AA 的大量释放,导致脂质膜流动性降低及通透性增高,细胞肿胀。AA 在环氧酶及脂氧酶作用下生成前列腺素、白三烯和自由基等活性物质,使血管收缩,进一步造成缺血后低灌注;Ca^{2+} 增高使活性钙调蛋白增加,Ca^{2+} 与钙调蛋白复合物导致 5-羟色胺(5-HT)及去甲肾上腺素(NE)释放,引起脑血管痉挛,局部血流状况恶化,加重脑缺血;线粒体内 Ca^{2+} 沉积造成氧化磷酸化电子传递脱耦联,ATP 锐减,离子泵失效,致使跨膜离子流和膜电位丧失,细胞呼吸受到抑制,导致不可逆性神经元损伤;Ca^{2+} 增高造成自由基和一氧化氮增加;脑血管内皮细胞 Ca^{2+} 超载使内皮间隙扩大,损害血脑屏障,产生血管源性脑水肿,损伤神经元[50]。

总之,Ca^{2+} 超载及其触发的一系列有害代谢反应是导致 I/R 引起神经细胞损伤和死亡的共同通路。经典的兴奋性氨基酸毒性理论认为 I/R 神经元损伤和死亡是过度激活的离子型谷氨酸受体触发 Ca^{2+} 经其进入胞内所致,然而,近年来研究发现还存在着非谷氨酸依赖的钙毒性离子通道,包括细胞 ASICs、TRPM 2 和 TRPM 7 以及 NCX。它们就是目前发现的引起 I/R 神经元损伤和死亡的非谷氨酸依赖的 Ca^{2+} 超载机制的分子基础,因而开发研究选择性的非谷氨酸依赖的 Ca^{2+},通路阻断剂、抑制剂或调节剂已成为研究热点,对脑缺血再灌注损伤的有效治疗将会具有重大的意义和广阔的应用前景。

2.4 凋亡途径与缺血再灌注神经元损伤

细胞凋亡是多细胞有机体为调控机体发育,维护内环境稳定,由基因控制的细胞主动死亡过程,又称为"程序性细胞死亡",其参与了多种生理和病理过程。近年大量研究表明,细胞凋亡与脑缺血性损伤有着密切关系。神经元凋亡是脑缺血再灌注损伤后神经元死亡的重要方式,尤其是迟发性神经元死亡[51]。脑缺血再灌注损伤后神经元凋亡的发生与缺血的类型、严重程度、再灌注时间的长短有关。目前已发现有 3 类细胞凋亡相关基因,即抑制细胞凋亡的基因、促进细胞凋亡的基因和在细胞凋亡过程中表达的基因。前者又可分为促进细胞增殖的基因(如 c-myc、c-abl、ras 相关基因、v-src)和促进细胞存活基因(如 Bcl-2、EIB、LMW-5、c-kit、Bclx)。第二类也可分为细胞增殖抑制基因(如 P52WT-1)和促进细胞死亡基因(如 Bax、ICE、TRPM-2、SGP-2、C-rel)。早期即刻基因(Immediate-Early Response Genes,

IEGs）是一类快速短暂表达并参与神经细胞的信息传递、生长、分化和损伤修复的基因，如c-fos、c-jun、krox-24、jun-B、jun-D等。在缺血5分钟再灌注3小时，海马CA1区c-fos、c-jun、krox-24等IEGs强表达，提示它们可能与这些部位的细胞凋亡有关[52]。

线粒体是细胞早期凋亡的关键场所之一。在经典的凋亡信号启动前，线粒体膜完整性已经开始改变。线粒体内、外膜的变化导致线粒体膜电位的崩解和各种凋亡诱导因子（如细胞色素c）的释放。因此，可以说线粒体膜电位的降低是凋亡级联反应中最先发生的重要标志之一。诸多研究发现在脑缺氧再复氧后，线粒体膜电位下降，细胞凋亡率增加，细胞活性降低，都进一步说明以线粒体为关键环节的凋亡级联反应可能是脑缺血再灌注的重要机制。线粒体膜电位降低，内膜通透性增高，最终导致凋亡基因Bax活性增加。Bax是强有力的促凋亡分子，能与抑制凋亡的蛋白Bcl-2、Bcl-x1形成异源二聚体，阻断它们的抑制凋亡作用，并激活Caspase-3介导的蛋白质变性、DNA降解、染色质凝聚以及细胞凋亡[35,37]。

脑缺血后，氧化应激、持续性去极化均损伤线粒体和开放线粒体通透转换孔（mitochondrial permeability transition pore, MPTP），线粒体释放细胞色素c和凋亡诱导因子（apoptosis inducing factor, AIF），启动凋亡信号途径。内源性途径：细胞色素c从线粒体释放到胞质后与dATP、凋亡蛋白酶激活因子（apoptosis protease activating factor-1, Apa-f1）结合成复合物，激活Caspase-9，Caspase-9切割后激活Caspase-3，Caspase-3被认为是诱导凋亡的效应蛋白。外源性途径：Fas膜受体系统激活Caspase-8，Caspase-8直接激活Caspase-3。Caspase非依赖性途径：AIF从线粒体释放到胞质后进入核内，失去其线粒体定位序列结构域，表达凋亡效应。Bcl-2家族能调节线粒体膜的通透性，下调Bcl-2或过度表达促凋亡Bcl-2家族成员Bax导致线粒体通透性增加。实验表明Bax可从胞质转移到线粒体，增加线粒体膜的通透性，释放细胞色素c入胞质，激活Caspase-3。凋亡的关键步骤是Caspase-3的激活，其底物有多聚腺苷二磷酸核糖聚合酶［poly（ADP-Ribose）Polymerase, PARP］、DNA蛋白激酶。这些蛋白的切割溶解直接导致凋亡特征性变的出现：染色质浓缩、DNA片段化、凋亡小体形成[35,36,51-54]。

2.5　炎症反应与缺血再灌注神经元损伤

随着脑缺血病理生理机制研究的进展，目前认为，炎症级联反应是脑缺血再灌注损伤的重要机制之一。脑缺血再灌注损伤时，氧自由基和其他信使激活炎性细胞因子和致炎症酶原引起趋化因子释放，白细胞黏附分子（选择蛋白、整合素、免疫球蛋白超基因家族等）表达上调，从而中性粒细胞向微血管内皮细胞移动、黏附和积聚，随后红细胞、纤维蛋白沉积物、血小板等的网络化积聚导致毛细血管的堵塞、渗漏及微血管血流减少，甚至导致缺血区域的血液停滞，即所谓的再灌注后的无复流现象，间接引起神经元因缺氧缺糖而死亡。当中性粒细胞迁移出血管浸润到缺血组织，聚集的白细胞释放氧自由基、溶蛋白酶及细胞因子等，此过程直接导致神经元死亡。另外，选择素家族、整合素家族、IL-1β、TNF-α、血小板活化因子、细胞黏附分子等在脑缺血再灌注的炎性反应中均起一定作用[55,56]。

Toll样受体（Toll-like receptor, TLR）是一类跨膜受体，主要分布于免疫细胞以及同外界相通的腔道上皮细胞表面，在巨噬细胞、树突状细胞等专职抗原提呈细胞表面的表达尤其丰富,分胞外、胞膜和胞内三部分,其胞内段结构类似IL-1受体,Toll样受体家族成员以胞内区高度进化保守的TIR结构域为特征。TLR作为模式识别受体可通过胞外区的亮氨酸重复序列功能区识别不同的病原体相关分子模式引发机体固有免疫应答。TLR种类多,而且在转导通路中有众多信号蛋白的参与,TLR的信号转导通路复杂,经典的信号通路过程有髓样分化因子(Myeloid differentiation factor 88, MyD88)依赖途径及MyD88非依赖途径[57,58]。

脑缺血时,TLR2 mRNA在梗死区的表达明显增高,双染免疫组化显示TLR2在脑缺血梗死区和梗死周围不同神经细胞上有不同程度的表达,在小鼠脑缺血再灌注动物模型中,TLR2基因敲除的小鼠脑缺血梗死体积比野生型小鼠明显减少,可以推断TLR2在介导缺血脑损伤中发挥重要的作用,TLR2基因敲除的小鼠可以选择性地降低脑损伤产生的细胞因子和趋化因子的表达,如IL-1β、TNF-α、CCL3、CCL4、CXCL2和CXCL10。在离体培养的神经元糖剥夺模型和小鼠中风模型中,TLR4可诱导神经元凋亡,同时可见JNK/AP-1通路被激活,TLR4基因缺失的细胞和动物模型中,细胞凋亡受到明显抑制。TLR4基因敲除小鼠脑水肿减轻,脑梗死体积明显减小,同时血浆中TNF-α和IL-6的水平也明显降低[59-61]。

脑缺血/再灌注损伤是一个复杂的病理过程,包括缺血期的原发性损伤和再灌注期的继发性损伤,其始动因素是脑组织缺血缺氧,而再灌注又产生多个环节损伤,其中自由基连锁反应是脑缺血再灌注损伤的核心环节,而钙超载则可能是导致神经元死亡的最后通路。临床证明,中药在脑缺血再灌注损伤中疗效良好,希望今后临床着眼于脑缺血再灌注时各环节的病理生理机制,根据辨证论治运用不同中药从不同环节干预该病的病理过程,期望能找到新的靶点并研发出有效的治疗药物,改善脑卒中患者的临床预后、减少患者的功能障碍。

3. 脑缺血再灌注与脑胶质细胞损伤

在中枢神经系统中,胶质细胞的数量是神经元的10～50倍,并占脑体积的一半,其中星形胶质细胞(astroglia)分布最广,占胶质细胞的50%,其余为小胶质细胞(microglia)和少突胶质细胞(oligodendrocyte)[62-64]。胶质细胞在脑缺血再灌注损伤中起着重要作用,下面做一简述。

3.1 脑缺血再灌注与星状胶质细胞损伤

星形胶质细胞具有桥接神经元和血管内皮细胞、神经网络和其他星形胶质细胞的功能,特别是神经元-胶质细胞的相互作用是建立记忆的基础,星形胶质细胞胞膜和胞浆具有多种离子通道、受体、神经活性氨基酸高亲和载体、酶类,因此能维持内环境的平衡,重摄和代谢谷氨酸,调控细胞外谷氨酸浓度,抵抗谷氨酸堆积产生的毒性作用从而保护神经元,以及产生各种调节信号、合成神经营养介质和抗氧化损伤;同时星形胶质细胞也是脑内的抗原呈递细胞(antigen-presenting cells, APC),具有多种免疫功能[63,65]。

脑缺血后,星形胶质细胞肥大,随着缺血的连续刺激,出现形态学和生物学的改变,进而导致星形胶质细胞增殖,在梗死灶周围以及远隔脑区出现大量反应性星形胶质细胞,脑缺血后星形胶质细胞的存活影响神经元的存活和突触的再塑,因此保护星形胶质细胞对最终的临床治疗结果和患者的康复有非常重要的意义[66,67]。脑缺血后星形胶质细胞通常比神经元更能耐受缺血和应激,但一些研究发现脑缺血诱导星形胶质细胞标志蛋白丧失,并从组织学上证明星形胶质细胞早于神经元死亡,也有报道脑缺血后原浆性星形胶质细胞比纤维性星形胶质细胞更易丧失胞膜完整性,提示不同的星形胶质细胞亚群对缺血的敏感性不同[67-69]。

脑缺血后,星形胶质细胞受到缺血刺激,产生大量炎症介质,包括转录因子NF-κB、TNF-α、TNF-β、IL-1、IL-6、IL-10、干扰素-α、干扰素-β、干扰素-γ等,这些炎症介质功能多样,具有趋化作用的炎症介质介导中性粒细胞向内皮细胞滚动、黏附、渗透,外周炎性细胞向缺血脑组织移动、增殖、浸润,导致脑水肿和急性炎症的形成[68-72]。TGF-β可通过对星形胶质细胞转录水平的影响,增强IL-1α对IL-6 mRNA及蛋白质合成的诱导作用,对神经元具有"双刃"作用;肝细胞生长因子(hepatocyte growth factor, HGF)可由反应性星形胶质细胞表达,对损伤的神经元起重要的修复作用;神经生长因子(nerve growth factor, NGF)在脑缺血条件下由反应性星形胶质细胞产生,对神经元修复、芽生和再生起重要作用[73-77]。星形胶质细胞在脑内数量众多,作用广泛,其合成的其他许多蛋白及细胞因子有待我们发现,它们在脑缺血后炎症级联反应中的启动和调节作用需要我们进一步研究。炎症介质之间形成网络,互相调控,共同作用于中枢神经系统,损伤和保护脑组织机制并存,怎样从星形胶质细胞角度把握营养修复神经元机制,缓解缺血性脑损伤,将为我们临床治疗提供一个新的靶点,而且脑缺血作为神经系统的血管性疾病,星形胶质细胞参与了脑血管壁的构成,通过对星形胶质细胞的研究有可能找到一条新的治疗脑缺血的途径。

3.2 脑缺血再灌注与小胶质细胞损伤

小胶质细胞作为脑内固有的免疫效应细胞分布于整个中枢神经系统,具有类似外周巨噬细胞的吞噬功能。小胶质细胞的形态与其功能密切相关,正常生理状态下小胶质细胞处于静息状态呈分枝状,静息状态的小胶质细胞通过突触感知监视中枢神经系统的内环境变化,此时的小胶质细胞无吞噬功能,但具有吞饮功能和迁移能力,可清除正常神经元的代谢产物,还可通过灭活损伤细胞释放及分泌的神经毒性物质,促进组织修复[64,78,79]。

脑缺血后,多种细胞因子调节小胶质细胞的活化,活化后的小胶质细胞刺激细胞因子产生,同时还能促进自身的进一步活化,形成级联反应从而加重脑损伤。目前已证实小胶质细胞通过以下几种途径被活化:① 丝裂原活化的蛋白激酶(Mitogen-activated protein kinase, MAPK)途径:MAPK途径包括JNK、ERK、p38MAPK等成员,当外界环境改变时,可通过磷酸化而活化小胶质细胞。② NF-κB途径活化小胶质细胞。③ 干扰素-γ途径:干扰素-γ激活信号传导及转录激活因子(Signal transducers and activators of transcription, STAT-1)和干扰素调节因子(Interferon regulatory factor-1, IRF-1)信号途径进而激活小胶质细胞。其中最重要的是NF-κB激活途径[80-82]。

脑缺血损伤后,NF-κB被激活进入细胞核与iNOS基因启动子区域的特定核苷酸序列结合,启动iNOS基因的转录。iNOS表达迅速增加,iNOS催化L-精氨酸生成NO,NO可以抑制线粒体呼吸链各种复合体的活力;增加缺血后兴奋性神经递质的释放,从而诱导细胞凋亡;而再灌注时大量的氧分子进入缺血脑组织,NO与超氧阴离子发生快速反应,生成强氧化性的过氧化亚硝基可引起蛋白质、类脂质、DNA氧化,造成细胞结构功能的受损;过氧化亚硝基分解转化为羟基自由基,对细胞造成不可逆的氧化损伤[79,81,82]。

　　NADPH氧化酶是一种黄素细胞色素,是由细胞色素c和黄素腺嘌呤二核苷酸(flavin adenine dinucleotide, FAD)基团组成,是活性氮(reactive nitrogen species, RNS)的主要来源。RNS造成损伤的原因:一方面,过多的RNS通过直接氧化或间接作为第二信使参与信号传递加速动脉粥样硬化形成,促进高血压病和糖尿病的发生与发展,从而使其对脑卒中的易感性增加;另一方面,在脑缺血再灌注中,过多的RNS通过直接损伤作用和间接通过各种细胞内或细胞间的信号传导途径介导细胞凋亡,从而加重脑组织损伤,脑缺血再灌注损伤可激活小胶质细胞,活化的小胶质细胞促进iNOS及gp91phox表达,造成氧化应激损伤,引起神经功能缺损及脑梗死。而Compound C抑制AMPK发挥神经保护作用可能与抑制小胶质细胞的活化有关,Compound C还可减少iNOS及gp91phox蛋白的表达,提示其可能是通过抑制小胶质细胞的活化及减少小胶质细胞诱导的神经毒性分子的生成而发挥神经保护作用[79-81,83-85]。

3.3　脑缺血再灌注与少突胶质细胞损伤

　　少突胶质细胞(oligodendrocyte, OLG)是中枢神经系统的成髓鞘胶质细胞,在许多神经系统疾病中具有易损性。与神经元一样,少突胶质细胞对缺血性损伤有高度敏感性,其损伤机制包括氧化应激、兴奋性氨基酸和凋亡通路的激活等[62,86]。

　　在大鼠缺血缺氧模型中,室下区(subventricular zone, SVZ)神经干细胞及少突胶质前体细胞(oligodendrocyte progenitor cell, OPC)死亡可导致慢性白质OLG衰竭,进而引起髓鞘形成不良。顶叶皮质、皮质下白质、脑室周围白质、胼胝体等部位均有明显OLG死亡,随后胼胝体变薄,脑室扩大,增生的星形胶质细胞取代脑室周围白质OLG。原代分离培养的OLG在能量缺乏、氧化应激或暴露于内、外毒素条件下易受损,而同时缺氧和缺糖则能损伤成熟的OLG。在同样的缺氧条件下,神经元的易损性最明显,其次是OLG,而星形胶质细胞、小胶质细胞和内皮细胞对损伤的耐受性均较强。少突胶质谱系细胞对缺血缺氧的易损性表现为阶段特异性,不成熟的细胞较成熟细胞对缺血缺氧损伤更具易损性[86]。研究发现,缺血缺氧主要通过以下几个途径诱导少突胶质细胞损伤。

3.3.1　氧化应激产生的自由基损伤作用

　　在正常细胞中,代谢产物通过Fenton反应和Haler-Weiss反应产生大量ROS,引发脂质过氧化。此时,细胞中的铁蛋白和转铁蛋白可作为铁螯合剂和抗氧化物保护细胞;或由谷胱甘肽过氧化物酶清除过氧化物,从而防止细胞损伤。与其他细胞相比,少突胶质细胞胞膜含有丰富的脂质,胞质含有丰富的铁及铁蛋白,而还原型谷胱甘肽含量和谷胱甘肽过氧化物酶的活性较低,这些因素都导致少突胶质细胞容易受到氧化应激损伤。当发生脑缺血缺氧性损伤时,损伤的轴突和神经元细胞会产生大量ROS,少突胶质细胞受损而释放的大量铁离子为Fenton反应和Haler-Weiss反应提供了良好的反应条件,导致少突胶质细胞中大量ROS累积,ROS引发链式脂质过氧化反应,损伤细胞膜、线粒体膜甚至细胞中的核糖核酸,而反应产生的脂质过氧化物和细胞毒性副产物又会进一步加剧轴突和少突胶质细胞损伤,导致细胞死亡[86-88]。

3.3.2 少突胶质细胞兴奋毒性损伤

兴奋毒性损伤是指以谷氨酸受体为主的兴奋性神经递质受体过度活化引起的神经细胞死亡。少突胶质细胞含有大量的对兴奋性氨基酸较敏感的兴奋性氨基酸受体(主要为非NMDA受体,包括AMPA以受体和KA受体)。当发生缺血缺氧性损伤时,神经细胞兴奋性氨基酸转运机制发生障碍,同时损伤细胞兴奋性氨基酸释放增加,细胞外聚集的大量兴奋性氨基酸,不仅使其受体过度兴奋,而且抑制少突胶质细胞对谷胱甘肽前体半胱氨酸的吸收,从而使谷胱甘肽合成减少,进一步加剧了ROS对少突胶质细胞的损伤程度[86,87,89]。

3.3.3 免疫反应引起的损伤作用

脑缺氧缺血后,小胶质细胞、巨噬细胞被激活,它们通过释放一系列潜在的神经毒性物质和炎性因子,如氧自由基(oxygen free radical, OFR)、谷氨酸、NO、TNF-α等激活细胞表面的肿瘤坏死因子、Fas受体以及低亲和力NGF受体,引起一系列细胞反应,造成少突胶质细胞损伤[86]。

3.3.4 胞浆内Ca²⁺浓度升高损害线粒体

在缺血缺氧条件下,胞浆内Ca^{2+}浓度升高损害线粒体,线粒体氧化磷酸化效率降低,ATP合成减少,而线粒体钙释放过程是耗能过程,时间过长将导致线粒体呼吸功能障碍和ATP耗竭加速。此外,Ca^{2+}浓度增加,还可活化Ca^{2+}依赖性蛋白水解酶系统,激活Caspases,引起线粒体渗透性转运的发生,导致胶质细胞凋亡[86,88-90]。

脑缺血再灌注造成星状胶质细胞、小胶质细胞和少突胶质细胞损伤是一个复杂的网络,在脑实质损伤中共同起作用[78]。脑缺血再灌注后胶质细胞的损伤成为近年来的研究热点,通过干预脑缺血再灌注损伤中胶质细胞的活性有望成为治疗脑缺血再灌注损伤的新靶点。

4. 脑缺血再灌注与血脑屏障损伤

血脑屏障(blood-brain barrier, BBB)是存在于脑组织和血液之间的,由脑微血管内皮细胞、内皮细胞外基质、周细胞以及星状胶质细胞的终足构成的屏障组织,如图3-17所示[91]。生理状态下,BBB对血液与脑组织液之间物质交换严格筛选,一方面,亲脂物质通过不需耗能的被动扩散方式从高浓度侧向低浓度侧转移,另一方面,特定分子通过受体介导的耗能的主动转运方式将代谢物和异源性物质排出到血液中,维持中枢神经系统内环境稳定[91]。本节主要简述脑缺血再灌注损伤引起血脑屏障形态和功能改变以及血脑屏障通透性改变的相关机制。

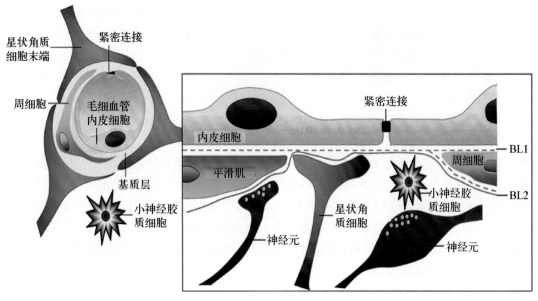

图3-17　血脑屏障结构

（该图引自 *Brain research reviews* 2010年第64卷328—363页）

4.1　脑缺血再灌注损伤引起血脑屏障形态和功能改变

脑缺血再灌注时,如图3-18所示[19],透射电镜观察到毛细血管内出现多个向管腔内伸入的突起,呈伪足样,胞浆和间质水肿明显,血管内皮细胞核皱缩,胞饮小泡增多,血管管腔狭窄,内皮细胞间隙增大,内皮细胞间连接断裂,毛细血管基底膜断裂;包绕微血管的星形胶质细胞水肿,细胞皱缩,核蛋白和胞浆蛋白成分松散、丢失,粗面内质网致密。

脑微血管内皮细胞的通透性直接影响血脑屏障的通透性,脑微血管内皮细胞通透性由两方面调节,一方面是通过内皮细胞连接的细胞旁通路,另一方面是通过Caveolae介导的跨细胞通路[92]。再灌注时,血浆白蛋白可通过这两条途径漏出血管壁。

脑微血管内皮细胞之间连接主要是紧密连接(tight junction, TJ)和黏附连接(adherences junction, AJ),其结构组成如图3-19所示。TJ复合物包括Occludin, Claudin 3、5(有可能还有其他的Claudins),JAMs和ZO-1、2、3等多种蛋白,而AJ主要包括VE-Cadherin、血小板内皮细胞黏附分子(platelet endothelial cell adhesion molecule, PECAM)等蛋白。其中Occludin、Claudin、JAMs、VE-cadherin、PECAM均位于细胞膜上,Occludin、Claudin、JAMs通过ZO-1、2、3复合体,VE-cadherin、PECAM通过连环蛋白catenins连接到细胞骨架蛋白β-actin上,共同维持血脑屏障通透性[91]。

如图3-20所示,与正常组相比,再灌注3小时和6天,大鼠软脑膜血管通透性明显增强,血浆白蛋白大量漏出;核磁显示缺血3小时脑水肿明显,不给药物干预时,6天水肿没有明显减轻;Evans Blue染色也显示缺血3小时和6天脑微血管漏出明显[19]。这些结果共同表明再灌注时,血脑屏障通透性增加。

如图3-21所示,缺血再灌注后,血管内皮细胞间Occludin表达间断、减少乃至消失;胞

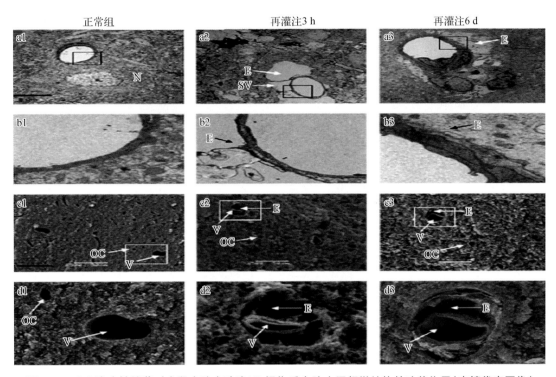

图3-18　CG治疗性给药对大鼠大脑中动脉I/R损伤后大脑皮层超微结构的改善作用（电镜代表图像）

（该图引自 *Experimental Neurology* 2012年第237卷453—463页）

　　a1—d1，正常组；a2—d2，缺血再灌注3 h组；a3—d3，缺血再灌注6 d组。E，水肿；SV，胶质水肿；N，神经元；V，细静脉；OC，开放毛细血管

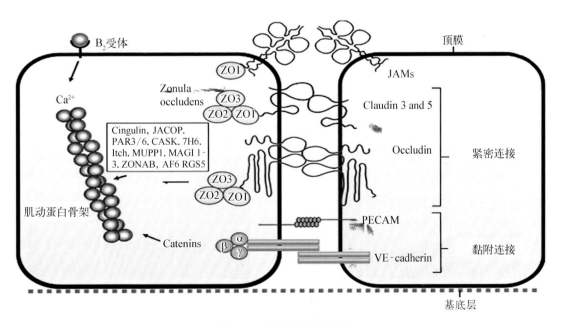

图3-19　紧密连接示意图

（该图引自 *Brain research reviews* 2010年第64卷328—363页）

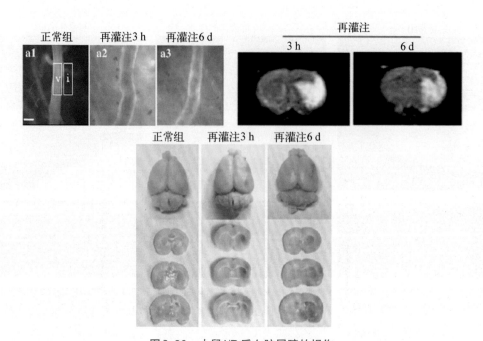

图3-20 大鼠I/R后血脑屏障的损伤

（该图引自 *Experimental Neurology* 2012年第237卷453—463页）

假手术组、缺血再灌注3 h组、缺血再灌注6 d组、大鼠血脑屏障通透性

膜上Claudin-5蛋白减少，断裂的Claudin-5从胞膜转移至胞浆中，其总量早期未发生变化，随着再灌注时间延长，Claudin-5蛋白总量也逐渐减少；ZO-1在再灌注时从胞膜迁移到胞浆，造成Occludin-ZO-1-F-actin连接断裂；另外，JAM1在缺血再灌注时表达减少，也是造成

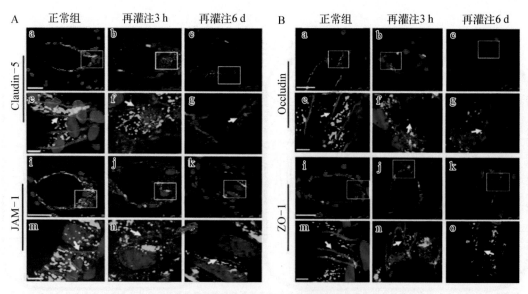

图3-21 大鼠大脑中动脉I/R损伤后大脑紧密连接蛋白的改变

（该图引自 *Experimental Neurology* 2012年第237卷453—463页）

假手术组、缺血再灌注3 h组、缺血再灌注6 d组大鼠脑内皮细胞紧密连接蛋白Claudin-5、JAM-1、Occludin、ZO-1的Confocal免疫荧光染色代表图像

BBB通透性增加的重要原因[19]。

Caveolae是细胞表面特异性内陷结构，其在调节细胞胆固醇流出、一氧化氮合酶功能、细胞增殖、细胞迁移和信号传导方面有重要作用。Caveolin-1是Caveolae介导细胞胞吞作用的关键分子，在Caveolae介导的白蛋白跨细胞通路转运中起重要作用。再灌注时，Caveolin-1的表达增高，血浆白蛋白可通过Caveolae介导的胞吞作用漏出血管壁[19]，如图3-22所示。

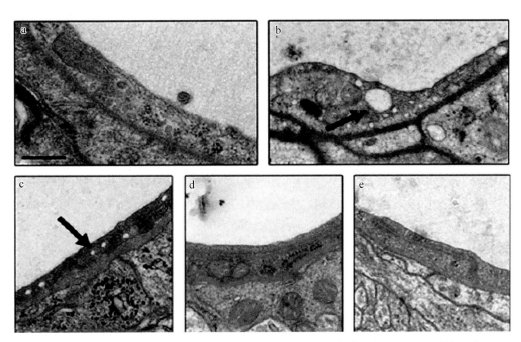

图3-22 大鼠大脑中动脉I/R损伤后大脑微血管内皮细胞质膜微囊（Caveolae）的形成

（该图引自 Experimental Neurology 2012年第237卷453—463页）

假手术组（a）、缺血再灌注3 h组（b）、缺血再灌注6 d组（c）、CG治疗性给药0.4 g/kg剂量组（d）及CG治疗性给药0.8 g/kg剂量组（e），大鼠脑内皮细胞质膜微囊的透射电镜代表图像，箭头所指为质膜微囊

4.2 脑缺血再灌注损伤引起血脑屏障通透性改变的相关机制

脑缺血再灌注损伤引起血脑屏障通透性改变与基质金属蛋白酶、血管内皮细胞生长因子、水通道蛋白等多种因素相关。

4.2.1 基质金属蛋白酶

基质金属蛋白酶（matrix metalloproteinases, MMPs）是一组含 Zn^{2+} 的 Ca^{2+} 依赖的可降解或修饰细胞外基质的蛋白酶，正常状态下以酶原形式存在，且被控制在较低水平。在一些生理和病理条件下，IL-1、IL-6、TNF-α等可诱导其活性明显增加，参与组织的损伤和修复[93]。近年来研究发现脑缺血再灌注后MMPs表达明显增加，尤以MMP-2和MM-9活性增强最为明显。MMPs一旦激活，即可通过降解脑毛细血管基底膜的Ⅳ型胶原等细胞外基质成分，而使BBB的完整性受到破坏，通透性增加，引起毛细血管内水分和血浆蛋白外渗，导致细胞间隙水分增多，即形成血管源性脑水肿[1,94]。此外，MMP-9还可以降解Occludin、Claudin-5和

ZO-1蛋白,破坏Occludin-Claudin-ZO-1之间的联系,从而破坏紧密连接,引起内皮细胞旁通路通透性的增加[95,96]。

4.2.2   水通道蛋白4

水通道蛋白(acquaporin, AQP)广泛分布于动物、植物和微生物的细胞膜上,有组织分布特异性,不同水通道蛋白具有相似结构,均以四聚体形式存在,每一个单体构成一个功能单位,具有转运水的功能。AQP的功能障碍已成为多种水代谢障碍疾病的中心环节,其中AQP4主要分布于中枢神经系统的胶质细胞和室管膜上皮细胞,尤其在与毛细血管和软脑膜直接接触的星形胶质细胞的足突上及血管周表达丰富,参与胶质细胞与脑脊液以及血管之间的水调节和运输,与脑脊液重吸收、渗透压调节及脑水肿形成的生理病理过程密切相关[97]。

脑缺血再灌注模型中,缺血可以引起AQP4表达增加,且缺血灶周边区AQP4表达量高于中心区。AQP4在脑缺血再灌注中导致血脑屏障的通透性增加的机制有两种学说:一方面认为AQP4增高可使星形胶质细胞足突肿胀,肿胀的足突造成了血脑屏障的损伤;另一方面认为脑缺血再灌注后星形胶质细胞内的某些基因和蛋白质合成障碍,导致星形胶质细胞分泌某些活性物质异常,进一步影响内皮细胞内的环磷酸腺苷磷酸激酶A介导的磷酸化改变,加重了内皮细胞和紧密连接的损伤,导致血脑屏障的破坏[70,98,99]。

4.2.3   环磷酸腺苷

环磷酸腺苷(cyclic Adenosine monophosphate, cAMP)是细胞内负责信号传导的第二信使,研究表明,大量G蛋白偶联受体(Guanosine-binding Protein Coupled Receptor, GPCR)都是通过cAMP起到信号转导作用[100]。一般认为Ca^{2+}与钙调蛋白结合,激活肌球蛋白轻链激酶(myosin light chain kinase, MLCK),进而MLCK使肌球蛋白轻链(myosin light chains, MLC)磷酸化,导致激活肌球蛋白头部的Mg^{2+}-ATP酶(简称ATP酶),该酶水解ATP产生能量使肌球蛋白与肌动蛋白相互作用形成肌动球蛋白复合物,使内皮细胞向心性收缩,细胞间裂隙增加。脑缺血再灌注时,cAMP含量降低,增加MLCK与钙-钙调素蛋白的亲和力,从而使细胞骨架结构重排,损伤紧密连接蛋白结构[100]。

4.2.4   血管内皮生长因子

血管内皮生长因子(vascular endothelial growth factor, VEGF)又称血管通透性因子,是一种分泌性的促细胞分裂因子,也是一种强有力的血管通透因子,它既能特异性促进血管内皮生长又能增加BBB通透性,在BBB的损伤和血管再生方面起着重要作用[101]。正常情况下,脑内仅有少量的VEGF表达。但在大鼠缺血再灌注1小时,VEGF表达就明显增加,3小时达高峰,1天后又降至缺血前水平[101-103]。

4.2.5   自由基

脑缺血再灌注过程中产生大量的超氧自由基、羟自由基、硝基自由机等,花生四烯酸本身及其代谢过程中产生超氧阴离子自由基,白细胞激活也产生大量的自由基[41,43]。过量的自由基可导致脂质、蛋白质及核酸过氧化,破坏毛细血管内皮细胞及基底膜的完整性,引起血脑屏障通透性增加[42,104]。

4.2.6　肿瘤坏死因子

肿瘤坏死因子(tumor necrosis factor-α, TNF-α)是一种具有广泛生物学功能的细胞因子,主要由单核细胞和巨噬细胞产生,参与机体免疫应答和炎性反应。再灌注2小时,可见神经元、星形胶质细胞和室管膜细胞上有TNF-α表达,这与血脑屏障通透性增高一致[105,106]。

TNF-α对BBB损伤的机制主要有以下几个方面:① TNF-α对毛细血管有直接毒性作用,可导致微小动脉痉挛,增加毛细血管通透性,进而开放血脑屏障,加重外周白细胞浸润和脑水肿。② 损伤血管内皮细胞,上调金属蛋白酶的表达,进一步增加BBB的通透性,TNF-α也可促进星形胶质细胞中的IL-6、IL-8等因子mRNA的转录及表达,起协同致炎作用,加剧BBB损伤。③ 刺激黏附分子ICAM-1表达的增高,致使白细胞滚动、贴壁,阻塞微血管,导致微血管迟发性低灌注,破坏基底膜,继而形成脑水肿。④ 触发细胞凋亡。⑤ TNF-α可以减少Claudin蛋白的表达,改变细胞骨架肌动蛋白的形态、分布以及减少ZO-1表达量而导致TJ的结构遭到破坏。另外,TNF-α还可诱导强效血管活性物质释放,导致血管收缩,减少局部脑血流量,进一步加重血脑屏障的损害,促进脑缺血及水肿的发生[83,105-107]。

4.2.7　黏附分子

黏附分子(adhesion molecule, AM)是指由细胞合成,可促进细胞与细胞之间、细胞与细胞外基质之间黏附的一大类分子的总称。血脑屏障内皮细胞表达的黏附分子在多种神经系统疾病的发病机制中起着重要的作用[15,108]。ICAM-1是淋巴细胞功能相关抗原(LFA-1, CD11a/CD18)、巨噬细胞分化抗原(Mac-1, CD11b/CD18)的配体,在体内分布较广,但在血管内皮细胞上表达最强,属于免疫球蛋白超家族[109]。正常情况下ICAM-1很少表达或不表达,当受到炎性细胞因子(如IL-1、TNF-α和NF-κB等)刺激后,表达明显增高。ICAM-1作为配基与白细胞表面表达的LFA-1和Mac-1分子相结合,介导内皮细胞和白细胞之间的牢固黏附,有助于白细胞向血管外迁移,导致组织炎症和损伤。再灌注后,ICAM-1蛋白表达增高,持续表达至再灌注后1周。整合素家族是白细胞上表达的异源二聚体,和免疫球蛋白超家族共同介导白细胞的紧密黏附和聚集。选择素家族成员包括E-选择素、L-选择素和P-选择素,主要参与白细胞和脑血管内皮的黏附,从而参与BBB的破坏过程[15,108,109]。

BBB对维持中枢神经系统内环境稳定具有重要意义,脑缺血再灌注损伤时,BBB的结构和通透性发生相应的变化,BBB通透性的变化反过来又影响脑缺血再灌注损伤的病理生理进程,两者密切相关。尽管有关BBB通透性的研究已有很多,然在脑缺血再灌注中BBB损伤的具体机制尚不清晰,亟须更多研究。探究BBB损伤的具体机制,开发治疗脑缺血再灌注损伤有效药物,减轻脑缺血再灌注后BBB的损伤,有效地控制这一病理生理过程,对于脑缺血再灌注损伤的治疗及预后将有重要意义。

5.　中医药对脑缺血再灌注损伤的改善作用

近年来,大量的临床和实验研究均表明,中药复方、单味药以及中药活性成分对I/R损伤造成的脑微循环障碍有明显的预防和治疗作用,包括抗氧化[110-116]、抗内皮损伤[117]、抗黏附[118,119]、抗炎[120-124]、抗血小板聚集[125-127]、增加脑灌流量[128]等。同时,中药对I/R损伤造成的迟发性海马神经元的凋亡[129-133]以及神经功能障碍也有明显的改善作用[132,134-136]。

5.1　中药单味药以及中药活性成分

5.1.1　黄芪及其有效成分

在对中药黄芪的研究中发现,临床使用的黄芪注射液及黄芪提取物对大鼠全脑缺血再灌注损伤有保护作用,其机制与提高机体抗氧化能力、抑制脂质过氧化反应、减少自由基损伤有关[137,138];黄芪提取物还具有减轻全脑I/R后炎症损伤的作用[139,140];黄芪多糖可以减轻大鼠全脑I/R后的脑水肿程度,减轻海马区炎症反应,改善认知功能[141]。而临床使用的黄芪注射液对大脑中动脉I/R引发的神经元凋亡同样具有明显的抑制作用,其机制与降低JNK信号通路的活化相关[142]。进一步的研究发现,黄芪的主要有效成分黄芪甲苷对I/R引起的脑微循环障碍有多方面的改善作用,包括通过增加脑组织SOD、谷胱甘肽(glutathione, GSH)的表达而抗氧化[143],通过抑制黏附分子CD11b/CD18、ICAM-1的表达而抗白细胞黏附[19],通过抑制MMP-9和AQP4的表达而抗水肿[144],通过增加紧密连接蛋白的表达而改善BBB[145];同时黄芪甲苷还可以抑制I/R引发的神经元的凋亡,增加抗凋亡蛋白Bcl-2的表达[146]。此外,黄芪甲苷具有促进神经元再生的作用,其机制与增加神经生长因子及原肌球蛋白受体激酶的表达相关[147]。

5.1.2　人参及其有效成分

与黄芪的作用相似,中药人参及其主要成分人参皂苷Rg1、人参皂苷Rd也可以通过改善BBB通透性,保护线粒体、抗氧化、抗炎以及抗凋亡等起到改善脑微循环障碍及神经元损伤的作用[148-152]。

5.1.3　延胡索乙素

延胡索乙素(dl-tetrahydropalmatine, dl-THP)是从中药延胡索中提取的一种生物碱,有效部分为左旋体,即左旋延胡索乙素(l-tetrahydropalmatine, l-THP)。在临床上,以l-THP为主要成分的颅痛定作为镇静镇痛药物已应用多年,l-THP是自中华人民共和国成立以来,用现代科学技术研究中医药获得成功的第一个神经系统药物[153]。近年的研究发现dl-THP有降压、改善肝损伤、钙拮抗、改善缺血再灌注损伤及治疗药物成瘾等药理作用[154-160]。

我们的研究表明:缺血60分钟前给予延胡索乙素一次性灌胃可以显著地降低大脑中动脉I/R引发的脑细静脉血浆白蛋白的渗出(图3-23)以及小鼠脑组织中大分子物质Evans Blue的漏出及脑水含量(图3-24);与白蛋白和Evans Blue漏出结果一致,延胡索乙素也可以明显改善小鼠I/R后的脑组织水肿,脑微血管结构如图3-25所示,扫描电镜清晰显示了小鼠右脑皮质脑微血管超微结构,正常组及l-THP 40本底组小鼠内皮排列紧密,内皮细胞表面光滑,内皮细胞间紧密连接完整,极少见质膜微囊,血管周围胶质细胞未见水肿,基底膜连续包绕胶质细胞及内皮细胞。与正常组不同,再灌注24小时后,I/R组小鼠微血管结构发

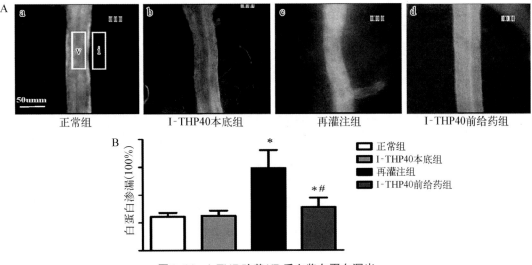

图 3-23　I-THP 改善 I/R 后血浆白蛋白漏出

（该图引自 *Scientific Reports* 2015 年第 5 卷 11155 页）

　　A 为各组软脑膜细静脉血浆白蛋白漏出展示图。Ii，血管外；Iv，血管内。血管外荧光强度越强，表明细静脉血浆白蛋白漏出越多。B 为各组细静脉血浆白蛋白漏出统计图，以 Ii/Iv 比值做荧光强度统计，再以正常组数值为 Baseline 值进行矫正。$^*P<0.05$ vs 正常组，$^#P<0.05$ vs I/R 组

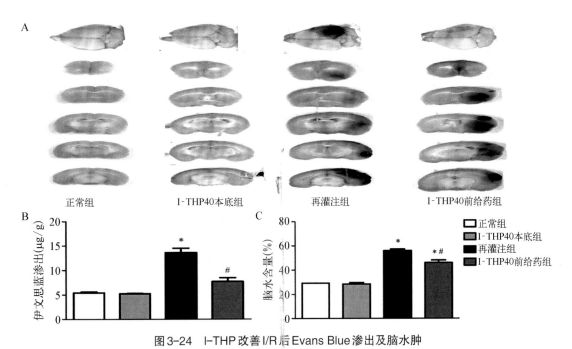

图 3-24　I-THP 改善 I/R 后 Evans Blue 渗出及脑水肿

（该图引自 *Scientific Reports* 2015 年第 5 卷 11155 页）

　　A 为各组全脑及脑片 Evans Blue 渗出展示图，蓝色区域表示 Evans Blue 渗出，蓝色越深表示渗出越明显。B 为各组 Evans Blue 渗出统计图。C 为各组脑水含量统计图。$^*P<0.05$ vs 正常组，$^#P<0.05$ vs I/R 组

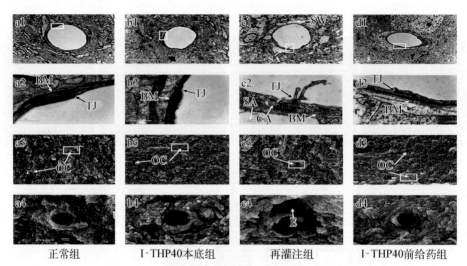

图3-25 I-THP对I/R后脑微血管超微结构的影响

(该图引自 *Scientific Reports* 2015年第5卷11155页)

图a1—d1、a2—d2表示透射电镜观各组小鼠脑微血管超微结构变化,主要观察血脑屏障改变(紧密连接是否破坏、基底膜是否完整、内皮质膜微囊多少)及胶质细胞水肿。图a2—d2为a1—d1观察位置放大图。图a3—d3、a4—d4表示扫描电镜各组小鼠脑微血管超微结构变化,主要观察毛细血管开放数目、血管周围胶质细胞水肿。图a4—d4为a3—d3观察位置放大图。SA,胶质细胞终足水肿;OC,开放毛细血管;E,血管周围水肿;TJ,紧密连接;BM,基底膜;CA,质膜微囊

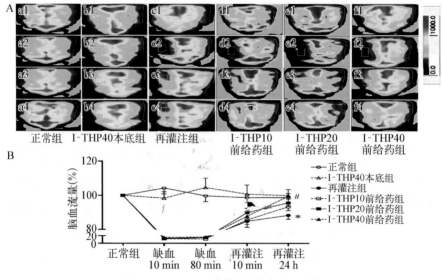

图3-26 I-THP改善小鼠脑皮质血流量

(该图引自 *Scientific Reports* 2015年第5卷11155页)

A为各组小鼠不同时间点脑皮质血流量展示图。图中不同颜色代表不同血流量数值,颜色越偏蓝色,表示血流量越低,反之越偏红色,表示血流量越高。图中1、2、3、4代表Baseline、缺血10 min、再灌注10 min及再灌注24 h血流量图。B为各组不同时间点以Baseline值为100%的统计图。$^*P<0.05$ vs 正常组,$^\#P<0.05$ vs I/R组

生很大的变化:基底膜损伤不连续,紧密连接打开,内皮可见大量质膜微囊,血管周围胶质细胞终足水肿等(图3-25c2)。扫描电镜进一步证明了,与正常组相比,I/R组小鼠毛细血管开放数明显减少,血管周围水肿明显(图3-25c4)。I-THP前给药能够明显改善I/R后脑微血管上述变化,并且I-THP能明显改善脑组织灌注状态(图3-26)。TTC染色和神经学评分

结果显示,延胡索乙素还可以明显减轻再灌注24小时脑梗死面积,减轻小鼠的脑部神经功能损伤(图3-27)。进一步的研究表明,l-THP能够恢复紧密连接蛋白功能(图3-28),抑制Caveolin-1蛋白的表达升高(图3-29)。Src/MLCK/MLC信号通路参与调节I/R后紧密连接

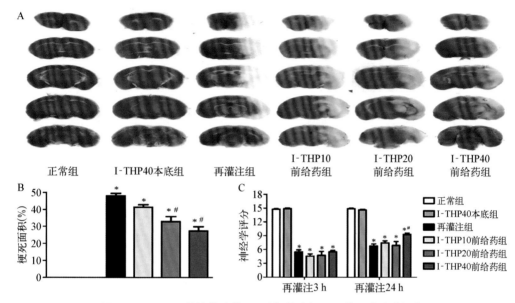

图3-27　l-THP前给药改善I/R引起的脑梗死及神经功能学损伤

(该图引自 *Scientific Reports* 2015年第5卷11155页)

A为各组小鼠脑梗死后脑片TTC染色展示图。图中染成红色区域表示脑组织细胞存活,白色区域表示未着色,即脑细胞死亡,脑梗死。B为不同组TTC梗死面积的统计图。C为再灌注3h及24h后,各组小鼠神经学评分,0分代表小鼠死亡,15代表正常小鼠。*$P<0.05$ vs 正常组,#$P<0.05$ vs I/R组

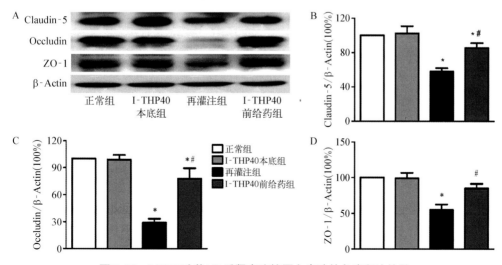

图3-28　l-THP改善I/R后紧密连接蛋白表达的免疫印迹结果

(该图引自 *Scientific Reports* 2015年第5卷11155页)

A为各组小鼠后紧密连接蛋白Claudin-5、Occludin及ZO-1的免疫印迹结果。B—D为各组紧密连接蛋白免疫印迹结果统计图。*$P<0.05$ vs 正常组,#$P<0.05$ vs I/R组

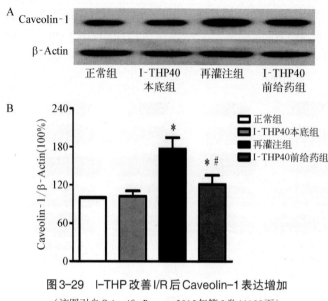

蛋白降解, 图3-30显示与正常组相比, I/R组小鼠p-Src及p-MLC蛋白表达水平明显增加, MLC及Src总蛋白表达基本不变, l-THP给药能明显抑制Src及MLC蛋白的磷酸化。同时, l-THP给药能抑制I/R后MLCK蛋白表达水平上调。这些改善作用与l-THP抑制Src/MLCK/MLC信号通路激活有关[161]。同时相关研究利用表面等离子共振技术 (surface Plasmon resonance, SPR) 证实了l-THP与Src能够直接结合, 其亲和力常数KD值为5.8×10^{-4} (图3-31)。

图3-29　l-THP改善I/R后Caveolin-1表达增加

（该图引自 *Scientific Reports* 2015年第5卷11155页）

A为各组小鼠Caveolin-1蛋白的免疫印迹结果。B为各组Caveolin-1蛋白免疫印迹结果统计图。$^*P<0.05$ vs 正常组, $^#P<0.05$ vs I/R组

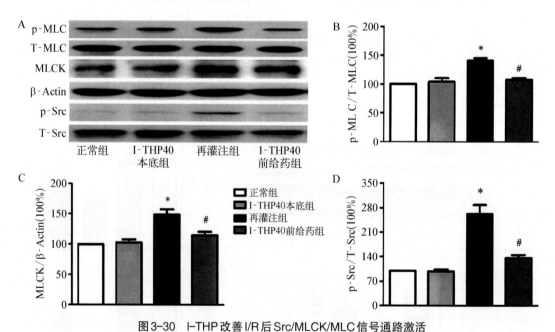

图3-30　l-THP改善I/R后Src/MLCK/MLC信号通路激活

（该图引自 *Scientific Reports* 2015年第5卷11155页）

A为各组小鼠脑微血管内皮细胞内T-Src、p-Src、MLCK、T-MLC及p-MLC蛋白表达的Western blot条带。B—D为各组动物p-Src与T-Src、MLCK与β-actin、p-MLC与T-MLC光密度比值统计图。$^*P<0.05$ vs 正常组, $^#P<0.05$ vs I/R组

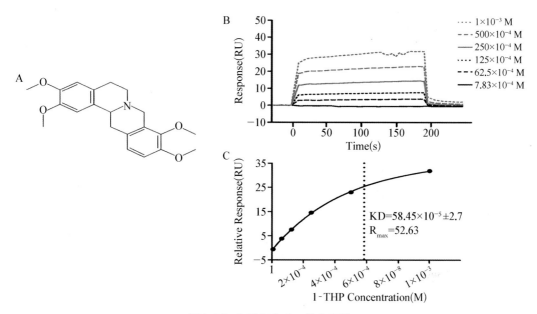

图3-31 l-THP与Src结合实验

（该图引自 *Scientific Reports* 2015年第5卷11155页）

A为l-THP化学结构展示图。B为SPR检测l-THP与Src的结合曲线。体外结合实验SPR检测l-THP在7.83×10^{-4} M、62.5×10^{-4} M、125×10^{-4} M、250×10^{-4} M、500×10^{-4} M、1000×10^{-4} M时与Src的结合曲线。C为结合常数拟合曲线

5.1.4 其他中药单味药及活性成分

其他多种中药如银杏、丹参[162,163]及中药活性成分如绞股蓝总皂苷、赤芍总苷、红景天苷、葛根素等对全脑I/R损伤同样有一定程度的保护作用[164-168]。而丹参酮ⅡA、三七总皂苷、丹酚酸B、银杏多糖、五味子乙素等对大脑中动脉I/R损伤也有一定程度的保护作用[169-173]。

5.2 复方制剂

5.2.1 养血清脑颗粒（Cerebralcare Granule®, CG）

5.2.1.1 CG对全脑缺血再灌注引起的脑微循环障碍和海马损伤的改善作用

我们应用沙鼠全脑I/R模型对CG改善全脑I/R造成的早期脑微循环障碍和中后期海马神经元损伤进行了系统的分析。研究结果表明：CG预防性给药（缺血前90分钟一次性灌胃给入）可以显著地改善再灌注早期沙鼠大脑微循环障碍，包括抑制血管内皮细胞的氧化应激、减少白细胞的黏附和血浆白蛋白的渗出以及增加红细胞流速、改善大脑皮层血流量等。CG对I/R损伤的初始环节——ROS的产生有明显的抑制作用，应用DHR标记技术研究发现，I/R组蒙古沙鼠脑静脉壁的DHR荧光强度在再灌注10分钟后开始增加，且持续增加直至观察结束。CG前给药0.4 g/kg或者0.8 g/kg剂量组（分别为临床用量的6倍和12倍）均可以显著地抑制I/R引起的脑细静脉壁的DHR荧光强度的增加（图3-32），同时显著地抑制了I/R后脑组织MDA的增加（图3-33），显示了明显的抗氧化作用。应用罗丹明6G标记白细胞和FITC标记血浆白蛋白，配合在体荧光连续观测技术研究发现，CG预防性给药还可以减少全

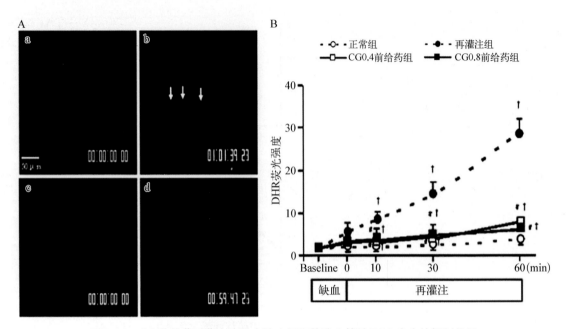

图3-32　CG前给药对蒙古沙鼠大脑皮层细静脉血管壁ROS产生的抑制作用

（该图引自 *Shock* 2009年第32卷201—209页）

　　A，缺血前（Baseline，a，c）和缺血再灌注后60 min（I/R 60 min，b）及CG前给药0.8 g/kg剂量组（CG0.8+I/R，d）大脑皮层细静脉ROS产生的示意图，箭头所指为ROS的产生；B，I/R及CG给药组ROS产生的统计结果（以DHR荧光强度表示）。[†]*P*<0.05 vs正常组，[#]*P*<0.05 vs I/R组

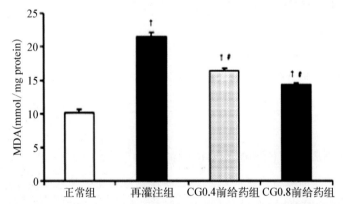

图3-33　CG前给药对蒙古沙鼠大脑皮层组织MDA产生的抑制作用

（该图引自 *Shock* 2009年第32卷201—209页）

[†]*P*<0.05 vs正常组，[#]*P*<0.05 vs I/R组

　　脑I/R引发的脑细静脉白细胞的黏附（图3-34）和白蛋白的渗出（图3-35），表明CG对于白细胞过度活化以及脑微血管屏障功能破坏有改善作用。应用扫描和透射电镜技术进一步分析CG对I/R后大脑皮层微血管超微结构的改善作用，发现CG预防性给药后，脑微血管周围水肿明显减轻，内皮细胞结构完整，连接紧密（图3-36、图3-37）。CG通过对脑微循环障碍综合的改善作用最终使得脑微血管开放数量增多（图3-38）、脑表面灌流量增加（图3-39），改善了脑组织的供血和供氧状态。

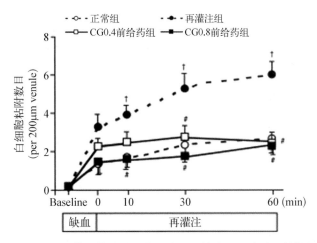

图3-34 CG前给药对蒙古沙鼠大脑皮层细静脉白细胞黏附的抑制作用

（该图引自 *Shock* 2009年第32卷201—209页）

$^{†}P<0.05$ vs 正常组，$^{#}P<0.05$ vs I/R组

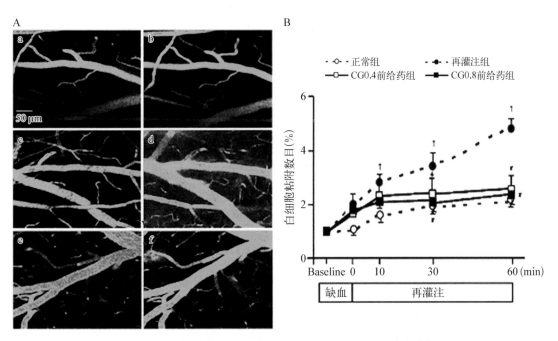

图3-35 CG前给药对蒙古沙鼠大脑皮层细静脉血浆白蛋白渗出的抑制作用

（该图引自 *Shock* 2009年第32卷201—209页）

A为正常组（a、b）、缺血再灌注组（c、d）及CG前给药0.8 g/kg剂量组（e、f）大脑皮层细静脉白蛋白渗出的示意图，其中a、c、e分别代表缺血前各组的基础状态，b、d、f分别代表再灌注后60 min各组的白蛋白渗出状态。B为I/R及CG给药组血浆白蛋白渗出的统计结果（以FITC荧光强度变化率表示）。$^{†}P<0.05$ vs正常组，$^{#}P<0.05$ vs I/R组

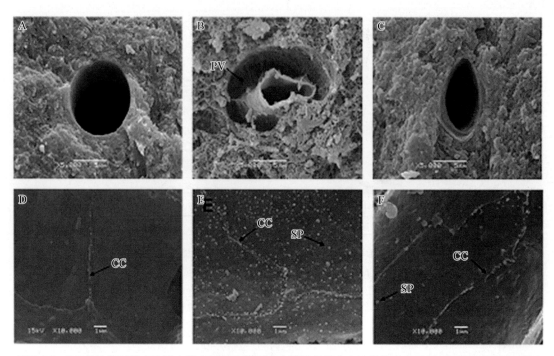

图3-36   CG前给药对蒙古沙鼠大脑皮层微血管周围水肿及血管内皮连接的改善作用（扫描电镜代表图像）

（该图引自 *Shock* 2009年第32卷201—209页）

A和D，正常组；B和E，缺血再灌注组；C和F，CG前给药0.8 g/kg+缺血再灌注组。PV，血管周围水肿；CC，内皮细胞连接；SP，内皮表面突起

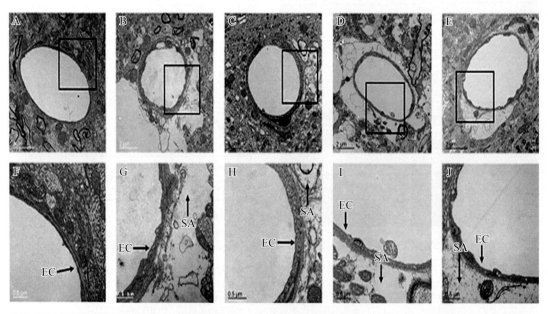

图3-37   CG前给药对蒙古沙鼠大脑皮层微血管周围水肿及血管内皮结构的改善作用（透射电镜代表图像）

（该图引自 *Shock* 2009年第32卷201—209页）

A和D，正常组；B和E，缺血再灌注60 min组；C和F，缺血再灌注24 h组；D和I，CG前给药0.4 g/kg+缺血再灌注组。C和J，CG前给药0.8 g/kg+缺血再灌注组。SA，血管周围胶质水肿；EC，血管内皮细胞

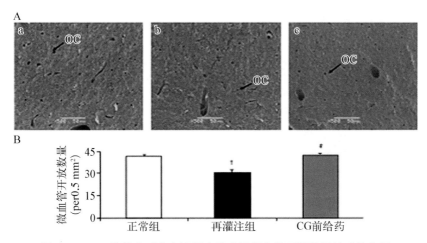

图 3-38　CG 前给药对蒙古沙鼠大脑皮层微血管开放数量的改善作用

（该图引自 *Shock* 2009 年第 32 卷 201—209 页）

A 为假手术组（a）、缺血再灌注组（b）及 CG 前给药 0.8 g/kg 剂量组（c）大脑皮层微血管扫描电镜代表图像；B 为 I/R 及 CG 给药组脑皮层微血管开放数量的统计结果。[†]*P*<0.05 vs 正常组，[#]*P*<0.05 vs I/R 组

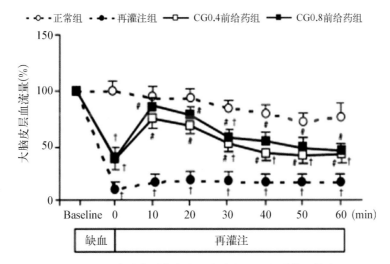

图 3-39　CG 前给药对蒙古沙鼠大脑皮层血流量的改善作用

（该图引自 *Shock* 2009 年第 32 卷 201—209 页）

[†]*P*<0.05 vs 正常组，[#]*P*<0.05 vs I/R 组

　　我们的研究在分析了 CG 对全脑 I/R 造成的早期脑微循环障碍的改善作用的基础上，进一步研究了 CG 对 I/R 造成的中后期海马神经元损伤的治疗作用。结果表明：CG 治疗性给药，即再灌注后 3 小时首次灌胃给药，每隔 24 小时灌胃相同剂量药物一次，连续 5 天给药后仍然可以改善全脑 I/R 后第五天沙鼠大脑微循环障碍（此时模型组脑微循环障碍并没有明显的恢复），表现为降低微血管白细胞的黏附、微血管管壁 ROS 的产生以及白蛋白的渗出（图 3-40）。此外，CG 还可以抑制再灌注第 5 天脑皮层微血管周围的水肿、血管内皮细胞超微结构的细胞间连接的破坏，恢复大脑皮层微血管的开放数量（图 3-41）。在此基础上，进

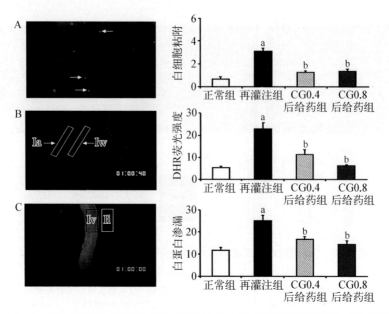

图3-40　CG后给药对再灌注第5 d蒙古沙鼠大脑皮层微循环障碍的改善作用

（该图引自 *Journal of Ethnopharmacology* 2010年第130卷398—406页）

A为CG后给药对蒙古沙鼠大脑皮层微血管白细胞黏附的改善作用（箭头所指为黏附的白细胞）；B为CG后给药对蒙古沙鼠大脑皮层微血管ROS产生的改善作用（Iw，血管壁；Ia，血管外）；C为CG后给药对蒙古沙鼠大脑皮层微血管血浆白蛋白漏出的改善作用（Iv，血管内；Ii，血管外）。$^a P<0.05$ vs 正常组，$^b P<0.05$ vs I/R组

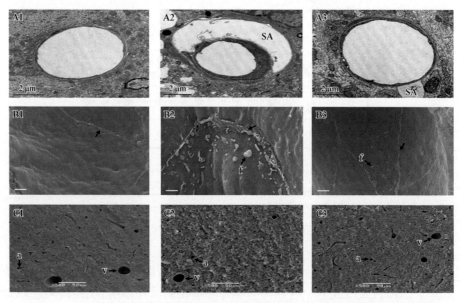

图3-41　CG后给药对再灌注第5 d蒙古沙鼠大脑皮层微血管超微结构的改善作用

（该图引自 *Journal of Ethnopharmacology* 2010年第130卷398—406页）

A为CG后给药对蒙古沙鼠大脑皮层微血管周围水肿的改善作用（1、2、3分别代表正常组、缺血再灌注5 d组、缺血再灌注+CG后给药0.8 g/kg组；SA代表血管周围胶质水肿）；B为CG后给药对蒙古沙鼠大脑皮层微血管内皮细胞结构的改善作用（1、2、3分别代表正常组、缺血再灌注5 d组、缺血再灌注+CG后给药0.8 g/kg组；箭头所指为内皮细胞连接；f，内皮细胞突起）；C为CG后给药对蒙古沙鼠大脑皮层微血管开放数量的改善作用（1、2、3分别代表正常组、缺血再灌注5 d组、缺血再灌注+CG后给药0.8 g/kg组；a，细动脉；v，细静脉）

一步的研究发现,CG可以改善沙鼠全脑I/R造成的海马CA1区神经元的迟发性死亡。由于I/R后脑微循环障碍的持续发生发展,造成脑组织缺血缺氧,加之炎性因子及神经毒性介质的大量释放,最终造成海马组织尤其是海马CA1神经元的损伤。Nissl染色结果显示,在再灌注第5天,沙鼠海马CA1区神经元大量丢失,结构皱缩、排列紊乱。CG治疗性给药在0.4 g/kg或者0.8 g/kg剂量下均可以明显增加全脑I/R后第5天时神经元的数量,并且恢复神经元的结构(图3-42);透射电镜结果同样证实在再灌注第5天,海马CA1区出现明显的神经元的坏死(表现为形态皱缩,核深染),而CG治疗性给药可以明显减少坏死神经元的数量(图3-43)。应用免疫荧光染色、免疫组织化学及Western blot等技术,我们对CG改善海马神经元损伤的作用进行了进一步的机制分析,结果显示:再灌注第5天,沙鼠脑海马CA1区神经元凋亡显著增加,凋亡相关蛋白Caspase-3和促凋亡蛋白Bax表达量显著上升,同时抗凋亡蛋白Bcl-2表达量显著降低。CG治疗性给药可以显著地抑制再灌注后神经元的凋亡(图3-44),恢复促凋亡和抗凋亡蛋白的平衡(图3-45)。综合以上结果,CG通过抑制和改善沙鼠全脑I/R造成的早期和晚期的脑微循环障碍,增加了脑组织的供血供氧,进而改善了脑组织(尤其是海马CA1区)神经元的结构和功能。

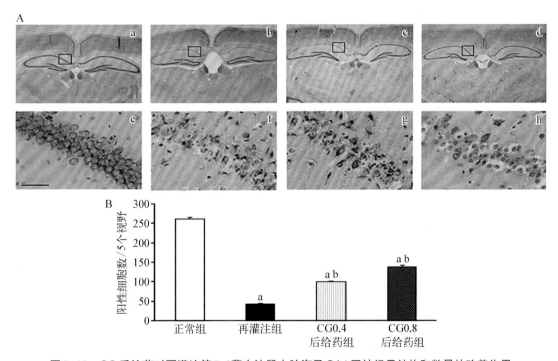

图3-42　CG后给药对再灌注第5 d蒙古沙鼠大脑海马CA1区神经元结构和数量的改善作用

(该图引自 *Journal of Ethnopharmacology* 2010年第130卷398—406页)

　　A为正常组(a、e)、缺血再灌注5 d组(b、f)、缺血再灌注+CG后给药0.4 g/kg组(c、g)及缺血再灌注+CG后给药0.8 g/kg组(d、h)大脑海马CA1区神经元Nissl染色代表图像;B为I/R及CG给药组脑海马CA1区Nissl染色阳性细胞的统计结果。[a]$P<0.05$ vs正常组,[b]$P<0.05$ vs I/R组

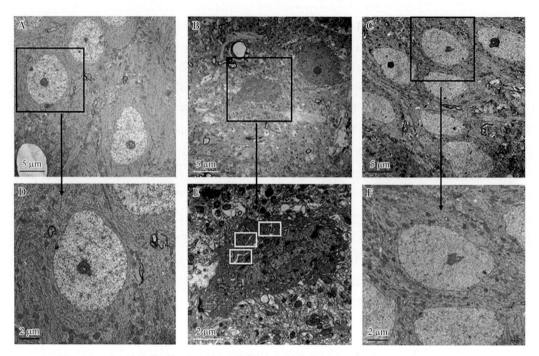

图 3-43　CG 后给药对再灌注第 5 d 蒙古沙鼠大脑海马 CA1 区神经元损伤的改善作用

（该图引自 *Journal of Ethnopharmacology* 2010 年第 130 卷 398—406 页）

A 和 D，正常组；B 和 E，缺血再灌注 5 d 组；C 和 F，缺血再灌注 +CG 后给药 0.8 g/kg 组

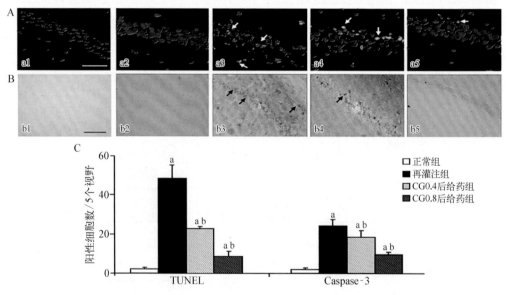

图 3-44　CG 后给药对再灌注第 5 d 蒙古沙鼠大脑海马 CA1 区神经元凋亡的改善作用

（该图引自 *Journal of Ethnopharmacology* 2010 年第 130 卷 398—406 页）

　　A 为阴性对照组（a1）、正常组（a2）、缺血再灌注 5 d 组（a3）、缺血再灌注 +CG 后给药 0.4 g/kg 组（a4）及缺血再灌注 +CG 后给药 0.8 g/kg 组（a5）大脑海马 CA1 区神经元 TUNEL 染色代表图像；B 为阴性对照组（b1）、正常组（b2）、缺血再灌注 5 d 组（b3）、缺血再灌注 +CG 后给药 0.4 g/kg 组（b4）及缺血再灌注 +CG 后给药 0.8 g/kg 组（b5）大脑海马 CA1 区神经元 Caspase-3 免疫组织化学染色代表图像；C 为 I/R 及 CG 给药组脑海马 CA1 区 TUNEL 染色和 Caspase-3 染色阳性细胞的统计结果。[a]$P<0.05$ vs 正常组，[b]$P<0.05$ vs I/R 组

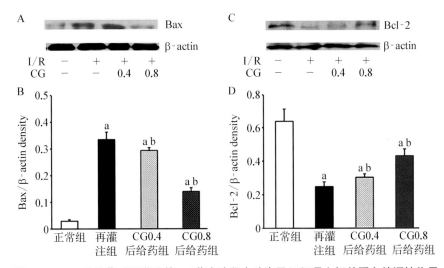

图3-45　CG后给药对再灌注第5d蒙古沙鼠大脑海马组织凋亡相关蛋白的调控作用

（该图引自 *Journal of Ethnopharmacology* 2010年第130卷398—406页）

　　A 和 B，正常组、缺血再灌注 5 d 组、缺血再灌注 +CG 后给药 0.4 g/kg 组及缺血再灌注 +CG 后给药 0.8 g/kg 组大脑海马组织促凋亡蛋白 Bax 的 Western blot 代表图像及统计结果；C 和 D，正常组、缺血再灌注 5 d 组、缺血再灌注 +CG 后给药 0.4 g/kg 组及缺血再灌注 +CG 后给 0.8 g/kg 组大脑海马组织抗凋亡蛋白 Bcl-2 的 Western blot 代表图像及统计结果。[a]$P<0.05$ vs 正常组，[b]$P<0.05$ vs I/R 组

5.2.1.2　CG 对大脑中动脉缺血再灌注引起的脑微循环障碍和海马损伤的改善作用

　　在分析 CG 对全脑 I/R 造成的脑微循环障碍和海马神经元损伤改善作用的基础上，我们应用大鼠大脑中动脉栓塞（middle cerebral artery occlusion, MCAO）再通模型对 CG 改善大脑中动脉 I/R 引起的局部脑微循环障碍和神经元损伤的改善作用同样进行了系统的研究。研究结果表明：CG 预防性给药（缺血前 90 分钟一次性灌胃给入）可以显著地改善再灌注早期（60 分钟）大鼠大脑微循环障碍，包括减少白细胞的黏附、减轻血浆白蛋白的渗出、增加红细胞流速、改善大脑皮层脑血流状态等。我们应用罗丹明 6G 标记白细胞和 FITC 标记血浆白蛋白，配合在体荧光连续观测技术研究发现，在 I/R 模型组大鼠中，从再灌注一开始（1 分钟），脑皮层微血管即有明显的白细胞的黏附、白蛋白的渗出，同时微血管血流速度显著降低。CG 前给药 0.4 g/kg 或者 0.8 g/kg 剂量组（分别为临床用量的 6 倍和 12 倍）均可以减少大脑中动脉 I/R 引发的脑细静脉白细胞的黏附（图 3-46）和白蛋白的渗出（图 3-47），表明 CG 对于白细胞过度活化以及脑微血管屏障功能破坏有改善作用；同时 CG 预防性给药还可以显著地恢复再灌注早期的微血管血流速度的降低，改善脑皮层微血管的灌注状态（图 3-48）。TTC 染色和神经学评分研究进一步发现，CG 在改善早期脑微循环障碍的同时，还可以明显减轻再灌注 24 小时脑组织水肿（图 3-49）、减少脑梗面积、减轻大鼠的脑部神经功能损伤（图 3-50）；Nissl 染色的结果显示，相比于 I/R 模型组，在 CG 预给药组，大鼠大脑皮层神经元数量明显增多，神经元结构明显恢复完整（图 3-51）。应用电镜技术进一步分析 CG 对 I/R 后大脑皮层微血管和神经元超微结构的改善作用，结果发现在再灌注 24 小时，模型组大鼠脑皮层微血管闭锁，内皮细胞肿胀，周围胶质水肿，并伴有神经元的丢失、坏死及结构紊乱。CG 预防性给药后，脑微血管周围水肿明显减轻、管腔恢复，内皮细胞肿胀减轻、结构恢复完整，进而脑皮层微血管开放数量增加，神经元数量增加，结构功能明显恢复（图 3-52）。可

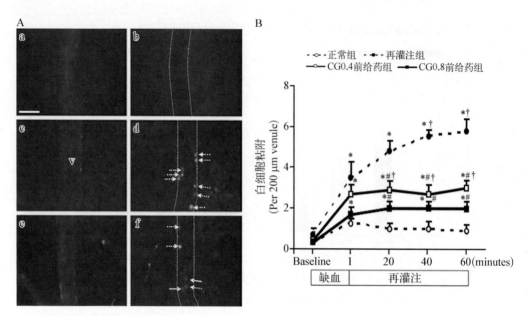

图3-46 CG前给药对大鼠大脑中动脉I/R损伤后大脑皮层细静脉白细胞黏附的抑制作用

（该图引自 *Microcirculation* 2012年第19卷260—272页）

A为正常组（a、b）、缺血再灌注组（c、d）及CG前给药0.8 g/kg剂量组（e、f）大脑皮层微血管白细胞黏附的代表图像，其中a、c、e分别代表缺血前各组的基础状态（Baseline），b、d、f分别代表再灌注后60 min各组的白细胞黏附状态，箭头所指为黏附的白细胞；B为I/R及CG给药组白细胞黏附的统计结果。$^{†}P<0.05$ vs正常组，$^{#}P<0.05$ vs I/R组

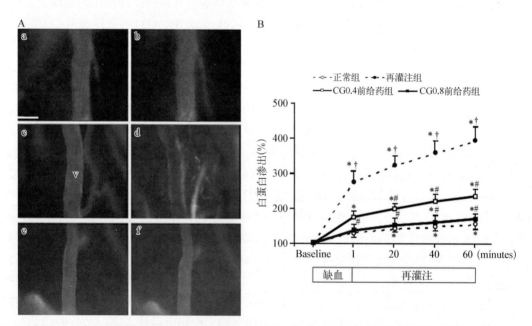

图3-47 CG前给药对大鼠大脑中动脉I/R损伤后大脑皮层细静脉血浆白蛋白渗出的抑制作用

（该图引自 *Microcirculation* 2012年第19卷260—272页）

A为正常组（a、b）、缺血再灌注组（c、d）及CG前给药0.8 g/kg剂量组（e、f）大脑皮层微血管白蛋白的代表图像，其中a、c、e分别代表缺血前各组的基础状态（Baseline），b、d、f分别代表再灌注后60 min各组的白蛋白渗出状态，v表示细静脉；B为I/R及CG给药组白蛋白渗出的统计结果（以FITC荧光强度变化率表示）。$^{*}P<0.05$ vs基础状态，$^{†}P<0.05$ vs正常组，$^{#}P<0.05$ vs I/R组

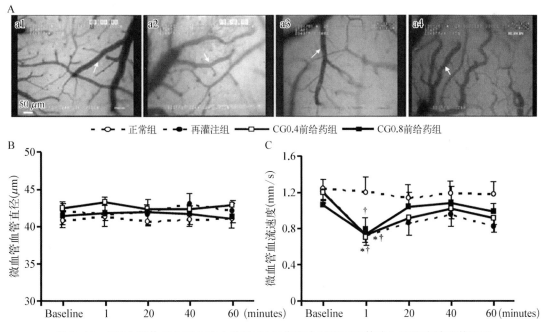

图3-48 CG前给药对大鼠大脑中动脉I/R损伤后大脑皮层细静脉血流速度的改善作用

（该图引自 *Microcirculation* 2012年第19卷260—272页）

A为正常组（a1）、缺血再灌注组（a2）、CG前给药0.4 g/kg剂量组（a3）及CG前给药0.8 g/kg剂量组（a4）大脑皮层微血管代表图像；B为I/R及CG给药组脑皮层微血管血管直径的统计结果；C为I/R及CG给药组脑皮层微血管血流速度的统计结果。$^*P<0.05$ vs基础状态，$^†P<0.05$ vs正常组

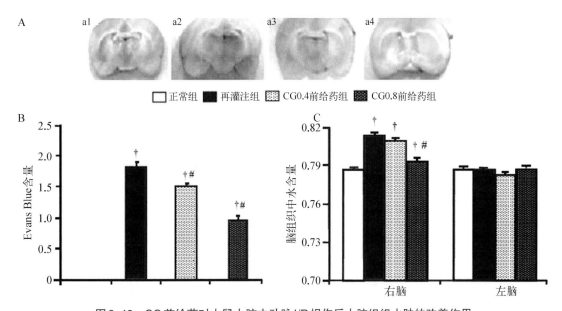

图3-49 CG前给药对大鼠大脑中动脉I/R损伤后大脑组织水肿的改善作用

（该图引自 *Microcirculation* 2012年第19卷260—272页）

A为正常组（a1）、缺血再灌注24 h组（a2）、CG前给药0.4 g/kg剂量组（a3）及CG前给药0.8 g/kg剂量组（a4）大脑Evans Blue组织切片代表图像；B为I/R及CG给药组脑组织Evans Blue含量的统计结果；C为I/R及CG给药组脑组织中水含量的统计结果。$^†P<0.05$ vs正常组，$^#P<0.05$ vs I/R组

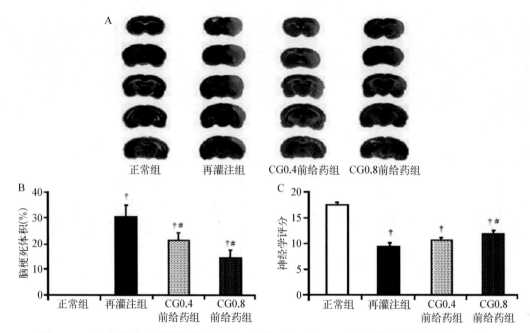

图3-50　CG前给药对大鼠大脑中动脉I/R损伤后大脑梗死面积及神经功能损伤的改善作用

（该图引自*Microcirculation* 2012年第19卷260—272页）

A为正常组、缺血再灌注24 h组（I/R）、CG前给药0.4 g/kg剂量组（CG0.4+I/R）及CG前给药0.8 g/kg剂量组（CG0.8+I/R）大鼠脑组织切片TTC染色代表图像；B为I/R及CG给药组脑梗死体积的统计结果；C为I/R及CG给药组神经学评分的统计结果。$^†P<0.05$ vs正常组，$^\#P<0.05$ vs I/R组

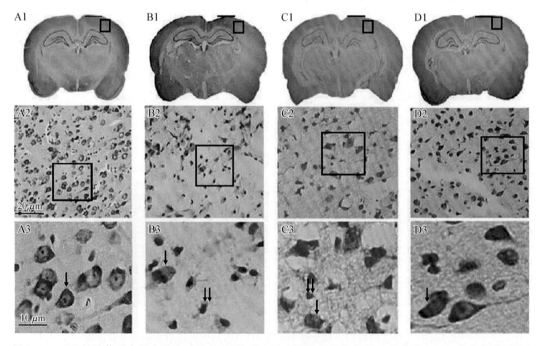

图3-51　CG前给药对大鼠大脑中动脉I/R损伤后大脑皮层神经元结构的改善作用（Nissl染色代表图像）

（该图引自*Microcirculation* 2012年第19卷260—272页）

A1—A3，正常组；B1—B3，缺血再灌注24 h组；C1—C3，CG前给药0.4 g/kg+缺血再灌注组；D1—D3，CG前给药0.8 g/kg+缺血再灌注组。箭头所指为神经元细胞

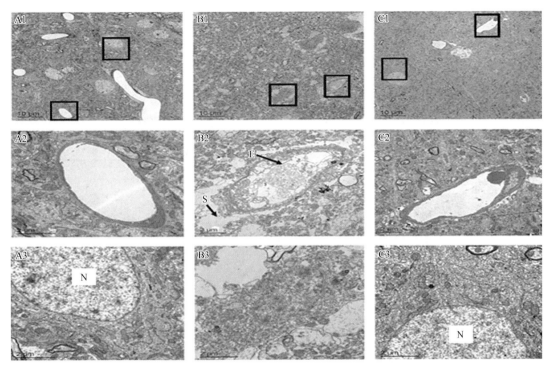

图3-52　CG前给药对大鼠大脑中动脉I/R损伤后大脑皮层微血管和神经元超微结构的改善作用（电镜代表图像）

（该图引自 *Microcirculation* 2012年第19卷260—272页）

A1—A3，正常组；B1—B3，缺血再灌注24 h组；C1—C3，CG前给药0.4 g/kg+缺血再灌注组；D1—D3，CG前给药0.8 g/kg+缺血再灌注组。E，水肿的内皮细胞；S，血管周围胶质水肿；N，神经元胞核

见，CG通过对脑微循环障碍综合的改善作用最终使得脑微血管结构恢复，改善了脑组织灌注状态，增加了脑部供血和供氧，间接地保护了神经元的结构和功能。此外，应用TUNEL免疫荧光及免疫组织化学技术，研究还发现CG可以直接抑制脑皮层神经元的凋亡，其机制与抑制PUMA-p53凋亡通路的激活，从而抑制了Caspase-3的活化相关（图3-53）。

为了更好地探讨CG的临床应用性，我们进一步研究了CG在再灌注后给药对I/R造成的脑损伤的关键环节——BBB破坏的恢复作用。CG在再灌注3小时后（此时已经明显出现脑微循环障碍、脑水肿、BBB破坏等病理变化）首次灌胃给药，之后每隔24小时灌胃相同剂量药物一次，连续给药6天。应用FITC标记白蛋白结合在体荧光显微镜技术，实验发现：在再灌注3小时，大鼠脑皮层细静脉白蛋白渗出明显增加，而到再灌注第6天没有明显的恢复，在再灌注3小时后给入CG（0.4 g/kg或者0.8 g/kg）可以显著地降低血浆白蛋白的渗出（图3-54）；同时，Evans Blue染色实验结果也证实，在再灌注3小时，大鼠脑皮层微血管完整性被明显破坏，到再灌注第6天没有恢复，而CG治疗性给药可以减轻大鼠脑组织中大分子物质Evans Blue的漏出（图3-55）；我们进一步应用小动物MRI技术证实，在再灌注3小时，大鼠脑组织梗死区域明显水肿，到再灌注第6天没有明显的恢复。与白蛋白和Evans Blue渗出结果一致，CG治疗性给药也可以明显改善大鼠I/R后的脑组织水肿（图3-56）。以上结果表明，在大脑中动脉I/R引发脑BBB破坏以及脑水肿后，CG仍可以治疗性地恢复脑BBB的

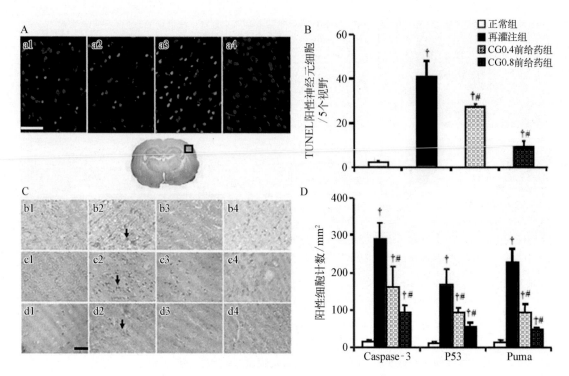

图3-53　CG前给药对大鼠大脑中动脉I/R损伤后大脑皮层神经元凋亡及凋亡相关蛋白表达的抑制作用

（该图引自 *Microcirculation* 2012年第19卷260—272页）

　　A为正常组（a1）、缺血再灌注24 h组（a2）、CG前给药0.4 g/kg剂量组（a3）及CG前给药0.8 g/kg剂量组（a4）大鼠脑皮层神经元TUNEL染色代表图像；B为I/R及CG给药组TUNEL阳性神经元细胞的统计结果；C为正常组（b1—d1）、缺血再灌注24小时组（b2—d2）、CG前给药0.4 g/kg剂量组（b3—d3）及CG前给药0.8 g/kg剂量组（b4—d4）大鼠脑皮层神经元免疫组织化学也染色代表图像，其中1、2、3分别代表Caspase-3、p53、PUMA的免疫组织化学染色，箭头所指为阳性染色细胞；D为I/R及CG给药组Caspase-3、p53、PUMA阳性细胞的统计结果。$^{†}P<0.05$ vs正常组，$^{#}P<0.05$ vs I/R组

　　完整性。应用扫描和透射电子显微镜技术，我们分析了I/R大脑皮层超微结构的变化及CG治疗性给药的改善作用。结果显示：正常状态下，脑皮层微血管形态完整，微血管开放数量多（图3-57c1、d1）；同时脑血管内皮细胞结构完整，连接紧密，血管周围神经元结构功能完好（图3-57a1、b1）。与正常组相比，再灌注3小时后，脑皮层微血管皱缩，血管周围水肿，微血管开放数量明显减少（图3-57c2、d2）；脑血管内皮细胞结构破坏，血管周围胶质水肿，同时血管周围神经元丢失坏死，组织结构紊乱（图3-57a2、b2）；而在再灌注第六天，以上病理变化均没有明显的恢复（图3-57a3、b3，c3、d3）。CG在再灌注3小时开始给药，可以明显恢复脑皮层超微结构的病理改变，表现为微血管形态恢复，血管周围水肿减轻，微血管开放数量明显增多（图3-57c4、d4，c5、d5）；同时，脑血管内皮细胞结构明显恢复，血管周围胶质水肿减轻，血管周围神经元结构功能恢复（图3-57a4、b4，a5、b5）。激光多普勒结果也进一步验证了CG对I/R损伤后脑皮层微血管灌流量的恢复作用（图3-58）。科研人员对CG改善I/R损伤造成的BBB破坏作用进行了进一步的机制分析，发现CG可以综合性地调控导致BBB破坏的两条通路——跨细胞通路和细胞间通路。应用Confocal免疫荧光技术和Western blot技术，实验结果表明，维持BBB稳态的内皮细胞紧密连接蛋白（包括Claudin-5、Occludin、JAM-1和ZO-1）在I/R损伤后3小时明显断裂，表达量减低，而在再灌注第6天没有恢复；

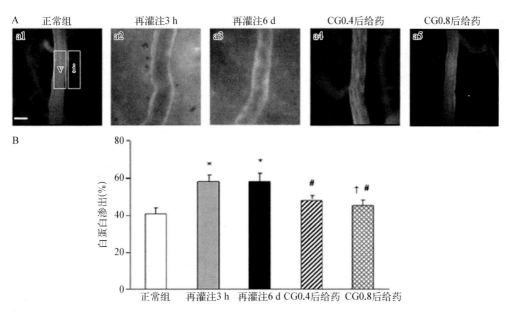

图 3-54　CG 治疗性给药对大鼠大脑中动脉 I/R 损伤后大脑皮层细静脉血浆白蛋白渗出的改善作用

（该图引自 *Experimental Neurology* 2012 年第 237 卷 453—463 页）

A 为正常组（a1）、缺血再灌注 3 h 组（a2）、缺血再灌注 6 d 组（a3）、CG 治疗性给药 0.4 g/kg 剂量组（a4）及 CG 治疗性给药 0.8 g/kg 剂量组（a5）大鼠脑皮层微血管白蛋白渗出的代表图像（Iv，血管内；Ii，血管外）。B 为 I/R 及 CG 给药组白蛋白渗出的统计结果（以 FITC 荧光强度变化率表示）。$^*P<0.05$ vs 正常组，$^†P<0.05$ vs I/R 3 h 组，$^#P<0.05$ vs I/R 6 d 组

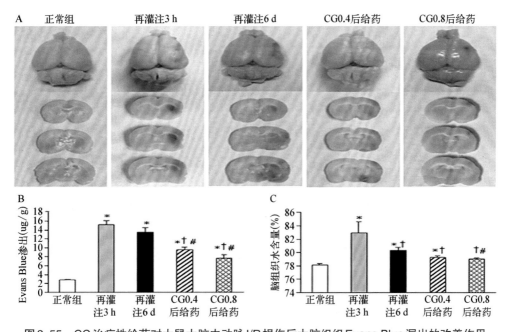

图 3-55　CG 治疗性给药对大鼠大脑中动脉 I/R 损伤后大脑组织 Evans Blue 漏出的改善作用

（该图引自 *Experimental Neurology* 2012 年第 237 卷 453—463 页）

A 为正常组、缺血再灌注 3 h 组（I/R 3 h）、缺血再灌注 6 d 组（I/R 6 d）、CG 治疗性给药 0.4 g/kg 剂量组（I/R 6 d+CG 0.4）及 CG 治疗性给药 0.8 g/kg 剂量组（I/R 6 d+CG 0.8）大鼠脑组织切片 Evans Blue 染色的代表图像。B 为 I/R 及 CG 给药组大脑组织 Evans Blue 漏出的统计结果；C 为 I/R 及 CG 给药组大脑组织水含量的统计结果。$^*P<0.05$ vs 正常组，$^†P<0.05$ vs I/R 3 h 组，$^#P<0.05$ vs I/R 6 d 组

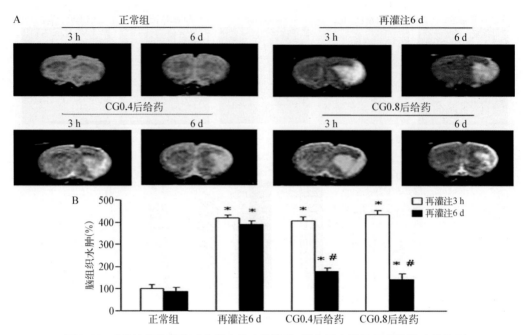

图3-56　CG治疗性给药对大鼠大脑中动脉I/R损伤后大脑组织水肿的改善作用

（该图引自 *Experimental Neurology* 2012年第237卷453—463页）

A为正常组、缺血再灌注组（I/R 6 d）、CG治疗性给药0.4 g/kg剂量组（I/R 6 d+CG 0.4）及CG治疗性给药0.8 g/kg剂量组（I/R 6 d+CG 0.8）大鼠脑组织MRI的代表图像。B为I/R及CG给药组大脑组织水肿的统计结果（以MRI平均光密度值表示）。$^*P<0.05$ vs 正常组，$^\#P<0.05$ vs I/R 6 d 组

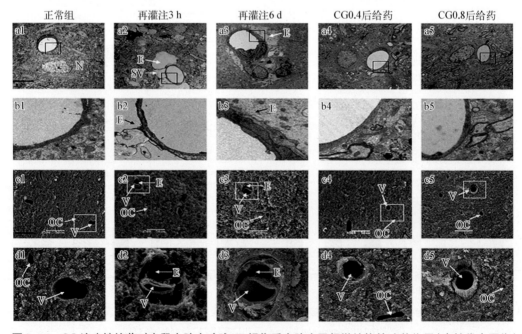

图3-57　CG治疗性给药对大鼠大脑中动脉I/R损伤后大脑皮层超微结构的改善作用（电镜代表图像）

（该图引自 *Experimental Neurology* 2012年第237卷453—463页）

a1—d1，正常组；a2—d2，缺血再灌注3 h组；a3—d3，缺血再灌注6 d组；a4—d4，CG治疗性给药0.4 g/kg剂量组；a5—d5，CG治疗性给药0.8 g/kg剂量组。E，水肿；SV，胶质水肿；N，神经元；V，细静脉；OC，开放毛细血管

CG治疗性给药可以显著地增加脑内皮细胞连接蛋白的表达量,同时使连接蛋白连接紧密(图3-59、图3-60)。而电镜结果表明:CG在恢复脑内皮细胞紧密连接蛋白的同时,还可以明显抑制脑内皮细胞中质膜微囊的形成和转运,抑制质膜微囊蛋白-1(Caveolin-1)的过量表达,从而抑制跨细胞通路所诱导的血管的高通透性(图3-61)。可见,CG通过同时恢复紧密连接蛋白功能及抑制质膜微囊的形成改善了I/R损伤造成的微血管高通透性,最终恢复了BBB的屏障功能。

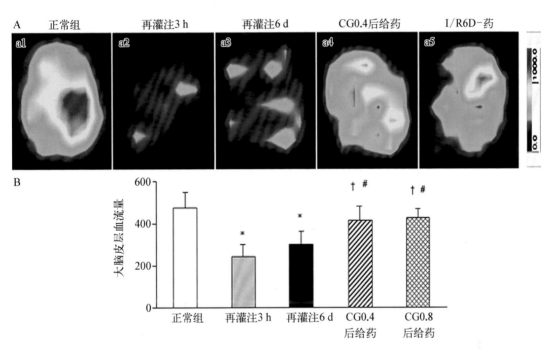

图3-58　CG治疗性给药对大鼠大脑中动脉I/R损伤后大脑皮层血流量的改善作用

(该图引自 *Experimental Neurology* 2012年第237卷453—463页)

A为正常组(a1)、缺血再灌注3 h组(a2)、缺血再灌注6 d组(a3)、CG治疗性给药0.4 g/kg剂量组(a4)及CG治疗性给药0.8 g/kg剂量组(a5)大鼠脑皮层血流量多普勒扫描的代表图像。B为I/R及CG给药组大脑皮层血流量的统计结果(以光密度表示)。*$P<0.05$ vs正常组,†$P<0.05$ vs I/R 3 h组,#$P<0.05$ vs I/R 6 d组

5.2.2　丹参多酚酸(Total Salvianolic Acid, TSI)注射液

丹参的水溶性成分主要有丹参素,丹酚酸A、B、C、D、E、F、G、H、I、J,迷迭香酸,紫草酸,咖啡酸,四甲基丹酚酸F,异丹酚酸C等。丹参水溶性成分的基本结构和药理活性相似。丹酚酸A是由1分子丹参素与2分子咖啡酸缩合而成,丹酚酸B是由3分子丹参素与1分子咖啡酸缩合而成,丹酚酸C是由2分子丹参素缩合而成[174]。TSI注射液具有保护脑内神经细胞,减轻缺血引起的脑水肿,改善脑内血液循环等作用。丹参素、丹酚酸A和丹酚酸B均被证明可以改善脑梗死后的神经功能,抑制血小板的聚集[175],抗氧化,提高SOD、过氧化氢酶(catalase, CAT)和GSH等抗氧化物质的含量,降低ROS、MDA等氧化损伤物质的含量[176],保护血脑屏障的完整性[177]。

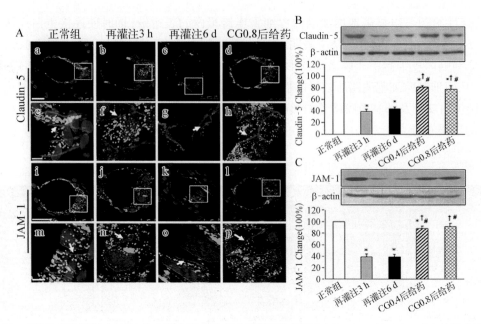

图 3-59　CG 治疗性给药对大鼠大脑中动脉 I/R 损伤后大脑紧密连接蛋白（Claudin-5 和 JAM-1）表达的改善作用

（该图引自 *Experimental Neurology* 2012 年第 237 卷 453—463 页）

A 为正常组、缺血再灌注 3 h 组、缺血再灌注 6 d 组、CG 治疗性给药 0.4 g/kg 剂量组及 CG 治疗性给药 0.8 g/kg 剂量组大鼠脑内皮细胞紧密连接蛋白 Claudin-5 和 JAM-1 的 Confocal 免疫荧光染色代表图像。B 为 I/R 及 CG 给药组脑内皮细胞紧密连接蛋白 Claudin-5 的 Western blot 代表图和统计结果；C 为 I/R 及 CG 给药组脑内皮细胞紧密连接蛋白 JAM-1 的 Western blot 代表图和统计结果。$^†P<0.05$ vs I/R 3 h 组，$^#P<0.05$ vs I/R 6 d 组

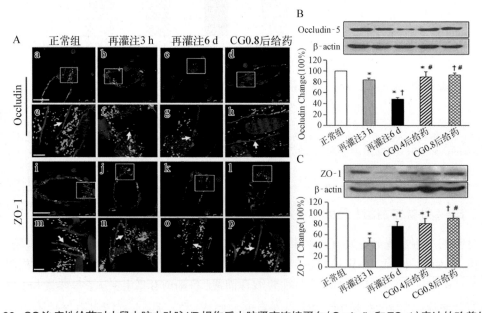

图 3-60　CG 治疗性给药对大鼠大脑中动脉 I/R 损伤后大脑紧密连接蛋白（Occludin 和 ZO-1）表达的改善作用

（该图引自 *Experimental Neurology* 2012 年第 237 卷 453—463 页）

A 为正常组、缺血再灌注 3 h 组、缺血再灌注 6 d 组、CG 治疗性给药 0.4 g/kg 剂量组及 CG 治疗性给药 0.8 g/kg 剂量组大鼠脑内皮细胞紧密连接蛋白 Occludin 和 ZO-1 的 Confocal 免疫荧光染色代表图像。B 为 I/R 及 CG 给药组脑内皮细胞紧密连接蛋白 Occludin 的 Western blot 代表图和统计结果；C 为 I/R 及 CG 给药组脑内皮细胞紧密连接蛋白 ZO-1 的 Western blot 代表图和统计结果。$^*P<0.05$ vs 正常组，$^†P<0.05$ vs I/R 3 h 组，$^#P<0.05$ vs I/R 6 d 组

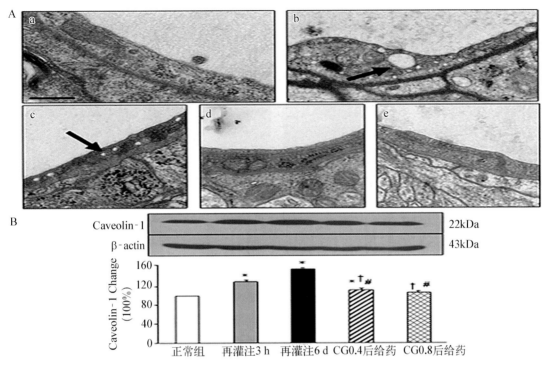

图3-61　CG治疗性给药对大鼠大脑中动脉I/R损伤后大脑内皮质膜微囊形成的抑制作用

（该图引自 *Experimental Neurology* 2012年第237卷453—463页）

　　A为正常组（a）、缺血再灌注3 h组（b）、缺血再灌注6 d组（c）、CG治疗性给药0.4 g/kg剂量组（d）及CG治疗性给药0.8 g/kg剂量组（e）大鼠脑内皮细胞质膜微囊的透射电镜代表图像，箭头所指为质膜微囊；B为I/R及CG给药组脑组织质膜微囊蛋白-1（Caveolin-1）的Western blot代表图和统计结果。*$P<0.05$ vs正常组，†$P<0.05$ vs I/R 3 h组，#$P<0.05$ vs I/R 6 d组

　　我们的研究表明，丹参多酚酸注射液可以减轻大鼠大脑中动脉缺血再灌注引发的脑微循环障碍，减少白细胞的黏附（图3-62）和血浆白蛋白的渗出（图3-63）。TTC染色和神经学评分发现，丹参多酚酸注射液在改善早期脑微循环障碍的同时，还可以明显减轻再灌注24小时脑组织水肿、减少脑梗面积、减轻大鼠的脑部神经功能损伤（图3-64）；Nissl染色的结果显示，相比于I/R模型组，在丹参多酚酸注射液预给药组，大鼠大脑皮层神经元数量明显增多，神经元结构明显恢复完整（图3-65）。进一步的研究表明：丹参多酚酸注射液对I/R损伤的初始环节，即氧化应激有明显的抑制作用，可以显著地降低I/R引起的脑细静脉壁的DHR荧光强度的增加，同时显著地抑制了I/R后脑组织丙二醛含量的增加（图3-66）。丹参多酚酸注射液的抗氧化作用与其调节AMPK/Akt/PKC相关信号通路（图3-67）从而抑制NADPH氧化酶的激活有关（图3-68）[178]。

5.2.3　补阳还五汤

　　在一项补阳还五汤对大鼠全脑缺血再灌注损伤的药效学研究中，研究人员发现，补阳还五汤无论是原方汤剂还是复方胶囊，均对大鼠全脑I/R损伤均有明显的保护作用，其表现为对海马CA1区神经元细胞病理形态改变具有保护作用，可以增加血清和脑组织中SOD

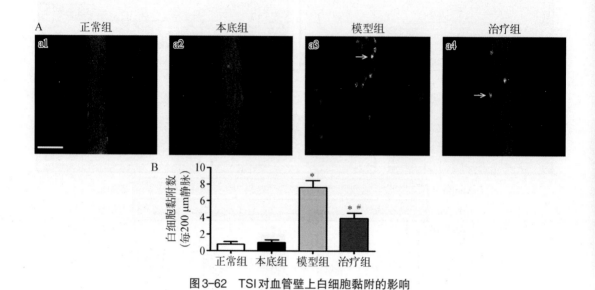

图3-62　TSI对血管壁上白细胞黏附的影响

（该图引自 *Microcirculation* 2014年第21卷7期615—627页）

　　A为各组血管壁上白细胞黏附的代表图。箭头指示黏附的白细胞。标尺为50 μm。B为黏附白细胞数的统计学分析。本底组：TSI（1.67 mg/kg）+假手术。治疗组：I/R+TSI（1.67 mg/kg）。*P<0.05 vs正常组，#P<0.05 vs I/R 组

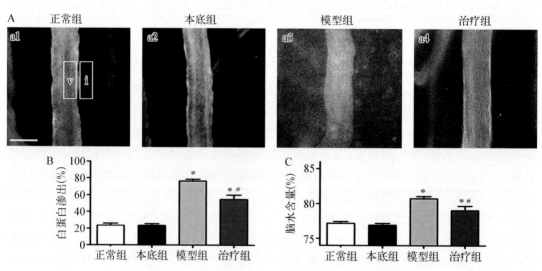

图3-63　TSI对血管壁FITC-白蛋白漏出和脑水含量的影响

（该图引自 *Microcirculation* 2014年第21卷7期615—627页）

　　A为各组白蛋白漏出血管壁的代表图。方框所示区域为荧光强度测定区，血管内标记为v，血管外标记为i。标尺为50 μm。B为Ii/Iv值的统计学分析。C为各组脑水含量的比例。本底组：TSI（1.67 mg/kg）+假手术。治疗组：I/R+TSI（1.67 mg/kg）。*P<0.05 vs正常组，#P<0.05 vs I/R组

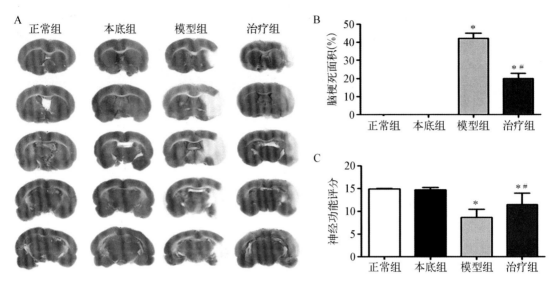

图3-64 TSI在脑梗死和神经学评分中的作用

（该图引自 *Microcirculation* 2014年第21卷7期615—627页）

A为各组大鼠脑TTC染色的代表图，红色代表非梗死区，白色代表梗死区。B为各组脑梗死面积的统计学分析。C为各组动物的神经学评分。本底组：TSI（1.67 mg/kg）+假手术。治疗组：I/R+TSI（1.67 mg/kg）。$^*P<0.05$ vs正常组，$^{\#}P<0.05$ vs I/R组

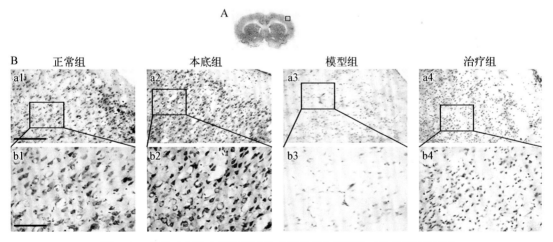

图3-65 TSI对大脑皮层神经元结构的改善作用（Nissl染色代表图像）

（该图引自 *Microcirculation* 2014年第21卷7期615—627页）

A为尼氏染色的全脑冠状位代表图，方框所示区域为观察目标取样区。B为各组神经元的形态学变化。标尺为200 μm（a1—a4）和100 μm（b1—b4）。本底组：TSI（1.67 mg/kg）+假手术。治疗组：I/R+TSI（1.67 mg/kg）

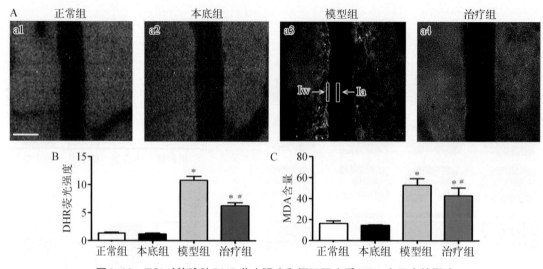

图3-66　TSI对静脉壁DHR荧光强度和梗死区皮质MDA水平中的影响

（该图引自 *Microcirculation* 2014年第21卷7期615—627页）

　　A为各组静脉血管壁上DHR的荧光强度代表图。方框所示区域为荧光强度测定区，管腔内表示为Ia，血管壁表示为Iw。标尺为50 μm。B为荧光强度的统计学分析。荧光强度表示为（Iw-Ia）。C为MDA水平的统计学分析。本底组：TSI（1.67 mg/kg）+假手术。治疗组：I/R+TSI（1.67 mg/kg）。*P<0.05 vs正常组，#P<0.05 vs I/R组

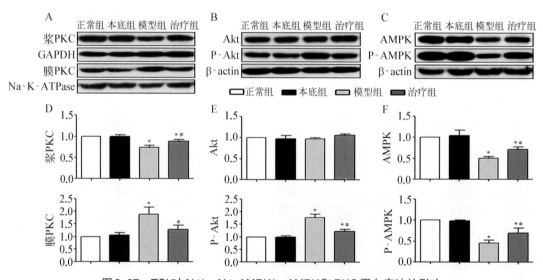

图3-67　TSI对Akt/p-Akt，AMPK/p-AMPK和PKC蛋白表达的影响

（该图引自 *Microcirculation* 2014年第21卷7期615—627页）

　　全细胞蛋白用于Akt/p-Akt和AMPK/p-AMPK的表达检测，胞浆和胞膜蛋白用于PKC的表达检测。A为PKC的代表条带。B为Akt/p-Akt的代表条带。C为AMPK/p-AMPK的代表条带。D、E和F为以上三项蛋白的统计学分析。本底组：TSI（1.67 mg/kg）+假手术。治疗组：I/R+TSI（1.67 mg/kg）。*P<0.05 vs正常组，#P<0.05 vs I/R组

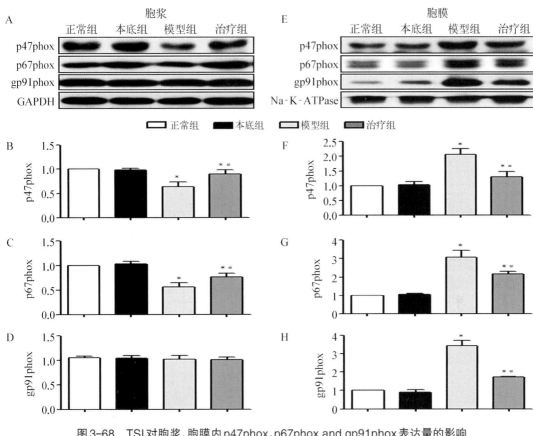

图3-68 TSI对胞浆、胞膜内p47phox,p67phox and gp91phox表达量的影响

（该图引自*Microcirculation* 2014年第21卷7期615—627页）

A和E为各组胞浆、胞膜中p47phox,p67phox和gp91phox的代表条带图。B为胞浆p47phox的统计分析。C为胞浆p67phox的统计分析。D为胞浆gp91phox的统计学分析。F为胞膜p47phox的统计分析。G为胞膜p67phox的统计分析。H为胞膜gp91phox的统计分析。所有结果均来自4次独立实验并对GAPDH（胞浆）或$Na^+-K^+-ATPase$（胞膜）进行标准化运算。本底组：TSI（1.67 mg/kg）+假手术。治疗组：I/R+TSI（1.67 mg/kg）。$^*P<0.05$ vs正常组，$^\#P<0.05$ vs I/R组

的活性,降低丙二醛的含量[179]。另两项研究同样表明,补阳还五汤对全脑I/R造成的神经元损伤也有明显的保护作用,其机制与降低兴奋性氨基酸的释放以及神经元钙离子超载相关[180,181]。与补阳还五汤作用相似,参附注射液也可以通过抗炎、抗氧化、抗凋亡、降低兴奋性氨基酸的释放以及神经元钙离子超载等作用发挥其保护I/R造成的神经元损伤的作用[182,183]。

5.2.4 其他复方制剂

研究人员发现,脑脉通注射液可减轻脑水肿、拮抗钙离子、调节血栓素和前列腺素系统失衡、提高抗氧化酶活性和抗自由基损伤作用,从而起到保护脑组织结构和功能的治疗效应,且有一定的效量关系[184]。瓜蒌桂枝汤可以降低脑组织中谷氨酸及其受体的表达和释放[185];而小续命汤同样可以通过抑制线粒体依赖的凋亡通路(p53-Bcl-2/Bax-Caspase-9-Caspase-3)的活化而直接减少I/R造成的神经元的凋亡[186]。除了对神经元的直接保护作用之外,多种临床中药复方如益气通络解毒胶囊、华佗再造膏、桂枝茯苓胶囊等还可以通过改

善I/R造成的脑微循环障碍而起到脑保护的作用,从而间接地保护了神经元的功能[187-189]。此外,中药复方还可以通过改善I/R后脑组织的能量代谢状态[190,191]及促进损伤神经元的再生[192,193]等作用起到保护脑组织及恢复神经元功能的作用。

缺血再灌注引发的脑损伤是由多种因素诱导、多个环节参与的复杂性病理过程,中药以其特有的多种成分、多个靶点的调控作用,整体地改善了缺血再灌注引发的脑微循环障碍和神经元损伤(图3-69)[194]。

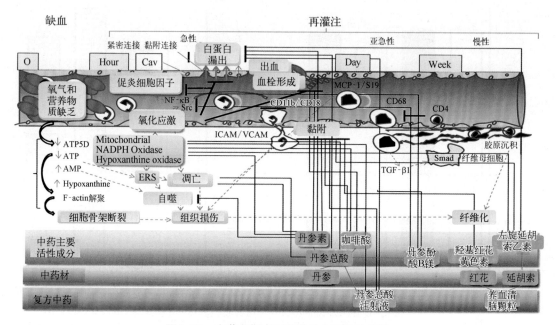

图3-69 中药多靶点调控脑缺血再灌注损伤

(该图引自 *Pharmacology & Therapeitics* 2017年第177卷146—173页)

参考文献

[1] Gasche Y, Soccal PM, Kanemitsu M, et al. Matrix metalloproteinases and diseases of the central nervous system with a special emphasis on ischemic brain[J]. Front Biosci, 2006, 11: 1289-1301.

[2] Droge W. Free radicals in the physiological control of cell function[J]. Physiol Rev, 2002, 82(1): 47-95.

[3] Allen CL, Bayraktutan U. Oxidative stress and its role in the pathogenesis of ischaemic stroke[J]. Int J Stroke, 2009, 4(6): 461-470.

[4] Beckman JS, Beckman TW, Chen J, et al. Apparent hydroxyl radical production by peroxynitrite: implications for endothelial injury from nitric oxide and superoxide[J]. Proc Natl Acad Sci USA, 1990, 87(4): 1620-1624.

[5] Bedard K, Krause KH. The NOX family of ROS-generating NADPH oxidases: physiology and pathophysiology[J]. Physiol Rev, 2007, 87(1): 245-313.

[6] Chan PH. Reactive oxygen radicals in signaling and damage in the ischemic brain[J]. J Cereb Blood Flow Metab, 2001, 21(1): 2-14.

[7] Chan PH. Role of oxidants in ischemic brain damage[J]. Stroke, 1996, 27(6): 1124−1129.

[8] Xu XS, Ma ZZ, Wang F, et al. The antioxidant Cerebralcare Granule attenuates cerebral microcirculatory disturbance during ischemia-reperfusion injury[J]. Shock, 2009, 32(2): 201−209.

[9] Sun K, Hu Q, Zhou CM, et al. Cerebralcare Granule, a Chinese herb compound preparation, improves cerebral microcirculatory disorder and hippocampal CA1 neuron injury in gerbils after ischemia-reperfusion [J]. J Ethnopharmacol, 2010, 130(2): 398−406.

[10] Murakami K, Kondo T, Kawase M, et al. Mitochondrial susceptibility to oxidative stress exacerbates cerebral infarction that follows permanent focal cerebral ischemia in mutant mice with manganese superoxide dismutase deficiency[J]. J Neurosci, 1998, 18(1): 205−213.

[11] Kawase M, Murakami K, Fujimura M, et al. Exacerbation of delayed cell injury after transient global ischemia in mutant mice with CuZn superoxide dismutase deficiency[J]. Stroke, 1999, 30(9): 1962−1968.

[12] Chen H, Song YS, Chan PH. Inhibition of NADPH oxidase is neuroprotective after ischemia-reperfusion [J]. J Cereb Blood Flow Metab, 2009, 29(7): 1262−1272.

[13] Wang Q, Tompkins KD, Simonyi A, et al. Apocynin protects against global cerebral ischemia-reperfusion-induced oxidative stress and injury in the gerbil hippocampus[J]. Brain Res, 2006, 1090(1): 182−189.

[14] Gavins F, Yilmaz G, Granger DN. The evolving paradigm for blood cell-endothelial cell interactions in the cerebral microcirculation[J]. Microcirculation, 2007, 14(7): 667−681.

[15] Yilmaz G, Granger DN. Cell adhesion molecules and ischemic stroke[J]. Neurol Res, 2008, 30(8): 783−793.

[16] Connolly ES Jr, Winfree CJ, Prestigiacomo CJ, et al. Exacerbation of cerebral injury in mice that express the P-selectin gene: identification of P-selectin blockade as a new target for the treatment of stroke[J]. Circ Res, 1997, 81(3): 304−310.

[17] Matsuo Y, Onodera H, Shiga Y, et al. Correlation between myeloperoxidase-quantified neutrophil accumulation and ischemic brain injury in the rat. Effects of neutrophil depletion[J]. Stroke, 1994, 25(7): 1469−1475.

[18] Ruehl ML, Orozco JA, Stoker MB, et al. Protective effects of inhibiting both blood and vascular selectins after stroke and reperfusion[J]. Neurol Res, 2002, 24(3): 226−232.

[19] Huang P, Zhou CM, Qin H, et al. Cerebralcare Granule® attenuates blood-brain barrier disruption after middle cerebral artery occlusion in rats[J]. Exp Neurol, 2012, 237(2): 453−463.

[20] Wang F, Hu Q, Chen CH, et al. The protective effect of Cerebralcare Granule® on brain edema, cerebral microcirculatory disturbance, and neuron injury in a focal cerebral ischemia rat model[J]. Microcirculation, 2012, 19(3): 260−272.

[21] Price CJ, Menon DK, Peters AM, et al. Cerebral neutrophil recruitment, histology, and outcome in acute ischemic stroke: an imaging-based study[J]. Stroke, 2004, 35(7): 1659−1664.

[22] Yilmaz G, Granger DN. Leukocyte recruitment and ischemic brain injury[J]. Neuromolecular Med, 2010, 12(2): 193−204.

[23] Hurn PD, Subramanian S, Parker SM, et al. T-and B-cell-deficient mice with experimental stroke have reduced lesion size and inflammation[J]. J Cereb Blood Flow Metab, 2007, 27(11): 1798−1805.

[24] Yilmaz G, Arumugam TV, Stokes KY, et al. Role of T lymphocytes and interferon-gamma in ischemic stroke[J]. Circulation, 2006, 113(17): 2105−2112.

[25] Arumugam TV, Salter JW, Chidlow JH, et al. Contributions of LFA−1 and Mac−1 to brain injury and microvascular dysfunction induced by transient middle cerebral artery occlusion[J]. Am J Physiol Heart

Circ Physiol, 2004, 287(6): H2555-2560.

［26］ Abbott NJ, Patabendige AA, Dolman DE, et al. Structure and function of the blood-brain barrier［J］. Neurobiol Dis, 2010, 37(1): 13-25.

［27］ Kuhlmann CR, Zehendner CM, Gerigk M, et al. MK801 blocks hypoxic blood-brain-barrier disruption and leukocyte adhesion［J］. Neurosci Lett, 2009, 449(3): 168-172.

［28］ Sugawara T, Chan PH. Reactive oxygen radicals and pathogenesis of neuronal death after cerebral ischemia ［J］. Antioxid Redox Signal, 2003, 5(5): 597-607.

［29］ Hacke W, Brott T, Caplan L, et al. Thrombolysis in acute ischemic stroke: controlled trials and clinical experience［J］. Neurology, 1999, 53(7 Suppl 4): S3-14.

［30］ Albers GW, Thijs VN, Wechsler L, et al. Magnetic resonance imaging profiles predict clinical response to early reperfusion: the diffusion and perfusion imaging evaluation for understanding stroke evolution (DEFUSE) study［J］. Ann Neurol, 2006, 60(5): 508-517.

［31］ Baird AE, Donnan GA, Austin MC, et al. Reperfusion after thrombolytic therapy in ischemic stroke measured by single-photon emission computed tomography［J］. Stroke, 1994, 25(1): 79-85.

［32］ De Silva DA, Fink JN, Christensen S, et al. Assessing reperfusion and recanalization as markers of clinical outcomes after intravenous thrombolysis in the echoplanar imaging thrombolytic evaluation trial (EPITHET)［J］. Stroke, 2009, 40(8): 2872-2874.

［33］ Soares BP, Tong E, Hom J, et al. Reperfusion is a more accurate predictor of follow-up infarct volume than recanalization: a proof of concept using CT in acute ischemic stroke patients［J］. Stroke, 2010, 41(1): e34-40.

［34］ Dalkara T, Arsava EM. Can restoring incomplete microcirculatory reperfusion improve stroke outcome after thrombolysis［J］? J Cereb Blood Flow Metab, 2012, 32(12): 2091-2099.

［35］ Lipton P. Ischemic cell death in brain neurons［J］. Physiol Rev, 1999, 79(4): 1431-1568.

［36］ Puyal J, Ginet V, Clarke PG. Multiple interacting cell death mechanisms in the mediation of excitotoxicity and ischemic brain damage: a challenge for neuroprotection［J］. Prog Neurobiol, 2013, 105: 24-48.

［37］ Tuttolomondo A, Di Sciacca R, Di Raimondo D, et al. Neuron protection as a therapeutic target in acute ischemic stroke［J］. Curr Top Med Chem, 2009, 9(14): 1317-1334.

［38］ Besancon E, Guo S, Lok J, et al. Beyond NMDA and AMPA glutamate receptors: emerging mechanisms for ionic imbalance and cell death in stroke［J］. Trends Pharmacol Sci, 2008, 29(5): 268-275.

［39］ Li H, Yan ZY. Analysis of amino acid neurotransmitters in hypothalamus of rats during cerebral ischemia-reperfusion by microdialysis and capillary electrophoresis［J］. Biomed Chromatogr, 2010, 24(11): 1185-1192.

［40］ Zhang F, Guo A, Liu C, et al. Phosphorylation and assembly of glutamate receptors after brain ischemia ［J］. Stroke, 2013, 44(1): 170-176.

［41］ Matsuda S, Umeda M, Uchida H, et al. Alterations of oxidative stress markers and apoptosis markers in the striatum after transient focal cerebral ischemia in rats［J］. J Neural Transm (Vienna), 2009, 116(4): 395-404.

［42］ Smith JA, Park S, Krause JS, et al. Oxidative stress, DNA damage, and the telomeric complex as therapeutic targets in acute neurodegeneration［J］. Neurochem Int, 2013, 62(5): 764-775.

［43］ Starkov AA, Chinopoulos C, Fiskum G. Mitochondrial calcium and oxidative stress as mediators of ischemic brain injury［J］. Cell Calcium, 2004, 36(3-4): 257-264.

［44］ Kahles T, Brandes RP. NADPH oxidases as therapeutic targets in ischemic stroke［J］. Cell Mol Life Sci,

2012, 69(14): 2345−2363.

［45］ Manzanero S, Santro T, Arumugam TV. Neuronal oxidative stress in acute ischemic stroke: sources and contribution to cell injury［J］. Neurochem Int, 2013, 62(5): 712−718.

［46］ Lai TW, Shyu WC, Wang YT. Stroke intervention pathways: NMDA receptors and beyond［J］. Trends Mol Med, 2011, 17(5): 266−275.

［47］ Szydlowska K, Tymianski M. Calcium, ischemia and excitotoxicity［J］. Cell Calcium, 2010, 47(2): 122−129.

［48］ Jeon D, Chu K, Jung KH, et al. Na$^+$/Ca^{2+} exchanger 2 is neuroprotective by exporting Ca^{2+} during a transient focal cerebral ischemia in the mouse［J］. Cell Calcium, 2008, 43(5): 482−491.

［49］ Li MH, Inoue K, Si HF, et al. Calcium-permeable ion channels involved in glutamate receptor-independent ischemic brain injury［J］. Acta Pharmacol Sin, 2011, 32(6): 734−740.

［50］ Benarroch EE. NMDA receptors: recent insights and clinical correlations［J］. Neurology, 2011, 76(20): 1750−1757.

［51］ Nakka VP, Gusain A, Mehta SL, et al. Molecular mechanisms of apoptosis in cerebral ischemia: multiple neuroprotective opportunities［J］. Mol Neurobiol, 2008, 37(1): 7−38.

［52］ Almeida A. Genetic determinants of neuronal vulnerability to apoptosis［J］. Cell Mol Life Sci, 2013, 70(1): 71−88.

［53］ Chaitanya GV, Babu PP. Multiple apoptogenic proteins are involved in the nuclear translocation of Apoptosis Inducing Factor during transient focal cerebral ischemia in rat［J］. Brain Res, 2008, 1246: 178−190.

［54］ Xing B, Chen H, Zhang M, et al. Ischemic postconditioning inhibits apoptosis after focal cerebral ischemia/reperfusion injury in the rat［J］. Stroke, 2008, 39(8): 2362−2369.

［55］ Amantea D, Nappi G, Bernardi G, et al. Post-ischemic brain damage: pathophysiology and role of inflammatory mediators［J］. FEBS J, 2009, 276(1): 13−26.

［56］ Jin R, Yang G, Li G. Inflammatory mechanisms in ischemic stroke: role of inflammatory cells［J］. J Leukoc Biol, 2010, 87(5): 779−789.

［57］ Chang ZL. Important aspects of Toll-like receptors, ligands and their signaling pathways［J］. Inflamm Res, 2010, 59(10): 791−808.

［58］ Lee H, Lee S, Cho IH, et al. Toll-like receptors: sensor molecules for detecting damage to the nervous system［J］. Curr Protein Pept Sci, 2013, 14(1): 33−42.

［59］ Brea D, Blanco M, Ramos-Cabrer P, et al, Castillo J. Toll-like receptors 2 and 4 in ischemic stroke: outcome and therapeutic values［J］. J Cereb Blood Flow Metab, 2011, 31(6): 1424−1431.

［60］ Hua F, Ma J, Ha T, et al. Differential roles of TLR2 and TLR4 in acute focal cerebral ischemia/reperfusion injury in mice［J］. Brain Res, 2009, 1262: 100−108.

［61］ Wang YC, Lin S, Yang QW. Toll-like receptors in cerebral ischemic inflammatory injury［J］. J Neuroinflammation, 2011, 8: 134.

［62］ Bradl M, Lassmann H. Oligodendrocytes: biology and pathology［J］. Acta Neuropathol, 2010, 119(1): 37−53.

［63］ Freeman MR. Specification and morphogenesis of astrocytes［J］. Science, 2010, 330(6005): 774−778.

［64］ Kettenmann H, Hanisch UK, Noda M, et al. Physiology of microglia［J］. Physiol Rev, 2011, 91(2): 461−553.

［65］ Takano T, Oberheim N, Cotrina ML, et al. Astrocytes and ischemic injury［J］. Stroke, 2009, 40(3 Suppl):

S8-12.

[66] Anderson MF, Blomstrand F, Blomstrand C, et al. Astrocytes and stroke: networking for survival[J]. Neurochem Res, 2003, 28(2): 293-305.

[67] Rossi DJ, Brady JD, Mohr C. Astrocyte metabolism and signaling during brain ischemia[J]. Nat Neurosci, 2007, 10(11): 1377-1386.

[68] Matsuda S, Umeda M, Kato H, et al. Glial damage after transient focal cerebral ischemia in rats[J]. J Mol Neurosci, 2009, 38(2): 220-226.

[69] Trendelenburg G, Dirnagl U. Neuroprotective role of astrocytes in cerebral ischemia: focus on ischemic preconditioning[J]. Glia, 2005, 50(4): 307-320.

[70] Haj-Yasein NN, Vindedal GF, Eilert-Olsen M, et al. Glial-conditional deletion of aquaporin-4(Aqp4) reduces blood-brain water uptake and confers barrier function on perivascular astrocyte endfeet[J]. Proc Natl Acad Sci USA, 2011, 108(43): 17815-17820.

[71] Vincent T, Saikali P, Cayrol R, et al. Functional consequences of neuromyelitis optica-IgG astrocyte interactions on blood-brain barrier permeability and granulocyte recruitment[J]. J Immunol, 2008, 181(8): 5730-5737.

[72] Xie M, Yi C, Luo X, et al. Glial gap junctional communication involvement in hippocampal damage after middle cerebral artery occlusion[J]. Ann Neurol, 2011, 70(1): 121-132.

[73] Chu X, Fu X, Zou L, et al. Oncosis, the possible cell death pathway in astrocytes after focal cerebral ischemia[J]. Brain Res, 2007, 1149: 157-164.

[74] Diekman CO, Fall CP, Lechleiter JD, et al. Modeling the neuroprotective role of enhanced astrocyte mitochondrial metabolism during stroke[J]. Biophys J, 2013, 104(8): 1752-1763.

[75] Fiacco TA, Agulhon C, McCarthy KD. Sorting out astrocyte physiology from pharmacology[J]. Annu Rev Pharmacol Toxicol, 2009, 49: 151-174.

[76] Gorina R, Font-Nieves M, Marquez-Kisinousky L, et al. Astrocyte TLR4 activation induces a proinflammatory environment through the interplay between MyD88-dependent NFkappaB signaling, MAPK, and Jak1/Stat1 pathways[J]. Glia, 2011, 59(2): 242-255.

[77] Zhao Y, Rempe DA. Targeting astrocytes for stroke therapy[J]. Neurotherapeutics, 2010, 7(4): 439-451.

[78] Annunziato L, Boscia F, Pignataro G. Ionic transporter activity in astrocytes, microglia, and oligodendrocytes during brain ischemia[J]. J Cereb Blood Flow Metab, 2013, 33(7): 969-982.

[79] Benarroch EE. Microglia: Multiple roles in surveillance, circuit shaping, and response to injury[J]. Neurology, 2013, 81(12): 1079-1088.

[80] del Zoppo GJ, Milner R, Mabuchi T, et al. Microglial activation and matrix protease generation during focal cerebral ischemia[J]. Stroke, 2007, 38(2 Suppl): 646-651.

[81] Madinier A, Bertrand N, Mossiat C, et al. Microglial involvement in neuroplastic changes following focal brain ischemia in rats[J]. PLoS One, 2009, 4(12): e8101.

[82] Zhang Q, Chen C, Lu J, et al. Cell cycle inhibition attenuates microglial proliferation and production of IL-1beta, MIP-1alpha, and NO after focal cerebral ischemia in the rat[J]. Glia, 2009, 57(8): 908-920.

[83] Lambertsen KL, Clausen BH, Fenger C, et al. Microglia and macrophages express tumor necrosis factor receptor p75 following middle cerebral artery occlusion in mice[J]. Neuroscience, 2007, 144(3): 934-949.

[84] Morrison HW, Filosa JA. A quantitative spatiotemporal analysis of microglia morphology during ischemic stroke and reperfusion[J]. J Neuroinflammation, 2013, 10: 4.

［85］ Wei Z, Chigurupati S, Arumugam TV, et al. Notch activation enhances the microglia-mediated inflammatory response associated with focal cerebral ischemia［J］. Stroke, 2011, 42(9): 2589-2594.

［86］ Dewar D, Underhill SM, Goldberg MP. Oligodendrocytes and ischemic brain injury［J］. J Cereb Blood Flow Metab, 2003, 23(3): 263-274.

［87］ Boscia F, D'Avanzo C, Pannaccione A, et al. New roles of NCX in glial cells: activation of microglia in ischemia and differentiation of oligodendrocytes［J］. Adv Exp Med Biol, 2013, 961: 307-316.

［88］ Eda H, Sato S, Sasaki Y, et al. Ischemic damage and subsequent proliferation of oligodendrocytes in hippocampal CA1 region following repeated brief cerebral ischemia［J］. Pathobiology, 2009, 76(4): 204-211.

［89］ Uchida H, Fujita Y, Matsueda M, et al. Damage to neurons and oligodendrocytes in the hippocampal CA1 sector after transient focal ischemia in rats［J］. Cell Mol Neurobiol, 2010, 30(7): 1125-1134.

［90］ Yang Y, Jalal FY, Thompson JF, et al. Tissue inhibitor of metalloproteinases-3 mediates the death of immature oligodendrocytes via TNF-alpha/TACE in focal cerebral ischemia in mice［J］. J Neuroinflammation, 2011, 8: 108.

［91］ Cardoso FL, Brites D, Brito MA. Looking at the blood-brain barrier: molecular anatomy and possible investigation approaches［J］. Brain Res Rev, 2010, 64(2): 328-363.

［92］ Jiao H, Wang Z, Liu Y, et al. Specific role of tight junction proteins claudin-5, occludin, and ZO-1 of the blood-brain barrier in a focal cerebral ischemic insult［J］. J Mol Neurosci, 2011, 44(2): 130-139.

［93］ Cunningham LA, Wetzel M, Rosenberg GA. Multiple roles for MMPs and TIMPs in cerebral ischemia［J］. Glia, 2005, 50(4): 329-339.

［94］ Rosell A, Lo EH. Multiphasic roles for matrix metalloproteinases after stroke［J］. Curr Opin Pharmacol, 2008, 8(1): 82-89.

［95］ Yang Y, Estrada EY, Thompson JF, et al. Matrix metalloproteinase-mediated disruption of tight junction proteins in cerebral vessels is reversed by synthetic matrix metalloproteinase inhibitor in focal ischemia in rat［J］. J Cereb Blood Flow Metab, 2007, 27(4): 697-709.

［96］ Yang Y, Thompson JF, Taheri S, et al. Early inhibition of MMP activity in ischemic rat brain promotes expression of tight junction proteins and angiogenesis during recovery［J］. J Cereb Blood Flow Metab, 2013, 33(7): 1104-1114.

［97］ Wolburg H, Noell S, Wolburg-Buchholz K, et al. Agrin, aquaporin-4, and astrocyte polarity as an important feature of the blood-brain barrier［J］. Neuroscientist, 2009, 15(2): 180-193.

［98］ Kleffner I, Bungeroth M, Schiffbauer H, et al. The role of aquaporin-4 polymorphisms in the development of brain edema after middle cerebral artery occlusion［J］. Stroke, 2008, 39(4): 1333-1335.

［99］ Yang M, Gao F, Liu H, et al. Temporal changes in expression of aquaporin-3, -4, -5 and -8 in rat brains after permanent focal cerebral ischemia［J］. Brain Res, 2009, 1290: 121-132.

［100］ Kitagawa K. CREB and cAMP response element-mediated gene expression in the ischemic brain［J］. FEBS J, 2007, 274(13): 3210-3217.

［101］ Greenberg DA, Jin K. Vascular endothelial growth factors (VEGFs) and stroke［J］. Cell Mol Life Sci, 2013, 70(10): 1753-1761.

［102］ Chi OZ, Hunter C, Liu X, et al. Effects of anti-VEGF antibody on blood-brain barrier disruption in focal cerebral ischemia［J］. Exp Neurol, 2007, 204(1): 283-287.

［103］ Herz J, Reitmeir R, Hagen SI, et al. Intracerebroventricularly delivered VEGF promotes contralesional corticorubral plasticity after focal cerebral ischemia via mechanisms involving anti-inflammatory actions

[J]. Neurobiol Dis, 2012, 45(3): 1077-1085.

[104] Lehner C, Gehwolf R, Tempfer H, et al. Oxidative stress and blood-brain barrier dysfunction under particular consideration of matrix metalloproteinases. [J] Antioxid Redox Signal, 2011, 15(5): 1305-1323.

[105] Hallenbeck JM. The many faces of tumor necrosis factor in stroke[J]. Nat Med, 2002, 8(12): 1363-1368.

[106] Maddahi A, Kruse LS, Chen QW, et al. The role of tumor necrosis factor-alpha and TNF-alpha receptors in cerebral arteries following cerebral ischemia in rat[J]. J Neuroinflammation, 2011, 8: 107.

[107] Wang L, Lu Y, Guan H, et al. Tumor necrosis factor receptor-associated factor 5 is an essential mediator of ischemic brain infarction[J]. J Neurochem, 2013, 126(3): 400-414.

[108] Supanc V, Biloglav Z, Kes VB, et al. Role of cell adhesion molecules in acute ischemic stroke[J]. Ann Saudi Med, 2011, 31(4): 365-370.

[109] Dietrich JB. The adhesion molecule ICAM-1 and its regulation in relation with the blood-brain barrier [J]. J Neuroimmunol, 2002, 128(1-2): 58-68.

[110] Bora KS, Sharma A. Neuroprotective effect of Artemisia absinthium L. on focal ischemia and reperfusion-induced cerebral injury[J]. J Ethnopharmacol, 2010, 129(3): 403-409.

[111] Buch P, Patel V, Ranpariya V, et al. Neuroprotective activityof Cymbopogon martinii against cerebral ischemia/reperfusion-induced oxidative stress in rats[J]. J Ethnopharmacol, 2012, 142(1): 35-40.

[112] Chen J, Chen X, Qin J. Effects of polysaccharides of the Euphoria Longan (Lour.) Steud on focal cerebral ischemia/reperfusion injury and its underlying mechanism[J]. Brain Inj, 2011, 25(3): 292-299.

[113] Guo F, Lu XW, Xu QP. Protective effect of Xingnaojing and Xuesaitong injections on cerebral ischemic reperfusion injury in rats[J]. Zhonghua Yi Xue Za Zhi, 2010, 90(23): 1645-1647.

[114] Jiang J, Wang W, Sun YJ, et al. Neuroprotective effect of curcumin on focal cerebral ischemic rats by preventing blood-brain barrier damage[J]. Eur J Pharmacol, 2007, 561(1-3): 54-62.

[115] Tu Q, Wang R, Ding B, et al. Protective and antioxidant effect of Danshen polysaccharides on cerebral ischemia/reperfusion injury in rats[J]. Int J Biol Macromol, 2013, 60: 268-271.

[116] Zhang J, Yang J, Zhang C, et al. Calcium antagonists for acute ischemic stroke[J]. Cochrane Database Syst Rev, 2012, (5): CD001928.

[117] Zheng YQ, Liu JX, Li XZ, et al. Effects and mechanism of Weinaokang on reperfusion-induced vascular injury to cerebral microvessels after global cerebral ischemia[J]. Chin J Integr Med, 2010, 16(2): 145-150.

[118] Li JS, Gao JF, Zhou YL, et al. Neuro-protective effect of Naomaitong to inflammatory cascade response after focal cerebral ischemia reperfusion in aged rats[J]. Zhongguo Zhong Yao Za Zhi, 2006, 31(21): 1804-1807.

[119] Liang H, Liu P, Wang Y, et al. Protective effects of alkaloid extract from Leonurus heterophyllus on cerebral ischemia reperfusion injury by middle cerebral ischemic injury (MCAO) in rats[J]. Phytomedicine, 2011, 18(10): 811-818.

[120] Cai HL, Zhu RH, Li HD, et al. MultiSimplex optimization of chromatographic separation and dansyl derivatization conditions in the ultra performance liquid chromatography-tandem mass spectrometry analysis of risperidone, 9-hydroxyrisperidone, monoamine and amino acid neurotransmitters in human urine[J]. J Chromatogr B Analyt Technol Biomed Life Sci, 2011, 879(21): 1993-1999.

[121] Tang YH, Zhang SP, Liang Y, et al. Effects of Panax notoginseng saponins on mRNA expressions of

interleukin−1 beta, its correlative factors and cysteinyl-aspartate specific protease after cerebral ischemia-reperfusion in rats [J]. Zhong Xi Yi Jie He Xue Bao, 2007, 5(3): 328−332.

[122] Tulsulkar J, Shah ZA. Ginkgo biloba prevents transient global ischemia-induced delayed hippocampal neuronal death through antioxidant and anti-inflammatory mechanism [J]. Neurochem Int, 2013, 62(2): 189−197.

[123] Wu CJ, Chen JT, Yen TL, et al. Neuroprotection by the Traditional Chinese Medicine, Tao-Hong-Si-Wu-Tang, against Middle Cerebral Artery Occlusion-Induced Cerebral Ischemia in Rats [J]. Evid Based Complement Alternat Med, 2011, 2011: 803015.

[124] Yu L, Chen C, Wang LF, et al. Neuroprotective effect of kaempferol glycosides against brain injury and neuroinflammation by inhibiting the activation of NF-kappaB and STAT3 in transient focal stroke [J]. PLoS One, 2013, 8(2): e55839.

[125] Hong LZ, Gu WW, Ni Y, et al. Postischemic Long-Term Treatment with Qiangli Tianma Duzhong Capsule Improves Brain Functional Recovery via the Improvement of Hemorrheology and the Inhibition of Platelet Aggregation in a Rat Model of Focal Cerebral Ischemia [J]. Evid Based Complement Alternat Med, 2013, 2013: 795365.

[126] Li WZ, Yin YY, Cao X, et al. Protective effects of Shexiang Xingnaonin on focal cerebral ischemia/reperfusion injury and mechanism [J]. Zhongguo Zhong Yao Za Zhi, 2008, 33(10): 1195−1199.

[127] Yin Y, Cao X, Li W. Protective effect of Xinaoning freezedrying power (XNN) against global cerebral ischemia-reperfusion injury [J]. Zhongguo Zhong Yao Za Zhi, 2009, 34(23): 3087−3091.

[128] Kim JH, Park SH, Kim YW, et al. The Traditional Herbal Medicine, Dangkwisoo-San, Prevents Cerebral Ischemic Injury through Nitric Oxide-Dependent Mechanisms [J]. Evid Based Complement Alternat Med, 2011, 2011: 718302.

[129] Cheng O, Li Z, Han Y, et al. Baicalin improved the spatial learning ability of global ischemia/reperfusion rats by reducing hippocampal apoptosis [J]. Brain Res, 2012, 1470: 111−118.

[130] Kim JY, Jeong HY, Lee HK, et al. Neuroprotection of the leaf and stem of Vitis amurensis and their active compounds against ischemic brain damage in rats and excitotoxicity in cultured neurons [J]. Phytomedicine, 2012, 19(2): 150−159.

[131] Wu HQ, Guo HN, Wang HQ, et al. Protective effects and mechanism of puerarin on learning-memory disorder after global cerebral ischemia-reperfusion injury in rats [J]. Chin J Integr Med, 2009, 15(1): 54−59.

[132] Zhang YL, Liu XM, Liu HS, et al. Effect of Xinnao Shutong capsule on apoptosis after cerebral ischemia and reperfusion in rats [J]. Zhongguo Zhong Yao Za Zhi, 2008, 33(10): 1188−1191.

[133] Zhu XH, Li SJ, Hu HH, et al. Neuroprotective effects of xiao-xu-ming decoction against ischemic neuronal injury in vivo and in vitro [J]. J Ethnopharmacol, 2010, 127(1): 38−46.

[134] Li L, Wang W, Wu H, et al. Effects of Capsule Yizhi on the delayed neuronal death in hippocampal CA1 region and memory function after global cerebral ischemia in rats [J]. Zhong Yao Cai, 2004, 27(7): 506−509.

[135] Liu Y, Nakamura T, Toyoshima T, et al. Ameliorative effects of yokukansan on behavioral deficits in a gerbil model of global cerebral ischemia [J]. Brain Res. 2014, 1543: 300−307.

[136] Zhou HZ, Lv TM, Shen P, et al. Protective effects of nerve growth factor vs Danshen on hippocampal neuron against global ischemia-reperfusion injury in gerbils [J]. Nan Fang Yi Ke Da Xue Xue Bao, 2011, 31(6): 965−969.

［137］何婷,明亮,王绍斌,等.黄芪提取物对大鼠全脑缺血再灌注和小鼠缺氧性损伤的保护作用[J].中国药理学通报,2004,20(5): 576-580.

［138］刘明杰,夏佐清,高维娟.黄芪注射液抗大鼠全脑缺血再灌注损伤机制[J].河北医药,2011,33(8): 1125-1126.

［139］李静,明亮,黄茸茸,等.黄芪提取物对大鼠全脑缺血再灌注后IL-1β、TnF-α和IL-6表达的影响[J].安徽医科大学学报,2005,40(6): 512-514.

［140］吴国翠,李静,李卫平,等.黄芪提取物对大鼠全脑缺血再灌注损伤后NFκBp65、ICAM-1和TNF-α表达的影响[J].安徽医科大学学报,2008,43(4): 406-410.

［141］邹毅清,蔡志扬,李小宝,等.黄芪多糖预处理对大鼠全脑缺血再灌注后认知功能的影响[J].海峡药学,2012,24(12): 25-28.

［142］Liu G, Song J, Guo Y, et al. Astragalus injection protects cerebral ischemic injury by inhibiting neuronal apoptosis and the expression of JNK3 after cerebral ischemia reperfusion in rats[J]. Behav Brain Funct, 2013, 9: 36.

［143］Luo Y, Qin Z, Hong Z, et al. Astragaloside IV protects against ischemic brain injury in a murine model of transient focal ischemia[J]. Neurosci Lett, 2004, 363(3): 218-223.

［144］Li M, Ma RN, Li LH, et al. Astragaloside IV reduces cerebral edema post-ischemia/reperfusion correlating the suppression of MMP-9 and AQP4[J]. Eur J Pharmacol, 2013, 715(1-3): 189-195.

［145］Qu YZ, Li M, Zhao YL, et al. Astragaloside IV attenuates cerebral ischemia-reperfusion-induced increase in permeability of the blood-brain barrier in rats[J]. Eur J Pharmacol, 2009, 606(1-3): 137-141.

［146］Yang J, Li J, Lu J, et al. Synergistic protective effect of astragaloside IV-tetramethylpyrazine against cerebral ischemic-reperfusion injury induced by transient focal ischemia[J]. J Ethnopharmacol, 2012, 140(1): 64-72.

［147］Yin YY, Li WP, Gong HL, et al. Protective effect of astragaloside on focal cerebral ischemia/reperfusion injury in rats[J]. Am J Chin Med, 2010, 38(3): 517-527.

［148］Ban JY, Kang SW, Lee JS, et al. Korean red ginseng protects against neuronal damage induced by transient focal ischemia in rats[J]. Exp Ther Med, 2012, 3(4): 693-698.

［149］Cheon SY, Cho KJ, Lee JE, et al. Cerebroprotective effects of red ginseng extract pretreatment against ischemia-induced oxidative stress and apoptosis[J]. Int J Neurosci, 2013, 123(4): 269-277.

［150］Lee JS, Choi HS, Kang SW, et al. Therapeutic effect of Korean red ginseng on inflammatory cytokines in rats with focal cerebral ischemia/reperfusion injury[J]. Am J Chin Med, 2011, 39(1): 83-94.

［151］Ye R, Kong X, Yang Q, et al. Ginsenoside Rd attenuates redox imbalance and improves stroke outcome after focal cerebral ischemia in aged mice[J]. Neuropharmacology, 2011, 61(4): 815-824.

［152］Zhou Y, Li HQ, Lu L, et al. Ginsenoside Rg1 provides neuroprotection against blood brain barrier disruption and neurological injury in a rat model of cerebral ischemia/reperfusion through downregulation of aquaporin 4 expression[J]. Phytomedicine, 2014, 21(7): 998-1003.

［153］Wang JB, Mantsch JR. l-tetrahydropalamatine: a potential new medication for the treatment of cocaine addiction[J]. Future Med Chem, 2012, 4: 177-186.

［154］Chueh FY, Hsieh MT, Chen CF, et al. DL-tetrahydropalmatine-produced hypotension and bradycardia in rats through the inhibition of central nervous dopaminergic mechanisms[J]. Pharmacology, 1995, 51: 237-244.

［155］闵清,白育庭,舒思洁,等.延胡索乙素对四氯化碳致小鼠肝损伤的保护作用[J].中国中药杂志,2006,31: 483-485.

［156］ Huang K, Dai GZ, Li XH, et al. Blocking L-calcium current by 1-tetrahydropalamatine in single ventricular myocyte of guinea pigs［J］.Zhongguo Yao Li Xue Bao, 1999, 20: 907-911.

［157］ Zeng Q, Zhu W, Cao L, et al. Effects of L-THP on Ca^{2+} overload of cultured rat cardiomyocytes during hypoxia and reoxyenation［J］. Tongji Med Univ, 2000, 20: 294-296.

［158］ 梁健, 郑香平, 梁京生. 延胡索乙素对大鼠局灶性脑缺血再灌注损伤的保护作用［J］.中国药理学通报, 1998, 14: 413-415.

［159］ Yue K, Ma B, Ru Q, et al. The dopamine receptor antagonist levo-tetrahydropalamatine attenuates heroin self-administration and heroin-induced reinstatement in rats. Pharmacol［J］. Biochem Behav, 2012, 102: 1-5.

［160］ 杨明理, 钱刚, 罗素元, 等. 延胡索和左旋延胡索乙素对大鼠吗啡cpp效应、纹状体谷氨酸含量和nr2b表达的影响比较［J］.中药药理与临床, 2012, 28: 59-62.

［161］ Mao XW, Pan CS, Huang P, et al. Levo-tetrahydropalmatine attenuates mouse blood-brain barrier injury induced by focal cerebral ischemia and reperfusion: Invovlement of Src kinase［J］. Sci Rep, 2015, 5: 11155.

［162］ 沈霞, 崔桂云, 张璐, 等.丹参对大鼠全脑缺血再灌注后海马CA1区AP-1DNA结合活性的影响［J］. 江苏医药杂志, 2004, 30(6): 422-424.

［163］ 商玉萍, 刘海鹏.银杏叶及合用丹参酮Ⅱa对沙土鼠全脑缺血再灌注损伤保护作用的初步研究［J］. 中国基层医药, 2007, 14(7): 1156-1158.

［164］ 朱铁梁, 张莉, 齐刚, 等.绞股蓝总皂苷对全脑缺血再灌注大鼠海马区c-jun蛋白表达的抑制作用［J］.武警医学, 2007, 18(5): 347-351.

［165］ 朱铁梁, 张莉, 齐刚, 等.绞股蓝总皂苷对全脑缺血再灌注大鼠海马区c-fos蛋白表达的影响［J］.武警医学院学报, 2007, 16(2): 122-126.

［166］ 吴海琴, 常明则, 张桂莲, 等.葛根素对大鼠全脑缺血再灌注后学习记忆障碍保护作用及其机制的研究［J］.中风与神经疾病杂志, 2004, 21(4): 350-353.

［167］ 邹毅清, 蔡志扬, 毛燕飞, 等.红景天苷预处理对大鼠全脑缺血再灌注后神经行为学的影响［J］.中西医结合学报, 2009, 7(2): 130-134.

［168］ 马仁强, 陈健文, 庞建新, 等.赤芍总苷对沙土鼠全脑缺血再灌注损伤的保护作用［J］.第一军医大学学报, 2005, 25(4): 471-473.

［169］ Lee TH, Jung CH, Lee DH. Neuroprotective effects of Schisandrin B against transient focal cerebral ischemia in Sprague-Dawley rats［J］. Food Chem Toxicol, 2012, 50(12): 4239-4245.

［170］ Li H, Deng CQ, Chen BY, et al. Total saponins of Panax notoginseng modulate the expression of Caspases and attenuate apoptosis in rats following focal cerebral ischemia-reperfusion［J］. J Ethnopharmacol, 2009, 121(3): 412-418.

［171］ Wen PY, Yang FZ, Wang F, et al. Study on regulation of tanshinone Ⅱ (A) on GFAP and ATPase and PDI of cerebral ischemia reperfusion injury in rats［J］. Zhong Yao Cai, 2012, 35(10): 1628-1632.

［172］ Yang Y, Liu P, Chen L, et al. Therapeutic effect of Ginkgo biloba polysaccharide in rats with focal cerebral ischemia/reperfusion (I/R) injury［J］. Carbohydr Polym, 2013, 98(2): 1383-1388.

［173］ Zhong J, Tang MK, Zhang Y, et al. Effect of salvianolic acid B on neural cells damage and neurogenesis after brain ischemia-reperfusion in rats［J］. Yao Xue Xue Bao, 2007, 42(7): 716-721.

［174］ Han JY, Miura S, Akiba Y, et al. Chronic ethanol consumption exacerbates microcirculatory damage in rat mesentery after reperfusion［J］. Am J Physiol Gastrointest Liver Physiol, 2001, 280 (5): 939-948.

［175］ Wang F, Liu YY, Liu LY, et al. Inhibition effect of cardiotonic pills on venous thrombosis induced in rat mesentery by photochemical reaction［J］. Clin Hemorheol Microcirc, 2006；34: 131－138.

［176］Wang XJ, Wang ZB, Xu JX. Effect of salvianic acid a on lipid peroxidation and membrane permeability in mitochondria［J］. J Ethnopharmacol, 2005, 97: 441－445.

［177］Li L. protective effects of schisanhenol, salvianolic acid a and sy-l on oxidative stress induced injuries of cerebral cells and their mechanism［J］. Sheng Li Ke Xue Jin Zhan, 1998；29: 35－38.

［178］Tang H, Pan CS, Mao XW, et al. Role of NADPH oxidase in total salvianolic acid injection attenuating ischemia-reperfusion impaired cerebral microcirculation and neurons: Implication of AMPK/Akt/PKC ［J］. Microcirculation, 2014, 21(7): 615－627.

［179］谭文聪, 张少欢, 彭丹婷, 等.补阳还五汤对大鼠全脑缺血再灌注的药效研究［J］.广州中医药大学学报,2012,29(3): 279－282.

［180］关莉, 刘微, 闫福曼, 等.补阳还五汤对全脑缺血再灌注不同时点大鼠皮质神经细胞谷氨酸受体2表达的影响［J］.安徽中医学院学报,2012,31(4): 61－64.

［181］关莉, 闫福曼, 张晓东, 等.补阳还五汤对全脑缺血模型大鼠再灌注不同时点皮质神经细胞钙超载的影响［J］.安徽中医学院学报,2008,27(4): 45－48.

［182］王振富, 钟灵, 李玉山.参附注射液对大鼠全脑缺血/再灌注损伤的保护作用［J］.中国应用生理学杂志,2012,28(5): 462－465.

［183］张秀玲, 刘玉萍, 杨欢, 等.参附注射液对大鼠全脑缺血再灌注时核转录因子-κB表达的影响［J］.卒中与神经疾病,2008,15(6): 363－366.

［184］石世德, 张平安, 张发荣.脑脉通注射液对大鼠全脑缺血再灌注损伤的保护作用［J］.中药新药与临床药理,2002,13(1): 28－30.

［185］Huang J, Tao J, Xue X, et al. Gua Lou Gui Zhi decoction exerts neuroprotective effects on post-stroke spasticity via the modulation of glutamate levels and AMPA receptor expression［J］. Int J Mol Med, 2013, 31(4): 841－848.

［186］Lan R, Zhang Y, Xiang J, et al. Xiao-Xu-Ming decoction preserves mitochondrial integrity and reduces apoptosis after focal cerebral ischemia and reperfusion via the mitochondrial p53 pathway［J］. J Ethnopharmacol, 2014, 151(1): 307－316.

［187］Zheng YQ, Yao MJ, Liu JX, et al. Effect and mechanism of huatuo zaizao extractum on focal cerebral ischemia/reperfusion-induced blood-brain barrier injury in rats［J］. Zhongguo Zhong Yao Za Zhi, 2013, 38(4): 585－590.

［188］Li TJ, Qiu Y, Mao JQ, et al. Protective effects of Guizhi-Fuling-Capsules on rat brain ischemia/ reperfusion injury［J］. J Pharmacol Sci, 2007, 105(1): 34－40.

［189］Zhang YY, Wan HT, Lai LL, et al. The effect and mechanism of Yiqi Tongluo Jiedu capsule against cerebral ischemia reperfusion injury［J］. Yao Xue Xue Bao, 2012, 47(9): 1153－1158.

［190］Ding SJ, Li JS. Anti-oxidant effects of Tongxinluo on ATPase in focal brain ischemia-reperfusion rats ［J］. Zhong Nan Da Xue Xue Bao Yi Xue Ban, 2006, 31(4): 552－555.

［191］Hu JP, Han XX, Wang J. Comparative study on effects of three traditional Chinese medicinal compounds on energy metabolism related enzymes in cerebral tissue of rats after focal cerebral ischemia and reperfusion［J］. Zhongguo Zhong Xi Yi Jie He Za Zhi, 2007, 27(3): 231－233.

［192］Wang LX, Yin RX, Sun JB. Effect of Tongxinluo on nestin and vascular endothehal growth factor mRNA expression in rat brain tissue after cerebral ischemia-reperfusion injury［J］. Nan Fang Yi Ke Da Xue Xue Bao, 2008, 28(12): 2131－2135.

［193］Zheng YQ, Liu JX, Xu L, et al. Study on effect of weinaokang and bilobalide on autophagy and neurogenesis induced by focal cerebral ischemia reperfusion［J］. Zhongguo Zhong Yao Za Zhi, 2013, 38(13): 2182−2186.

［194］ Han JY, Li Q, Ma ZZ, et al. Effects and mechanisms of compound Chinese medicine and major ingredients on microcirculatory dysfunction and organ injury induced by ischemia/reperfusion［J］. Pharmacol Ther, 2017, 177: 146−173.

第四章　肝缺血再灌注损伤与中医药

肝移植过程中的肝脏缺血再灌注损伤是引起肝脏移植失败的一个重要因素。据报道，肝脏缺血再灌注损伤可以导致10%的早期移植器官衰竭，并且可以加重急性及慢性排斥反应[1,2]，造成81%的术后第一周失败。复杂的肝脏解剖结构造就了肝脏缺血再灌注损伤的独特机制[3-5]。肝移植过程中的缺血再灌注损伤包括热缺血再灌注损伤及冷缺血再灌注损伤。热缺血再灌注损伤涉及范围包括临床上的肝脏手术、肝移植、休克及肝窦阻塞等，而冷缺血再灌注损伤发生在移植过程中的器官体外保存过程。肝脏有两套供血血管，一套是肝动脉，携带氧并提供20%～25%的肝血流，一套是门静脉，收集来自内脏的血流，提供80%的血流[6]。即使有两套血管，但是由于肝脏的手术及移植涉及两套血管的结扎，仍会引起肝脏的缺血再灌注损伤。

1. 缺血再灌注损伤引起的肝脏微循环障碍相关机制

肝脏的缺血再灌注损伤涉及众多的炎性细胞、体液因子、自由基及各种离子等，它们共同参与肝脏的实质细胞及非实质细胞的损伤。热缺血再灌注损伤主要涉及肝细胞损伤，而冷缺血再灌注损伤涉及肝窦内皮细胞的损伤及微循环障碍。缺血损伤主要是由细胞代谢障碍引起的，导致糖原消耗、缺乏氧供及ATP衰竭，而再灌注损伤则由直接与间接的细胞毒性引起[7]。

热缺血及冷缺血损伤过程没有明显的不同[8]，而且缺血与再灌注损伤是一个连续的过程，再灌注使损伤加重。再灌后2小时是急性损伤过程，主要是以补体激活的库普弗细胞（Kupffer cell）介导的肝细胞损伤为特征，这个过程的损伤较轻，库普弗细胞释放少量的ROS、TNF-α、IL-2、IL-1等[9-14]。再灌后6～48小时，是损伤的后期阶段。这个过程以中性粒细胞激活、渗出为中心，进一步释放大量的活性氧及炎性因子[14,15]，造成肝细胞的严重损伤、肝窦充血、胞质空泡化[16]。本文将从缺血再灌注损伤引起的肝脏微循环障碍入手详细介绍其具体机制。

1.1 缺血与微循环障碍

冷缺血及热缺血后的微循环障碍的本质是相似的。缺血时，由于糖原消耗、缺乏氧供、

ATP产生减少,致使钠钾泵功能障碍进而引起细胞内钠离子聚集,细胞肿胀(库普弗细胞肿胀、形态改变,肝窦内皮细胞肿胀、空泡化),引起肝窦的狭窄。血管收缩剂内皮素和血栓素A2的增加,以及血管舒张剂一氧化氮的减少进一步加剧肝窦狭窄[17]。再灌时中性粒细胞和血小板的黏附增加,血液浓缩、血流速度降低、红细胞外溢,共同导致了再灌时的血流下降或无复流[18]。由于再灌时激活凝集反应和纤维蛋白原沉积,各种炎性细胞、体液因子、自由基、离子失调也是引起微循环障碍的原因。

1.2 缺血再灌注与肝细胞损伤

肝内的实质细胞与非实质细胞均参与肝脏缺血再灌注损伤过程。肝细胞、肝窦内皮细胞是主要的损伤细胞,而库普弗细胞、中性粒细胞、血小板、树突状细胞、各种淋巴细胞、单核细胞、巨噬细胞[19]则是主要的致损伤细胞。

库普弗细胞是在肝脏再灌时最早被激活的细胞,通过补体系统及Toll样受体(TLRs)系统激活,产生大量的细胞因子和自由基造成肝实质细胞的损伤。存在于肝窦内的巨噬细胞,缺血时相对不活跃,再灌时迅速被激活,释放大量的促炎因子,同时促进中性粒细胞释放自由基[20,21],库普弗细胞被激活后通过以下途径造成对肝脏的损伤。

1)释放氧自由基和细胞因子提高肝窦内皮细胞黏附分子的表达,它们可促进白细胞、血小板与肝窦内皮细胞的黏附,从而加重内皮细胞的损伤与肝微循环紊乱。

2)激活的库普弗细胞的伪足极化,向肝窦腔内凸出,与肝窦内皮细胞密切接触并阻碍激活的中性粒细胞的流动。

3)库普弗细胞还能释放蛋白酶破坏Disse间隙内托附肝窦内皮细胞的糖蛋白,使肝窦内皮细胞失去托附能力而流入肝窦内,进一步加重微循环障碍[22]。

4)库普弗细胞的激活将促进中性粒细胞释放自由基,进一步加重组织的损伤[23]。

5)库普弗细胞具有保护作用,可能通过释放白介素-10、一氧化氮来抵抗氧化应激[24]。

中性粒细胞在缺血再灌注损伤过程中具有很重要的作用,它在黏附分子的作用下黏附到肝窦内皮细胞和血管内皮细胞的表面。早期,由于肿胀、压缩、血小板黏附到肝窦等机械挤压的作用使得中性粒细胞黏附;后期,在黏附分子的作用下,中性粒细胞大量的黏附到肝窦,继而渗出[25]。

中性粒细胞的损伤机制如下。

1)激活的中性粒细胞通过NADPH氧化酶和髓过氧化物酶,产生"呼吸爆发",释放大量的氧自由基,造成肝细胞的损伤。

2)黏附血管内皮细胞,造成肝微循环"无复流"现象的产生,而加重肝细胞损伤。

3)大量中性粒细胞可聚集于全身各脏器的毛细血管中,造成机械性阻塞,加重微循环障碍,造成全身各组织器官的缺血、缺氧。

4)活化的中性粒细胞可释放活性氧类[26]、蛋白酶、细胞因子、血小板激活因子等,直接或间接引起肝细胞及细胞外基质的损伤,导致肝功能衰竭。

5)大量中性粒细胞浸润,使血管通透性增加,大量水分、蛋白渗入组织间隙,引起组织水肿和微循环障碍[23]。

淋巴细胞也参与了缺血再灌注损伤过程,淋巴细胞在其中的作用很有争议,有文献报道淋巴细胞具有致损伤作用,然而亦有文献报道淋巴细胞参与缺血再灌注损伤的修复过程[27]。

1.3 体液因子

参与缺血再灌注损伤的体液因子主要有细胞因子和补体系统。各种细胞分泌的细胞因子、自由基见图4-1[25,28-32]。

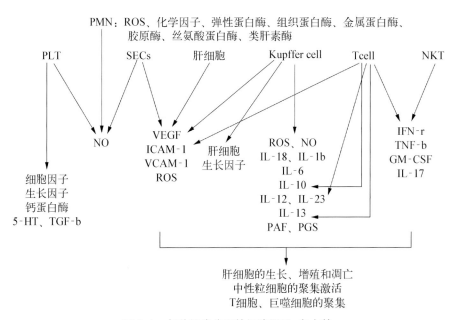

图4-1 各种细胞分泌的细胞因子、自由基

(该图引自《器官移植》2010年第1卷317—320页)

从上图可以看出,库普弗细胞和中性粒细胞分泌大量的炎性因子,其他细胞也有少量分泌。同时,肝细胞及肝窦内皮细胞也分泌黏附分子,在这些炎性因子的作用下,引起中性粒细胞、T细胞等的聚集、激活,造成肝细胞的生长、增殖或凋亡。

1.3.1 肿瘤坏死因子-α

肿瘤坏死因子-α是由多种细胞在炎症反应和免疫调节刺激时产生的一种多效性细胞因子,其生物学作用包括诱导细胞死亡和促进细胞再生[22]。

肿瘤坏死因子-α的直接毒性作用包括:① 促使肝窦内皮细胞肿胀。② 活化中性粒细胞而释放氧自由基并能引起微循环障碍。③ 诱使肝细胞DNA复制受阻。④ 诱发库普弗细胞生成过氧化物。⑤ 肿瘤坏死因子-α间接损害线粒体,诱导库普弗细胞产生过氧化物,更多的肿瘤坏死因子-α可诱导巨噬细胞释放IL-1、IL-6、IL-8等细胞因子,加重再灌注后移植肝损害[23]。⑥ 肿瘤坏死因子-α还可加强内皮细胞主要组织相容性复合体Ⅰ类抗原的表达,促使血管内皮细胞产生血小板活化因子(platelet activating factor, PAF)、白介素-1等炎性介质,并激活白细胞,促进血栓形成等而造成肝细胞损伤。⑦ 肿瘤坏死因子-α可激活T、B淋巴细胞并增强它们的细胞毒性作用。⑧ 可诱导和上调细胞间细胞黏附分子和血管细胞黏附分子,从而促进白细胞与血管内皮细胞的黏附[33]。

1.3.2 白介素-1(IL-1)的损伤作用

1)能诱导库普弗细胞产生肿瘤坏死因子,与肿瘤坏死因子-α协同作用于内皮细胞,诱导其合成凝血酶和纤维蛋白酶而破坏内皮细胞的骨架作用。

2)通过上调中性粒细胞产生氧自由基而造成肝细胞损伤[23]。

3)白介素-1可诱导白介素-8的合成,并增加细胞黏附分子选择素、整合素的表达,这些均增强中性粒细胞与内皮细胞的黏附,进一步导致合成更多的细胞因子[33]。

1.3.3 补体系统

补体系统是免疫系统的重要成分,大概有35种蛋白,包括补体固有成分、调节蛋白、受体。补体系统是缺血再灌注损伤中的重要介质。补体系统如何在缺血再灌注损伤中被激活还没有定论,但是目前报道的三条途径均参与缺血再灌注损伤,包括经典途径、旁路途径以及甘露糖结合凝集素(mannose binding lectin, MBL)途径,三条通路被不同的物质激活,最终都释放毒性物质补体3a、补体5a、膜攻击复合物(membrane attack complex, MAC),毒性物质通过不同的机制加重缺血再灌注损伤[34-37]。

补体3a的生物学能力弱于补体5a,它具体的作用机制还需要进一步研究,目前所知,补体3a可以介导嗜酸性粒细胞、肥大细胞的迁移,但是不能介导中性粒细胞的迁移[38]。

补体5a被认为是局部及系统炎症的有力介质,它可以诱导中性粒细胞的激活、聚集、趋化及细胞毒性作用,还可以释放ROS、蛋白酶[39]。补体5a可能作为嗜酸性粒细胞、嗜碱性粒细胞、单核细胞、巨噬细胞及神经系统小胶质细胞的趋化因子[39-41],可以上调黏附分子的表达。激活补体5a后,嗜碱性粒细胞可以释放过氧化物酶、神经毒素,单核细胞可以释放炎性因子[38,42-45]。

膜攻击复合物,通过形成跨膜孔道发挥毒性作用。MAC可以激活膜磷脂酶,促进合成前列腺素、白三烯及细胞因子[45,46]。另外,MAC还可以激活内皮表达更多的黏附分子,利于白细胞黏附;释放细胞因子如白介素、血小板激活因子和单核细胞趋化蛋白-1(MCP-1)[47],激活中性粒细胞,使血管通透性增加,细胞水肿[48]。MAC还可以激活平滑肌细胞,刺激释放MCP-1[49]。

1.4 自由基

缺血缺氧时,黄嘌呤氧化酶系统NADPH氧化酶的活性增强,生成大量的自由基,线粒体呼吸链也产生大量的自由基[50,51]。而且,体内清除氧自由基的能力下降[25],致使自由基在体内大量的积累。自由基有活性氧类的O_2^-、H_2O_2、HCLO和·OH,活性氮类有NO、NO_2、N_2O_3和$ONOO^-$。各种各样的细胞在缺血再灌注时产生自由基,库普弗细胞、中性粒细胞、巨噬细胞、血小板、肝细胞、肝窦内皮细胞[8]等被激活后都可以产生大量的自由基。内源性的抗氧化剂有超氧化物歧化酶、过氧化氢酶、谷胱甘肽过氧化物酶、谷胱甘肽还原酶、氧化还原酶、硫氧还原蛋白[32]、胆绿素、胆红素[24]、β-胡萝卜素、维生素E等,但是这些体内清除自由基的物质仅能清除少量的自由基,在缺血再灌注损伤时,体内产生大量的自由基,远超这些抗自由基物质的清除能力[52]。

自由基可以导致氧化损伤,具体的毒性机制如下。

1）导致膜脂质过氧化,引起离子紊乱、细胞肿胀乃至死亡,这种损伤可以涉及所有膜状细胞器[53]。

2）引起呼吸链酶复合物损伤,导致ATP产生障碍,释放细胞色素c,引起细胞凋亡[56,57]。

3）氧化DNA,引起蛋白转录、翻译障碍。

4）抗蛋白酶失活,激活蛋白酶,导致细胞损伤。

5）激活氧化还原敏感的转录因子,如核转录因子（NF-κB）和AP-1[58,59]。NF-κB可以上调TNF-α[60],促进血小板、中性粒细胞的黏附;AP-1通过促进细胞色素c的释放和凋亡蛋白质酶-3的激活引起肝细胞凋亡[58]。

6）进一步导致ROS的大量释放。

ROS可以通过蛋白修饰使得一些蛋白失活、功能障碍[59]。ROS通过直接作用于肝窦内皮细胞膜,增加血小板及中性粒细胞的黏附位点,激活磷脂酶A2,催化膜表面的磷脂成分产生血小板激活因子及白三烯,对肝窦内皮细胞结构和功能进行破坏而损伤肝细胞。

氧自由基还可引发一系列复杂的生物活性分子的产生和反应,如吞噬细胞激活、内毒素的释放、补体激活、花生四烯酸代谢激活（生成前列腺素、血栓素）等,从而造成对肝细胞的损伤[23]。

氧自由基可协助巨噬细胞杀伤入侵体内的微生物,但同时对蛋白质、核酸、骨胶原和多糖等正常生物物质也有毒性作用[25]。

1.5　离子失调

各种离子失调的机制如图4-2所示。缺血再灌注损伤时细胞内离子失调:细胞内氯离子增加、镁离子减少;酸中毒[65,66],使氢离子增多,在钠氢交换体的作用下,细胞内钠离子增加;为平衡增多的氢离子,在钠碳酸氢根协同转运体的作用下,细胞内碳酸氢根增多。而且,在自由基的作用下,膜对钙离子的通透性增加,瞬时受体电位离子通道蛋白7（TRPM7）通道亚型在自由基的作用下激活,细胞内钙内流增多[62,63];自由基激活瞬时受体电位通道,也使钙离子内流增多[62];SOC（Store-operated Ca^{2+} channels）开放,钙内流增多;内质网内钙外流增多[60,61]。而且,在缺血再灌注损伤时,钙泵功能受到抑制,不能将细胞内的钙泵出细胞[64]。

胞质内增多的钙引起对各种细胞器的损伤,钙在细胞的坏死及凋亡途径中起了很重要的作用。钙的损伤机制如下。

1）激活磷脂酶,使得膜磷脂水解,破坏各种膜的结构;因分解可产生白三烯和游离脂肪酸等有毒害物质。

2）激活核酸内切酶,破坏DNA。

3）激活蛋白酶,破坏细胞骨架。

4）使黄嘌呤还原酶转化为黄嘌呤氧化酶,释放大量的自由基。

5）激活库普弗细胞,产生毒性介质[25]。

6）激活蛋白激酶C、调节溶酶体内吞,共同导致线粒体损伤,引起凋亡[68-70]。

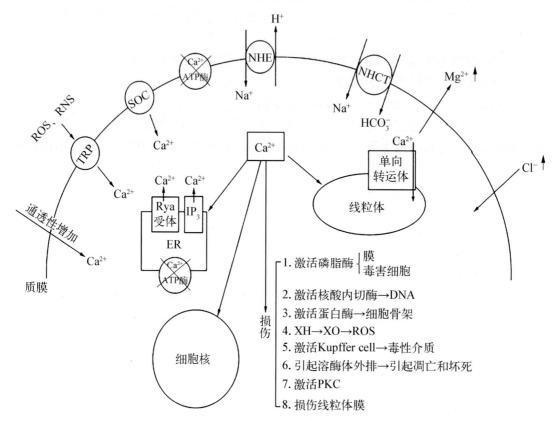

图4-2　缺血再灌注损伤时细胞内离子失调

（该图由作者提供）

1.6　线粒体损伤

细胞内钙超载在线粒体的损伤中起到重要作用。细胞内钙增多,进一步引起线粒体内钙增多[67],导致线粒体跨膜势能减小,引起线粒体反向ATP酶激活,水解ATP,进而部分的储存势能,在线粒体单向转运体的作用下,进一步将钙泵进线粒体,线粒体内钙进一步增加,造成线粒体损伤。具体的损伤机制如下。

1）使Bax从胞质移位到线粒体,引起凋亡。

2）外膜破裂,细胞色素c释放,凋亡蛋白质酶激活。

3）形成MPT孔,并进一步打开,使得线粒体进一步去极化,氧化磷酸化解偶联[71,72]。离子紊乱,线粒体肿胀[73]。

1.7　坏死和凋亡

缺血再灌注损伤后的肝细胞转归包括两种：坏死和凋亡。坏死，是细胞在生理过程中的意外死亡，常见于对细胞的侵袭使细胞受到损伤，是一种被动的死亡过程；凋亡，是细胞死亡的一种生理形式，是在基因调控下细胞主动死亡的过程。坏死和凋亡的不同点见表4-1。

表4-1　坏死和凋亡的不同

特　征	凋　亡	坏　死
形态	圆,胞质减少,染色质浓集,核碎裂	核溶解,细胞肿胀
诱发因素	特定的或生理性	病理性
细胞数量	单　个	多　个
质　膜	完　整	肿胀溶解破坏
细胞核	固缩碎裂为片段	溶解破碎
染色质	凝集成半月状	模糊疏松
线粒体	肿胀,通透性增加,细胞色素c释放	肿胀破裂
细胞器	完　整	损　伤
内容物释放	无	有
炎症反应	无	有
核DNA	降解为完整倍数大小的片段	随机不规则断裂

在缺血再灌注损伤时，肝细胞具体的死亡形式尚不能确定，即使是TUNEL染色，只能判断是死亡，而不能分开具体是凋亡还是坏死[29]。引起细胞死亡的因素有：① 库普弗细胞释放TNF-α。② 钙超载，自由基损伤使线粒体MPT孔形成，线粒体外膜破裂[74]。③ 血小板黏附到肝窦，产生NO，进一步产生ONOO⁻，导致内皮细胞死亡[75,76]。④ 氧化应激引起内质网、溶酶体死亡途径[73]。

细胞凋亡的途径有：① 死亡受体引起的信号通路。② 溶酶体透化。③ 内质网应激。④ 内源性途径：激活JNK。各条途径被不同的物质激活，最终都在线粒体汇合，引起线粒体功能障碍，是肝细胞凋亡的前提。各条通路的作用机制见图4-3[73]。

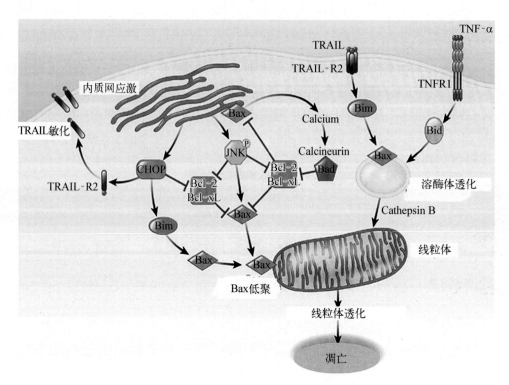

图4-3　肝细胞凋亡的内源性和外源性途径

（该图引自 *Gastroenterology* 2008年第134卷6期1641—1654页）

外源性途径由死亡受体激活。内源性死亡途径可以因溶酶体透化、内质网应激、激活JNK引起

1.8　其他

1.8.1　Toll样受体系统

　　Toll样受体系统（Toll-like receptor, TLR）在缺血再灌注损伤过程中起到桥梁作用,将肝组织的损伤与天然免疫系统联系起来。现在已经知道人类有11种Toll样受体,肝内各细胞均表达TLRs,肝细胞表达TLR2、TLR3、TLR4、TLR5,库普弗细胞表达TLR2、TLR3、TLR4、TLR9,肝内的其他细胞也表达多种TLRs。

　　在缺血缺氧的情况下,所有有核细胞,主要是肝细胞,受到缺氧应激,释放核转录因子（high mobility group box-1, HMGB-1）、热休克蛋白（heat shock protein, HSP）等,使降解的细胞外基质释放硫酸乙酰肝素、透明质烷、纤维蛋白原、纤维连接蛋白A域、黏蛋白C、ATP、S100等[77],被称为危险相关分子模式（danger-associated molecular patters, DAMPs）。DAMPs与模式识别受体（pattern recognition receptors, PRRs）结合,启动下游的通路。其主要有TLRs和非TLRs。目前人们对非TLRs的研究较少,但是对于TLRs的研究则较多。在TLRs中,TLR4的研究最多。TLR4在细胞内有MyD-88依赖和MyD-88非依赖两条途径,其中主要是MyD-88非依赖的途径在TLR4的作用通路中起作用。相关研究已经证明,在缺血再灌注损伤中,主要是库普弗细胞表达的TLR4起作用[78]。TLR4的作用途径见图4-4[25]。

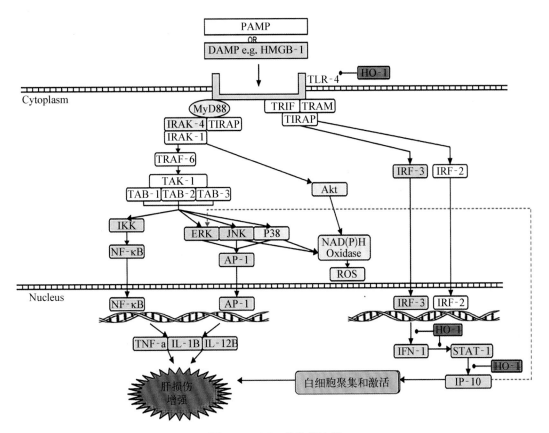

图 4-4　TLR4 的作用途径

（该图引自《器官移植》2010 年第 1 卷 317—320 页）

从图中可以看出两条途径虽然被不同的物质激活，但是 IP-1 可以激活细胞外信号调节激酶（extracellular signal regulated kinase, ERK），从而将两条途径联系起来。另外，在 MyD-88 中可以产生 ROS。血红素氧合酶-1（HemeOxygenase 1, HO-1）可以直接下调 TLR4，还可以通过减少干扰素（interferon, IFN）-1、IP-10，减少白细胞激活和聚集，减轻肝损伤。

1.8.2　血红素氧合酶-1 系统

血红素氧合酶-1 系统即血红素加氧酶系统（HO 系统）。现在普遍认为 HO 系统在肝脏的缺血再灌注损伤中具有保护作用，不仅仅是因为 HO 可以催化亚铁血红素产生多种抗氧化物质，还因为其具有非依赖于亚铁血红素的其他作用。HO 有三种形式，一种是可诱导的形式，即 HO-1，另外两种是固定形式，即 HO-2 和 HO-3。HO-1 即热休克蛋白 32，据报道，HO-1 在氧化应激时表达上调，并在维持体内氧化与抗氧化平衡中起很重要的作用[79]，这也是我们关注的形式。

红细胞易于受氧化应激的影响，缺血再灌注损伤时，红细胞变形、聚集，使血液黏度及血流阻力增加，在自由基等的作用下，红细胞破裂，产生亚铁血红素[29,80]。体内其他的血红素蛋白也产生亚铁血红素。亚铁血红素在 HO 的催化下生成一氧化碳、铁、胆绿素。铁转变成铁蛋白，胆绿素迅速转变成胆红素。亚铁血红素是一种加重氧化损伤的毒性物质，循环中的亚铁血红素能够促进脂质过氧化,造成内皮细胞等的损伤,还能够使细胞对促死亡信号(如TNF-α、Fas)敏感化。HO-1一方面通过催化亚铁血红素生成多种抗氧化的物质,一方面还可以通过生成的一氧化碳与血红蛋白结合,产生碳氧血红蛋白,阻止氧化成高铁血红蛋白。这些都起到了抗氧化的作用[81]。HO-1可以被胆绿素、胆红素、铁蛋白、一氧化碳等介导,在氧化应激时,HO-1表达增加,发挥其保护作用。

HO-1的保护作用有:① 消耗毒性代谢物亚铁血红素。② 产生抗氧化物质胆红素、胆绿素、铁蛋白和一氧化碳。③ 可能有转录调节作用。④ 本身即有抗氧化作用。⑤ 免疫调节作用(同一氧化碳),可以调节HMGB-1系统,抑制T细胞增殖[32]。

一氧化碳的保护作用主要是在低剂量时,类似于一氧化氮:① 抑制呼吸链酶,减少氧耗[82]。② 通过可溶性的鸟苷酸环化酶或打开钙通道,诱导血管舒张[83,84]。③ 阻止血红蛋白氧化,阻止后来的血红素蛋白释放亚铁血红素,减少自由基的产生,减少凋亡[32]。④ 一氧化碳可以与含金属中心的蛋白(如可溶性鸟苷酸环化酶、细胞色素酶、血红蛋白、肌红蛋白及一氧化氮合酶)相互作用[82]。⑤ 减少可溶性的鸟苷酸环化酶,抑制血小板聚集。⑥ 下调一氧化氮、前列腺素、白三烯[22]。

Fe^{2+} 参与体内代谢,生成铁蛋白,具有保护作用[85]。

胆绿素生成后,迅速转变成胆红素,二者均具有保护作用,能够清除体内自由基,减少白细胞渗出,减少肝窦内皮黏附分子的表达[22]。

1.8.3　一氧化氮合酶系统(nitric oxide synthase, NOS)

一氧化氮合酶系统即NOS系统。NOS有两种形式,一种是可以诱导的形式,即诱导型NOS(inducible NOS, iNOS),一种是固定的形式,即内皮型NOS(endothelial NOS, eNOS)和神经型NOS(neuronal NOS, nNOS)。现在普遍接受的观点是eNOS对肝细胞是保护性的[86-88],而iNOS的作用则比较有争议[85,88]。一种解释是:eNOS恒定地在内皮细胞表达,产生少量的NO,而iNOS则产生大量的NO,并且可以在所有的肝细胞表达上调,引起低血压、休克。产生的NO与超氧阴离子反应生成过氧化亚硝酸盐,过氧化亚硝酸盐是一种潜在的氧化剂,引起脂质过氧化,直接抑制线粒体呼吸链酶,抑制膜钠钾泵,氧化修饰蛋白[89]。

NOS催化L-精氨酸生成NO,NO在常氧下可以转变成亚硝酸盐。亚硝酸盐可以转变成硝酸盐,也可以在有氧的情况下经黄嘌呤氧化酶催化生成过氧化亚硝酸盐,也可以在缺血缺氧、酸中毒时在多种酶(去氧血红素蛋白、线粒体电子传递链、NOS)作用下生成NO[90-94]。

已经证明NO具有保护作用:① NO可以抑制氧化应激,抑制细胞因子释放、白细胞内皮黏附及凋亡[95]。② 抑制蛋白激酶C,激活酪氨酸激酶,抑制NF-κB,激活G蛋白[96]。③ 可逆性抑制线粒体复合物-Ⅰ,减轻线粒体钙超载[97]。

NO的保护作用一直未能在临床上得以应用,因为NO作用的不稳定,除了NO的各种供体外,现在普遍认同的是亚硝酸盐的保护作用。由于亚硝酸盐在缺血缺氧的情况下可以生成NO,因此可以看作是NO的缺血缓冲剂[27]。亚硝酸盐的保护作用除了依赖产生的NO外,还有非依赖NO的保护作用,如蛋白的S-亚硝基化,调节基因表达[98]。鉴于亚硝酸盐的作用,使用亚硝酸盐治疗缺血再灌注损伤可能具有更重要的意义[27]。

1.8.4 其他保护成分

其他保护成分包括以下四种：① 抗炎性因子：IL-4、IL-10、IL-13[99-101]。② 环氧合酶途径瞬时释放有效抑制ROS，阻止白细胞迁徙及减少膜降解产物的生成[44]。③ 热休克蛋白：抗过氧化损害[45]；抑制NF-κB[46]；抗细胞凋亡[47]。④ 腺苷、酪氨酸激酶、促生长因子、内源性抗氧化剂等。

肝脏的缺血再灌注损伤机制是涉及众多因素共同参与的复杂过程，并且各因素间又有交叉，使机制更加复杂，目前尚未有更好的方法可以大大改善缺血再灌注的结果。

2. 肝脏缺血再灌注损伤与肝纤维化

肝纤维化是指肝脏内弥漫性细胞外基质过度沉积的病理过程。肝纤维化是继发于肝脏炎症或损伤后组织修复的代偿反应，由于肝脏细胞外基质特别是胶原的异常过度沉积，形成纤维隔，肝脏原有结构被破坏，引发肝纤维化[102,103]。肝纤维化是各种肝病的共同病理学转归，如乙型病毒性肝炎、肝脏的缺血再灌注损伤，均能长期发展成为肝纤维化。目前认为肝脏内不同类型的细胞都参与损伤修复过程，它们之间的相互作用、相互影响是造成炎症反应和纤维化的重要原因。当缺血再灌注发生后，受到氧化应激的影响[104-106]，肝脏的炎性细胞浸润，白细胞、血小板、淋巴细胞、库普弗细胞等被激活而分泌多种细胞因子，如转化生长因子（transforming growth factor, TGF）-β1、TNF-α、血小板源性生长因子（platelet derived growth factor, PDGF）等。这些细胞因子作用于静息状态的肝星状细胞使之激活，导致肝星状细胞增殖，胶原合成增加并沉积于细胞外，细胞外基质合成多于降解，逐步发展为肝纤维化[107]。

肝脏有肝实质细胞和非实质细胞构成，实质细胞系指肝细胞，而非实质细胞包括肝窦内皮细胞、库普弗细胞、肝星状细胞、淋巴细胞和陷窝细胞。经研究表明，这些细胞均以不同的方式参与肝纤维化的形成[108-110]。

肝细胞的主要作用是启动肝星状细胞的激活，目前认为肝细胞激活肝星状细胞的机制是正常肝细胞胞膜对肝星状细胞的增殖具有接触抑制作用，肝细胞受损时其胞膜的破坏导致其对肝星状细胞的接触性抑制作用丧失，从而激活肝星状细胞。肝细胞还有可能合成纤维连接蛋白[111]，缺血再灌注损伤发生后，肝细胞受到多种因素的刺激，可以发生凋亡、坏死等变化，受损的肝细胞就有可能成为启动激活肝星状细胞的主要细胞。

肝星状细胞是在损伤因子作用下肝纤维化发生过程中起主要作用的细胞[112,113]。在正常肝脏，肝星状细胞位于窦周间隙，是维生素A的储存场所。损伤早期，肝细胞激活肝星状细胞，激活氧化应激，接着坏死的肝细胞、聚集的炎症细胞、活化的库普弗细胞、血小板、单核细胞释放多种细胞因子，促使肝星状细胞激活成为成肌纤维细胞[114,115]，表达多种细胞因子及受体，成肌纤维细胞进一步增殖，合成并分泌大量细胞外基质，并表达α-平滑肌肌动蛋白[102,116]。Gressner等根据已有的研究结果，提出了肝星状细胞激活的"三级级联反应模式"。① 炎症前期阶段：肝细胞受损通过释放丝裂原及旁分泌等多种环节促使肝星状细胞活化增殖。② 炎症阶段：坏死的肝细胞、炎症细胞被吸收到局部，活化的库普弗细胞、单核细胞以及血小板释放多种细胞因子促使肝星状细胞转化为成肌纤维细胞，这些细胞因子包括转化生长因子-β、血小板源性生长因子及表皮生长因子（epidermal growth factor, EGF）等。③ 炎症后期阶段：成肌纤维细胞增生合成 TGF-β 和 PDGF 等，通过自分泌和旁分泌促进本身增殖，继续产生各种细胞外基质成分，此时，即使致病因子去除，成肌纤维细胞的自分泌和旁分泌仍可继续进行，肝纤维化仍可持续发展[117]。

肝窦内皮细胞的最大特点是有大量的筛孔，可以合成细胞外基质。在缺血再灌注损伤过程中，肝窦内皮细胞损伤、肿胀甚至坏死，肝窦变窄，肝窦内皮细胞和肝星状细胞收缩，表达黏附分子使炎细胞集聚于肝窦内，肝窦内皮细胞发生向血管内皮细胞的表型转移。肝窦内皮细胞参与肝纤维化的形成，主要表现在：① 介导肝脏的急、慢性炎症。② 活化促细胞外基质合成的细胞因子，如 TGF-β 等。③ 使体内脂质代谢发生紊乱，促使肝星状细胞转化为成肌纤维细胞，并合成和分泌多种细胞外基质。④ 肝窦内皮细胞窗孔数目减少，出现基底膜，干扰了物质从肝窦向肝细胞的运输及肝脏的血液循环，最终导致肝纤维化和肝硬化的发生和发展[111]。库普弗细胞（Kupffer cell）是位于肝脏内的巨噬细胞，被认为是炎症反应的效应细胞，亦是激活肝星状细胞的关键细胞。随着缺血再灌注损伤后肝实质细胞的损伤，不仅原肝脏中的库普弗细胞增殖，而且血液中的单核细胞也开始向肝组织浸润并增生[118,119]。激活的库普弗细胞能够分泌多种细胞因子，包括 TGF-β[120,121]、IL-10、基质金属蛋白酶（matrix metalloproteinase, MMP）-9[122]、PDGF、胰岛素样生长因子（insulin-like growth factor, IGF）[123]、TNF-α、IL-6 及大量的 ROS[124,125]，这些都能够激活肝星状细胞及其他的炎性细胞，进一步产生其他炎性因子，引起级联反应，调控肝星状细胞的活化、增殖及凋亡[111,126]。TGF-β 是唯一能够刺激肝星状细胞合成胶原纤维的因子，其他的因子只能促进肝星状细胞增殖[126]。TGF-β 通过多种细胞内信号传导通路诱导肝星状细胞胶原合成，其中包括 Smad 蛋白、丝裂原激活的蛋白激酶/MAP 激酶（Mitogen-activated protein kinase, MAPK）的 ERK 信号及 ROS 信号传导通路等。TGF-β 的细胞内信号传导通路主要为 Smad 蛋白信号传导通路[126,127]。MMP-9 能够激活 TGF-β[121]，PDGF 只能趋化激活的肝星状细胞，不能趋化静止的肝星状细胞[127]。在肝脏，PDGF 主要由库普弗细胞分泌，是已知最强的促肝星状细胞增殖、分化的细胞因子[126]。在受到氧化应激后，随着细胞因子的释放，库普弗细胞能够促进肝星状细胞合成细胞外基质，促进细胞增殖，促使释放维生素 A[128]。

淋巴细胞在肝纤维化发生过程中的作用不容忽视。淋巴细胞能够分泌多种细胞因子，包括 CD4 T helper（Th）细胞，Th1 细胞产生 IFN-γ、TNF-α、IL-2，引起细胞免疫反应，Th2 细胞产生 IL-4、IL-5、IL-6、IL-13，引起体液免疫反应。Th1 分泌的细胞因子抑制 Th2 细胞，反之亦然[115]。陷窝细胞是肝脏中具有自然杀伤力的大颗粒细胞，其在肝纤维化发展过程中的作用尚不清楚，推测其可能通过与其他细胞相互作用，间接影响纤维化的形成[111]。

总之，肝脏缺血再灌注损伤是一个复杂的过程，与之后肝纤维化的形成有着密切的联系。在缺血再灌注损伤过程中各种细胞的激活、多种炎性因子的释放，以及之后的级联反应，进一步加重反应，加重损伤。在损伤的初期加以防治，才能减轻损伤，减轻纤维化。

3. 中药对肝缺血再灌注和肝细胞损伤的改善作用

3.1 中药有效成分或单味药

3.1.1 咖啡酸

咖啡酸（caffeic acid, CA）是丹参的水溶性成分，具有抗氧化、抗炎的作用。实验证明CA能够抑制I/R引起的大鼠肝氧化应激，改善肝脏微循环障碍和肝损伤[129]。

3.1.1.1　CA可以显著性地增加I/R大鼠24小时生存率（图4-5）

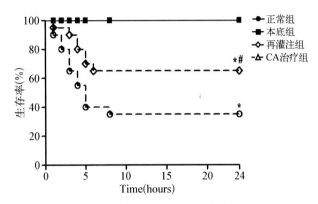

图4-5　CA对I/R后大鼠24 h累计生存率的影响（$n=20$）

（该图引自 *Free Radic Biol Med* 2015年第85卷237—249页）

图为正常组、CA本底组、I/R组和CA治疗组的大鼠24 h生存率。$^*P<0.05$ vs正常组，$^\#P<0.05$ vs I/R组

图4-5为CA对I/R后大鼠24小时累计生存率的影响，正常组及本底组，24小时内没有死亡，生存率为100%，而I/R组24小时累计生存率为35%，CA治疗组24小时累计生存率为65%，显著高于I/R组。

3.1.1.2　CA显著改善I/R引起的大鼠肝脏微循环障碍，包括小叶间静脉和中心静脉区肝窦开放数、小叶间静脉和中心静脉内红细胞流速、白细胞的滚动和黏附、肝脏表面血流量

3.1.1.2.1　CA对I/R后大鼠肝脏小叶间静脉区肝窦开放数的影响（图4-6）

各组大鼠肝脏小叶间静脉区肝窦开放数的变化如图4-6A所示。在本观察期间内，正常组及CA本底组大鼠小叶间静脉区肝窦开放数没有明显的改变。而I/R组，在再灌注30分钟，可以观察到大鼠肝窦开放数明显减少，直到再灌注120分钟没有恢复。给予CA后可以显著抑制I/R后引起的肝窦开放数的减少。

图4-6B是各组大鼠肝脏小叶间静脉区肝窦开放数变化的统计结果。I/R 30分钟后，大鼠肝窦开放数明显减少，而给予CA后可以显著抑制I/R引起的肝窦开放数的减少。

3.1.1.2.2　CA对I/R后大鼠肝脏中心静脉区肝窦开放数的影响（图4-7）

如图4-7A所示，正常组及CA本底组，在Baseline及假手术后肝窦开放数没有明显的改变。但是I/R组大鼠，在再灌注30分钟，可以看到肝窦开放数明显减少，并持续减少直到再灌注120分钟。给予CA后可以显著抑制I/R后引起的肝窦开放数的减少。

图4-7B是各时间点中心静脉区肝窦开放数的统计结果，与图像展示结果一致，I/R

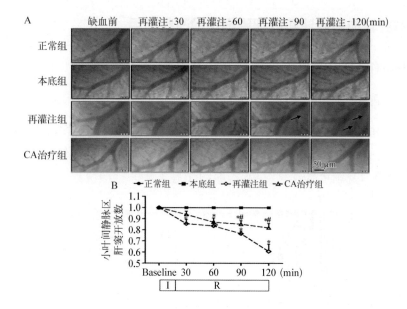

图4-6 CA对I/R后大鼠肝脏小叶间静脉区肝窦开放数的影响

（该图引自 *Free Radic Biol Med* 2015年第85卷237—249页）

图A为彩色CCD下采集到的小叶间静脉区的图片，箭头处所指为未再灌的肝窦。Bar=50 μm。图B表示正常组、CA本底组、I/R组及CA+I/R组大鼠肝脏小叶间静脉区肝窦开放数的连续变化统计图。Baseline表示缺血前，I表示缺血期间，R表示再灌注期间。*P<0.05 vs正常组，#P<0.05 vs I/R组

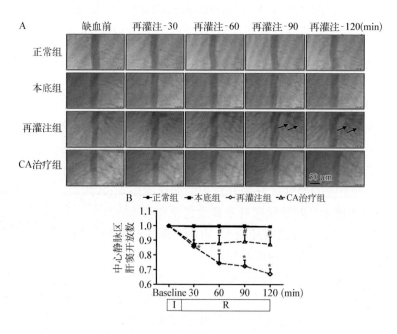

图4-7 CA对I/R后大鼠肝脏中心静脉区肝窦开放数的影响

（该图引自 *Free Radic Biol Med* 2015年第85卷237—249页）

图A为彩色CCD下采集到的中心静脉区的图片，箭头处所指为未再灌的肝窦。Bar=50 μm。图B表示各组大鼠肝脏中心静脉区肝窦开放数的连续变化统计图。Baseline表示缺血前，I表示缺血期间，R表示再灌注期间。*P<0.05 vs正常组，#P<0.05 vs I/R组

30分钟后,大鼠肝窦开放数明显减少,而给予CA后可以显著抑制I/R引起的肝窦开放数的减少。

3.1.1.2.3　CA对I/R后大鼠肝脏小叶间静脉及中心静脉内红细胞流速的影响(图4-8)

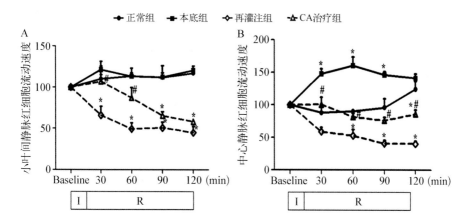

图4-8　CA对I/R后肝脏小叶间静脉及中心静脉内红细胞流动速度的影响

(该图引自 *Free Radic Biol Med* 2015年第85卷237—249页)

图A表示的是各组小叶间静脉红细胞流动速度的统计结果。图B表示各组中心静脉红细胞流动速度的统计结果。Baseline表示缺血前,I表示缺血期间,R表示再灌注期间。$^*P<0.05$ vs 正常组,$^\#P<0.05$ vs I/R组

　　如图4-8A所示,正常组及CA本底组,在Baseline及假手术后小叶间静脉红细胞流动速度没有明显的改变。但是I/R组大鼠,在再灌注30分钟,可以看到红细胞流动速度明显减少,并持续减少直到再灌注120分钟。给予CA后可以显著抑制I/R后引起的小叶间静脉红细胞流动速度的减少。

　　图4-8B显示CA本底组中心静脉红细胞流动速度在再灌注后有明显的增加,正常组中心静脉红细胞流动速度增加不明显。I/R组中心静脉红细胞流动速度再灌注后,可以看到红细胞流动速度明显减少,并持续减少直到再灌注120分钟,给予CA后可以显著抑制I/R后引起的中心静脉红细胞流动速度的减少。

3.1.1.2.4　CA对I/R后大鼠肝脏小叶间静脉内白细胞滚动和黏附的影响(图4-9)

　　如图4-9A所示,正常组与CA本底组,在Baseline及假手术后小叶间静脉没有发现明显的白细胞黏附。但是I/R组大鼠,在再灌注30分钟,开始出现白细胞的黏附,并持续增加到再灌注120分钟。CA+I/R组没有出现明显的白细胞黏附情况。

　　图4-9B、C是各组大鼠肝脏小叶间静脉内白细胞滚动与黏附的连续变化统计结果,正常组与CA本底组没有出现明显的白细胞滚动与黏附,再灌注后大鼠小叶间静脉内白细胞的滚动及黏附数明显增加,给予CA明显抑制了白细胞的滚动与黏附。

3.1.1.2.5　CA对I/R后大鼠肝脏中心静脉内白细胞滚动和黏附的影响(图4-10)

　　如图4-10A所示,正常组与CA本底组,在Baseline中心静脉内没有发现明显的白细胞黏附。但是I/R组大鼠,在再灌注30分钟,开始出现白细胞的黏附,并持续增加到再灌注120分钟。CA+I/R组白细胞黏附数明显较I/R组减少。

　　图4-10B、C是各组大鼠肝脏中心静脉内白细胞滚动与黏附的连续变化统计结果,正常

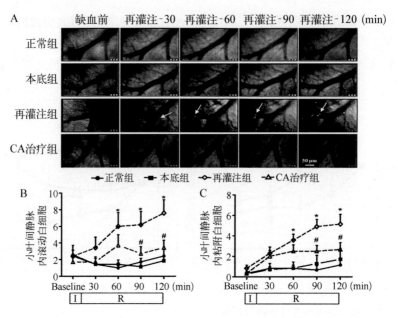

图4-9　CA对I/R后大鼠肝脏小叶间静脉内白细胞滚动和黏附的影响

（该图引自 *Free Radic Biol Med* 2015年第85卷237—249页）

　　图A为用罗达明6G标记白细胞，在绿色荧光下采集的图片，箭头处所指为黏附的白细胞。Bar=50 μm。图B为各组大鼠肝脏小叶间静脉内白细胞滚动的连续变化统计图。图C为各组大鼠肝脏小叶间静脉内白细胞黏附的连续变化统计图。Baseline表示缺血前，I表示缺血期间，R表示再灌注期间。$^*P<0.05$ vs 正常组，$^{\#}P<0.05$ vs I/R组

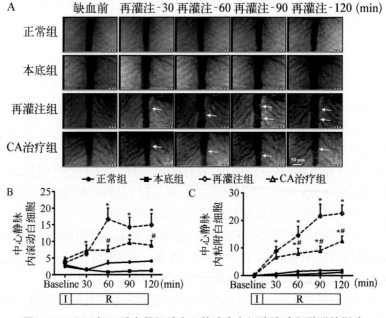

图4-10　CA对I/R后大鼠肝脏中心静脉内白细胞滚动和黏附的影响

（该图引自 *Free Radic Biol Med* 2015年第85卷237—249页）

　　图A为用罗达明6G标记白细胞，在绿色荧光下采集的图片，箭头处所指为黏附的白细胞。Bar=50 μm。图B为各组大鼠肝脏中心静脉内白细胞滚动的连续变化统计图。图C为各组大鼠肝脏中心静脉内白细胞黏附的连续变化统计图。Baseline表示缺血前，I表示缺血期间，R表示再灌注期间。$^*P<0.05$ vs 正常组，$^{\#}P<0.05$ vs I/R组

组与本底组在假手术前后没有出现明显的白细胞滚动与黏附,再灌注后大鼠中心静脉内白细胞的滚动及黏附数明显增加,给予CA明显抑制了白细胞的滚动与黏附。

3.1.1.2.6　CA对I/R后大鼠肝脏肝窦区白细胞黏附的影响(图4-11)

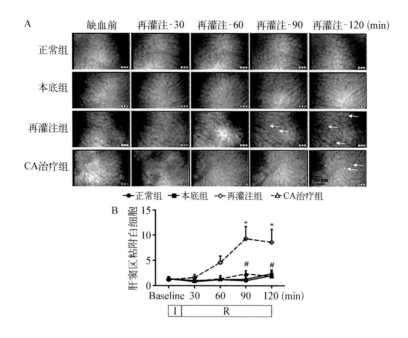

图4-11　CA对I/R后大鼠肝脏肝窦区白细胞黏附的影响

(该图引自 *Free Radic Biol Med* 2015年第85卷237—249页)

图A为用罗达明6G标记白细胞,在绿色荧光下采集的图片,箭头处所指为黏附的白细胞。Bar=50 μm。图B为各组大鼠肝脏肝窦区白细胞黏附的连续变化统计图。Baseline表示缺血前,I表示缺血期间,R表示再灌注期间。$^*P<0.05$ vs 正常组,$^{\#}P<0.05$ vs I/R组

如图4-11A所示,正常组与CA本底组,在Baseline及假手术后肝窦区没有发现明显的白细胞黏附。但是I/R组大鼠,在再灌注后出现明显增多的白细胞黏附。CA+I/R组没有出现明显的白细胞黏附情况。

图4-11B是各组大鼠肝脏肝窦区白细胞黏附的连续变化统计结果,正常组与本底组在假手术前后没有出现明显的白细胞黏附,再灌注后大鼠肝窦区白细胞的黏附数明显增加,给予CA明显抑制了白细胞的黏附。

3.1.1.2.7　CA对I/R后大鼠肝脏表面血流量的影响(图4-12)

如图4-12A所示,正常组与CA本底组肝脏表面血流量在Baseline与120分钟后有轻微增加,其中,CA本底组血流量增加更为明显。I/R组肝脏表面血流量在I/R后显著减少,但是CA+I/R组肝脏表面血流量较I/R组有恢复,说明CA能够显著抑制I/R引起的肝表面血流量的减少。

图4-12B显示了统计结果。正常组与CA本底组肝脏表面血流量在假手术后的增加没有统计学差异。肝脏表面血流量在I/R后显著减少,给予CA能够显著抑制I/R引起的肝表面血流量的减少。

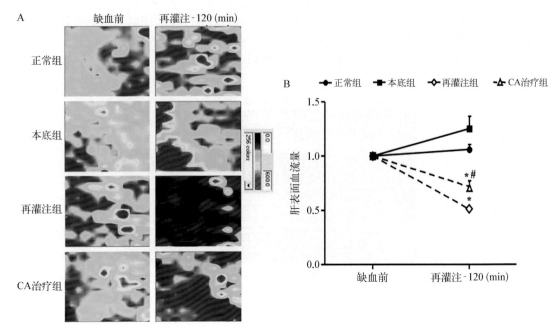

图4-12　CA对I/R后大鼠肝脏表面血流量的影响

（该图引自 *Free Radic Biol Med* 2015年第85卷237—249页）

　　图A表示的是用激光多普勒血流量仪测得的NS+Sham组、CA+Sham组、NS+I/R组及CA+I/R组大鼠肝表面血流量的代表图像。颜色由蓝至红分别代表血流量由低到高。图B表示NS+Sham组、CA+Sham组、NS+I/R组及CA+I/R组大鼠肝表面血流量的统计结果。$^*P<0.05$ vs 正常组，$^\#P<0.05$ vs I/R组

　　3.1.1.3　CA显著抑制I/R引起的白细胞、血小板和红细胞在大鼠肝窦、中心静脉的堆积；抑制大鼠外周血粒细胞CD11b、CD18的表达，抑制肝组织E-selectin和ICAM-1的表达，抑制肝组织中MPO阳性细胞数的增加，抑制肝功能异常

　　3.1.1.3.1　CA对I/R后大鼠外周血粒细胞表达黏附分子CD11b及CD18的影响（图4-13）

　　图4-13A表示，正常组及CA本底组CD11b表达量较少，I/R后肝组织外周血粒细胞CD11b的表达量相比于假手术组显著增加，而给予CA可以显著地抑制I/R诱导的CD11b表达量的增加。图4-13B为统计结果。结果显示I/R后肝组织外周血粒细胞CD11b的表达量明显增加，给予CA后外周血粒细胞CD11b的表达量明显减少。而I/R后肝组织外周血粒细胞CD18的表达量增加，但是没有统计学差异，而给予CA后可以显著抑制I/R引起的CD18的表达增加。

　　3.1.1.3.2　CA对I/R后大鼠肝组织表达ICAM-1和E-selectin的影响（图4-14）

　　如图4-14A所示，蓝色者为细胞核，绿色者为肝窦内皮细胞表达的ICAM-1阳性区域。正常组及CA本底组ICAM-1未见明显的表达，I/R后肝组织ICAM-1的表达量相比于正常组显著增加。CA+I/R组ICAM-1的表达显著减少。图4-14B所示结果与图4-14A结果一致，I/R后肝组织ICAM-1的表达明显增加，而给予CA可以显著地抑制I/R诱导的ICAM-1的表达量的增加。如图4-14C所示，蓝色者为细胞核，绿色者为肝窦内皮细胞表达的E-selectin阳性区域。正常组及CA本底组E-selectin未见明显的表达，I/R组肝组织E-selectin的表达量相比于正常组显著增加，给予CA可以显著地抑制I/R诱导的E-selectin的表达量的增加。

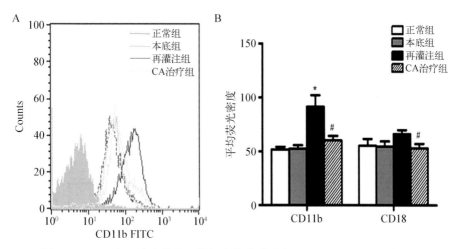

图4-13　CA对I/R大鼠外周血粒细胞表达黏附分子CD11b及CD18的影响

（该图引自 *Free Radic Biol Med* 2015年第85卷237—249页）

图A为各组大鼠外周血粒细胞CD11b表达量的示意图。图B为各组大鼠外周血粒细胞CD11b及CD18表达量的统计结果。$^*P<0.05$ vs正常组，$^#P<0.05$ vs I/R组

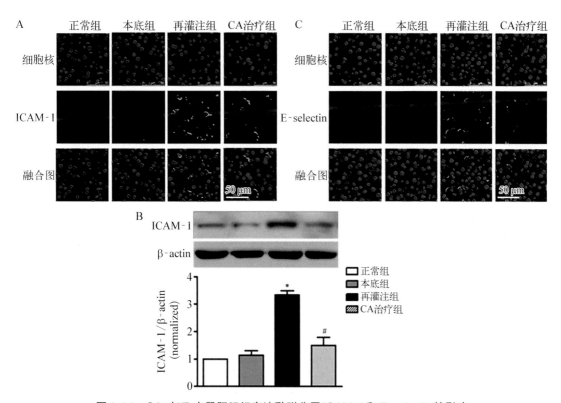

图4-14　CA对I/R大鼠肝组织表达黏附分子ICAM-1和E-selectin的影响

（该图引自 *Free Radic Biol Med* 2015年第85卷237—249页）

图A表示ICAM-1的免疫荧光染色结果。蓝色者为细胞核，绿色者为肝窦内皮细胞表达的ICAM-1阳性区域。Bar=50 μm。图B为ICAM-1的Western blot结果。图C为E-selectin的免疫荧光染色结果。蓝色者为细胞核，绿色者为肝窦内皮细胞表达的E-selectin阳性区域。$^*P<0.05$ vs正常组，$^#P<0.05$ vs I/R组

3.1.1.3.3　CA对I/R后大鼠肝组织表达MPO的影响（图4-15）

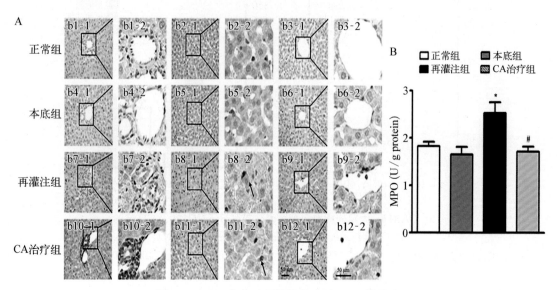

图4-15　CA对I/R大鼠肝组织表达MPO的影响

（该图引自 *Free Radic Biol Med* 2015年第85卷237—249页）

图A为MPO免疫组化染色结果。b1-1，b1-2，b4-1，b4-2，b7-1，b7-2，b10-1和b10-2为肝门管区。b2-1，b2-2，b5-1，b5-2，b8-1，b8-2，b11-1和b11-2为肝窦。b3-1，b3-2，b6-1，b6-2，b9-1，b9-2，b12-1和b12-2为中心静脉。箭头所指为表达MPO阳性的细胞。Bar=50 μm。图B为用ELISA方法检测各组每毫克肝组织蛋白中所含MPO的量的统计结果。$^*P<0.05$ vs 正常组，$^#P<0.05$ vs I/R组

如图4-15A所示，正常组及CA本底组，门管区、肝窦及中心静脉内没有明显的MPO阳性的细胞。I/R组肝窦及中心静脉有大量的MPO阳性的细胞出现，门管区周围较少。CA+I/R组明显抑制了MPO的表达，门管区、肝窦及中心静脉内均仅有少量的MPO阳性的细胞。

图4-15B为肝组织MPO的ELISA结果，与免疫组化染色的结果一致，在I/R后肝组织MPO的表达明显增加，给予CA后显著抑制了MPO的表达。

3.1.1.4　CA显著抑制I/R引起大鼠肝组织中IκBα的降低与NF-κB的p65亚基的核转移，抑制肝组织和外周血的炎性因子TNF-α、IL-1β和MCP-1含量的增加

3.1.1.4.1　CA显著抑制I/R后大鼠肝组织中IκBα的降低与NF-κB的p65亚基的核转移（图4-16）

如图4-16A所示，在I/R后，P-IκB-α表达明显增加，而IκB-α的表达明显减少，说明IκB-α的降解增加，而NF-κB p65在细胞浆及细胞核中的表达较假手术组明显增加，给予CA后明显减少了IκB-α的降解，抑制了NF-κB p65的核转位。

图4-16B—E为统计结果，与A的结果一致，即在正常组与CA本底组P-IκB-α/IκB-α较低，NF-κB p65在核蛋白、浆蛋白的表达较少，NF-κB p65核蛋白/浆蛋白较低，I/R组NF-κB p65在核蛋白、浆蛋白的表达较高，NF-κB p65核蛋白/浆蛋白明显增加，而CA+I/R组NF-κB p65在核蛋白、浆蛋白的表达显著减少，NF-κB p65核蛋白/浆蛋白明显降低，说明CA可以明显抑制I/R引起的P-IκB-α/IκB-α的增加以及NF-κB p65的核转位。

如图4-16F所示，蓝色者为细胞核，红色者为肝细胞表达的NF-κB p65阳性区域。正

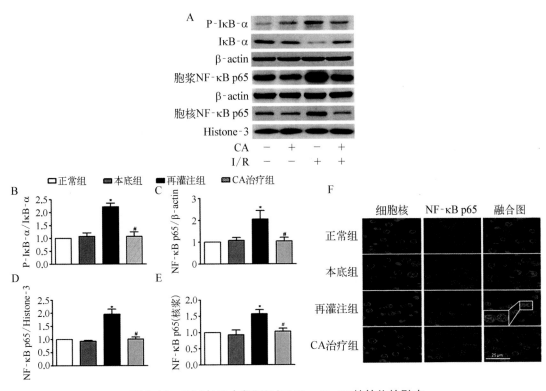

图4-16　CA对I/R大鼠肝组织NF-κB p65核转位的影响

（该图引自 *Free Radic Biol Med* 2015年第85卷237—249页）

图A为用Western blot方法检测肝组织P-IκB-α、IκB-α表达及NF-κB p65分别在胞浆及胞核表达所得到的条带。图B为P-IκB-α/IκB-α的统计结果。图C为NF-κB p65在胞浆表达的统计结果。图D为NF-κB p65在胞核表达的统计结果。图E为NF-κB p65胞核表达/胞浆表达的比值的统计结果。图F为NF-κB p65的免疫荧光染色结果。$^*P<0.05$ vs 正常组，$^\#P<0.05$ vs I/R模型组

常组及CA本底组肝细胞表达的NF-κB p65主要位于胞浆，细胞核内几乎未见明显的NF-κB p65阳性染色，I/R组细胞核内出现明显的NF-κB p65阳性染色，而CA+I/R组细胞核内阳性NF-κB p65染色明显减少。

3.1.1.4.2　CA对I/R大鼠肝组织、血浆中TNF-α、IL-1β和MCP-1表达的影响（图4-17）

图4-17表示CA对I/R大鼠肝组织、血浆中TNF-α、IL-1β和MCP-1表达的影响。正常组及CA本底组肝组织及血浆中TNF-α、IL-1β和MCP-1表达量较少，I/R组肝组织及血浆中TNF-α、IL-1β和MCP-1表达量相比于假手术组显著增加，而给予CA可以显著地抑制I/R诱导的肝组织及血浆中TNF-α、IL-1β和MCP-1的表达量的增加。

3.1.1.5　CA对大鼠肝细胞凋亡的影响（图4-18）

如图4-18A所示，正常组及CA本底组肝细胞的凋亡甚少，而I/R组出现大量的TUNEL阳性染色的DNA片断，说明有大量的肝细胞凋亡，而CA+I/R组TUNEL阳性染色的DNA片断明显减少。图4-18B所示为TUNEL阳性细胞的统计结果，为每只大鼠肝窦区域肝细胞凋亡数的统计结果，不计数肝窦内皮细胞及白细胞。统计结果显示，I/R后肝组织出现大量的肝细胞凋亡，给予CA后明显抑制了I/R引起的肝细胞凋亡。如图4-18C所示，正常组及CA本底组Caspase-8的活性较低，但是I/R组Caspase-8的活性明显增加，而CA+I/R组Caspase-

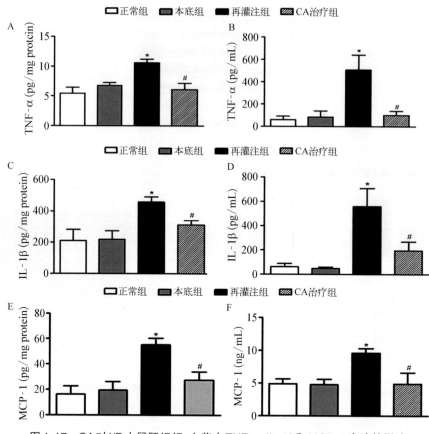

图4-17　CA对I/R大鼠肝组织，血浆中TNF-α、IL-1β和MCP-1表达的影响

（该图引自 *Free Radic Biol Med* 2015年第85卷237—249页）

图A、C、E为用ELISA方法检测各组每毫克肝组织蛋白中含TNF-α、IL-1β和MCP-1的量的统计结果。图B、D、F为用ELISA方法检测各组血浆TNF-α、IL-1β和MCP-1的结果。*$P<0.05$ vs 正常组，#$P<0.05$ vs I/R组

8的活性显著降低，说明CA可以显著抑制I/R引起的Caspase-8活性的降低。如图4-18D所示，各组Bax的表达没有明显的变化。但是I/R组（NS+，CA−，I/R+）Bcl-2表达明显减少，而CA+I/R组（NS−，CA+，I/R+）Bcl-2表达增加。图4-18E所示为Bcl-2/Bax的统计结果，I/R后Bcl-2/Bax明显降低，但是给予CA后显著抑制了Bcl-2/Bax的降低。如图4-18F所示，正常组（CA−，I/R−）及CA本底组（CA+，I/R−）Cleaved Caspase-9及Cleaved Caspase-3的表达较低，而I/R组（CA−，I/R+）Cleaved Caspase-9及Cleaved Caspase-3的表达显著增加，CA+I/R组（CA+，I/R+）二者的表达增加显著受到抑制。图4-18G、H所示为Cleaved Caspase-9及Cleaved Caspase-3的统计结果，I/R后Cleaved Caspase-9及Cleaved Caspase-3的表达明显增加，但是给予CA后显著抑制了Cleaved Caspase-9及Cleaved Caspase-3表达的增加。

3.1.1.6　CA显著抑制I/R引起的大鼠肝组织中H_2O_2、MDA和8-OHdG的增加；抑制大鼠肝组织中SOD、MnSOD、CAT和GR活性的降低（图4-19）

如图4-19所示，正常组及CA本底组H_2O_2的表达较低，I/R组肝组织H_2O_2（图4-19A）、MDA（图4-19B）和8-OHdG（图4-19C）的表达量明显增加，CA+I/R组H_2O_2、MDA和8-OHdG的表达增加显著受到抑制，说明CA能够显著抑制I/R引起的H_2O_2、MDA和8-OHdG的表达

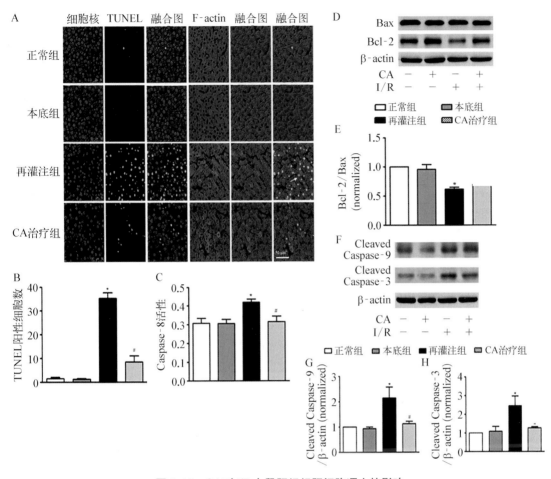

图4-18　CA对I/R大鼠肝组织肝细胞凋亡的影响

（该图引自 *Free Radic Biol Med* 2015年第85卷237—249页）

　　图A为F-actin与TUNEL双染得到的免疫荧光图片。蓝色者为细胞核,绿色者为TUNEL阳性的DNA片断,红色者为F-actin。箭头为发生凋亡的阳性的肝细胞。Bar=50 μm。图B为肝细胞凋亡的统计结果(n=6)。图C为用ELISA方法检测肝组织蛋白内Caspase-8活性的统计结果。图D为Western blot检测Bax及Bcl-2所得的条带。图E为Bcl-2/Bax的统计结果。图F为Western blot检测 Cleaved Caspase-9及 Cleaved Caspase-3所得的条带。图G为 Cleaved Caspase-9条带的统计结果。图H为 Cleaved Caspase-3条带的统计结果。$^*P<0.05$ vs 正常组,$^#P<0.05$ vs I/R组

增加。如图4-19D—G所示,正常组及CA本底组SOD(图4-19D)、MnSOD(图4-19E)、CAT(图4-19F)和GR(图4-19G)的表达较高,而I/R组SOD、MnSOD、CAT和GR的表达显著减少,CA+I/R组SOD、MnSOD、CAT和GR的表达减少受到显著抑制,说明CA能够显著抑制I/R引起的SOD、MnSOD、CAT和GR的表达降低。

　　3.1.1.7　CA显著抑制I/R引起的大鼠肝脏组织Complex Ⅰ、Ⅱ、Ⅳ、Ⅴ活性的降低,抑制SDHA表达的降低,抑制SDHA及NDUFA9乙酰化的增加、Sirt3表达的降低、NAD/NADH的降低,抑制肝细胞和线粒体肿胀、核溶解。CA与Sirt3浓度依赖性地结合(图4-20)

　　如图4-20A—D所示,在正常组及CA本底组线粒体复合物Ⅰ、Ⅱ、Ⅳ、Ⅴ活性较高,而I/R组线粒体复合物Ⅰ、Ⅱ、Ⅳ、Ⅴ活性明显降低,CA+I/R组线粒体复合物Ⅰ、Ⅱ、Ⅳ、Ⅴ活性显著增加,说明CA能够显著抑制I/R引起的线粒体复合物Ⅰ、Ⅱ、Ⅳ、Ⅴ活性的降低。

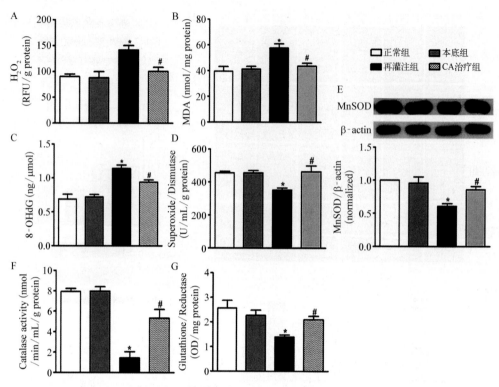

图4-19　CA对I/R大鼠肝组织表达H_2O_2（A）、MDA（B）、8-OHdG（C）、SOD（D）、
MnSOD（E）、CAT（F）和GR（G）活性的影响

（该图引自 *Free Radic Biol Med* 2015年第85卷237—249页）

*$P<0.05$ vs NS+Sham，#$P<0.05$ vs NS+I/R

　　如图4-20E—G所示，正常组及CA本底组肝组织SDHA表达较多，I/R组SDHA表达明显减少，CA+I/R组SDHA表达显著增加，说明给予CA能够显著抑制I/R引起的SDHA表达的降低。正常组及CA本底组肝组织SDHA和NDUFA 9的乙酰化水平较低，而I/R组SDHA和NDUFA 9的乙酰化水平明显增加，CA+I/R组SDHA和NDUFA 9的乙酰化水平显著降低，说明CA能够显著降低SDHA和NDUFA 9的乙酰化水平。

　　如图4-20H—I所示，正常组及CA本底组肝组织Sirt3表达较多，I/R组Sirt3表达明显减少，CA+I/R组Sirt3表达显著增加，说明CA能够显著抑制I/R引起的Sirt3的表达降低。假手术组Sirt3的活性较高，I/R后Sirt3活性显著降低，而给予CA后能够明显抑制I/R引起的Sirt3的活性的降低。

　　如图4-20J—K所示，由SPR实验检测CA能够与Sirt3直接结合，结合能力随着CA浓度的增加而增加，且亲和力常数为7.931×10^{-5}。

　　3.1.1.8　CA显著抑制I/R引起的大鼠肝脏组织NADPH氧化酶亚基p47phox、Rac1从细胞浆到细胞膜的转位，抑制胞膜gp91phox及p22phox的表达，抑制蛋白激酶C（protein kinase C，PKC）从细胞浆到细胞膜的转位，抑制腺苷酸活化蛋白激酶（Adenosine Monophosphate Activated Protein Kinase，AMPK）的磷酸化的降低

　　3.1.1.8.1　CA对I/R大鼠肝组织浆蛋白中NADPH氧化酶亚基p40phox、p47phox、p67phox和Rac1表达的影响（图4-21）

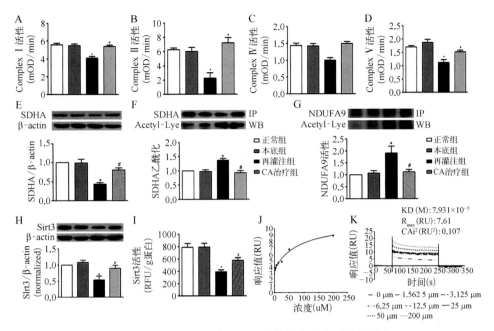

图 4-20　CA 对 I/R 大鼠肝组织线粒体复合物活性的影响

（该图引自 *Free Radic Biol Med* 2015 年第 85 卷 237—249 页）

图 A—D 为用 ELISA 的方法检测各组肝组织蛋白内线粒体复合物 I、II、IV、V 活性的统计结果。图 E 为 Western blot 检测 SDHA 所得的条带及统计结果。图 F 为 IP 和 Western blot 的方法检测 SDHA 乙酰化的水平所得的条带及统计结果。图 G 为用 IP 和 Western blot 的方法检测 NDUFA9 乙酰化的水平所得的条带及统计结果。图 H 为 Western blot 的方法检测 Sirt3 所得的条带及统计结果。图 I 为用 ELISA 的方法检测肝组织 Sirt3 活性的统计结果。图 J、K 是用 SPR 方法检测 CA 与 Sirt3 结合能力得到的曲线。图 J 为 CA 浓度为 1.5625 μM、3.125 μM、6.25 μM、12.5 μM、25 μM、50 μM 和 200 μM 时与 Sirt3 发生结合反应时的 RU 值所得到的拟合曲线。图 K 为 CA 浓度为 1.5625 μM、3.125 μM、6.25 μM、12.5 μM、25 μM、50 μM 和 200 μM 时与 Sirt3 的结合曲线。$^*P<0.05$ vs 正常组，$^{\#}P<0.05$ vs I/R 组

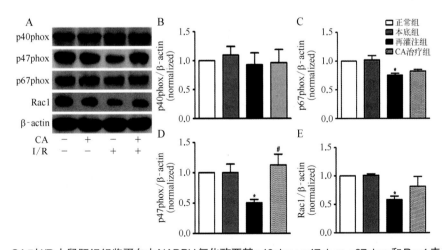

图 4-21　CA 对 I/R 大鼠肝组织浆蛋白中 NADPH 氧化酶亚基 p40phox、p47phox、p67phox 和 Rac1 表达的影响

（该图引自 *Free Radic Biol Med* 2015 年第 85 卷 237—249 页）

图 A 为 Western blot 检测 NADPH 氧化酶亚基 p40phox、p47phox、p67phox 和 Rac1 所得的条带。图 B 为 Western blot 检测 NADPH 氧化酶亚基 p40phox 条带的统计结果。图 C 为 Western blot 检测 NADPH 氧化酶亚基 p47phox 的统计结果。图 D 为 Western blot 检测 NADPH 氧化酶亚基 p67phox 条带的统计结果。图 E 为 Western blot 检测 NADPH 氧化酶亚基条带的统计结果。$^*P<0.05$ vs 正常组，$^{\#}P<0.05$ vs I/R 组

如图4-21所示,浆蛋白中p40phox亚基在各组的表达没有明显差异。p47phox亚基在正常组(CA−, I/R−)及CA本底组(CA+, I/R−)的表达较高,而I/R组(CA−, I/R+)表达显著减少,CA+I/R组(CA+, I/R+)表达明显增加,说明CA能够恢复p47phox亚基在浆蛋白中的表达。p67phox亚基在I/R后与假手术组相比表达明显减少,但是给予CA后没有明显增加p67phox亚基在浆蛋白的表达。Rac1在正常组(CA−, I/R−)及CA本底组(CA+, I/R−)的表达较高,而I/R组(CA−, I/R+)表达显著减少,但是给予CA后没有明显增加Rac1亚基在浆蛋白的表达。以上结果说明CA能够恢复p47phox亚基在浆蛋白中的表达,但是没有明显改善p40phox亚基、p67phox亚基及Rac1亚基在浆蛋白中的表达。

3.1.1.8.2　CA对I/R大鼠肝组织膜蛋白中NADPH氧化酶亚基p22phox、p40phox、p47phox、p67phox、gp91phox和Rac1的影响(图4-22)

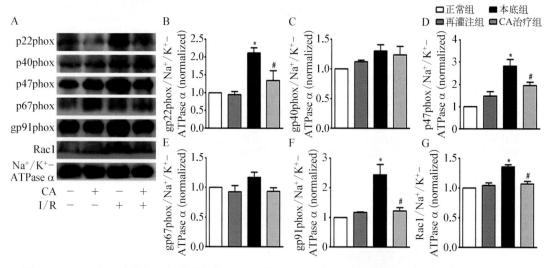

图4-22　CA对I/R大鼠肝组织膜蛋白中NADPH氧化酶亚基p22phox、p40phox、p47phox、p67phox、gp91phox和Rac1表达的影响

(该图引自 *Free Radic Biol Med* 2015年第85卷237—249页)

图A为NADPH氧化酶亚基p22phox、p40phox、p47phox、p67phox、gp91phox和Rac1 Western blot所得的条带。图B为Western blot检测NADPH氧化酶亚基p22phox的统计结果。图C为Western blot检测NADPH氧化酶亚基p40phox条带的统计结果。图D为Western blot检测NADPH氧化酶亚基p47phox条带的统计结果。图E为Western blot检测NADPH氧化酶亚基p67phox条带的统计结果。图F为Western blot检测NADPH氧化酶亚基gp91phox条带的统计结果。图G为Western blot检测NADPH氧化酶亚基Rac1条带的统计结果。$^{*}P<0.05$ vs正常组,$^{\#}P<0.05$ vs I/R组

如图4-22所示,膜蛋白中p22phox亚基在正常组(CA−, I/R−)及CA本底组(CA+, I/R−)的表达较低,而NS+I/R组(NS+, CA−, I/R+)表达显著增加,I/R组(CA−, I/R+)表达明显减少,说明CA能够恢复p22phox亚基在膜蛋白中的表达。膜蛋白中p40phox亚基及p67phox在各组的表达没有明显差异。膜蛋白中gp91phox亚基在正常组(CA−, I/R−)及CA本底组(CA+, I/R−)的表达较低,而I/R组(CA−, I/R+)表达显著增加,CA+I/R组(CA+, I/R+)表达明显减少,说明CA能够恢复gp91phox亚基在膜蛋白中的表达。Rac1在正常组(CA−, I/R−)及CA本底组(CA+, I/R−)的表达较少,而I/R组(CA−, I/R+)表达显著增加,

给予CA后明显降低Rac1亚基在膜蛋白的表达。以上结果说明CA能够恢复p22phox亚基、p47phox亚基、gp91phox亚基及Rac1亚基在膜蛋白中的表达，但是没有明显改善p40phox亚基及p67phox亚基在膜蛋白中的表达。

实验结果表明，CA可以显著性抑制由I/R引起的膜上p22phox亚基及gp91phox含量的增加，以及NADPH氧化酶亚基p47phox和Rac1从细胞浆转移到细胞膜上，抑制NADPH氧化酶的活性。

3.1.1.8.3　CA对I/R大鼠肝组织PKCδ膜转位的影响（图4-23）

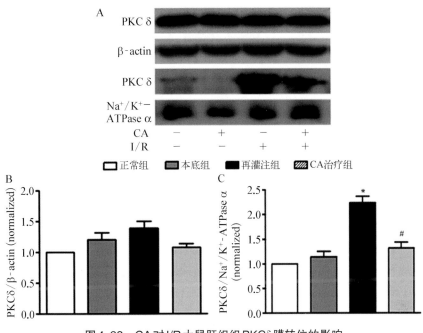

图4-23　CA对I/R大鼠肝组织PKCδ膜转位的影响

（该图引自 *Free Radic Biol Med* 2015年第85卷237—249页）

图A为Western blot检测PKCδ分别在浆蛋白及膜蛋白中所得的条带。图B为Western blot检测浆蛋白中PKCδ条带的统计结果。图C为Western blot检测膜蛋白中PKCδ条带的统计结果。$^*P<0.05$ vs 正常组，$^\#P<0.05$ vs I/R组

如图4-23所示，PKCδ在浆蛋白中的表达没有明显差异。在膜蛋白中正常组（CA−，I/R−）及CA本底组（CA+，I/R−）表达较低，而I/R组（CA−，I/R+）表达显著增加，CA+I/R组（CA+，I/R+）表达明显减少，说明CA能够显著抑制PKCδ的膜转位，抑制PKCδ的活性。

3.1.1.8.4　CA对I/R大鼠肝组织表达p-AMPK的影响（图4-24）

如图4-24所示，在正常组及CA本底组p-AMPK及AMPK表达较多，而I/R组表达显著减少，CA+I/R组表达明显增加，说明CA能够显著抑制I/R引起的p-AMPK及AMPK表达的减少。

本研究证实，咖啡酸能够改善肝脏I/R诱导的微循环障碍和肝脏损伤。咖啡酸能够减轻肝脏氧化应激损伤，减少肝组织内过氧化氢、丙二醛和8-OHdG的产生。咖啡酸可以通过与Sirt3结合，抑制I/R引起的Sirt3的表达和活性的降低，改善NDUFA9和SDHA的乙酰化水平，改善线粒体复合物的活性，减少ROS的产生。咖啡酸还可以通过增加AMPK的磷酸化，

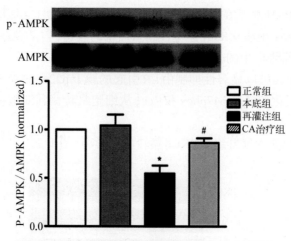

图4-24　CA对I/R大鼠肝组织表达p-AMPK的影响

（该图引自 *Free Radic Biol Med* 2015年第85卷237—249页）

图为Western blot检测p—AMPK的所得的条带及统计结果。$^{*}P<0.05$ vs正常组，$^{#}P<0.05$ vs I/R组

抑制蛋白激酶C的膜转位，抑制NADPH氧化酶亚基p47phox和Rac1从细胞浆向细胞膜的转位，抑制NADPH氧化酶在细胞膜上的p22phox亚基和gp91phox表达增加和NADPH氧化酶的活性。

原位肝移植是许多肝脏疾病终末期的治疗方法。在肝移植过程中，经常不可避免地发生缺血再灌注损伤。肝移植中的缺血再灌注损伤与急性肝衰竭、移植排斥、远端器官损伤以及死亡率增加密切相关。尽管许多方法致力于解决这些问题，但缺血再灌注损伤依然是肝脏移植手术中的重大难题和挑战。

3.1.1.9　CA显著抑制肝移植后肝损伤

3.1.1.9.1　CA改善肝移植后大鼠24小时累计生存率（图4-25）

图4-25为CA对肝移植后大鼠24小时累计生存率的影响，正常组及CA本底组，24小时

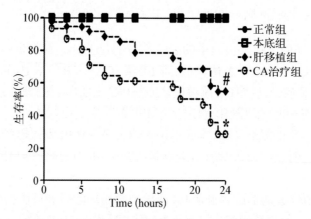

图4-25　CA对肝移植后大鼠24 h累计生存率的影响

（该图引自 *Free Radical Biology and Medicine* 2018年第129卷202—214页）

$n=29$。$^{*}P<0.05$ vs正常组，$^{#}P<0.05$ vs肝移植组

内没有死亡,生存率为100%,而肝移植组24小时累计生存率为27.6%,CA治疗组24小时累计生存率为51.7%,CA显著地抑制肝移植引起的大鼠24小时生存率的降低。

3.1.1.9.2　CA抑制肝移植后大鼠外周血ALT和AST活性的增加(图4-26)

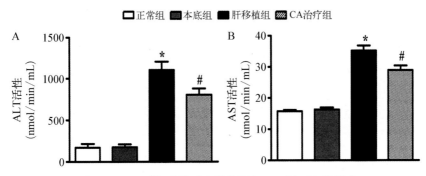

图4-26　CA对肝移植后大鼠外周血ALT及AST的影响

(该图引自 *Free Radical Biology and Medicine* 2018年第129卷202—214页)

A为用ELISA的方法检测血浆ALT的活性统计结果。B为用ELISA的方法检测血浆AST的活性统计结果。$^{*}P<0.05$ vs正常组,$^{\#}P<0.05$ vs肝移植组

图4-26A为CA对肝移植后大鼠外周血ALT的影响。从图中可以看到,与正常组及CA本底组相比,肝移植后外周血ALT的活性明显增加,给予CA后明显抑制肝移植引起的大鼠外周血中ALT活性的增加。

图4-26B为CA对肝移植后大鼠外周血AST的影响。从图中可以看到与正常组及CA本底组相比,肝移植组外周血AST的活性明显增加,CA+肝移植组AST的活性较低,说明CA能够抑制肝移植引起的外周血AST活性的增加。

3.1.1.9.3　CA改善肝移植后大鼠肝脏形态学改变(图4-27)

再灌注120分钟后,各组大鼠肝脏组织HE染色结果如图4-27所示。正常组(1—3)和CA本底组(4—6)大鼠肝脏门管区、肝窦和中心静脉区的肝细胞结构正常、排列整齐、染色均匀。而肝移植组(7—9)大鼠肝脏门管区、肝窦和中心静脉区的肝细胞排列紊乱,肝窦不清晰,肝窦充血,肝细胞空泡化甚至坏死。而CA+肝移植组(10—12)大鼠肝脏门管区、肝窦和中心静脉区的肝细胞排列相对规整,未见明显的排列异常,肝细胞空泡化明显减轻。

3.1.1.10　CA显著改善肝移植后肝脏微循环障碍

3.1.1.10.1　CA改善肝移植后大鼠肝脏小叶间静脉内白细胞滚动和黏附增加(图4-28)

图4-28显示了各组大鼠肝脏小叶间静脉的白细胞滚动和黏附结果。与正常组和CA本底组相比,肝移植60分钟后,大鼠肝脏小叶间静脉滚动的白细胞数量显著增多,CA从再灌注60分钟后抑制了肝移植引起的白细胞滚动增加。肝移植30分钟后,黏附于大鼠肝脏小叶间静脉的白细胞显著增加直到再灌注120分钟,CA从再灌注90分钟起显著地抑制了肝移植引起的白细胞黏附增加。

3.1.1.10.2　CA改善肝移植后大鼠肝脏小叶间静脉区再灌注肝窦数降低(图4-29)

各组大鼠肝脏小叶间静脉区肝窦开放数的变化如图4-29所示。在本观察期间内,正常组和CA+本底组大鼠小叶间静脉区肝窦开放数没有明显的改变。而肝移植组,在再灌注

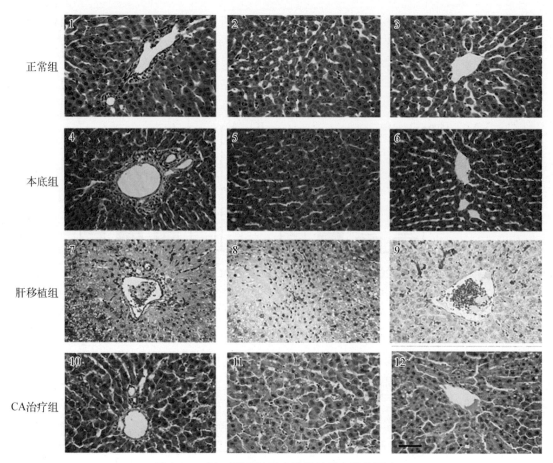

图 4-27 CA 对肝移植后大鼠肝脏形态学的影响

（该图引自 *Free Radical Biology and Medicine* 2018 年第 129 卷 202—214 页）

图为 HE 染色代表性图像。1，4，7，10 为肝脏的门管区。2，5，8，11 为肝窦。3，6，9，12 为中心静脉区。Bar=50 μm。
[*]$P<0.05$ vs 正常组，[#]$P<0.05$ vs 肝移植组

60 分钟，可以观察到大鼠肝窦开放数明显减少，直到再灌注 120 分钟进一步减少。给予 CA 后可以从再灌注 90 分钟开始显著抑制肝移植后引起的肝窦开放数的减少。

3.1.1.10.3　CA 改善肝移植后大鼠肝脏中心静脉内白细胞滚动和黏附数增加（图 4-30）

图 4-30 显示了各组大鼠肝脏中心静脉内白细胞滚动和黏附结果。与正常组和 CA 本底组相比，肝移植 30 分钟后，大鼠肝脏中心静脉内滚动的白细胞数量显著增多，CA 在再灌注 30 分钟至 90 分钟抑制了肝移植引起的白细胞滚动增加。肝移植 30 分钟后，黏附于大鼠肝脏中心静脉的白细胞显著增加，CA 从再灌注 60 分钟后显著地抑制了肝移植引起的白细胞黏附的增加。

3.1.1.10.4　CA 改善肝移植后大鼠肝脏中心静脉区再灌注肝窦数的降低（图 4-31）

图 4-31 是各组大鼠肝脏中心静脉区肝窦开放数的变化统计结果。与正常组和 CA 本底组相比，在肝移植 30 分钟后，肝窦中心静脉区肝窦开放数显著降低，之后持续降低。CA 从再灌注 60 分钟起显著地抑制了肝移植后引起的大鼠肝脏中心静脉区肝窦开放数的降低。

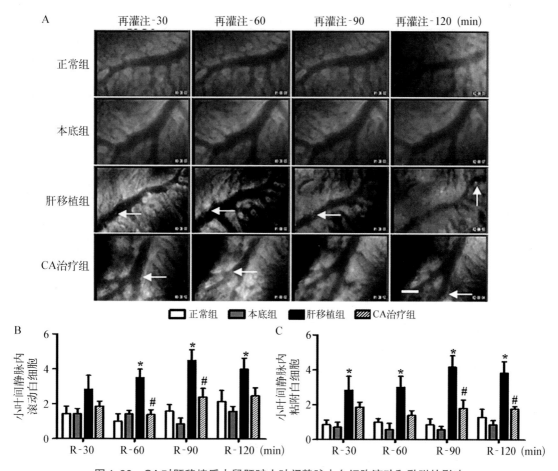

图4-28 CA对肝移植后大鼠肝脏小叶间静脉内白细胞滚动和黏附的影响

（该图引自 *Free Radical Biology and Medicine* 2018年第129卷202—214页）

图A为用罗达明6G标记白细胞，用超敏感显微摄影机采集的图像，箭头处所指为黏附的白细胞。Bar=50 μm。图B为各组大鼠肝脏小叶间静脉内白细胞滚动的经时变化统计图。图C为各组大鼠肝脏小叶间静脉内白细胞黏附的经时变化统计图。$^*P<0.05$ vs 正常组，$^\#P<0.05$ vs 肝移植组

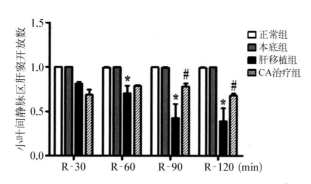

图4-29 CA对肝移植后大鼠肝脏小叶间静脉区肝窦开放数的经时变化统计图

（该图引自 *Free Radical Biology and Medicine* 2018年第129卷202—214页）

R-30表示再灌注后30 min，R-60表示再灌注后60 min，R-90表示再灌注后90 min，r-120表示再灌注后120 min。$^*P<0.05$ vs 正常组，$^\#P<0.05$ vs 肝移植组

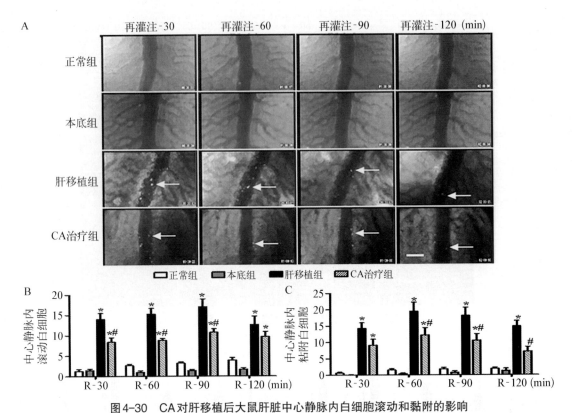

图4-30 CA对肝移植后大鼠肝脏中心静脉内白细胞滚动和黏附的影响

（该图引自 *Free Radical Biology and Medicine* 2018年第129卷202—214页）

图A为用罗达明6G标记白细胞,用超敏感显微摄影机采集的图像,箭头处所指为黏附的白细胞。Bar=50 μm。图B为各组大鼠肝脏中心静脉内白细胞滚动的经时变化统计图。图C为各组大鼠肝脏中心静脉内白细胞黏附的经时变化统计图。$^*P<0.05$ vs 正常组,$^\#P<0.05$ vs 肝移植组

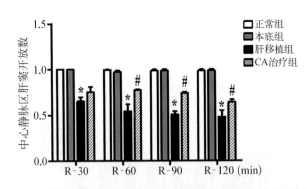

图4-31 CA对肝移植后大鼠肝脏中心静脉区肝窦开放数的经时变化统计图

（该图引自 *Free Radical Biology and Medicine* 2018年第129卷202—214页）

R-30表示再灌注后30 min, R-60表示再灌注后60 min, R-90表示再灌注后90 min, r-120表示再灌注后120 min。$^*P<0.05$ vs 正常组,$^\#P<0.05$ vs 肝移植组

3.1.1.10.5 CA改善肝移植后大鼠肝脏表面血流量的降低（图4-32）

图4-32显示了用激光多普勒血流灌注成像仪测定各组大鼠肝脏表面血流量的结果。与正常组相比,再灌注120分钟时,CA能够显著地抑制肝移植引起的大鼠肝脏表面血流量

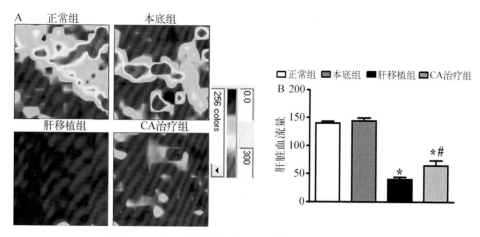

图4-32　CA对肝移植后大鼠肝脏表面血流量的影响

（该图引自 *Free Radical Biology and Medicine* 2018年第129卷202—214页）

　　图A表示的是用激光多普勒血流灌注成像仪测得的各组大鼠肝表面血流量的图像。颜色由蓝至红分别代表血流量由低到高。图B表示各组大鼠肝表面血流量的统计结果。$^{*}P<0.05$ vs 正常组，$^{\#}P<0.05$ vs 肝移植组

的降低。

3.1.1.10.6　CA改善肝移植后大鼠肝脏超微结构损伤（图4-33）

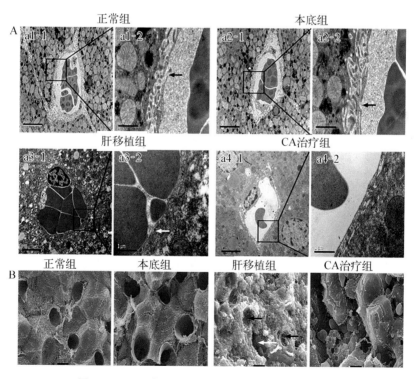

图4-33　CA对肝移植大鼠肝细胞超微结构的影响

（该图引自 *Free Radical Biology and Medicine* 2018年第129卷202—214页）

　　图A为透射电镜结果，并将矩形区域内血管内皮放大的图片摆放在各组图片旁边。在图a1-1，a2-1，a3-1，a4-1中Bar=5 μm。在图a1-2，a2-2，a3-2，a4-2中Bar=1 μm。a1-2，a2-2中箭头所指为连续血管内皮，a3-2中箭头所指为破坏的血管内皮。图B为扫描电镜结果，黑色箭头所指为坏死肝细胞，白色箭头所指为充血肝窦，Bar=5 μm

如图4-33A所示,正常组和CA本底组血管内皮不连续,肝细胞结构正常,肝细胞染色均匀,线粒体嵴清晰。肝移植组肝细胞及线粒体出现大量水肿,血管内皮破坏甚至消失,肝窦腔隙充血。CA+肝移植组肝细胞及线粒体形态明显改善,肝细胞及线粒体肿胀减轻,肝窦内皮有肿胀。图4-33B所示为扫描电镜结果,假手术组肝窦腔开放,肝窦内没有明显的红细胞、白细胞、血小板的黏附。肝移植组出现大量坏死肝细胞,肝窦严重充血,开放数降低。CA+肝移植组肝窦充血减轻,肝细胞坏死数目减少。

3.1.1.10.7   CA改善肝移植后大鼠肝脏kupffer细胞聚集(图4-34)

如图4-34所示,正常组和CA本底组结果显示正常大鼠肝组织有少量kupffer细胞表达,但是肝移植后肝组织大量kupffer细胞聚集,给予CA处理的肝移植大鼠肝组织kupffer细胞聚集减少。

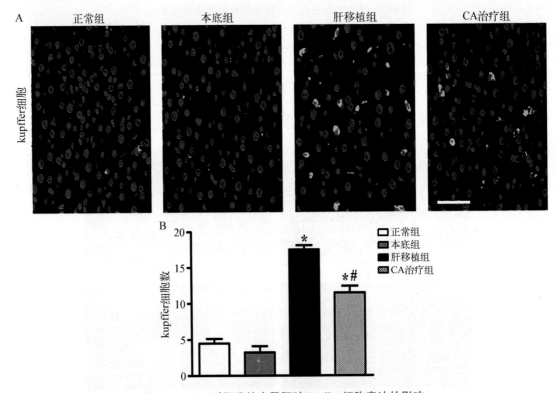

图4-34   CA对肝移植大鼠肝脏kupffer细胞表达的影响

(该图引自 *Free Radical Biology and Medicine* 2018年第129卷202—214页)

图A为kupffer细胞marker-CD68的免疫荧光染色图片,Bar=50 μm。图B为kupffer细胞marker-CD68的免疫荧光染色图片统计结果,$n=4$

3.1.1.10.8   CA改善肝移植后大鼠炎性因子释放(图4-35)

如图4-35所示,肝移植后大鼠血浆 TNF-α、IL-1β 及 MCP-1 含量显著增加,肝组织蛋白中 TNF-α 及 MCP-1 含量显著增加,IL-1β 含量显著减少,而 CA 处理改善了肝移植大鼠血浆及肝组织蛋白中以上炎性因子的表达。

3.1.1.10.9   肝移植后2小时肝组织CD4$^+$T及CD8$^+$T细胞表达没有增加(图4-36、图4-37)

如图4-36结果显示正常组大鼠肝组织与肝移植后肝组织CD4$^+$T细胞表达没有显著变化。

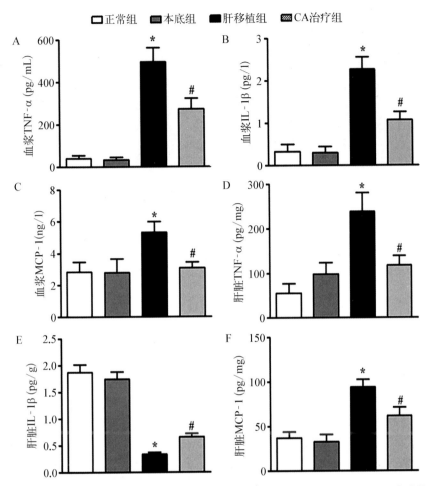

图4-35 CA对肝移植大鼠血浆、肝组织匀浆中炎性因子TNF-α、IL-1β及MCP-1表达的影响

（该图引自 *Free Radical Biology and Medicine* 2018年第129卷202—214页）

图A为ELISA法检测血浆TNF-α的统计结果。图B为ELISA法检测血浆IL-1β的统计结果。图C为ELISA法检测血浆MCP-1的统计结果。图D为ELISA法检测肝组织匀浆TNF-α的统计结果。图E为ELISA法检测肝组织匀浆IL-1β的统计结果。图F为ELISA法检测肝组织匀浆MCP-1的统计结果。$^*P<0.05$ vs正常组，$^\#P<0.05$ vs肝移植组

　　如图4-37结果显示正常组大鼠肝组织与肝移植后肝组织CD8$^+$T细胞表达没有显著变化。

3.1.1.10.10　CA抑制肝移植后大鼠肝细胞凋亡（图4-38、图4-39）

　　图4-38显示了再灌注120分钟后，大鼠肝细胞中TUNEL和CK-18染色结果。与正常组和CA本底组相比，肝移植组观察到数量较多的TUNEL阳性细胞，有大量的肝细胞凋亡，而CA+肝移植组TUNEL阳性细胞明显减少。TUNEL阳性细胞的统计结果如图4-38B所示，肝移植后肝组织TUNEL阳性的肝细胞增加，CA给药后明显抑制了肝移植引起的TUNEL阳性的肝细胞增加。

　　图4-39为各组大鼠凋亡相关蛋白表达的结果。再灌注120分钟后，肝组织提取蛋白中Cleaved Caspase-3、Cleaved Caspase-9表达显著增加，Bcl-2/Bax显著降低，而CA显著抑制

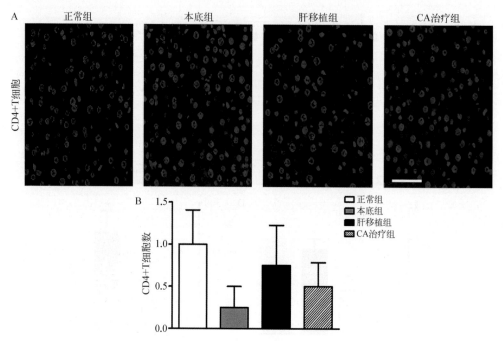

图4-36　肝移植后2 h肝组织CD4⁺T细胞表达没有增加

（该图引自 *Free Radical Biology and Medicine* 2018年第129卷202—214页）

图A为CD4⁺T细胞的免疫荧光图片。图B为CD4⁺T细胞免疫荧光染色的统计结果。Bar=50 μm, *n*=4

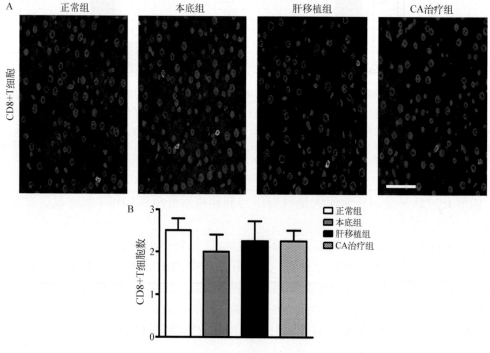

图4-37　肝移植后2 h肝组织CD8⁺T细胞表达没有增加

（该图引自 *Free Radical Biology and Medicine* 2018年第129卷202—214页）

图A为CD8⁺T细胞的免疫荧光图片。图B为CD8⁺T细胞的免疫荧光染色统计结果。Bar=50 μm, *n*=4

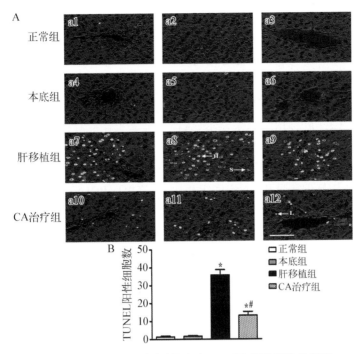

图4-38 CA对肝移植大鼠肝组织TUNEL阳性细胞的影响

（该图引自 *Free Radical Biology and Medicine* 2018年第129卷202—214页）

图A为CK-18与TUNEL双染得到的免疫荧光图像。蓝色者为细胞核，绿色者为TUNEL阳性的DNA片断，红色者为CK-18。Bar=50 μm。H，肝细胞；L，白细胞；S，肝窦内皮细胞。图B为肝组织中TUNEL阳性的肝细胞统计结果（$n=6$）。$^*P<0.05$ vs正常组，$^\#P<0.05$ vs肝移植组

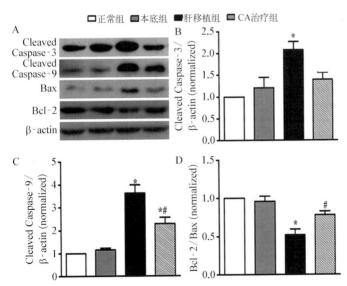

图4-39 CA对肝移植大鼠肝组织提取蛋白中Cleaved Caspase-3、Cleaved Caspase-9、Bax及Bcl-2表达的影响

（该图引自 *Free Radical Biology and Medicine* 2018年第129卷202—214页）

图A为Western blot检测Cleaved Caspase-3、Cleaved Caspase-9、Bax及Bcl-2所得的条带。图B为Cleaved Caspase-3的统计结果。图C为Cleaved Caspase-9的统计结果。图D为Bcl-2/Bax的统计结果。$^*P<0.05$ vs正常组，$^\#P<0.05$ vs肝移植组

了肝移植引起的大鼠肝组织提取蛋白中 Cleaved Caspase-3、Cleaved Caspase-9 表达的增加和 Bcl-2/Bax 的降低。

3.1.1.11　CA 显著改善肝移植后氧化应激损伤

3.1.1.11.1　CA 抑制肝移植后大鼠肝脏 ROS 产生的增加（图4-40）

如图4-40显示，与正常组和 CA 本底组相比，肝移植组肝组织自由基 ROS/RNS 和 H_2O_2 产生明显增加，而 CA+肝移植组结果显示 CA 能够显著抑制肝移植引起的自由基 ROS/RNS 和 H_2O_2 产生增加。

3.1.1.11.2　CA 抑制肝移植后大鼠肝脏 PDIA3 表达的增加（图4-41）

如图4-41所示，与正常组和 CA 本底组相比，肝移植后 PDIA3 表达显著增加，CA 能够显著抑制肝移植引起的 PDIA3 表达的增加。

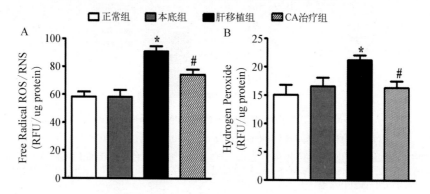

图4-40　CA 对肝移植大鼠肝组织提取蛋白中自由基 ROS/RNS 和 H_2O_2 产生的影响

（该图引自 *Free Radical Biology and Medicine* 2018年第129卷202—214页）

图 A、B 分别是 ELISA 检测自由基 ROS/RNS 和 H_2O_2 的结果。$^*P<0.05$ vs 正常组，$^\#P<0.05$ vs 肝移植组

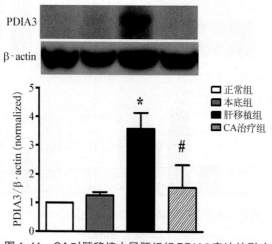

图4-41　CA 对肝移植大鼠肝组织 PDIA3 表达的影响

（该图引自 *Free Radical Biology and Medicine* 2018年第129卷202—214页）

图为 Western blot 检测 PDIA3 所得的条带及统计结果。$^*P<0.05$ vs 正常组，$^\#P<0.05$ vs 肝移植组

3.1.1.11.3　CA抑制肝移植后大鼠肝脏NADPH氧化酶活性的增加（图4-42、图4-43、图4-44）

如图4-42所示，与正常组和CA本底组相比，肝移植组NADPH氧化酶活性显著增加，CA+肝移植组NADPH氧化酶活性显著降低。

如图4-43所示，肝移植后，浆蛋白中p40phox、p47phox及p67phox表达显著增加，而CA处理后肝移植组p40phox、p47phox及p67phox表达均显著减少，说明CA处理能够抑制肝移植后浆蛋白p40phox、p47phox及p67phox表达的增加。Rac的表达没有明显变化。

如图4-44所示，与正常组和CA本底组相比，肝移植后，膜蛋白中p22phox、p40phox、p47phox及p67phox表达显著增加，而CA抑制肝移植引起的p22phox、p40phox、p47phox及p67phox在膜蛋白的表达增加。gp91phox及Rac在膜蛋白的表达没有发生变化。

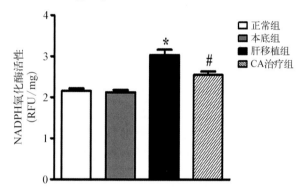

图4-42　CA对肝移植大鼠肝组织NADPH氧化酶活性的影响

（该图引自 *Free Radical Biology and Medicine* 2018年第129卷202—214页）

图为用ELISA法检测NADPH氧化酶活性的统计结果。$^*P<0.05$ vs 正常组，$^\#P<0.05$ vs 肝移植组

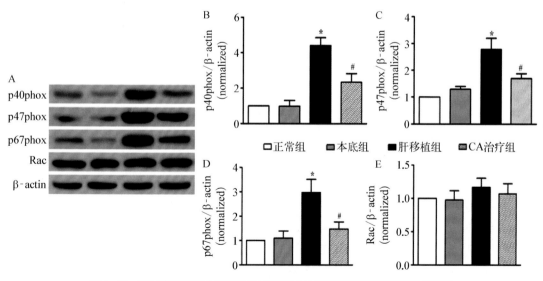

图4-43　CA对肝移植大鼠肝组织浆蛋白NADPH氧化酶亚基表达的影响

（该图引自 *Free Radical Biology and Medicine* 2018年第129卷202—214页）

图A为Western blot检测浆蛋白NADPH氧化酶亚基所得的条带。图B、C、D、E分别是各亚基p40phox、p47phox、p67phox及Rac的统计结果。$^*P<0.05$ vs 正常组，$^\#P<0.05$ vs 肝移植组

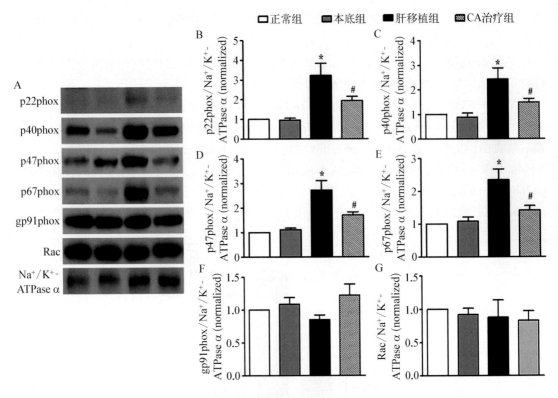

图4-44　CA对肝移植大鼠肝组织膜蛋白NADPH氧化酶亚基表达的影响

（该图引自 *Free Radical Biology and Medicine* 2018年第129卷202—214页）

图A为Western blot检测膜蛋白NADPH氧化酶亚基所得的条带。图B、C、D、E、F、G分别是各亚基p22phox、p40phox、p47phox、p67phox、gp91phox及Rac的统计结果。$^{*}P<0.05$ vs正常组，$^{\#}P<0.05$ vs肝移植组

实验结果表明，CA可以显著性抑制由肝移植引起的NADPH氧化酶亚基p40phox、p47phox及p67phox在细胞浆和细胞膜上的增加，抑制NADPH氧化酶的活性增加。

3.1.2　其他

中药用于肝脏的I/R损伤研究已有多年历史。据报道丹参可以抑制移植后肝细胞的凋亡[130]，抗氧化及防止细胞内钙超负荷[131]，减少肝酶释放，减少炎性因子释放[132]等。以丹参为主要成分的复方丹参滴丸，能够减轻由肠缺血再灌注引起的肝脏损伤[133]，其成分R1能够减轻肠系膜上动脉引起的肝脏微循环障碍及肝损伤，其机制可能与其抑制白细胞黏附有关[134]。Rb1后处理改善肝脏氧化损伤，可能是通过ROS-NO-HIF通路发挥作用[135]。丹酚酸B前给药结合缺血前处理能够通过减少缺血后氧化应激，增强能量代谢，减轻肝细胞凋亡改善肝损伤[136]。近年来对于白藜芦醇的研究较多，白藜芦醇具有抗炎、抗氧化、抗肿瘤的作用，能够有效减轻I/R肝损伤[137]，可以通过影响硫氧还蛋白/硫氧还蛋白结合蛋白系统改善氧化损伤[138]，还能够通过增加I/R中的谷胱甘肽还原酶、Cu/Zn超氧化物歧化酶、过氧化氢酶活性改善肝损伤[139,140]。白藜芦醇能够减轻缺血后肝脏炎性因子释放及中性粒细胞聚集，减轻肝损伤[141]。黄芩是历史悠久的中

药,它具有抗炎、抗氧化的细胞保护作用,文献已经证明黄芩可以改善肝脏的缺血再灌注损伤[142],而黄芩苷(baicalin)是其主要的活性成分,它可以通过抑制TLR4系统,减轻酒精性脂肪肝的I/R损伤[143]。黄芩苷还能够通过减轻炎性因子释放,抑制NF-κB核转位,增加HO-1,抑制Caspase-3、Caspase-8的激活,表现出抗炎、抗氧化、抗凋亡的性质[144]。黄芪甲苷Ⅳ通过抑制NF-κB核转位发挥抗I/R损伤的作用[145]。

3.2 复方制剂

我们的研究还证实了复方丹参滴丸能够减轻由肠缺血再灌注引起的肝脏损伤[133]。

参考文献

[1] Howard TK, Klintmalm GB, Cofer JB, et al. The influence of preservation injury on rejection in the hepatic transplant recipient[J]. Transplantation, 1990, 49(1): 103−107.

[2] Fellstrom B, Akuyrek LM, Backman U, et al. Postischemic reperfusion injury and allograft arteriosclerosis [J]. Transplant Proc, 1998, 30(8) , 4278−4280.

[3] Clavien PA, Harvey PR, Strasberg SM. Preservation and reperfusion injuries in liver allografts. An overview and synthesis of current studies[J]. Transplantation, 1992, 53(5): 957−978.

[4] Casillas-Ramírez A, Mosbah IB, Ramalho F, et al. Past and future approaches to ischemia-reperfusion lesion associated with liver transplantation[J]. Life Sci, 2006, 79(20): 1881−1894.

[5] Jaeschke H. Preservation injury: mechanisms, prevention and consequences[J]. Journal of Hepatology, 1996, 25(5): 774−780.

[6] Vollmar B, Menger MD. The hepatic microcirculation: mechanistic contributions and therapeutic targets in liver injury and repair[J]. Physiol Rev, 2009, 89(4): 1269−1339.

[7] Zhai Y, Busuttil RW, Kupiec-Weglinski JW. Liver Ischemia and Reperfusion Injury: New Insights into Mechanisms of Innate−Adaptive Immune-Mediated Tissue Inflammation[J]. American Journal of Transplantation, 2011, 11(8): 1563−1569.

[8] de Groot H, Rauen U. Ischemia-Reperfusion Injury: Processes in Pathogenetic Networks: a review[J]. Transplantation Proceedings, 2007, 39(2): 481−484.

[9] Rudiger HA, Clavien PA. Tumor necrosis factor a, but not Fas, mediates hepatocellular apoptosis in the murine ischemic liver[J]. Gastroenterology, 2002, 122(1): 202−210.

[10] Teoh N, dela Pena A, Farrell G. Hepatic ischemic preconditioning in mice is associated with activation of NF-kB, p38 kinase and cell cycle entry[J]. Hepatology, 2002, 36: 94−102.

[11] Teoh NC, Ito Y, Field J, et al. Diannexin, a novel annexin V homodimer, provides prolonged protection against hepatic ischemia-reperfusion injury in mice[J]. Gastroenterology, 2007, 133(2): 632−646.

[12] Teoh NC, Field J, Yu J, et al. Short-term therapy with PPARa-agonist, Wy−14643 protects murine fatty liver against ischemia reperfusion injury[J]. Hepatology, 2010, 51(3): 996−1006.

[13] Gujral JS, Bucci TJ, Farhood A, et al. Mechanism of cell death during warm hepatic ischemia reperfusion injury in rats: apoptosis or necrosis[J]. Hepatology, 2001, 33(2): 397−405.

[14] Jaeschke H, Farhood A. Neutrophil and Kupffer cell-induced oxidant stress and ischemia-reperfusion injury in rat liver[J]. Am J Physiol, 1991, 260(3): G355−362.

［15］ Teoh NC, Farrell GC. Hepatic ischemia reperfusion injury: pathogenic mechanisms and basis for hepatoprotection［J］. J Gastroenterol Hepatol, 2003, 18(8): 891−902.

［16］ Ramaiah SK, Jaeschke H. Role of neutrophils in the pathogenesis of acute inflammatory liver injury［J］. Toxicol Pathol, 2007, 35(6): 757−766.

［17］ Phillips L, Toledo AH, Lopez-Neblina F, et al. Nitric oxide mechanism of protection in ischemia and reperfusion injury［J］. J Invest Surg, 2009, 22(1): 46−55.

［18］ Montalvo-Jave EE, Escalante-Tattersfield T, Ortega-Salgado JA, et al. Factors in the pathophysiology of the liver ischemia-reperfusion injury［J］. J Surg Res, 2008, 147(1): 153−159.

［19］ Zhai Y, Busuttil RW, Kupiec-Weglinski JW. Liver Ischemia and Reperfusion Injury: New Insights into Mechanisms of Innate—Adaptive Immune-Mediated Tissue Inflammation［J］. Am J Transplant, 2011, 11(8): 1563−1569.

［20］ Caldwell-Kenkel JC, Currin RT, Tanaka Y, et al. Kupffer cell activation and endothelial cell damage after storage of rat livers: effects of reperfusion［J］. Hepatology, 1991, 13(1): 83−95.

［21］ Decker K. Biologically active products of stimulated liver macrophages (Kupffer cells)［J］. Eur J Biochem, 1990. 192(2): 245−261.

［22］ 千年松,帝振宇,陶开山.肝脏缺血再灌注损伤的发生机制研究进展［J］.现代肿瘤医学,2009,17(8): 1589−1592.

［23］ 刘永平,刘景诗.肝脏缺血再灌注损伤机制的研究进展［J］.医学临床研究,2008,25(10): 1904−1907.

［24］ James A Richards, Stephen J Wigmore, Luke R Devey. Heme oxygenase system in hepatic ischemia-reperfusion injury［J］. World J Gastroenterol, 2010, 16(48): 6068−6078.

［25］ 王冰,汪根树,陈规划.肝脏缺血再灌注损伤的发生机制研究进展［J］.器官移植,2010,1(5): 317−320.

［26］ Jaeschke H. Molecular mechanisms of hepatic is chemia-reperfusion injury and preconditioning［J］. Am J Physiol Gastrointest Liver Physiol, 2003, 284(1): G15−G26.

［27］ Linfert D, Chowdhry T, Rabb H. Lymphocytes and ischemia-reperfusion injury［J］. Transplant Rev (Orlando) , 2009, 23(1): 1−10.

［28］ Fondevila C, Busuttil RW, Kupiec-Weglinski JW. Hepatic ischemia/reperfusion injury—a fresh look［J］. Exp Mol Pathol, 2003, 74(2): 86−93.

［29］ Teoh NC. Hepatic ischemia reperfusion injury: Contemporary perspectives on pathogenic mechanisms and basis for hepatoprotection—the good, bad and deadly［J］. J Gastroenterol Hepatol, 2011, 26 (Suppl 1): 180−187.

［30］ Ramalho FS, Fernandez-Monteiro I, Rosello-Catafau J, et al. Hepatic microcirculatory failure［J］. Acta Cir Bras, 2006, 21 Suppl 1: 48−53.

［31］ Montalvo-Jave EE, Escalante-Tattersfield T, Ortega-Salgado JA, et al. Factors in the pathophysiology of the liver ischemia reperfusion injury［J］. J Surg Res, 2008, 147(1): 153−159.

［32］ Zhang W, Wang M, Xie HY, et al. Role of Reactive Oxygen Species in Mediating Hepatic Ischemia-Reperfusion Injury and Its Therapeutic Applications in Liver Transplantation［J］. Transplantation Proc, 2007, 39(5): 1332−1337.

［33］ 张强,张瑞明,李德平.肝脏缺血再灌注损伤机制研究进展［J］.内蒙古医学杂志,2007,39(7): 831−834.

［34］ Arumugam TV, Shiels IA, Woodruff TM, et al. The role of the complement system in ischemia-reperfusion injury［J］. Shock, 2004, 21(5): 401−409.

［35］ Hart ML, Walsh MC, Stahl GL. Initiation of complement activation following oxidative stress. In vitro and in vivo observations［J］. Mol Immunol, 2004, 41(2−3): 165−171.

［36］ Collard CD, Lekowski R, Jordan JE, et al. Complement activation following oxidative stress［J］. Mol Immunol, 1999, 36(13−14): 941−948.

［37］ Stahl GL, Xu Y, Hao L, et al. Role for the alternative complement pathway in ischemia/reperfusion injury［J］. Am J Pathol, 2003, 162(2): 449−455.

［38］ DiScipio RG, Daffern PJ, Jagels MA, et al. A comparison of C3a and C5a-mediated stable adhesion of rolling eosinophils in postcapillary venules and transendothelial migration in vitro and in vivo［J］. J Immunol, 1999, 162(2): 1127−1136.

［39］ Ember JA, Sanderson SD, Taylor SM, et al. Biologic activity of synthetic analogues of C5a anaphylatoxin［J］. J Immunol, 1992, 148(10): 3165−3173.

［40］ Guo RF, Riedemann NC, Ward PA. Role of C5a-C5aR interaction in sepsis［J］. Shock, 2004, 21(1): 1−7.

［41］ Moller T, Nolte C, Burger R, et al. Mechanisms of C5a and C3a complement fragment-induced［Ca^{2+}］$_i$ signaling in mouse microglia［J］. J Neurosci, 1997, 17(2): 615−624.

［42］ Guo RF, Ward PA. Role of C5a in inflammatory responses［J］. Annu Rev Immunol, 2005, 23: 821−852.

［43］ Drouin SM, Kildsgaard J, Haviland J, et al. Expression of the complement anaphylatoxin C3a and C5a receptors on bronchial epithelial and smooth muscle cells in models of sepsis and asthma［J］. J Immunol, 2001, 166(3): 2025−2032.

［44］ Albrecht EA, Chinnaiyan AM, Varambally S, et al. C5a-induced gene expression in human umbilical vein endothelial cells［J］. Am J Pathol, 2004, 164(3): 849−859.

［45］ Fosbrink M, Niculescu F, Rus H. The role of c5b−9 terminal complement complex in activation of the cell cycle and transcription［J］. Immunol Res, 2005, 31(1): 37−46.

［46］ Niculescu F, Rus H. Mechanisms of signal transduction activated by sublytic assembly of terminal complement complexes on nucleated cells［J］. Immunol Res, 2001, 24(2): 191−199.

［47］ Kilgore KS, Flory CM, Miller BF, et al. The membrane attack complex of complement induces interleukin−8 and monocyte chemoattractant protein−1 secretion from human umbilical vein endothelial cells［J］. Am J Pathol, 1996, 149(3): 953−961.

［48］ Kilgore KS, Ward PA, Warren JS. Neutrophil adhesion to human endothelial cells is induced by the membrane attack complex: the roles of P-selectin and platelet activating factor［J］. Inflammation, 1998, 22(6): 583−598.

［49］ Torzewski J, Oldroyd R, Lachmann P, et al. Complement-induced release of monocyte chemotactic protein−1 from human smooth muscle cells. A possible initiating event in atherosclerotic lesion formation［J］. Arterioscler Thromb Vasc Biol, 1996, 16(5): 673−677.

［50］ Shirasugi N, Wakabayashi G, Shimazu M, et al. Upregulation of oxygen derived free radicals by interleukin 1 in hepatic ischemia-reperfusion injury［J］. Transplantation, 1997, 64(10): 1398−1403.

［51］ Khandoga A1, Biberthaler P, Enders G, et al. P-select in mediates platelet-en dothelial cell interactions and reperfusion injury in the mouse liver in vivo［J］. Shock, 2002, 18(6): 529−535.

［52］ Atalla SL, Toledo-Pereyra LH, MacKenzie GH, et al. Influence of oxygen-derived free radical scavengers on ischemic livers［J］. Transplantation, 1985, 40(6): 584−590.

［53］ Jaeschke H. Role of reactive oxygen species in hepatic ischemia-reperfusion injury and preconditioning［J］. J Invest Surg, 2003, 16(3): 127−140.

［54］ Madesh M, Hajnoczky G. VDAC-dependent permeabilization of the outer mitochondrial membrane by superoxide induces rapid and massive cytochrome c release[J]. J Cell Biol, 2001, 155(6): 1003-1015.

[55] Zhao K, Zhao GM, Wu D, et al. Cell-permeable peptide antioxidants targeted to inner mitochondrial membrane inhibit mitochondrial swelling, oxidative cell death, and reperfusion injury[J]. J Biol Chem, 2004, 279(33): 34682-34690.

[56] Schwabe RF, Brenner DA. Mechanisms of Liver Injury. I. TNF-alpha-induced liver injury: role of IKK, JNK, and ROS pathways[J]. Am J Physiol Gastrointest Liver Physiol, 2006, 290(4): G583-G589.

[57] Matsui N, Satsuki I, Morita Y, et al. Xanthine oxidase-derived reactive oxygen species activate nuclear factor kappa B during hepatic ischemia in rats[J]. Jpn J Pharmacol, 2000, 84(3): 363-366.

[58] Sanlioglu S, Williams CM, Samavati L, et al. Lipopolysaccharide induces Rac1-dependent reactive oxygen species formation and coordinates tumor necrosis factor-alpha secretion through IKK regulation of NF-kappa B[J]. J Biol Chem, 2001, 276(32): 30188-30198.

[59] Szabo C, Ischiropoulos H, Radi R. Peroxynitrite: biochemistry, pathophysiology and development of therapeutics[J]. Nat Rev Drug Discov, 2007, 6(8): 662-680.

[60] Jiang N, Zhang ZM, Liu L, et al. Effects of Ca^{2+} channel blockers on store-operated Ca^{2+} channel currents of Kupffer cells after hepatic ischemia/reperfusion injury in rats[J]. World J Gastroenterol, 2006, 12(29): 4694-4698.

[61] Lopez-Neblina F, Toledo-Pereyra LH, Toledo AH, et al. Ryanodine receptor antagonism protects the ischemic liver and modulates TNF-alpha and IL-10[J]. J Surg Res, 2007, 140(1): 121-128.

[62] Miller BA. The role of TRP channels in oxidative stressinduced cell death[J]. J Membr Biol, 2006, 209(1): 31-41.

[63] Nieuwenhuijs VB, De Bruijn MT, Padbury RT, et al. Hepatic ischemia-reperfusion injury: roles of Ca^{2+} and other intracellular mediators of impaired bile flow and hepatocyte damage[J]. Dig Dis Sci, 2006, 51(6): 1087-1102.

[64] Janicki PK, Wise PE, Belous AE, et al. Interspecies differences in hepatic Ca^{2+}-ATPase activity and the effect of cold preservation on porcine liver Ca^{2+}-ATPase function[J]. Liver Transpl. 2001, 7(2): 132-139.

[65] Jaeschke H, Lemasters JJ. Apoptosis versus oncotic necrosis in hepatic ischemia/reperfusion injury[J]. Gastroenterology, 2003, 125(4): 1246-1257.

[66] Wang D, Dou K, Song Z, et al. The Na^+/H^+ exchange inhibitor: a new therapeutic approach for hepatic ischemia injury in rats[J]. Transplant Proc, 2003, 35(8): 3134-3135.

[67] Belous A, Knox C, Nicoud IB, et al. Reversed activity of mitochondrial adenine nucleotide translocator in ischemia-reperfusion[J]. Transplantation, 2003, 75(10): 1717-1723.

[68] Ishii K, Arima T, Suita S. Verapamil attenuates postischemic oxidative injury in the rat liver[J]. Res Exp Med (Berl), 1992, 192(3): 151-159.

[69] Ishii K, Suita S, Sumimoto H. Effect of verapamil on conversion of xanthine dehydrogenase to oxidase in ischemic rat liver[J]. Res Exp Med (Berl), 1990, 190(6): 389-399.

[70] Martinez I, Chakrabarti S, Hellevik T, et al. Synaptotagmin Ⅶ regulates Ca^{2+}-dependent exocytosis of lysosomes in fibroblasts[J]. J Cell Biol, 2000, 148(6): 1141-1149.

[71] Jaeschke H, Lemasters JJ. Apoptosis versus oncotic necrosis in hepatic ischemia/reperfusion injury[J]. Gastroenterology, 2003, 125(4): 1246-1257.

[72] Kim JS, Qian T, Lemasters JJ. Mitochondrial permeability transition in the switch from necrotic to apoptotic cell death in ischemic rat hepatocytes[J]. Gastroenterology, 2003, 124(2): 494-503.

［73］ Malhi H, Gores GJ. Cellular and Molecular Mechanisms of Liver Injury［J］. Gastroenterology, 2008, 134(6): 1641-1654.

［74］ Lemasters JJ, Theruvath TP, Zhong Z, et al. Mitochondrial calcium and the permeability transition in cell death［J］. Biochim Biophys Acta, 2009, 1787(11): 1395-1140.

［75］ Gow AJ, Thom SR, Ischiropoulos H. Nitric oxide and peroxynitrite-mediated pulmonary cell death［J］. Am J Physiol, 1998, 274(1 Pt 1): L112-118.

［76］ Selzner N, Rudiger H, Graf R, et al. Protective strategies against ischemic injury of the liver［J］. Gastroenterology, 2003, 125(3): 917-936.

［77］ Tsung A, Klune JR, Zhang X, et al. HMGB1 release induced by liver ischemia involves Toll-like receptor 4 dependent reactive oxygen species production and calcium-mediated signaling［J］. J Exp Med, 2007, 204(12): 2913-2923.

［78］ Arumugam TV, Okun E, Tang SC, et al. Toll-like Receptors in Ischemia-reperfusion Injury［J］. Shock, 2009, 32(1): 4-16.

［79］ Keyse SM, Tyrrell RM. Heme oxygenase is the major 32-kDa stress protein induced in human skin fibroblasts by UVA radiation, hydrogen peroxide, and sodium arsenite［J］. Proc Natl Acad Sci USA, 1989, 86(1): 99-103.

［80］ McCord JM. Oxygen derived free radicals in post-ischemic tissue injury［J］. N Engl J Med, 1985, 312(3): 159-163.

［81］ Gozzelino R, Jeney V, Soares MP. Mechanisms of cell protection by heme oxygenase-1［J］. Annu Rev Pharmacol Toxicol, 2010, 50: 323-354.

［82］ Boczkowski J, Poderoso JJ, Motterlini R. CO-metal interaction: Vital signaling from a lethal gas［J］. Trends Biochem Sci, 2006, 31(11): 614-621.

［83］ Kim HP, Ryter SW, Choi AM. CO as a cellular signaling molecule［J］. Annu Rev Pharmacol Toxicol, 2006, 46: 411-449.

［84］ Williams SE, Wootton P, Mason HS, et al. Hemoxygenase-2 is an oxygen sensor for a calcium-sensitive potassium channel［J］. Science, 2004, 306(5704): 2093-2097.

［85］ Berberat PO, Katori M, Kaczmarek E, et al. Heavy chain ferritin acts as an antiapoptotic gene that protects livers from ischemia reperfusion injury［J］. FASEB J, 2003, 17(12): 1724-1726.

［86］ Kaizu T, Ikeda A, Nakao A, et al. Donor graft adenoviral iNOS gene transfer ameliorates rat liver transplant preservation injury and improves survival［J］. Hepatology, 2006, 43(3): 464-473.

［87］ Hines IN, Harada H, Flores S, et al. Endothelial nitric oxide synthase protects the post-ischemic liver: potential interactions with superoxide［J］. Biomed Pharmacother, 2005, 59(4): 183-189.

［88］ Varadarajan R, Golden-Mason L, Young L, et al. Nitric oxide in early ischaemia reperfusion injury during human orthotopic liver transplantation［J］. Transplantation, 2004, 78(2): 250-256.

［89］ Glantzounis GK, Salacinski HJ, Yang W, et al. The contemporary role of antioxidant therapy in attenuating liver ischemia-reperfusion injury: a review［J］. Liver Transpl, 2005, 11(9): 1031-1047.

［90］ Millar TM, Stevens CR, Benjamin N, et al. Xanthine oxidoreductase catalyses the reduction of nitrates and nitrite to nitric oxide under hypoxic conditions［J］. FEBS Lett, 1998, 427(2): 225-228.

［91］ Kozlov AV, Staniek K, Nohl H. Nitrite reductase activity is a novel function of mammalian mitochondria ［J］. FEBS Lett, 1999, 454(1-2): 127-130.

［92］ Godber BL, Doel JJ, Sapkota GP, et al. Reduction of nitrite to nitric oxide catalyzed by xanthine oxidoreductase［J］. J Biol Chem, 2000, 275(11): 7757-7763.

［93］ Li H, Samouilov A, Liu X, et al. Characterization of the magnitude and kinetics of xanthine oxidase-catalyzed nitrite reduction. Evaluation of its role in nitric oxide generation in anoxic tissues［J］. J Biol Chem, 2001, 276(27): 24482-24489.

［94］ Gautier C, van Faassen E, Mikula I, et al. Endothelial nitric oxide synthase reduces nitrite anions to NO under anoxia［J］. Biochem Biophys Res Commun, 2006, 341(3): 816-821.

［95］ Phillips L, Toledo AH, Lopez-Neblina F, et al. Nitric oxide mechanism of protection in ischemia and reperfusion injury［J］. J Invest Surg, 2009, 22(1): 46-55.

［96］ Kim YM, de Vera ME, Watkins SC, et al. Nitric oxide protects cultured rat hepatocytes from tumor necrosis factor-alpha-induced apoptosis by inducing heat shock protein 70 expression［J］. J Biol Chem, 1997, 272(2): 1402-1411.

［97］ Burwell LS, Brookes PS. Mitochondria as a target for the cardioprotective effects of nitric oxide in ischemia-reperfusion injury［J］. Antioxid Redox Signal, 2008, 10(3): 579-599.

［98］ Bryan NS1, Fernandez BO, Bauer SM, et al. Nitrite is a signaling molecule and regulator of gene expression in mammalian tissues［J］. Nat Chem Biol, 2005, 1(5): 290-297.

［99］ Kato A, Okaya T, Lentsch AB. Endogenous IL-13 protects hepatocytes and vascular endothelial cells during ischemia/reperfusion injury［J］. Hepatology, 2003, 37(2): 304-312.

［100］ Kato A, Yoshidome H, Edwards MJ, et al. Reduced hepatic ischemia/reperfusion injury by IL-4: Potential anti-inflammatory role of STAT6［J］. Inflamm Res, 2000, 49(6): 275-279.

［101］ Yoshidome H, Kato A, Miyazaki M, et al. IL-13 activates STAT6 and inhibits liver injury induced by ischemia/reperfusion［J］. Am J Pathol, 1999, 155(4): 1059-1064.

［102］ 杨悦杰, 黄芬. 肝星状细胞及相关细胞因子在肝纤维化形成中的作用.［J］世界华人消化杂志, 2007, 15(27): 2885-2890.

［103］ 林羡屏, 王小众. 肝纤维化相关因子及其作用［J］. 世界华人消化杂志, 2006, 14(11): 1037-1043.

［104］ Pietrangelo A. Iron, oxidative stress and liver fibrogenesis［J］. J Hepatol, 1998, 28 (Suppl 1): 8-13.

［105］ Poli G, Parola M. Oxidative damage and fibrogenesis［J］. Free Radic Biol Med, 1997, 22(1-2): 287-305.

［106］ Parola M, Bellomo G, Robino G, et al. 4-Hydroxynonenal as a biological signal: molecular basis and pathophysiological implications［J］. Antioxid Redox Signal, 1999, 1(3): 255-284.

［107］ 杨志芳, 毛飞, 黄正明. 肝纤维化的形成机制及治疗的研究进展［J］. 解放军药学学报, 2006, 22(2): 129-132.

［108］ Pinzani M, Gentilini P. Biology of hepatic stellate cells and their possible relevance in the pathogenesis of portal hypertension in cirrhosis［J］. Semin Liver Dis, 1999, 19(4): 397-410.

［109］ Friedman SL, Maher JJ, Bissell DM. Mechanisms and therapy of hepatic fibrosis: report of the AASLD Single Topic Basic Research Conference［J］. Hepatology, 2000, 32(6): 1403-1408.

［110］ Friedman SL. Molecular regulation of hepatic fibrosis, an integrated cellular response to tissue injury［J］. J Biol Chem, 2000, 275(4): 2247-2250.

［111］ 张莎莎, 吕文良, 张旭, 等. 肝纤维化的发病机制研究进展［J］. 浙江中医药大学学报, 2011(5): 797-802.

［112］ Gäbele E, Brenner DA, Rippe RA. Liver fibrosis: signals leading to the amplification of the fibrogenic hepatic stellate cell［J］. Front Biosci, 2003, 8: 69-77.

［113］ Elsharkawy AM1, Oakley F, Mann DA. The role and regulation of hepatic stellate cell apoptosis in reversal of liver fibrosis［J］. Apoptosis, 2005, 10(5): 927-939.

［114］ Friedman SL. Seminars in medicine of the Beth Israel Hospital, Boston. The cellular basis of hepatic fibrosis。Mechanisms and treatment strategies[J]. N Engl J Med, 1993, 328(25): 1828-1835.

[115] Friedman SL. Liver fibrosis-from bench to bedside[J]. J Hepatol, 2003, 38 (Suppl 1): S38-53.

[116] Lee KS, Lee SJ, Park HJ, et al. Oxidative stress effect on the activation of hepatic stellate cells[J]. Yonsei Med J, 2001, 42(1): 1-8.

[117] Gressner AM, Polzar B, Lahme B, et al. Induction of rat liver parenchymal cell apoptosis by hepatic myofibroblasts via transforming growth factor beta[J]. Hepatology,1996, 23(3): 571-581.

[118] Terai S, Ishikawa T, Omori K, et al. Improved liver function in patients with liver cirrhosis after autologous bone marrow cell infusion therapy[J]. Stem Cells, 2006, 24(10): 2292-2298.

[119] Sakaida I, Terai S, Yamamoto N, et al. Transplantation of bone marrow cells reduces CCl4-induced liver fibrosis in mice[J]. Hepatology, 2004, 40(6): 1304-1311.

[120] Gressner AM, Lotfi S, Gressner G, et al. Synergism between hepatocytes and Kupffer cells in the activation of fat storing cells (perisinusoidal lipocytes)[J]. J Hepatol, 1993, 19(1): 117-132.

[121] Matsuoka M, Tsukamoto H. Stimulation of hepatic lipocyte collagen production by Kupffer cell-derived transforming growth factor beta: implication for a pathogenetic role in alcoholic liver fibrogenesis[J]. Hepatology, 1990, 11(4): 599-605.

[122] Winwood PJ1, Schuppan D, Iredale JP, et al. Kupffer cell-derived 95-kd type IV collagenase/gelatinase B: characterization and expression in cultured cells[J]. Hepatology, 1995, 22(1): 304-315.

[123] Gentilini A, Marra F, Gentilini P, et al. Phosphatidylinositol-3 kinase and extracellular signal-regulated kinase mediate the chemotactic and mitogenic effects of insulin-like growth factor-1 in human hepatic stellate cells[J]. J Hepatol, 2000, 32(2): 227-234.

[124] Nieto N, Friedman SL, Greenwel P, et al. CYP2E1-mediated oxidative stress induces collagen type I expression in rat hepatic stellate cells[J]. Hepatology, 1999, 30(4): 987-996.

[125] Nieto N, Friedman SL, Cederbaum AI. Cytochrome P450 2E1-derived reactive oxygen species mediate paracrine stimulation of collagen I protein synthesis by hepatic stellate cells[J]. J Biol Chem, 2002, 277(12): 9853-9864.

[126] 黄艳,黄成,李俊.肝纤维化病程中Kupffer细胞分泌的细胞因子对肝星状细胞活化增殖、凋亡的调控[J].中国药理学通报,2010,26(1): 9-13.

[127] Cheng K, Yang N, Mahato RI. TGF-beta1 gene silencing for treating liver fibrosis[J]. Mol Pharm, 2009, 6(3): 772-779.

[128] Shek FW, Benyon RC. How can transforming growth factor beta be targeted usefully to combat liver fibrosis[J]. Eur J Gastroenterol Hepatol, 2004, 16(2): 123-126.

[129] Mu HN, Li Q, Pan CS, et al. Caffeic acid attenuates rat liver reperfusion injury through sirtuin 3-dependent regulation of mitochondrial respiratory chain[J]. Free Radic Biol Med, 2015. 85: 237-249.

[130] 王宇,周杰,蒋晓青.丹参对大鼠移植肝脏再灌注损伤的防护及肝细胞凋亡的影响[J].南方医科大学学报,2008,28(5): 870-873.

[131] 刘剑仑,蓝瑚.丹参对肝脏缺血再灌注损伤的保护作用[J].昆明医学院学报,1994,15(1): 29-31.

[132] Liang R, Bruns H, Kincius M, et al. Danshen protects liver grafts from ischemia/reperfusion injury in experimental liver transplantation in rats[J]. Transpl Int, 2009, 22(11): 1100-1109.

[133] Horie Y, Han JY, Mori S, et al. Herbal cardiotonic pills prevent gut ischemia/reperfusion-induced hepatic microvascular dysfunction in rats fed ethanol chronically[J]. World J Gastroenterol, 2005, 11(4): 511-515.

[134] Chen WX, Wang F, Liu YY, et al. Effect of notoginsenoside R1 on hepatic microcirculation disturbance

induced by gut ischemia and reperfusion[J]. World J Gastroenterol, 2008, 14(1): 29-37.

[135] Guo Y, Yang T, Lu J, et al. Rb1 postconditioning attenuates liver warm ischemia-reperfusion injury through ROS-NO-HIF pathway[J]. Life Sci, 2011, 88(13-14): 598-605.

[136] Kong R, Gao Y, Sun B, et al. The strategy of combined ischemia preconditioning and salvianolic acid-B pretreatment to prevent hepatic ischemia-reperfusion injury in rats[J]. Dig Dis Sci, 2009, 54(12): 2568-2576.

[137] 孙水平, 孙中杰, 吴胜利, 等. 白藜芦醇对肝脏缺血再灌注损伤的保护作用[J]. 中国普通外科杂志, 2005, 14(2): 149-151.

[138] Nivet-Antoine V, Cottart CH, Lemaréchal H, et al. trans-Resveratrol downregulates Txnip overexpression occurring during liver ischemia-reperfusion[J]. Biochimie, 2010, 92(12): 1766-1771.

[139] Hassan-Khabbar S, Cottart CH, Wendum D, et al. Postischemic treatment by trans-resveratrol in rat liver ischemia-reperfusion: a possible strategy in liver surgery[J]. Liver Transpl, 2008, 14(4): 451-459.

[140] Gedik E, Girgin S, Ozturk H, et al. Resveratrol attenuates oxidative stress and histological alterations induced by liver ischemia/reperfusion in rats[J]. World J Gastroenterol, 2008, 14(46): 7101-7106.

[141] Hassan-Khabbar S1, Vamy M, Cottart CH, et al, Nivet-Antoine V Protective effect of post-ischemic treatment with trans-resveratrol on cytokine production and neutrophil recruitment by rat liver[J]. Biochimie, 2010, 92(4): 405-410.

[142] 王玉彬, 孙丽丽, 李迪诺. 黄芩对大鼠肝脏缺血再灌注损伤的抗氧化保护作用的研究[J]. 中国医学工程, 2011, 19(4): 95-96.

[143] Kim SJ, Lee SM. Effect of baicalin on toll-like receptor 4-mediated ischemia/reperfusion inflammatory responses in alcoholic fatty liver condition[J]. Toxicol Appl Pharmacol, 2012, 258(1): 43-50.

[144] Kim SJ, Moon YJ, Lee SM. Protective effects of baicalin against ischemia/reperfusion injury in rat liver[J]. J Nat Prod, 2010, 73(12): 2003-2008.

[145] Cheng MX, Chen ZZ, Cai YL, et al. Astragaloside IV protects against ischemia reperfusion in a murine model of orthotopic liver transplantation[J]. Transplant Pro, 2011, 43(5): 1456-1461.

第五章　肠缺血再灌注损伤与中医药

1. 肠缺血再灌注与肠微循环障碍

因动脉或静脉血流阻断再通后发生的组织微循环障碍,是缺血再灌注引起肠管损伤的病理基础[1]。肠I/R损伤多发生于肠系膜动脉阻塞、肠套叠、创伤或失血性休克等多种疾病过程中[2],也可出现于肠管移植术、心肺分流术、腹主动脉瘤手术等治疗后[3,4]。肠系膜血管I/R的发病率高,常引起急性血管功能不全、肠道细菌易位和肠坏死,引发全身性炎症反应和多器官功能障碍综合征,导致死亡[5]。肠I/R损伤是一个复杂的病理过程,针对其相关环节实施的治疗方法,在临床上尚无满意的临床疗效。探讨肠I/R损伤的发病机制和防治方法有着重要的临床意义。

肠在静息时接纳了20%～25%的心输出量,餐后升至35%[6-8]。肠系膜血供的70%直接传输给了肠黏膜和黏膜下层,其余的血供传输至肌层和浆膜层。肠道的血液循环具有自我调节功能,使肠组织保持着恒定的血流量[6,9,10]。肠系膜上动脉的空肠和回肠支承担了小肠的供血。这些分支通过血管弓互相连接以保护肠的消化和黏膜屏障功能不受低氧条件的威胁。它们走行于系膜与肠管交接的边缘,沿肠管横轴深入至肠壁浆膜层的内部(一级分支),穿过肌层在黏膜下层的外表面形成规模庞大的血管丛(二级分支),血管丛发出分支向黏膜顶端绒毛供血,形成上皮下的毛细血管网(三级分支)。一些分支在绒毛根部形成毛细血管网为黏膜隐窝的腺体供血。在绒毛中,平行走行的中心细动脉和细静脉允许血液的逆流[7]。同时,微动脉中的一部分氧直接渗透进邻近的微静脉而没有到达绒毛尖端。此过程在肠自我调节血流量时变得更加活跃,这可能解释了动脉压降低时绒毛的一系列变化[11]。此外,绒毛尖端需氧量较高,对缺氧极为敏感,这可能意味着逆流机制加重了肠在缺血时的损伤。

微循环障碍主要包括血管管径的变化、血流速度的变化、细胞黏附、过氧化物、白蛋白漏出、肥大细胞脱颗粒以及炎性因子释放等一系列的病理过程[12-14]。

1.1　缺血再灌注时肠管细动静脉血管径和血流速度的变化

I/R对肠管细动静脉管径和血流的影响如图5-1所示,正常生理状态下细静脉管壁薄,走形稍弯曲,血流速度明显快于集合毛细血管。细静脉对I/R等的外界刺激以及刺激所引起的病理变化反应灵敏,故在实验观察过程中主要是针对细静脉的研究。细动脉通常与细静脉伴行,细动脉管壁厚,管径为伴行细静脉的1/2～2/3左右,分支少,走形直,血流快。

缺血早期由于血容量明显减少,使血液重新分配,血管内血细胞密度明显减少,血管运动性明显增加,血流速度逐渐减慢至停止。

再灌注30分钟至1小时,细静脉血流减慢,白细胞贴壁数量逐渐增加,造成部分分段细静脉内径狭窄,但外径与缺血前比较无显著差异。

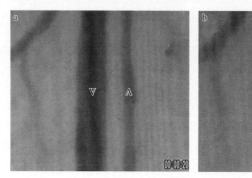

图5-1 肠管细动静脉形态变化

(该图由作者提供)

a:缺血前。b:缺血90 min再灌注60 min细静脉形态变化。V:细静脉。A:细动脉

1.2 缺血再灌注时肠管血流量的变化

通过激光多普勒血流量仪检测脏器或皮肤表面的血流灌注情况。正常状态下,小肠表面血流充盈,I/R损伤后,毛细血管得不到灌注,造成微循环障碍,小肠表面血流量显著降低。图5-2为缺血前(a)后(b)肠管表面血流量的变化。

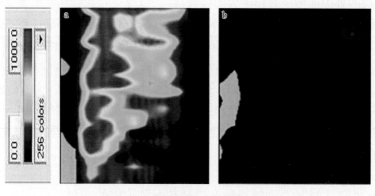

图5-2 肠管表面血流量的变化

(该图由作者提供)

a:缺血前。b:缺血90 min再灌注60 min时肠管表面血流量的变化

1.3　缺血再灌注时肠管细静脉壁过氧化物的产生

血管和组织缺血时 ATP 逐级降解，进而分解成次黄嘌呤；另一面黄嘌呤脱氢酶转变成黄嘌呤氧化酶。当血管再通，血液向缺血区提供大量的氧气和水时，次黄嘌呤、氧气和水在黄嘌呤氧化酶催化下，产生大量的负氧阴离子（superoxide anion，O_2^-），O_2^- 在超氧化物歧化酶（superoxide dismutase，SOD）的作用下，转化成过氧化氢（hydrogen peroxide，H_2O_2），后者在过氧化氢酶（catalase，CAT）的作用下转化成水，一部分 O_2^- 和 H_2O_2 经过 Haber-Weiss 反应转化成羟自由基（hydroxy radical，·OH）。血管内皮细胞产生的一氧化氮（nitric oxide，NO）与 O_2^- 结合成过氧化亚硝酸盐阴离子（peroxynitrite，$ONOO^-$）[15]。H_2O_2、O_2^- 和 $ONOO^-$ 都是毒性很强的过氧化物，可导致脂质过氧化、DNA 断裂，损伤血管内皮细胞和血管周围组织细胞[16]。I/R 产生的过氧化物还可通过多种细胞内信号传导途径，降解转录抑制蛋白-kappa B（inhibitor kappa B，I-κB），活化核转录因子（nuclear factor kappa B，NF-κB），引起其亚基 p65 和 p650 的核转移[17]，启动黏附分子、炎性因子、凋亡控制蛋白等基因的转录，促进了黏附分子[18]、炎性因子[19,20]的合成、表达和释放。图 5-3 为通过配有荧光摄像头的倒置显微镜和过氧化物荧光探针双氢罗丹明 123（DHR）观察活体肠系膜细静脉壁过氧化物的产生（由于肠系膜透明较薄，易于微循环观察。肠管组织为实体组织，较厚，细动静脉位置较深，不清晰，不适用于细静脉壁过氧化物的观察）。

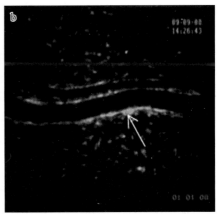

图5-3　肠系膜细静脉壁过氧化物产生

（该图由作者提供）

a：缺血前。b：缺血 10 min 再灌注 60 min 时过氧化物的产生（↑）

1.4　缺血再灌注时肠管细静脉白细胞的黏附

血管内皮黏附分子 ICAM-1 和白细胞黏附分子 CD11b/CD18 的表达引起白细胞与血管壁的黏附[21,22]。黏附于血管壁上的白细胞，一方面通过辅酶Ⅱ（nicotinamide adenine dinucleotide phosphate，NADPH）氧化酶爆发式地产生过氧化物[23-26]，另一方面又释放多种蛋白酶[27-29]，溶解和损伤血管内皮细胞和血管基底膜[27,29,30]。进而，黏附于血管内皮细胞上的白细胞或通过损伤的血管内皮细胞,或通过细胞连接处,穿过血管内皮细胞和血管基底膜,游出于血管外。游出于血管外的白细胞释放的过氧化物和蛋白酶进一步损伤血管周围的细胞或组织。图5-4为I/R引起的肠系膜细静脉内白细胞的黏附。

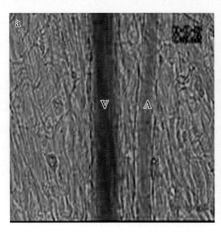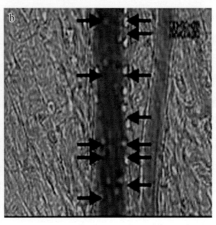

图5-4   肠系膜细静脉内白细胞黏附

(该图由作者提供)

a:缺血前。b:缺血10 min再灌注60 min时的白细胞黏附(↑)。V:细静脉。A:细动脉

1.5   缺血再灌注时肠管肥大细胞脱颗粒

血管外的肥大细胞,在I/R产生的过氧化物的刺激下脱颗粒[13],释放组织胺、5-羟色胺、血小板活化因子等血管活性物质和TNF-α、白细胞介素等炎性因子[31,32]。这些血管活性物质和炎性因子从血管外攻击血管,加重了血管内的细胞黏附和血管通透性[33]。本实验室采用甲苯胺蓝溶液和表面滴加的方法对肥大细胞进行染色,肥大细胞及其脱落的颗粒被染成蓝紫色。图5-5为I/R引起的肠系膜细静脉周围的肥大细胞脱颗粒(由于肠系膜透明较薄,

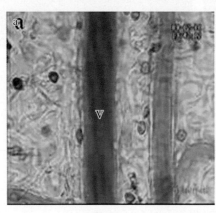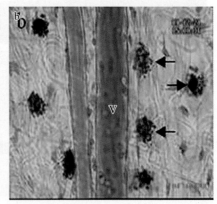

图5-5   肠系膜细静脉周围肥大细胞脱颗粒

(该图由作者提供)

a:缺血前。b:缺血10 min再灌注60 min时的肥大细胞脱颗粒(↑)。V:细静脉

易于微循环观察。肠管组织为实体组织,较厚,光源不易透过组织,不适用于肥大细胞脱颗粒的观察)。

1.6 缺血再灌注时肠管细静脉的白蛋白漏出

细静脉基本结构包括内皮细胞、基底膜和周细胞。为了保持适宜、有效的通透性,微血管壁对气体、脂溶性物质、小分子物质可以通透;大分子物质则需要有选择性地借助载体,通过血管壁,借此保证血液和组织细胞间的物质、能量、信息的传递。

I/R后血管内皮细胞和黏附的白细胞产生的过氧化物、炎性因子,以及黏附白细胞产生的蛋白酶都可以从血管内攻击血管,损伤血管内皮细胞和血管基底膜。血管外肥大细胞脱颗粒释放的血管活性物质和炎性因子既可以加重白细胞与血管内皮的黏附,又可以扩大血管内皮细胞的间隙,增加血管的通透性,导致血浆白蛋白的漏出,引起血管周围水肿。血浆白蛋白的漏出是血管损伤的主要标志。本实验室采用配有荧光摄像头的倒置显微镜和FITC标记的牛血清白蛋白标记活体肠管细静脉白蛋白的漏出。图5-6为I/R引起的肠管细静脉白蛋白漏出。图5-7为缺血前后肠系膜细静脉白蛋白漏出。

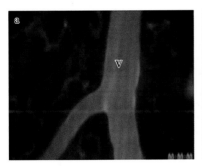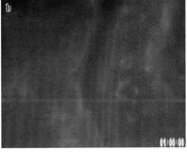

图5-6　肠管细静脉白蛋白漏出

(该图由作者提供)

a:缺血前。b:缺血90 min再灌注60 min时白蛋白漏出。V:细静脉

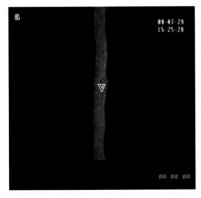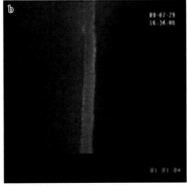

图5-7　肠系膜细静脉白蛋白漏出

(该图由作者提供)

a:缺血前。b:缺血10 min再灌注60 min时白蛋白漏出。V:细静脉

2.　肠缺血再灌注与肠组织损伤

肠 I/R 损伤是外科常见问题,可发生于成人和小儿,肠组织损伤是基本的病理改变[34]。

肠道缺血时可导致肠黏膜充血、细胞间隙增宽、黏膜肌层增厚水肿,且功能性试验显示乳果糖、甘露醇吸收比值明显增高,说明肠道通透性增加。用共聚焦显微镜观察肠道的短期缺血发现,细胞内的 NADPH 浓度和绒毛尖端的 pH 值可迅速恢复正常,而长期缺血时只有 1/3 的上皮细胞在再灌注后发生逆转,其余细胞均失去膜的完整性[35]。细胞的结构不能恢复,肠壁通透性增加,上皮细胞和内皮细胞的功能障碍,导致血浆蛋白外渗,间质水肿。形态学上的大体观察发现,正常的肠壁呈现健康的粉色,肠内无明显内容物,肠管亦无扩张现象;I/R 的小肠有明显的出血和水肿,肠管内有血状内容物;再灌注 72 小时后,肠壁上可见肠腔内黏膜有大量溃疡存在。HE 染色显示正常的肠黏膜上皮完整,杯状细胞清晰可见,绒毛排列有序;而在再灌 60 分钟后,肠黏膜上皮受到严重破坏,几乎全部脱落并伴有严重的出血;再灌注 72 小时后,小肠黏膜出现溃疡。

肠 I/R 损伤不仅会引起肠黏膜组织的局部损伤,还会由于肠黏膜屏障功能受损及渗透性增加,引起肠道菌群移位和内毒素血症,进而导致细胞因子及炎症介质的失控性释放,诱发全身炎症反应综合征(systemic inflammatory response syndrome, SIRS),造成肺、肝、肾等远隔器官的损伤,引起多器官功能障碍综合征(multiple organ dysfunction syndrome, MODS)和多器官衰竭(multiple organ failure, MOF)。肠黏膜屏障是指正常肠道具有较完善的功能隔离带,可将肠腔与机体内环境隔开,有着制止致病性抗原侵入机体的功能,使机体内环境保持相对稳定。任何原因造成的肠 I/R 都有可能损害肠黏膜屏障,从而导致细菌移位。研究表明,肠黏膜屏障包含多层含义,其中主要有肠黏膜的机械屏障[36]、肠道的微生态屏障、化学屏障[37]、免疫屏障等。肠道屏障功能一旦受损,可以引起肠黏膜损伤、萎缩、肠道通透性增加或肠道菌群失调,内毒素和细菌即可大量侵入,导致多种炎症介质的过度释放,引发或加重 SIRS,而 SIRS 的发生更加重肠道的损伤,形成一种恶性循环,最终导致 MODS,甚至死亡。因此肠道不仅是 MODS 的靶器官,更是 MODS 的启动者,减轻肠道损伤可能是干预远隔器官损伤的重要途径[38]。肠 I/R 损伤导致肠黏膜屏障损伤是一个极其复杂的过程,如何减少肠 I/R 时肠黏膜的损伤仍然是目前研究的难点和热点。

近年来,肠 I/R 损伤越来越受到重视,其发生发展机制及防治措施的研究也成为外科领域的重点课题之一。国内外学者对肠 I/R 肠黏膜屏障破坏的机制做了大量研究,先后提出能量衰竭、氧自由基损伤、钙超载、白细胞黏附与内皮细胞损伤、细胞因子与炎症介质作用等一系列学说,但其病理生理机制目前尚不完全清楚。

2.1　缺血期肠组织的病理变化

缺血阶段,因缺血缺氧引起的能量代谢紊乱导致了组织细胞的死亡和内皮及上皮屏障功能障碍[39]。I/R 损伤的缺血期,因灌流区域的组织缺氧和营养失调,导致了以 ATP 减少为特征的能量代谢紊乱,从而影响了 ATP 参与的一系列生命活动,包括阳离子泵功能、纤维型肌动蛋白的聚合等。阳离子泵的紊乱促使细胞死亡,包括钠泵失灵,钠水内流,导致细胞肿胀,加剧微循环障碍和组织缺血缺氧情况;钙泵失灵,细胞内钙超载,激活磷脂酶,促进膜降解。而纤维型肌动蛋白解聚，细胞骨架破坏导致血管内皮细胞和上皮细胞屏障功能障碍，引发血管及肠管渗透性增加。在小肠 I/R 损伤过程中，能量代谢的紊乱已经受到重视，并作为一种评估小肠损伤、I/R 或小肠移植后肠活力的标准[40,41]。

缺血还启动了机体的保护机制。哺乳动物体内存在氧感受机制——通过增强呼吸、血流等能够帮助机体快速适应缺氧环境。在持续供氧不足的条件下，机体的保护机制将被激活并参与恢复氧化过程或帮助机体适应缺氧[42]。这些机制依赖于一个特殊的分子——氧感受脯氨酸羟化酶（prolyl hydroxylase, PHDs），它能够羟化缺氧诱导因子（hypoxia-inducible factor, HIF）α 亚基上的脯氨酸，最终通过蛋白酶体摧毁 HIF 的 α 亚基，从而起到降解 HIF 的作用[43]，因此抑制它的活性能够增强组织的缺血适应。HIF 是由 HIF-1α（或 HIF-2α）和 HIF-1β（或 ARNT 蛋白）组成的异二聚体转录因子，在缺氧诱导的哺乳动物细胞中广泛表达，为缺氧应答的全局性调控因子。HIF-1 调节的靶基因，如促红细胞生成素（hemopoietin, EPO）的编码基因参与红细胞生成，血管形成，核苷酸、氨基酸、糖类的代谢，细胞存活、凋亡和活动以及药物抵抗等生物学效应，维持组织细胞在缺氧条件下内环境的稳定，适应缺氧。在缺氧引发的炎症过程中，上皮细胞内的 PHD-HIF 通路激活，改变某些基因的表达（如肠三叶因子）[44]或增加上皮中的抗炎分子产生（如腺苷）[45]。这一系列针对缺血的适应性反应促进黏膜修复和炎性肠病的恢复[46]。在三硝基苯磺酸引发结肠炎的模型中，靶向敲除肠 HIF-1α 基因的小鼠与正常小鼠相比症状更加严重。相反，VHL 基因缺陷上调 HIF 水平，可减轻炎性肠病的症状[47]。HIF 刺激细胞外的腺苷生成[48]，同时抑制腺苷被细胞摄取和胞内代谢[49,50]。HIF 还可以通过加强细胞表面的腺苷受体表达来增强腺苷受体信号，从而减轻免疫应答、血管渗出和中性粒细胞聚集，以缓解心脏、肾、肝脏、肠、肺的缺血损伤[51-53]。此外，存在于上皮的轴突引导信号——神经生长因子-1（netrin-1），可干扰炎性细胞进入缺血组织，而此过程是 HIF 依赖性的[54]。另一些研究指出，HIF 还可以通过诱导上皮产生衰变加速分子（decay-accelerating factor）和屏障保护基因来缓解上皮的炎症反应[55]。

死亡的细胞能够直接产生炎症因子，促进炎症的发生。细胞凋亡可以被多种因子诱导（如 FAS 和它的配体结合），触发半胱天冬酶（Caspase）级联反应，例如 Caspase-1 可以被 Caspase-11 激活或者与其形成复合体[56]，Caspase-1 的激活能够裂解 IL-1β 和 IL-18 的前体，从而产生 IL-1β 和 IL-18，而它们又可以促进其他促炎症细胞因子的释放，如肿瘤坏死因子-α、干扰素-α、FasL、Th1 和趋化因子[57,58]。

综上，缺血阶段为再灌阶段引发的所谓"无菌的炎症"积累了物质基础。如 ATP 降解产生的次黄嘌呤是再灌阶段自由基生成的重要物质基础；坏死细胞释放的细胞内容物及损伤相关分子（damage associated molecular pattern, DAMPs），典型代表有高迁移率族蛋白 1（high mobility group box 1 protein, HMGB1）和 ATP，能够作为 Toll 样受体（Toll-like receptor, TLRs）的配体，激活其下游的信号通路[59,60]，包括 NF-κB、MAPK 和 I 型干扰素途径（type I interferon pathways），导致促炎症细胞因子和趋化因子的产生[61]。

2.2　再灌注期肠组织的病理变化

根据缺血的时间和程度不同，组织损伤将在血氧恢复时不同程度地进一步扩大。I/R 能够刺激内皮和多种细胞复杂的相互作用,引起炎症和微循环障碍。根据损伤程度的不同,组织在损伤与修复的平衡中,结局终将走向痊愈、坏死或凋亡[62]。I/R损伤形成的相关因素有自由基、钙超载、能量代谢障碍、中性粒细胞黏附、核转录因子NF-κB激活、细胞因子的释放、血管通透性增加、补体激活等[63]。肠的再灌注损伤以其急性和慢性的形式造成了严重的临床问题:再灌注期,炎症的突然爆发和级联效应可在短时间内造成患者死亡,而存活的患者也将受到肠溃疡、粘连、坏死的侵袭,临床上使用肠管切除术来治疗这类患者,而肠管切除术本身亦会再次引发肠的I/R损伤。

　　自由基在I/R损伤过程中起到重要作用。自由基的来源众多,主要包括黄嘌呤氧化酶途径、线粒体氧化呼吸链途径、激活的中性粒细胞途径。此外,内皮细胞、前列腺素和补体激活也可产生自由基[64]。其中补体激活是通过间接作用产生自由基,即激活中性粒细胞和降低超氧化物歧化酶的水平[65]。自由基能够产生广泛的细胞损伤作用,通过氧化细胞内的核酸、蛋白、脂质、糖类破坏细胞结构,产生有害的活性物质。脂质过氧化在I/R自由基损伤中占重要地位。生物膜主要由脂质、蛋白质和糖类组成,脂质以磷脂为主,磷脂的主要成分是多聚不饱和脂肪酸,其中有多个弱键和不饱和键,自由基对其有很高的亲和力,因此生物膜易受自由基攻击。活性氧作用于生物膜后,会启动脂质过氧化链式反应。但当此反应链遇到过氧化物歧化酶、谷胱甘肽、维生素E和维生素C等抗氧化物时,损伤效应就会终止。在脂质过氧化产物中,醛类所占比例较大,其中丙二醛被认为是脂质过氧化反应的代表性中间产物,其与膜蛋白结合,会导致膜通透性增加,膜蛋白酶失活,或膜上的受体和供体被破坏,细胞代谢因此发生紊乱[66]。线粒体膜在铁和钴等作用下,其附近的H_2O_2分解成OH^-,会导致膜肿胀甚至消失。当线粒体、溶酶体发生脂质过氧化损伤后,多聚核糖体解聚,蛋白质合成可能被抑制。另有过氧化物酶体膜组成发生脂质过氧化损伤后,大量的H_2O_2被释放入血,也会加剧细胞的氧化损伤[67]。氧自由基可以直接攻击DNA,造成不同形式的损伤,主要表现为碱基修饰、单链断裂、双链断裂、DNA链间以及DNA与蛋白质间的交叉连接等,而以碱基修饰和链的断裂最为常见。氧自由基还可直接损伤DNA聚合酶和修复酶,从而减慢了DNA损伤后的修复速度,也降低了DNA复制的准确性。由于mtDNA的位置靠近线粒体产生自由基的部位——线粒体内膜,缺乏组蛋白的保护,缺乏DNA损伤修复系统。mtDNA不存在非编码区,由氧化损伤造成的突变均被转录,因此氧自由基更易对线粒体的mtDNA造成损伤,使翻译出的线粒体的氧化磷酸化酶功能缺陷,影响线粒体产生ATP的功能,引起细胞损伤及组织坏死[68]。蛋白质在肠道细胞中也是氧自由基的靶分子。如His、Pro、Trp、Cys和Tyr等是自由基的敏感型受体,自由基会使这些氨基酸残基发生突变,蛋白多肽链也会随之断裂、聚合或交联,蛋白质的构象和活性位点改变,导致其功能的改变[67]。活性氧自由基共同作用于蛋白质的结果可能是使蛋白质疏水性改变,从而影响膜受体和配体、酶活性降低或增强、免疫原性改变、诱发自身免疫性疾病、热应激蛋白(如热休克蛋白70)的大量表达,导致特异性转录因子释放,蛋白水解作用增强。

　　在肠缺血时,细胞内钙库动员及细胞外钙离子内流,使细胞浆内钙离子浓度大大升高,细胞内钙离子通过激活蛋白水解酶,产生大量的氧自由基,参与细胞损伤。在再灌注过程中,氧自由基增多,引起细胞膜、肌浆网上钙离子通道的脂质过氧化,可导致钠钾ATP酶失活,钠和钙交换增强,钙内流,细胞内钙超载[69],引起细胞损伤,线粒体利用氧及合成ATP的能力进一步受损,同时无氧代谢产生的酸性产物大量蓄积,导致细胞内酶活性改变及维持跨膜离子梯度的能量缺乏。当组织缺血时间超过一定临界值后,I/R将不可逆转,组织出现坏死[64]。

Piantadosi等[70]认为,在病理条件下,线粒体电子传递链的损伤是氧自由基生成的主要来源。而应用电子传递链复合物抑制剂,则可损害线粒体的电子传递链酶的活化,引起大量的氧自由基生成[71]。在缺血缺氧时,由于氧分子的缺乏,使电子传递链的酶由氧化态转变为还原态,并引起还原当量的积聚,当氧气再次进入组织时,积聚的还原当量释放电子,与氧结合生成超氧阴离子,再经过氧化物歧化生成过氧化氢,在铁离子螯合作用下发生Fenton反应和Haber-Weiss反应,从而生成活性更强的羟自由基。Kohno等[72]证实,铁在组织中的累积可导致氧自由基的生成,从而引起线粒体呼吸链的损伤,酶活力的降低,这是造成线粒体能量代谢功能损害的重要原因。能量代谢异常使肠道损伤后能量来源不足,而影响肠道的防御功能和修复工作。

Toll样受体能够介导炎症反应,是研究最为广泛的模式识别受体,在肠I/R损伤过程中起到重要作用。通常TLR4识别脂多糖,介导由革兰氏阴性菌引发的炎症反应。氧化应激能够增强TLR4的活化。Powers等从失血性休克后复苏的大鼠体内提取出了肺泡巨噬细胞,其表面的TLR4水平增高,而在复苏液中加入抗氧化剂N-乙酰半胱氨酸,能够减弱此效应[73]。此外,在体外培养的巨噬细胞中加入H_2O_2,同样能够上调TLR4在其表面的表达。TLR家族其他成员在再灌注损伤中也起到了有害作用,如TLR3能感受来自病毒RNA的刺激,与此相似,它在再灌注损伤中能够感受坏死细胞所释放的RNA,并引发炎症,在体内试验中,TLR3中和抗体能够对肠I/R起到保护作用[74]。炎症导致组织细胞凋亡坏死、肠管粘连、黏膜溃疡和肠运动功能障碍。炎症导致细胞的凋亡通道有两种途径——死亡受体途径和线粒体途径。一为死亡受体途径:当TNF超家族成员结合于细胞膜上的死亡受体时,此通路被激活,最终通过激活Caspase-3引发凋亡。二为线粒体途径:此通路受BCL-2家族中的促凋亡和抗凋亡成员的相互作用控制,由细胞内的活性氧、损伤的DNA、未折叠的蛋白和生长因子缺乏等激活,这些起始因子最终导致线粒体渗透性增加,因此促进线粒体膜上促凋亡蛋白的释放,通过激活Caspase-9激活Caspase-3,从而引发凋亡。肠粘连是由于各种原因引起的肠管与肠管之间,肠管与腹膜之间,肠管与腹腔内脏器之间发生的不正常黏附。腹腔粘连是腹腔手术的一种常见并发症,发生率高达90%。研究显示,损伤早期毛细血管通透性增高,血液中纤维蛋白、纤维连接蛋白渗出,血小板、淋巴细胞、中性粒细胞游出,同时组织缺氧等激活单核-巨噬细胞、肥大细胞、成纤维细胞、血小板,产生并释放大量组织因子和细胞因子,如前列腺素、白三烯、氧自由基、5-羟色胺、组胺、转化生长因子-β、TNF-α等,进而促进纤维母细胞增生、胶原合成、纤维蛋白胶状物沉积。在这些因子中,TGF-β和TNF-α的影响较大。TGF-β能够促进成纤维细胞增殖,抑制金属蛋白酶活性,刺激胶原等胞外基质的合成和沉淀,趋化成纤维细胞和巨噬细胞到损伤部位,导致创伤部位纤维化而有助于粘连的形成。以往的研究发现,由缺血性绞窄性肠梗阻引发的小肠缺血和肠腔持续扩张(不伴随血管阻塞),能够造成肠和肠之间的粘连[75]。在大鼠身上,实验性的小肠I/R也能够引发肠粘连[76]。另外,浆膜层血管病变和浆膜层炎症能够立即诱发缺血性绞窄性肠梗阻和肠腔扩张[77,78]。针对炎症、纤维蛋白和润滑障碍的治疗,能够缓解远端空肠I/R三天后引发的肠粘连[79]。但是在大鼠大肠 I/R 损伤的长期（10周）模型中，并没有观察到肠管组织形态学的改变和重构[80]。溃疡通常由炎症引发。在肠 I/R 过程中，黏膜上皮在急性期时已遭到严重破坏，紧随其后的是其再生过程，而再生过程受到不断扩大的炎症反应的波及时，就会产生溃疡。Kayoko Shimizu 等指出，在吲哚美辛引发回肠炎的模型中，小肠肠系膜侧的黏膜出现溃疡，这个现象的产生与吲哚美辛直肠注射所引发的小肠肠系膜侧肠管 I/R 密切相关[81]。I/R 能够造成肠蠕动障碍，大鼠回肠局部 I/R 24 小时后肠肌层神经元数量明显减少，嗜酸性增强，这意味着肠肌层神经细胞受到了损伤[82]。另一项以大鼠大肠 I/R 为模型的研究表明，再灌过程中，肥大细胞侵袭、聚集至肌层神经节，与肌层神经元的损伤相关[80]。

哺乳动物的 NF-κB 家族由 p50（p105 的处理产物，两者都被称为 NF-κB1）、p52（p100 的处理产物，两者都被称为 NF-κB2）、REL（也被称为 cREL）、REL-A（也被称为 p65）和 REL-B 组成。这些蛋白质二聚化形成了具有功能的 NF-κB。除了 REL-B 只能与 p50 或者 p52 有效结合外，所有的同源或异源二聚体组合都有可能存在，并且都具有 NF-κB 的活性。NF-κB 在胞浆中与抑制性蛋白质 I-κBs（有三种 IκBα、IκBβ、IκBε）结合，以无活性的形式存在，在特定的情况下各种信号通过降解 I-κBs（泛素化降解磷酸化的 I-κBs）的方式来活化 NF-κB，活化的 NF-κB 进入细胞核内与 DNA 结合，起始靶基因的转录。NF-κB 转录因子家族成员调节炎症、免疫反应和组织内稳态。研究证明，肠黏膜 I/R 损伤过程中 NF-κB 对细胞因子、黏附分子的表达调控具有重要作用，再灌过程中自由基激活 NF-κB。NF-κB 可以作为衡量抗炎治疗效果的标志物。另外，NF-κB 在 I/R 损伤中具有双重作用，NF-κB 还能够与 PHD-HIF 通路成员相互作用，从而与缺氧引发的炎症相关[83-85]。在炎性肠病的研究中发现，PHDs 能够调节 NF-κB 的抗凋亡作用[86,87]。肠 I/R 模型引发的缺氧激活了肠上皮细胞中的 NF-κB 途径，这个过程反过来增加了促炎症细胞因子 TNF-α 的产生，但是却缓解了肠上皮凋亡[88]。

细胞因子是由免疫细胞（如 T 细胞、B 细胞、NK 细胞等）和某些非免疫细胞（如血管内皮细胞、成纤维细胞等）合成并分泌的一类具有广泛生物学活性的小分子蛋白，包括 TNF-α、IL-1、IL-6、IL-10 等。根据在 I/R 中所起的不同作用，它们分为两种：① 促炎细胞因子：如 TNF-α、IL-1、IL-6、IL-8，介导组织损伤。② 抗炎细胞因子：如 IL-4、IL-10，可抑制炎症反应。许多研究表明，在脓毒症和多器官功能障碍综合征发生、发展过程中，TNF-α 和 IL-6 起着重要作用。吕艺等[89]发现，在正常情况下，大鼠小肠 TNF-α 和 IL-6 仅少量表达，肠缺血 1 ～ 1.5 小时表达开始增加，再灌注 0.5 ～ 1 小时表达至峰值，与肝、肺组织相比，小肠是 TNF-α 和 IL-6 表达升高最早、幅度最大的部位，从而推断出在肠 IR 过程中，小肠是早期产生炎症介症的重要器官，在 MODS 启动中起重要作用。TNF-α 是肠 I/R 损伤中关键介质之一。李春艳等[90]在大鼠肠 I/R 实验中观察到，肠组织内 TNF-α 的多少与肠黏膜损伤的程度直接相关。

中性粒细胞的募集也是引起肠 I/R 损伤的重要机制。再灌注损伤产生的多种细胞活性物质能够激活并趋化血液中的中性粒细胞向受损组织迁移，这些物质包括自由基及其反应产物（白三烯 LTB4、羟基二十碳四烯酸 HETE）、趋化因子（C5a、IL-8、LTB4、PFA）、黏附分子（CD11/CD18、ICAM-1、CAM-1、PCAM-1）[91]。中性粒细胞迁移的过程包括接触血管壁，沿血管内皮滚动（由 PGSL-1 和 P-选择素介导），黏附（由 CD11/CD18 和 ICAM-1 介导），穿透内皮间隙进入组织（由 PCAM-1 介导）。在此过程中，中性粒细胞释放自由基、蛋白酶（胶原蛋白酶、弹性蛋白酶、组织蛋白酶G）和过氧化物酶，对血管内皮和周围组织造成直接损伤。值得注意的是，中性粒细胞在I/R组织中堆积也有其积极的一面，中性粒细胞在炎症过程中最初的作用是吞噬和清除受损的细胞碎片，它从血液中游出后将不再回到血液中，并且每个粒细胞能吞噬的废物是有限的，当吞噬了足够的废物后粒细胞死亡成为脓细胞。过少的粒细胞不足够用来清除废物、促进组织的修复，而过多的粒细胞将导致无法控制的炎症和组织损伤的扩大[92]。

肥大细胞、单核巨噬细胞、树突状细胞、血小板、T细胞、5-羟色胺、胰酶、血小板活化因子、细胞色素等也在I/R的损伤或保护过程中起到重要作用。肥大细胞的激活是在补体系统激活之后，在I/R 2周后肠组织中的肥大细胞含量逐渐升高[80]。肥大细胞的胞浆内充满大量特异性颗粒，颗粒内含有大量的组胺、肝素、TNF-α、超氧化歧化酶、过氧化物酶和酸性水解酶等，在再灌阶段肥大细胞脱颗粒过程增加了黏膜的渗透性，是急性期白细胞募集和组织损伤的原因之一[93,94]。血小板在再灌注损伤的起始阶段迅速地聚集到微血管系统，虽然它不含有核结构，但仍然可以产生自由基并释放促炎症因子（如血栓素A2、白三烯、PF-4、PDGF），并且具有调节白细胞的功能，因此对组织具有损伤作用[95,62]。与白细胞相似，血小板滚动、黏附于血管内皮细胞，此过程由内皮上的P-选择素介导，而血小板上的P-选择素介导了血小板与白细胞之间的相互作用[95]，血小板与这两者的相互作用能够促进它们彼此之间的相互激活，导致黏附分子表达增高，超氧化物产生增多，白细胞的吞噬作用增强[96]。T细胞在再灌注损伤中具有双重作用，此作用属于获得性免疫的范畴。抗原特异性T细胞在I/R引起的炎症反应中激活的机制目前尚不清楚，但有证据表明它的激活有抗原特异性和非抗原依赖两种途径[97,98]。

肠I/R后补体的经典途径（classical pathway）、甘露糖结合凝集素途径（mannose-binding lectin pathway, MBL途径）和旁路途径（alternative pathway）均有不同程度的活化。补体活化通过两种病理机制介导组织损伤：① 直接效应：通过攻膜复合物（membrane attack complex, MAC）介导。② 间接效应：通过活化产物C3a、C5a和亚溶解数量的MAC刺激机体产生一系列炎症介质，活化中性粒细胞和内皮细胞，加重黏膜损伤[99]。

3.　肠缺血再灌注与肠纤维化

肠纤维化是克罗恩病（crohn's disease, CD）、辐射性肠炎等多种慢性肠病较严重的并发症，主要因慢性炎症与肠间质细胞、细胞因子与炎性细胞间复杂的相互作用，使肠间质细胞过度增殖，以及细胞外基质（extracellular matrix, ECM）异常沉积所致。在肠纤维化的形成过程中有多种细胞因子参与，如TGF-β、CTGF、IGF-1、IL、TNF-α、Ang Ⅱ、bFGF、PDGF和VEGF等。这些细胞因子通过旁分泌介导细胞-细胞间的作用，或通过自分泌的形式作用于自身，形成复杂的细胞因子网络，对成纤维细胞（fibroblasts, FB）等间质细胞的过度增殖和细胞外基质的异常沉积都有显著影响，在肠纤维化的发生、发展过程中起着非常重要的作用。

3.1　肠纤维化机制

肠纤维化被认为是对于慢性炎症和损伤活动过度的、不可逆的伤口愈合反应[100]。伤口愈合反应对于受损肠道黏膜的组织修复及结构重塑来说是必不可少的,但大量慢性炎性细胞的反复浸润会导致细胞外基质聚集、细胞增殖而形成肠纤维化。纤维化的病理表现为肠道肌层过度生长、胶原组织过度沉积、间质细胞异常增殖[101],从而使肠壁变厚、肠腔变窄、弹性降低,形成纤维化及狭窄,进一步发展可导致肠梗阻[102]。针对肠纤维化及狭窄,目前国际较为公认的为外科手术干预,但因其易复发,频繁的肠切除术易造成短肠综合征(short bowel syndrome, SBS)[103]。因而,研究肠纤维化的发生机制及探索有效而副作用少的防治措施成为该领域关注的焦点。

3.1.1　间质细胞与肠纤维化

长期以来,间质细胞被认为是"纤维原性细胞",广泛地分布于整个肠壁,自上皮下、固有层、黏膜层、黏膜下层直到肌层,其在肠纤维化发生机制中的作用是近年研究的重点。间质细胞主要有成纤维细胞V+/A-/D-(V: vimentin, 波形蛋白。A: actin, 肌动蛋白。D: desmin, 结蛋白),上皮下肌成纤维细胞(subepithelial myofibroblasts, SEMF)V+/A+D+,平滑肌细胞(smooth muscle cells, SMC)V-/A+/D+构成。在正常肠道内,成纤维细胞和肌成纤维细胞见于黏膜下层、浆膜层和肌间结缔组织,是胶原mRNA和蛋白表达的主要场所,平滑肌细胞则位于黏膜层及肌层[104]。此外,还有肠星形细胞(interstitial cells of cajal, ICCs)、肥大细胞(mast cell)、肠上皮细胞(intestinal epithelial cells, IEC)等在肠纤维化形成中也起作用。肠间质细胞在肠壁上分泌产生大量胶原[105],是合成和分泌细胞外基质的主要来源,研究表明纤维化肠段间质细胞倍增时间增快,并且产生和收缩胶原的能力增强[106]。其中成纤维细胞是疏松结缔组织的主要细胞成分,且在克罗恩病等肠纤维化患者狭窄肠段中的含量最多。因此,成纤维细胞被认为是肠壁各层纤维化和狭窄形成的主要细胞类型[107]。在炎症初期,大量间质细胞被激活时,其表型和功能发生很大的改变,转化为表达α-平滑肌肌动蛋白(α-SMA)的肌成纤维细胞(myofibroblasts, MFB),MFB是活化的成纤维细胞,兼有平滑肌细胞和成纤维细胞的特性,既具有收缩功能,又能产生、分泌细胞外基质,并且其合成细胞外基质的能力显著增强[108],因而,肠间质细胞表型和数量的变化与肠纤维化及狭窄的形成密切相关。

3.1.2　细胞外基质与肠纤维化

细胞外基质的过度积聚和降解不足可促进肠纤维化形成,且细胞外基质异常收缩可导致瘢痕形成、组织畸形,进一步导致肠梗阻的发生。胶原蛋白是细胞外基质中含量最丰富的结构蛋白,与纤维粘连蛋白(fibronectin, FN)等构成细胞外基质的主要组成成分。目前认为,肠壁组织中胶原成分主要由Ⅰ、Ⅲ型胶原及少量Ⅳ、Ⅴ、Ⅵ型胶原组成[109]。其中,正常肠壁组织含有丰富的Ⅰ型胶原,约占胶原总成分的70%,Ⅲ型胶原和Ⅴ型胶原分别约占20%和12%[110]。Ⅰ、Ⅲ型胶原常相伴分布,有利于保持肠壁组织的弹性及灵活性。在正常的发育过程中,胶原有助于组织和器官的形成,而在病理情况下参与创伤修复及器官纤维化。因而,在组织生理和病理状态,Ⅰ、Ⅲ型胶原的绝对和相对比例变化极大,Ⅲ型/Ⅰ型胶原比率增加率与炎症浸润程度相一致[109]。纤维化肠组织中,过度表达的纤维原性胶原可能沉积在固有层、黏膜层、黏膜下层、肌层及浆膜层[111,104],并发现自CD狭窄肠段分离、培养的FB

合成Ⅲ型胶原的能力显著增加[112]。1995年,Graham证实肠纤维化狭窄肠段中含有丰富的Ⅲ型胶原[113]。进一步的研究显示,胶原主要由FB等间质细胞合成,间质细胞可通过改变胶原的新陈代谢而诱导黏膜层和黏膜下层Ⅰ、Ⅲ、Ⅳ、Ⅴ型胶原在肠壁组织异常沉积而形成肠纤维化[105]。肠纤维化患者的黏膜层、黏膜基层或固有层Ⅰ、Ⅲ、Ⅳ、Ⅴ型胶原蛋白和mRNAs表达均升高[100,102]。可见,Ⅰ、Ⅲ、Ⅳ、Ⅴ型胶原与肠纤维化病理改变直接相关,促进Ⅰ、Ⅲ、Ⅳ、Ⅴ型胶原的降解或抑制、阻断其过度沉积,可有效防治肠纤维化发生、发展。

3.2　与纤维化有关的细胞因子

3.2.1　转化生长因子β

转化生长因子β是一种多效细胞因子,有很强的抗炎作用。它在肠纤维化的发生中具有双重作用,即正常表达时能抑制炎症反应和细胞增殖,调节细胞的生长、分化和免疫功能,起正面作用[114];而过度表达时则起推进肠纤维化进程的负作用[110]。TGF-β被认为是启动间质细胞增殖和ECM产生并抑制其降解的关键因子。TGF-β刺激狭窄处成纤维细胞等间质细胞过度增殖,增强间质细胞的收缩能力并增强其合成及识别胶原的能力,诱导其表型变异,刺激其生长活性而转化为肌成纤维细胞[106]。体内外实验均证实纤维化肠壁组织中TGF-β表达较正常肠壁组织显著增高,其持续过度的表达导致肠道中细胞外基质的积聚、重塑。肠壁黏膜中的TGF-β不仅可以直接刺激黏膜层、黏膜下层、固有层间质细胞,使纤维粘连蛋白与Ⅰ、Ⅲ、Ⅳ、Ⅴ、Ⅵ等多型胶原的mRNA表达约升高[115],而且刺激肠间质细胞过度表达黏附分子及表皮生长因子、结缔组织生长因子等促纤维化因子[116,117];还可通过抑制胶原酶和蛋白酶如基质金属蛋白酶的产生,以及促进组织抑制因子如金属蛋白酶组织抑制因子的生成,使细胞外基质降解减少,从而导致大量的细胞外基质沉积于肠壁,最终形成纤维化,甚至狭窄[118]。转化生长因子纤维化的特性不是通过直接介导,而是通过诱导结缔组织生长因子产生的。这些生长因子是通过自分泌以增加胶原的合成[119],在克罗恩病纤维化过程中,结缔组织生长因子转录与转化生长因子-1、溶胶原-1以及纤维结合蛋白的转录是同步的,同时,TGF-β与胰岛素生长因子-1等细胞因子具有协同效应,能够共同趋使肠道成纤维细胞移至上皮层导致肠纤维化[120]。此外,有研究显示活化的TGF-β1腺病毒基因及TGF-β1基因转移至小鼠结肠组织均可促使TGF-β1过度表达而形成广泛肠纤维化[121]。

3.2.2　胰岛素生长因子-1

胰岛素生长因子-1在肠道病理生理中扮演双重角色。当IGF-1正常表达时可以营养肠道,促进伤口愈合;反之,若IGF-1表达过度则导致肠道肿瘤、腺癌和纤维化。肠道间质细胞分泌的IGF-1调控邻近上皮细胞及间质细胞的生长和功能。在正常肠道中IGF主要由固有层的间质细胞以旁分泌方式促进上皮细胞的增生,并与如表皮生长因子之类的生长因子协同刺激其增生[122]。同时,IGF-1自分泌促进间质细胞的增殖和生长[123]。当改变肠道营养供给,肠切除和肠道疾病时,IGF-1 mRNA的表达与肠道生长情况呈正相关[124]。大量的证据显示,肠道局部过度的IGF-1会导致肠纤维化的发生。慢性炎症性肠病动物,肠道IGF-1、胶原mRNA大量表达。IGF-1刺激胶原蛋白的合成以及肠道平滑肌细胞、肌成纤维细胞的增殖。大量可观的证据显示[125]：IGF-1以旁分泌和自分泌方式介导因炎症后过度愈合所致的肠纤维化。GH/IGF-1轴是导致肠纤维化的主要机制之一。IGF与TGF-β、TNF-α具有协同效应。IGF-1和TGF-β1能共同趋使肠道肌样成纤维细胞移至上皮层，导致肠纤维化。内源性的TGF-β1通过调控胰岛素样生长因子结合蛋白（Insulin Like Growth Factor Binding Protein, IGFBP）-3和IGFBP-5的产生，来调控自分泌型IGF-1诱导的肠道肌细胞的生长发育。亦有研究显示，IGF-1与TNF-α相互作用刺激肠道肌成纤维细胞的增殖、胶原的沉积，在肠壁炎症致纤维化形成过程中，TGF-β还可上调IGF-1 mRNA的表达，TGF-β1和IGF-1是序贯、而非同时起作用的[123]。

3.2.3 骨桥蛋白

骨桥蛋白（osteopontin, OPN）是一种具有多种功能的分泌型钙结合磷酸化糖蛋白。现在认为，在局部炎症中，它是免疫细胞募集及启动Th1细胞免疫的关键细胞因子[126]。近年的研究发现，炎性肠病（Inflammatory Bowel Disease, IBD）患者的血浆、肠黏膜层、黏膜下层和浆膜层中OPN的表达增加[127]。OPN可与胶原、纤粘连蛋白及蛋白多糖相互作用形成稳定的复合物；OPN还可以促进成纤维细胞的迁移、黏附及增殖，可以与胶原、纤维连接蛋白及蛋白多糖相互作用形成稳定的复合物，促进细胞外基质成分的形成及转化，从而促进组织的纤维化。成纤维细胞是细胞外基质分子的主要来源，其中，OPN的表达和分泌有助于成纤维细胞和内皮细胞的增殖。OPN基因剔除的小鼠存在创伤愈合的缺陷，表现为病灶处异常的巨噬细胞浸润及胶原沉积减少。有实验证实，OPN能通过Iκ抑制剂/NF-κB抑制剂激酶信号途径促进MMP2前体的活化[128]。而在IBD中，OPN可能以类似的途径参与了纤维化的过程。

3.2.4 结缔组织生长因子

结缔组织生长因子（connective tissue growth factor, CTGF）为近年来发现的新的致纤维化因子，是一种富含半胱氨酸的多肽。CTGF的主要作用是：促进细胞增殖、合成胶原；介导细胞黏附和趋化作用；诱导细胞凋亡；促进血管和肉芽组织形成等。此外，在正常生理过程中，如胚胎发生、移植与机体组织的创伤修复等的细胞外基质代谢中，CTGF也起重要作用。CTGF主要集中在肠黏膜下层成纤维细胞内、淋巴结周围及接近肠腔表面的一些严重损伤区域内，由成纤维细胞、平滑肌细胞等间质细胞分泌合成[129]。CTGF对急性肠黏膜损伤有修复作用，其表达水平与炎症程度密切相关，同时在患者肠纤维化进程中也被发现，CTGF不仅刺激间质细胞的增殖，而且可以直接诱导胶原的生成，介导以纤维连接蛋白（Fibro Nectin, FN）为代表的细胞外基质的沉积，促进间质细胞与I型胶原黏着，诱发肠纤维化，甚至狭窄形成[130]。CTGF在正常组织中无或极低表达[131]，而在CD和放射诱导的纤维化肠壁组织中有很高的特异性表达[130,132]。研究显示，在纤维化狭窄肠段FB中的CTGF蛋白和mRNA明显过度表达，CD组织样本与正常对照组比较，89% CD患者CTGF mRNA表达是正常组的5倍以上[129]，且在放射性肠纤维化进程中，随着成纤维细胞/肌成纤维细胞增生和胶原沉积，CTGF蛋白和mRNA表达水平也增高[132]，说明CTGF表达水平与肠纤维化病变有直接相关性，狭窄肠段以成纤维细胞为主的间质细胞CTGF的持续高表达成为肠纤维化形成的基础[130]。

肠纤维化是一种复杂的进展性病理生理过程,涉及多种细胞因子及细胞内信号分子网络,包括成纤维细胞等间质细胞的活化与增殖、各种细胞外基质基因表达上调等。目前,肠纤维化确切的发病机制虽尚未完全清楚,但TGF-β、CTGF与肠纤维化发生发展密切相关,被认为是诱导纤维化病变的总开关[134],协同作用促进肠纤维化形成。TGF-β被认为是形成结缔组织的主要生长因子和许多进行性纤维化疾病的主要驱动力量,但是由于TGF-β作用的靶细胞种类繁多、生物学效应复杂,因此完全阻断其表达或活性的后果是难以预料的。现在人们对纤维化研究的焦点逐渐转移到CTGF——TGF-β的特异性直接下游效应介质上,以及TGF-β-CTGF信号通路上。TGF-β能活化多条信号通路产生促进增殖、抑制凋亡的总效应,除Smads、MAPK及蛋白激酶C(PKC)信号通路外,有研究[135,136]显示Rho/ROCK信号通路与放射所致的肠纤维化发展密切相关。此外,cAMP/PKA(蛋白激酶A)等多条信号通路均参与了TGF-β诱导CTGF的表达,并在其他器官纤维化中得到证实,这些信号通路与肠纤维化的关系有待进一步探讨。因此,深入研究CTGF发挥生物活性的受体及TGF-β-CTGF信号通路调控机制及其各分支途径间的相互联系,将可能为临床抗肠纤维化策略提供新的思路。

4. 中药对肠缺血再灌注和肠组织损伤的改善作用

中医学认为人体的各个部分都是紧密有机联系的,故而中医学除了对发病原因的治疗外,更注重对人体内环境的调节,应用中医药防治肠I/R损伤能取得良好效果。

4.1 中药有效成分或单味药

4.1.1 丹参总酚酸

丹参总酚酸(Total salvianolic acid, TSA)是丹参(Salvia miltiorrhiza, SM)的水溶性有效成分,主要包括丹参素(3, 4-Dihydroxy-phenyl lactic acid, DLA)、丹酚酸A(Salvianolic acid A, SAA)、丹酚酸B(Salvianolic acid B, SAB)和其他丹酚酸成分。我们的研究证明TSA可以改善I/R引起的大鼠肠系膜微循环障碍,该作用与其抑制过氧化物产生和黏附分子的表达有关[137]。实验设计如图5-8。

4.1.1.1　TSA对大鼠肠系膜细静脉管径和红细胞流速的影响

从基础状态到再灌注60分钟的观察期间内,I/R没有引起大鼠肠系膜细静脉血管径的显著变化,TSA的前给药和后给药对大鼠肠系膜细静脉管径也没有显著的影响。

再灌注1分钟到10分钟,I/R组、TSA+IR组和IR+TSA组大鼠肠系膜细静脉内红细胞流速比Sham组显著降低,再灌注10分钟后均恢复到Sham组水平。TSA的前给药和后给药对大鼠肠系膜细静脉红细胞流速没有显著的影响。

4.1.1.2　TSA对大鼠肠系膜细静脉壁白细胞黏附的影响(图5-9)

图5-9A为缺血前、再灌注10分钟、再灌注60分钟时大鼠肠系膜细静脉壁白细胞黏附的图像。缺血前,各组大鼠肠系膜细静脉壁均无黏附的白细胞(a1—e1)。正常组(a1—a3)和TSA本底组(b1—b3)在本观察过程中,仅有少量白细胞黏附。再灌注10分钟时,大鼠肠系

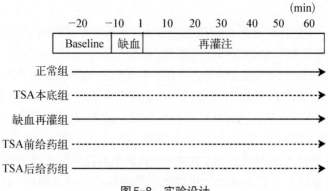

图5-8　实验设计

（该图引自 *World journal of gastroenterology* 2010年第16卷5306—5316页）

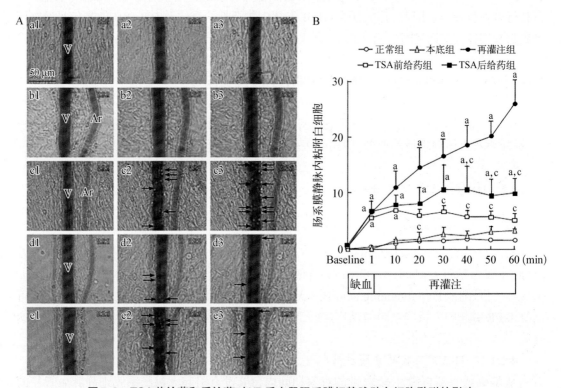

图5-9　TSA前给药和后给药对I/R后大鼠肠系膜细静脉壁白细胞黏附的影响

（该图引自 *World journal of gastroenterology* 2010年第16卷5306—5316页）

A为各组白细胞黏附的微循环图像。a1—a3分别为正常组在缺血前、再灌注10 min、再灌注60 min时大鼠肠系膜细静脉壁白细胞黏附的图像。b1—b3分别为TSA本底组在缺血前、再灌注10 min、再灌注60 min时大鼠肠系膜细静脉壁白细胞黏附的图像。c1—c3分别为I/R组在缺血前、再灌注10 min、再灌注60 min时大鼠肠系膜细静脉壁白细胞黏附的图像。d1—d3分别为TSA前给药组在缺血前、再灌注10 min、再灌注60 min时大鼠肠系膜细静脉壁白细胞黏附的图像。e1—e3分别为TSA后给药组在缺血前、再灌注10 min、再灌注60 min时大鼠肠系膜细静脉壁白细胞黏附的图像。V：大鼠肠系膜细静脉。Ar：大鼠肠系膜细动脉。箭头指示的是大鼠肠系膜细静脉壁上黏附的白细胞。B为大鼠肠系膜细静脉壁白细胞黏附的统计结果。白细胞黏附以200 μm细静脉范围内黏附的白细胞个数表示。每组n=6，以$\overline{X} \pm SE$表示。[a]P<0.05 vs正常组，[c]P<0.05 vs I/R组

膜细静脉内有少量的白细胞黏附(c2—e2)。再灌注60分钟时,I/R组大鼠肠系膜细静脉壁有大量白细胞黏附(c3),TSA前给药组(称TSA+IR组)(d3)和TSA后给药组(称IR+TSA组)(e3)组大鼠肠系膜细静脉壁仅有少量白细胞黏附。

图5-9B为大鼠肠系膜细静脉壁白细胞黏附数的统计结果。在整个观察过程中,正常组和TSA本底组大鼠肠系膜细静脉内白细胞黏附仅有少量增加。I/R后,I/R组大鼠肠系膜细静脉壁白细胞黏附逐渐增加至再灌注结束。TSA前给药在再灌注20分钟时显著减少了白细胞黏附,TSA后给药在再灌注40分钟时显著抑制了白细胞黏附的进一步增加。

4.1.1.3 TSA对大鼠肠系膜细静脉管壁DHR荧光强度变化的影响(图5-10)

图5-10A为缺血前、再灌注10分钟、再灌注60分钟时大鼠肠系膜细静脉壁DHR荧光强度变化的图像。缺血前,各组大鼠肠系膜细静脉壁均没有观察到细静脉管壁DHR荧光的产生(a1—e1)。再灌注60分钟时,大鼠肠系膜细静脉壁DHR荧光强度显著增强(c3)。TSA

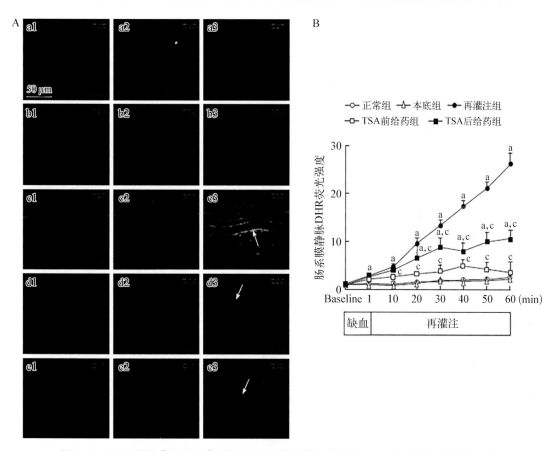

图5-10 TSA前给药和后给药对I/R后大鼠肠系膜细静脉壁DHR荧光强度变化的影响

(该图引自 *World journal of gastroenterology* 2010年第16卷5306—5316页)

A为DHR标记过氧化物的典型图像。a1—a3分别为正常组在缺血前、再灌注10 min、再灌注60 min时大鼠肠系膜细静脉DHR荧光标记的图像。b1—b3分别为TSA本底组在缺血前、再灌10 min、再灌注60 min时大鼠肠系膜细静脉DHR荧光标记的图像。c1—c3分别为I/R组在缺血前、再灌注10 min、再灌注60 min时大鼠肠系膜细静脉DHR荧光标记的图像。d1—d3分别为TSA+IR组在缺血前、再灌注10 min、再灌注60 min时大鼠肠系膜细静脉DHR荧光标记的图像。e1—e3分别为IR+TSA组在缺血前、再灌注10 min、再灌注60 min时大鼠肠系膜细静脉DHR荧光标记的图像。箭头指示的是大鼠肠系膜细静脉壁上DHR荧光标记的过氧化物的产生。B为大鼠肠系膜细静脉壁DHR荧光强度变化的统计结果。每组$n=6$,以$\bar{X} \pm SE$表示。$^{a}P<0.05$ vs正常组,$^{c}P<0.05$ vs I/R组

前给药显著抑制了I/R引起的大鼠肠系膜细静脉壁DHR荧光强度的增强(d3)，TSA后给药抑制了I/R引起的大鼠肠系膜细静脉壁DHR荧光强度进一步增强(e3)。Sham组(a1—a3)和TSA组(b1—b3)大鼠肠系膜细静脉壁DHR荧光强度没有显著变化。

　　图5-10B为大鼠肠系膜细静脉壁DHR荧光强度变化的统计结果。在整个观察过程中，正常组和TSA本底组大鼠肠系膜细静脉壁DHR荧光强度仅有少量增加。I/R后，I/R组大鼠肠系膜细静脉壁DHR荧光强度逐渐增强至再灌注结束。TSA前给药在再灌注10分钟时显著抑制了I/R引起的大鼠肠系膜静脉壁DHR荧光强度的增强，TSA后给药在再灌注20分钟时显著抑制了I/R引起的大鼠肠系膜细静脉壁DHR荧光强度的进一步增强。

　　4.1.1.4　TSA对大鼠肠系膜细静脉内血浆白蛋白漏出的影响(图5-11)

　　图5-11A为缺血前、再灌注10分钟、再灌注60分钟时大鼠肠系膜细静脉内血浆白蛋白漏出的图像。缺血前，各组大鼠肠系膜细静脉均没有观察到血浆白蛋白漏出(a1—e1)。再

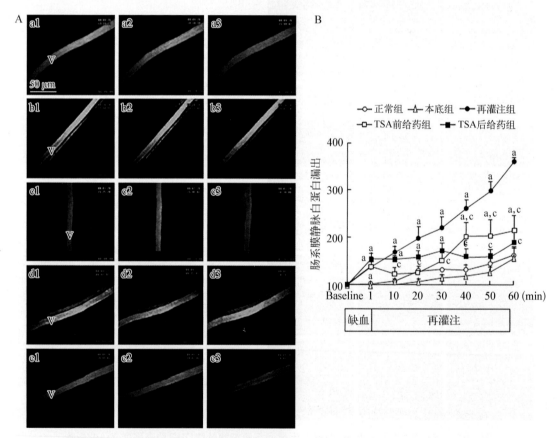

图5-11　TSA前给药和后给药对I/R后大鼠肠系膜细静脉内血浆白蛋白漏出的影响

(该图引自 *World journal of gastroenterology* 2010年第16卷5306—5316页)

A为白蛋白漏出的典型图像。a1—a3分别为正常组在缺血前、再灌注10 min、再灌60 min时大鼠肠系膜细静脉FITC荧光标记的图像。b1—b3分别为TSA本底组在缺血前、再灌注10 min、再灌注60 min时大鼠肠系膜细静脉FITC荧光标记的图像。c1—c3分别为I/R组在缺血前、再灌注10 min、再灌注60 min时大鼠肠系膜细静脉FITC荧光标记的图像。d1—d3分别为TSA+IR组在缺血前、再灌注10 min、再灌注60 min时大鼠肠系膜细静脉FITC荧光标记的图像。e1—e3分别为IR+TSA组在缺血前、再灌注10 min、再灌注60 min时大鼠肠系膜细静脉FITC荧光标记的图像。V：大鼠肠系膜细静脉。B为大鼠肠系膜细静脉内血浆白蛋白漏出的统计结果

灌注60分钟时,I/R组大鼠肠系膜细静脉内血浆白蛋白漏出大量增加(c3)。TSA前给药显著抑制了I/R引起的大鼠肠系膜细静脉内血浆白蛋白漏出(d3),TSA后给药抑制了I/R引起的大鼠肠系膜细静脉内血浆白蛋白漏出的进一步增加(e3)。正常组(a1—a3)和TSA本底组(b1—b3)大鼠肠系膜细静脉内血浆白蛋白漏出没有显著变化。

图5-11B为大鼠肠系膜细静脉内血浆白蛋白漏出的统计结果。在整个观察过程中,正常组和TSA本底组大鼠肠系膜细静脉内血浆白蛋白漏出仅有少量增加。I/R后,I/R组大鼠肠系膜细静脉内血浆白蛋白漏出逐渐增加至再灌注结束。TSA前给药在再灌注10分钟时显著抑制了I/R引起的大鼠肠系膜细静脉内血浆白蛋白漏出,TSA后给药在再灌注20分钟时抑制了I/R引起的大鼠肠系膜细静脉内血浆白蛋白漏出的进一步增加。

4.1.1.5　TSA对大鼠肠系膜细静脉周围间质内肥大细胞脱颗粒率的影响(图5-12)

图5-12A为大鼠肠系膜细静脉周围间质内肥大细胞脱颗粒的图像。正常组和TSA本底组仅有少量肥大细胞脱颗粒(a、b)。I/R后,I/R组大鼠肠系膜细静脉周围间质内大量肥大细胞脱颗粒(c),TS前给药显著抑制了I/R引起的大鼠肠系膜细静脉周围间质内肥大细胞脱颗粒(d),TSA后给药对大鼠肠系膜细静脉周围间质内肥大细胞脱颗粒没有影响(e)。

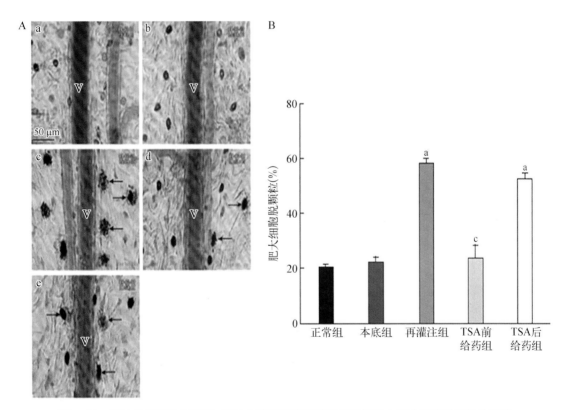

图5-12　TSA前给药和后给药对I/R大鼠肠系膜细静脉周围间质内肥大细胞脱颗粒的影响

(该图引自 *World journal of gastroenterology* 2010年第16卷5306—5316页)

A为肥大细胞脱颗粒的典型图像。a为正常组大鼠肠系膜细静脉周围间质内的肥大细胞;b为TSA本底组大鼠肠系膜细静脉周围间质内的肥大细胞;c为I/R组大鼠肠系膜细静脉周围间质内的肥大细胞;d为TSA+IR组大鼠肠系膜细静脉周围间质内的肥大细胞;e为IR+TSA大鼠肠系膜细静脉周围间质内的肥大细胞。V:大鼠肠系膜细静脉。箭头指示的是脱颗粒的肥大细胞。B为大鼠肠系膜细静脉周围间质内肥大细胞脱颗粒率的统计结果。每组$n=6$,以$\overline{X} \pm SE$表示。[a]$P<0.05$ vs正常组,[c]$P<0.05$ vs I/R组

图5-12B为大鼠肠系膜细静脉周围间质内肥大细胞脱颗粒率的统计结果。正常组和TSA本底组大鼠肠系膜细静脉周围间质内肥大细胞脱颗粒率分别为20.68%±0.67%和21.67%±2.50%，属生理范围内。I/R后，I/R组大鼠肠系膜细静脉周围间质内肥大细胞脱颗粒率显著增加（62.2%±2.5%）。TSA前给药显著抑制了I/R引起的大鼠肠系膜细静脉周围间质内肥大细胞脱颗粒（23.75%±4.69%），TSA后给药对I/R引起的大鼠肠系膜细静脉周围间质内肥大细胞脱颗粒没有显著的抑制作用（52.43%±2.17%）。

4.1.1.6　TSA对大鼠粒细胞黏附分子CD11b和CD18表达的影响（图5-13）

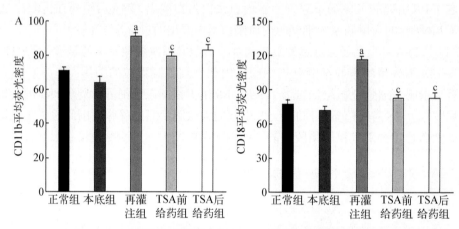

图5-13　大鼠粒细胞黏附分子CD11b和CD18表达的统计结果

（该图引自 *World journal of gastroenterology* 2010年第16卷5306—5316页）

纵坐标为粒细胞黏附分子的荧光强度。每组n=6，以$\bar{X}$±SE表示。[a]P<0.05 vs Sham组，[c]P<0.05 vs I/R组

图5-13为大鼠粒细胞黏附分子CD11b和CD18的统计结果。I/R后，I/R组大鼠粒细胞黏附分子CD11b和CD18荧光强度显著增加。TSA前给药显著抑制了I/R引起的大鼠粒细胞黏附分子CD11b和CD18荧光强度的增加，TSA后给药抑制了I/R引起的粒细胞黏附分子CD11b和CD18荧光强度的进一步增加。

4.1.1.7　TSA对大鼠肠系膜细静脉超微结构的影响（图5-14）

图5-14为大鼠肠系膜细静脉超微结构的图像。Sham组（图5-14A）和TSA（图5-14B）组内皮细胞表面光滑完整，有少量吞饮小泡；I/R 10分钟时（图5-14C），大鼠肠系膜细静脉管腔内出现黏附的白细胞和血小板，内皮细胞中吞饮小泡数量有少量增加；I/R 60 min时（图5-14D），大鼠肠系膜细静脉超微结构有显著变化，内皮细胞中吞饮小泡数量显著增加，体积增大。TSA前给药（图5-14E）和后给药（图5-14F）显著抑制了I/R引起的大鼠肠系膜细静脉超微结构的变化，主要表现在吞饮小泡数量显著减少。

本研究证明了TSA前给药可以抑制I/R引起的大鼠肠系膜微循环障碍，包括抑制I/R引起的白细胞与血管壁的黏附，抑制肠系膜细静脉壁DHR荧光强度的增加，抑制细静脉血浆白蛋白的漏出和血管周围间质内肥大细胞脱颗粒。TSA后给药可以通过抑制I/R引起的白细胞与血管壁的黏附，抑制肠系膜细静脉壁DHR荧光强度的增加，抑制细静脉血浆白蛋白的漏出从而抑制I/R引起的大鼠肠系膜微循环障碍，而TSA后给药对I/R引起的肥大细胞脱颗粒没有抑制作用。

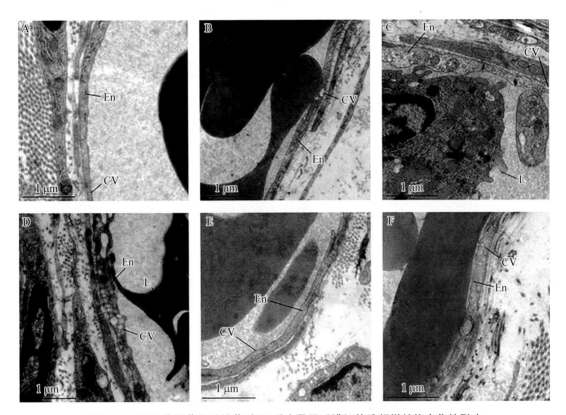

图5-14　TSA前给药和后给药对I/R后大鼠肠系膜细静脉超微结构变化的影响

（该图引自 *World journal of gastroenterology* 2010年第16卷5306—5316页）

A，Sham组；B，TSA组；C，I/R 10 min组；D，I/R 60 min组；E，TSA+IR组；F，IR+TSA组。En：大鼠肠系膜细静脉内皮细胞。CV：吞饮小泡。L：白细胞

4.1.2　丹参素

DLA是丹参水溶性提取物的主要成分。我们的研究证明DLA通过抑制过氧化氢的产生和黏附分子的表达，减轻I/R诱导的肠系膜微循环障碍。活体实验证明丹参素除了后给药对I/R引起的肠系膜细静脉周围肥大细胞脱颗粒无显著抑制作用外，对于I/R引起的肠系膜微循环其他环节的障碍，丹参素前后给药均可显著改善。体外实验还证实，丹参素可以显著抑制肿瘤坏死因子TNF-α和趋化因子fMLP诱导的过氧化物的产生，而过氧化物的产生又可以增强白细胞CD11b/CD18的表达[138]。

4.1.2.1　DLA对大鼠肠系膜细静脉管径和红细胞流速的影响

从基础状态到再灌注观察结束，I/R没有引起大鼠肠系膜细静脉血管径的显著变化，DLA、SOD或CAT的前给药和后给药对大鼠肠系膜细静脉管径也没有显著的影响。

4.1.2.2　DLA对大鼠肠系膜细静脉壁白细胞黏附的影响（图5-15、图5-16）

图5-15A为DLA后给药对大鼠肠系膜细静脉壁白细胞黏附的影响。缺血前，各组大鼠肠系膜细静脉壁均无黏附的白细胞（图5-15A、D）。再灌注10分钟时，大鼠肠系膜细静脉内有大量白细胞黏附（图5-15B、E）。再灌注30分钟时，I/R组大鼠肠系膜细静脉壁仍有大量白细胞

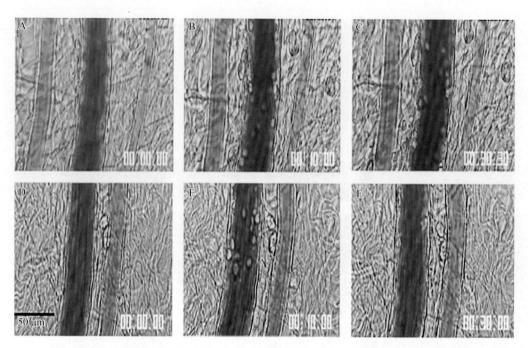

图 5-15　DLA 后给药对 I/R 诱导的大鼠肠系膜细静脉壁白细胞黏附数的影响

（该图引自 *American journal of physiology Gastrointestinal and liver physiology* 2009 年第 296 卷 36—44 页）

上面一行：I/R 组在缺血前（A）、再灌注 10 min（B）、再灌注 30 min（C）细静脉壁上黏附的白细胞图像。下面一行：I/R+DLA 组在缺血前（A）、再灌注 10 min（B）、再灌注 30 min（C）细静脉壁上黏附的白细胞图像。Bar=50 μm

黏附（图 5-15C），DLA 给药组大鼠肠系膜细静脉壁黏附的白细胞数显著减少（图 5-15F）。

图 5-16 是 DLA、SOD 或 CAT 前给药或后给药对 I/R 诱导的大鼠肠系膜血管壁白细胞黏附的统计结果。正常组在整个观察期内血管壁上黏附的白细胞数没有显著变化；I/R 组再灌

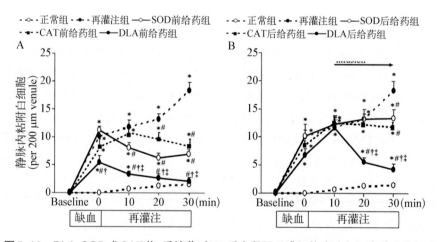

图 5-16　DLA、SOD 或 CAT 前、后给药对 I/R 后大鼠肠系膜细静脉壁白细胞黏附的影响

（该图引自 *American journal of physiology Gastrointestinal and liver physiology* 2009 年第 296 卷 36—44 页）

A 为 DLA、SOD 或 CAT 前给药对 I/R 后大鼠肠系膜细静脉壁白细胞黏附的统计结果。B 为 DLA、SOD 或 CAT 后给药对 I/R 后大鼠肠系膜细静脉壁白细胞黏附的统计结果。白细胞黏附以 200 μm 细静脉范围内黏附的白细胞个数表示。每组 $n=6$，以 $\bar{X} \pm SE$ 表示。$^{*}P<0.05$ vs Sham 组，$^{\#}P<0.05$ vs I/R 组，$^{\dagger}P<0.05$ vs SOD 组，$^{\ddagger}P<0.05$ vs CAT 组

注后黏附的白细胞数显著增多,并持续增多到再灌注30分钟;DLA、SOD或CAT前给药均能使I/R导致的黏附白细胞数显著减少,DLA比SOD和CAT更有效(图5-16A)。

DLA后给药也能够显著降低血管壁上黏附的白细胞数,提示DLA可以使已经黏附于血管壁的白细胞与血管壁解离。相反,SOD和CAT虽然能够抑制黏附的白细胞数进一步增加,但是对已经黏附的白细胞数没有影响(图5-16B)。

4.1.2.3　DLA对大鼠肠系膜细静脉管壁DHR荧光强度变化的影响(图5-17)

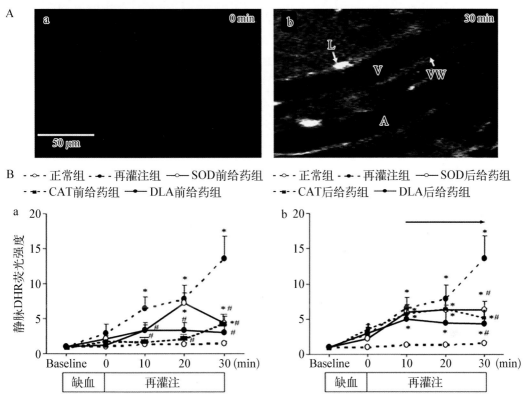

图5-17　DLA对大鼠肠系膜细静脉管壁DHR荧光强度变化的影响

(该图引自 *American journal of physiology Gastrointestinal and liver physiology* 2009年第296卷36—44页)

图A是用DHR标记血管壁H_2O_2产生的典型荧光图像。a:再灌注前,没有观察到DHR荧光。b:再灌注30 min,可见大鼠肠系膜细静脉壁有明显的DHR荧光。V:大鼠肠系膜静脉。A:大鼠肠系膜动脉。L:大鼠肠系膜壁上黏附的白细胞。VW:大鼠肠系膜静脉壁。图B是各组大鼠肠系膜静脉壁DHR荧光强度随时间变化的统计结果。a:DLA、SOD和CAT前给药对大鼠肠系膜静脉壁DHR荧光强度的影响。b:DLA、SOD和CAT后给药对大鼠肠系膜静脉壁DHR荧光强度的影响。每组$n=6$,以$\overline{X} \pm SE$表示。$^*P<0.05$ vs 再灌注前,$^\#P<0.05$ vs I/R组

图5-17A为各组大鼠肠系膜细静脉壁DHR荧光强度变化的图像。I/R前,大鼠肠系膜细静脉壁没有观察到细静脉管壁DHR荧光的产生(图5-17Aa)。再灌注后,大鼠肠系膜细静脉壁DHR荧光强度显著增强(图5-17Ab)。

图5-17B为大鼠肠系膜细静脉壁DHR荧光强度变化的统计结果。在整个观察过程中,正常组大鼠肠系膜细静脉壁DHR荧光强度仅有少量增加。I/R后,I/R组大鼠肠系膜细静脉壁DHR荧光强度逐渐增强至再灌注结束。DLA、SOD和CAT前给药显著抑制了I/R引起的大鼠肠系膜静脉壁DHR荧光强度的增强(图5-17Ba)。DLA、SOD和CAT后给药与前给药

作用类似,在再灌注30分钟时显著抑制了I/R引起的大鼠肠系膜细静脉壁DHR荧光强度的进一步增强(图5-17Bb)。

4.1.2.4　DLA对大鼠肠系膜细静脉内血浆白蛋白漏出的影响(图5-18)

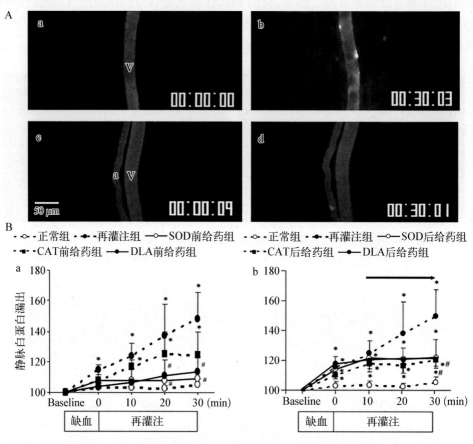

图5-18　DLA前给药对I/R诱导的FITC标记的白蛋白漏出的影响

(该图引自 *American journal of physiology Gastrointestinal and liver physiology* 2009年第296卷36—44页)

　　图A:I/R组在缺血前(a)和再灌注30 min(b)时白蛋白的漏出图像,DLA前给药组在缺血前(c)和再灌注30 min(d)时白蛋白的漏出图像。图B:各组大鼠肠系膜细静脉内血浆白蛋白漏出随时间变化的统计结果。a:DLA、SOD和CAT前给药对大鼠细静脉内血浆白蛋白漏出的影响。b:DLA、SOD和CAT后给药对大鼠细静脉内血浆白蛋白漏出的影响。每组$n=6$,以$\overline{X} \pm SE$表示。$^*P<0.05$ vs再灌注前,$^\#P<0.05$ vs I/R组

　　图5-18A为缺血前、再灌注后大鼠肠系膜细静脉内血浆白蛋白漏出的图像。缺血前,各组大鼠肠系膜细静脉均没有观察到血浆白蛋白漏出(图5-18Aa、c)。再灌注30分钟时,I/R组大鼠肠系膜细静脉内血浆白蛋白漏出显著增加(图5-18Ab)。DLA前给药显著抑制了I/R引起的大鼠肠系膜细静脉内血浆白蛋白的漏出(图5-18Ad)。图5-18B为大鼠肠系膜细静脉内血浆白蛋白漏出的统计结果。在整个观察过程中,正常组大鼠肠系膜细静脉内血浆白蛋白漏出仅有少量增加。I/R后,大鼠肠系膜细静脉内血浆白蛋白漏出逐渐增加至再灌注结束。DLA和SOD前给药显著抑制了I/R引起的大鼠肠系膜细静脉内血浆白蛋白的漏出(图5-18Ba)。如图5-18Bb所示,DLA和SOD后给药也能够显著抑制I/R诱导的血浆白蛋白的漏出,结果提示DLA和SOD能够抑制细静脉壁白蛋白漏出的进一步增加。CAT后给药对白

蛋白的漏出似乎有降低趋势，但是没有统计学意义。

4.1.2.5　DLA对大鼠肠系膜细静脉周围间质内肥大细胞脱颗粒率的影响（图5-19）

图5-19为大鼠肠系膜细静脉周围间质内肥大细胞脱颗粒的图像和统计结果。正常组仅有少量肥大细胞脱颗粒。I/R组大鼠肠系膜细静脉周围间质内有大量肥大细胞脱颗粒。DLA和SOD前给药显著抑制了I/R引起的大鼠肠系膜细静脉周围间质内肥大细胞的脱颗粒，DLA和SOD后给药对大鼠肠系膜细静脉周围间质内肥大细胞脱颗粒没有影响。无论是前给药还是后给药，CAT对大鼠肠系膜细静脉周围间质内肥大细胞脱颗粒都没有影响。

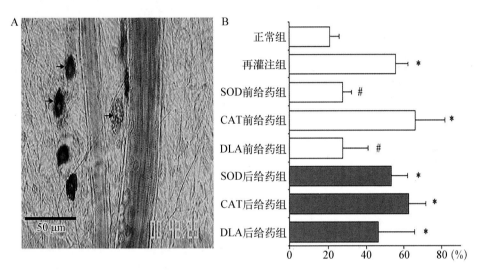

图5-19　DLA、SOD和CAT前、后给药对I/R后大鼠肠系膜细静脉周围间质内肥大细胞脱颗粒的影响

（该图引自 *American journal of physiology Gastrointestinal and liver physiology* 2009年第296卷36—44页）

A为肥大细胞脱颗粒的典型图像。箭头指示的是脱颗粒的肥大细胞。肥大细胞被0.1%的甲苯胺蓝染色。B为大鼠肠系膜细静脉周围间质内肥大细胞脱颗粒率的统计结果。每组n=6，以$\overline{X} \pm SE$表示。$^{*}P < 0.05$ vs 正常组，$^{\#}P < 0.05$ vs I/R组

4.1.2.6　DLA对大鼠粒细胞H_2O_2产生的影响（图5-20）

图5-20显示了DLA对大鼠粒细胞H_2O_2产生的影响，H_2O_2的含量用DCFH荧光强度表示。与正常组相比（74.94 ± 4.84），TNF-α联合fMLP刺激使H_2O_2的含量显著增加（107.48 ± 15.55）。DLA、SOD和CAT给药组显著降低了DCFH的荧光强度。

4.1.2.7　DLA对大鼠粒细胞黏附分子CD11b和CD18表达的影响（图5-21）

图5-21是应用体外实验检测的大鼠粒细胞黏附分子CD11b和CD18的统计结果。与正常组相比，H_2O_2刺激使CD11b/CD18的荧光强度显著增强，而DLA在剂量为0.2 mg/mL、0.5 mg/mL和1.0 mg/mL时能够显著降低CD11b的强度，0.5 mg/mL和1.0 mg/mL时能够显著降低CD18的强度，DLA对CD11b/CD18的抑制作用呈剂量依赖性。SOD或CAT对H_2O_2刺激引起的CD11b/CD18的表达没有显著影响。

本研究证实I/R损伤导致大鼠肠系膜发生一系列微循环障碍，包括白细胞黏附、血管壁过氧化氢的产生、白蛋白漏出和肥大细胞脱颗粒。然而，I/R引起的上述损伤都能够被丹参素显著抑制或完全逆转，DLA前给药可以抑制I/R引起的大鼠肠系膜微循环的上述所有损

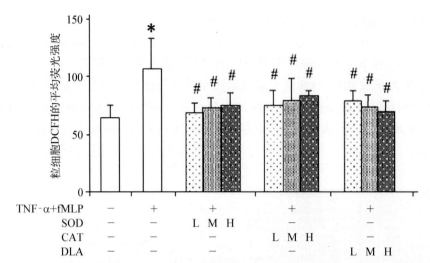

图5-20　DLA、SOD和CAT对TNF-α联合fMLP刺激诱导的H₂O₂产生的抑制作用

（该图引自 *American journal of physiology Gastrointestinal and liver physiology* 2009年第296卷36—44页）

纵坐标表示粒细胞DCFH的平均荧光强度。+，TNF-α（100ng/mL）联合fMLP（1uM）刺激；L、M、H分别表示SOD（480 mg/mL、1200 mg/mL和2400 mg/mL）、DLA（0.2mg/mL、0.5mg/mL和1.0 mg/mL）和CAT（0.8 mg/mL、2.0 mg/mL和4.0 mg/mL）的低、中、高剂量组

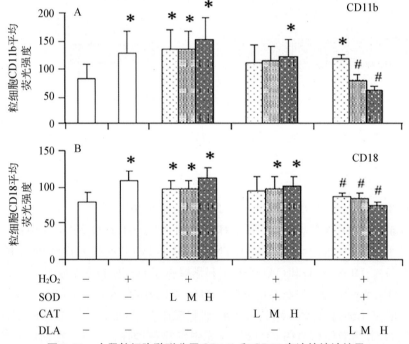

图5-21　大鼠粒细胞黏附分子CD11b和CD18表达的统计结果

（该图引自 *American journal of physiology Gastrointestinal and liver physiology* 2009年第296卷36—44页）

纵坐标为粒细胞黏附分子的荧光强度。每组 $n=6$，以 $\overline{X} \pm SE$ 表示。$^*P<0.05$ vs 正常组，$^\#P<0.0$ vs I/R组

伤，DLA后给药除对肥大细胞脱颗粒没有影响外，能够显著逆转I/R引起的大鼠肠系膜白细胞黏附、过氧化氢的产生和白蛋白漏出。此外，体外实验证实DLA显著抑制TNF-α和fMLP诱导的H₂O₂的产生，以及由H₂O₂刺激引起的粒细胞CD11b/CD18的表达。

4.1.3 三七总皂苷

PNS是三七的主要有效成分,它包括30余种多种皂苷,其中人参皂苷Rb1、人参皂苷Rg1和三七皂苷R1是其主要成分。我们的研究证明PNS可以抑制I/R引起的大鼠肠系膜细静脉内白细胞黏附和细静脉周围间质肥大细胞脱颗粒。PNS抑制白细胞与血管内皮细胞黏附的作用与其抑制Src激酶活化和ICAM-1的表达相关[139]。

4.1.3.1 PNS对I/R引起的大鼠肠系膜细静脉管壁过氧化物无改善作用(图5-22)

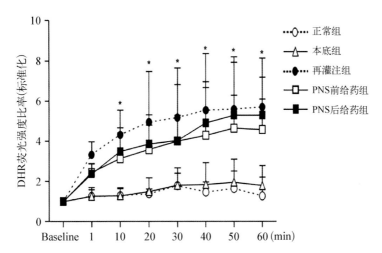

图5-22 PNS对I/R引起的大鼠肠系膜细静脉管壁过氧化物的作用

(该图引自 *Am J Physiol Gastrointest Liver Physiol* 2014年第306卷4期289—300页)

图为各组各时间点肠系膜细静脉管壁DHR荧光强度的定量统计。I/R模型组,肠系膜上动静脉结扎10 min,再灌60 min;前给药组,肠系膜上动静脉结扎前20 min,给予PNS 5 mg(kg·h);PNS后给药组,肠系膜上动脉再灌20 min后,给予PNS 5 mg/(kg·h)。数值用均值±标准差表示。$^*P<0.05$ vs正常组

图5-22表示各组大鼠肠系膜细静脉管壁DHR荧光强度的连续变化。正常组在60分钟观察期间内,大鼠肠系膜细静脉管壁DHR荧光强度仅有小量的增加。I/R后,细静脉管壁DHR荧光强度显著增加,并随着再灌注时间的延长进一步增加。PNS前后给药,对于I/R诱导的大鼠肠系膜细静脉管壁过氧化物均无显著抑制作用。

4.1.3.2 PNS可改善I/R引起的大鼠肠系膜细静脉白细胞黏附(图5-23)

图5-23表示各组大鼠肠系膜细静脉血管壁白细胞黏附数随时间连续变化情况。正常组和本底组在60分钟观察期内仅有少量白细胞黏附。肠系膜上动静脉I/R后,细静脉血管壁黏附的白细胞显著增多,并随时间的延长持续增加。缺血前20分钟开始静脉输注PNS,可从再灌注10分钟起抑制I/R诱导的白细胞黏附增多,一直持续到60分钟观察结束。再灌注后20分钟静脉输注PNS,可从再灌注30分钟起抑制I/R诱导的白细胞在静脉壁的黏附,至60分钟观察结束。

4.1.3.3 PNS对I/R引起的大鼠肠系膜白蛋白漏出无改善作用(图5-24)

图5-24表示各组大鼠肠系膜细静脉白蛋白漏出的连续变化。正常组在60分钟观察期间内,大鼠肠系膜细静脉白蛋白漏出仅有少量的增加。I/R后,细静脉白蛋白漏出显著增加,

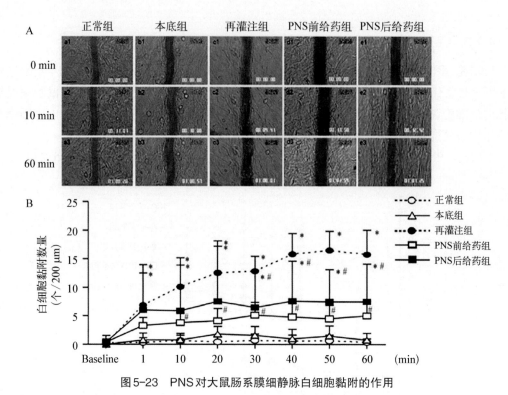

图5-23　PNS对大鼠肠系膜细静脉白细胞黏附的作用

（该图引自 *Am J Physiol Gastrointest Liver Physiol* 2014年第306卷4期289—300页）

　　A为正常组（a1—a3）、PNS本底组（b1—b3）、I/R模型组（c1—c3）、PNS+I/R前给药组和I/R+PNS后给药组（d1—d3）大鼠肠系膜细静脉白蛋白漏出的代表图像。1、2、3分别为I/R滴注后0、30、90 min的图像。标尺为50 μm。B为各组各时间点肠系膜细静脉白细胞黏附数量统计。数值用均值 ± 标准差表示。*P<0.05 vs 正常组，#P<0.05 vs I/R组

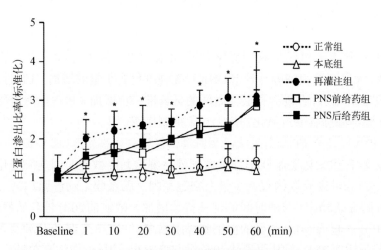

图5-24　PNS对I/R引起的大鼠肠系膜细静脉管壁白蛋白漏出的作用

（该图引自 *Am J Physiol Gastrointest Liver Physiol* 2014年第306卷4期289—300页）

　　图为各组各时间点肠系膜细静脉白蛋白漏出的定量统计。数值用均值 ± 标准差表示。*P<0.05 vs 正常组

并随着再灌注时间的延长进一步增加。PNS前后给药，对于I/R诱导的大鼠肠系膜细静脉蛋白漏出均无显著抑制作用。

4.1.3.4　PNS可改善I/R引起的大鼠肠系膜肥大细胞脱颗粒（图5-25）

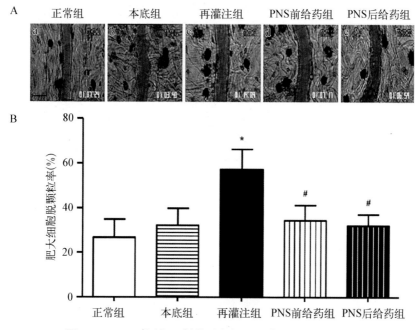

图5-25　PNS抑制I/R刺激后大鼠肠系膜肥大细胞脱颗粒

（该图引自 *Am J Physiol Gastrointest Liver Physiol* 2014年第306卷4期289—300页）

A为大鼠肠系膜肥大细胞脱颗粒代表图像（a—e），Bar=50 μm。B为各组肠系膜肥大细胞脱颗粒率统计。数值用均值 ± 标准差表示。$^*P<0.05$ vs正常组，$^\#P<0.05$ vs I/R组

图5-25表示各组大鼠肠系膜细静脉周围间质内肥大细胞脱颗粒的变化。正常组的肥大细胞脱颗粒率仅为（26.69 ± 8.05）%，PNS本底组为（32.2 ± 7.69）%，与正常组没有显著性差异。肠系膜上动脉I/R后，大鼠肠系膜细静脉周围间质内肥大细胞脱颗粒率显著增加（57.23 ± 8.93%）。PNS前、后给药均可显著抑制I/R诱导的肥大细胞脱颗粒，分别为（34.29 ± 6.98）%、（32.10 ± 4.99）%。

4.1.3.5　PNS可抑制肠系膜上动脉I/R引起的大鼠血清MPO增多（图5-26）

图5-26表示各组大鼠血清MPO水平。正常组大鼠血清MPO含量为（9.56 ± 0.53）U/L。本底组大鼠血清MPO含量为（10.07 ± 0.05）U/L，与正常组无显著性差异。I/R后，大鼠血清MPO含量显著升高。PNS前、后给药均可抑制I/R诱导的大鼠血清MPO含量增高。

4.1.3.6　PNS抑制肠系膜上动脉I/R引起的大鼠小肠组织ICAM-1表达增多（图5-27）

图5-27表示各组大鼠小肠组织ICAM-1的蛋白水平。肠系膜上动脉I/R可诱导小肠组织ICAM-1蛋白水平显著增高。PNS前、后给药均可抑制I/R诱导的小肠组织ICAM-1增多。

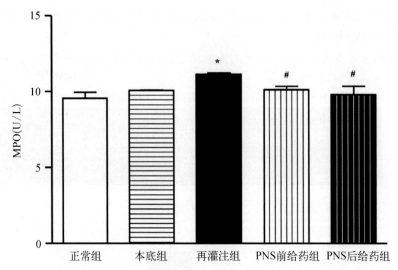

图 5-26　PNS 抑制 I/R 刺激后大鼠肠系膜血清 MPO 含量

（该图引自 *Am J Physiol Gastrointest Liver Physiol* 2014 年第 306 卷 4 期 289—300 页）

数值用均值 ± 标准差表示。$^*P<0.05$ vs 正常组，$^\#P<0.05$ vs I/R 组

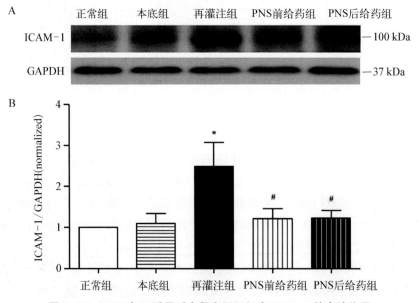

图 5-27　PNS 对 I/R 诱导后大鼠小肠组织中 ICAM-1 的表达作用

（该图引自 *Am J Physiol Gastrointest Liver Physiol* 2014 年第 306 卷 4 期 289—300 页）

图 A 为各组 ICAM-1 表达的 Western blot 代表图。图 B 为各组 ICAM-1 的 Western blot 定量分析结果，$n=4$。数值用均值 ± 标准差表示。$^*P<0.05$ vs 正常组，$^\#P<0.05$ vs I/R 组

4.1.3.7　PNS 抑制肠系膜上动脉 I/R 引起的大鼠小肠组织 Src 激酶磷酸化水平增加（图 5-28）

图 5-28 表示各组大鼠小肠组织 Src 激酶的磷酸化水平。肠系膜上动脉 I/R 可诱导小肠组织 Src 磷酸化水平显著增高。PNS 前、后给药均可抑制 I/R 诱导的小肠组织 Src 磷酸化水平增高。

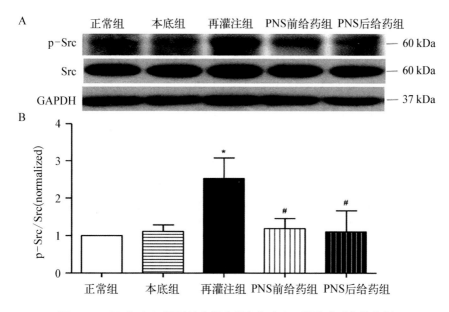

图5-28　PNS对I/R诱导的大鼠小肠组织中Src激酶磷酸化的作用

（该图引自 *Am J Physiol Gastrointest Liver Physiol* 2014年第306卷4期289—300页）

图A为各组Src表达的Western blot代表图。图B为各组p-Src的Western blot定量分析结果，*n*=4。数值用均值 ± 标准差表示。*P<0.05 vs正常组，#P<0.05 vs I/R组

本研究证实在I/R诱导的大鼠肠系膜微循环障碍发生前或发生后，静脉滴注PNS均可以抑制白细胞与细静脉的黏附，抑制肥大细胞脱颗粒。PNS还能显著减少大鼠血清MPO含量的增加，抑制I/R诱导的小肠组织ICAM-1表达和Src激酶的磷酸化。

4.1.4　三七皂苷R1

三七皂苷R1是三七的主要成分之一。我们的研究证明R1对I/R引起的大鼠小肠微循环障碍、小肠损伤和生存率有改善作用。该作用与其改善能量代谢异常、抑制NF-κB核转移、抑制细胞缝隙紧密连接蛋白的降解有关[140]。

4.1.4.1　R1对小肠I/R损伤大鼠的72小时存活率和小肠肠管组织损伤的影响（图5-29）

图5-29B显示了各组大鼠72小时生存率。正常组大鼠在再灌注72小时期间10只全部存活。I/R组，大部分大鼠于I/R开始后的1 ～ 4小时期间死亡，在I/R 12小时内，死亡了5只，I/R 72小时死亡了7只，存活率为30%。R1前、后给药组的大鼠72小时生存率分别为80%和50%，但与I/R模型组相比只有前给药组具有统计学意义。动物数*n*=10。

图5-29C显示了R1对I/R引起的大鼠小肠损伤的大体观察和评分结果。正常组，肠壁呈现健康的粉色，肠内无明显内容物，肠管亦无扩张现象（图5-29C1）。而I/R 60分钟后，可以观察到大鼠的小肠肠管有明显的出血和水肿，肠管内有血状内容物（图5-29C2）。R1前、后给药组可以改善在I/R 60分钟时小肠肠管的损伤（图5-29C3、C4）。I/R 72小时后，肠壁上可见肠腔内黏膜有大量溃疡存在（图5-29C5）。R1前、后给药组可以明显地减轻I/R 72小时后小肠的溃疡（图5-29C6、C7）。各组小肠损伤评分结果如图5-29D所示。I/R 60分钟和72小时小肠评分的增加，可以被R1的前给药和后给药所抑制。

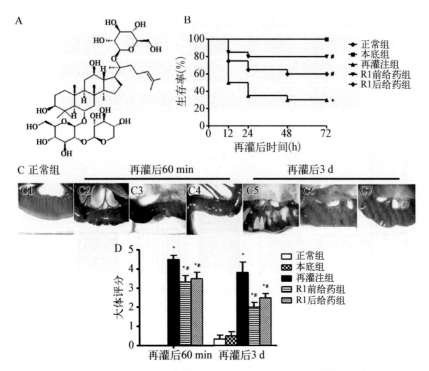

图5-29　R1对小肠I/R损伤大鼠的72 h存活率和小肠肠管组织损伤的影响

（该图引自 *American journal of physiology Gastrointestinal and liver physiology* 2014年第306卷111—122页）

A为R1的化学式。B为R1对小肠I/R 72 h生存率的影响。C、D为R1对小肠I/R后大体损伤情况的影响。C为各组大鼠小肠肠管图像。D为小肠I/R损伤的大体评分。用均数 ± 标准误（$n=6—10$）。$^*P<0.05$ vs正常组，$^#P<0.05$ vs I/R组

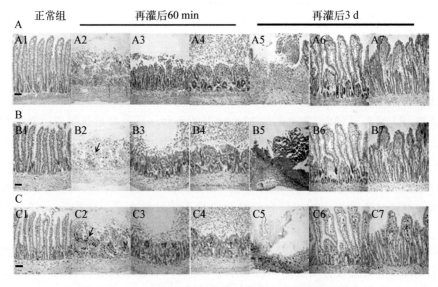

图5-30　R1对小肠I/R组织学损伤和白细胞浸润的影响

（该图引自 *American journal of physiology Gastrointestinal and liver physiology* 2014年第306卷111—122页）

图A显示各组HE染色结果，图B显示各组MPO阳性细胞数，图C显示各组CD68阳性细胞数。A1、B1、C1：正常组。A2、B2、C2：I/R 60 min组。A3、B3、C3：R1+I/R 60 min（前给药）组。A4、B4、C4：I/R 60 min+R1（后给药）组。A5、B5、C5：I/R 72 h组。A6、B6、C6：R1+I/R 72 h（前给药）组。A7、B7、C7：I/R 72 h+R1（后给药）组。Bar=100 μm

4.1.4.2　R1对小肠I/R组织学损伤和白细胞浸润的影响（图5-30）

HE染色的组织显示正常组和本底组大鼠的肠黏膜上皮完整,杯状细胞清晰可见(图5-30A1)。而I/R模型组大鼠在I/R 60分钟后,肠黏膜上皮受到严重破坏,几乎全部脱落并伴有严重的出血(图5-30A2)。R1前给药(图5-30A3)、后给药组(图5-30A4)的小肠绒毛缩短、上皮严重脱落,但仍保留固有层结构。R1后给药组较前给药组绒毛脱落的更加严重。I/R 72小时后,I/R模型组大鼠小肠黏膜溃疡形成(图5-30A5),而前给药(图5-30A6)、后给药组(图5-30A7)绒毛结构均有明显的恢复和再生,后给药组的绒毛中仍有少量充血。

MPO免疫组化结果显示,在正常组小肠组织仅可观察到少量的MPO阳性细胞(图5-30B1)。I/R 60分钟后,小肠组织中MPO阳性细胞数明显增多(图5-30B2)。R1的前、后给药组,在I/R 60分钟时,小肠MPO阳性细胞数也较多(图5-30B3、B4)。I/R 72小时后,I/R模型组MPO阳性细胞数仍较多,而R1前、后给药组的MPO阳性细胞数明显减少(图5-30B6、B7)。

CD68免疫组化结果显示,正常组小肠组织仅可观察到少量的CD68阳性细胞(图5-30 C1)。I/R 60分钟后,I/R模型组的小肠组织中CD68阳性细胞数显著增加(图5-30C2),R1前、后给药组的小肠组织的中CD68阳性细胞数显著低于I/R组(图5-30C3、C4)。I/R 72小时后,I/R模型组的小肠组织中CD68阳性细胞数进一步增多(图5-30C5),R1前、后给药组的小肠组织中的CD68阳性细胞数显著低于I/R组(图5-30C5—7)。

4.1.4.3　R1对小肠I/R后大鼠小肠组织中TUNEL阳性细胞数的影响（图5-31）

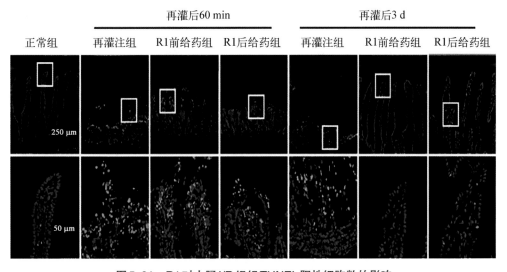

图5-31　R1对小肠I/R组织TUNEL阳性细胞数的影响

（该图引自*American journal of physiology Gastrointestinal and liver physiology* 2014年第306卷111—122页）

绿色代表TUNEL染色阳性细胞,蓝色代表Hochest染色的细胞核

图5-31显示了各组大鼠小肠组织中TUNEL阳性细胞染色结果,下行是上行的细节放大图。结果可见,正常组大鼠小肠组织中仅可观察到少量TUNEL阳性细胞。I/R 60分钟,大鼠组织中TUNEL阳性细胞数显著增加。R1前、后给药组小肠组织的TUNEL阳性细胞数明显较少。I/R 72小时后,大鼠小肠组织的溃疡区域周围仍可观察到大量TUNEL阳性细

胞,R1前、后给药组大鼠小肠组织中的TUNEL阳性细胞数明显减少。

4.1.4.4　R1对小肠I/R组织学损伤评分、白细胞浸润数、凋亡细胞数、MPO活性以及MDA含量影响的统计结果(图5-32)

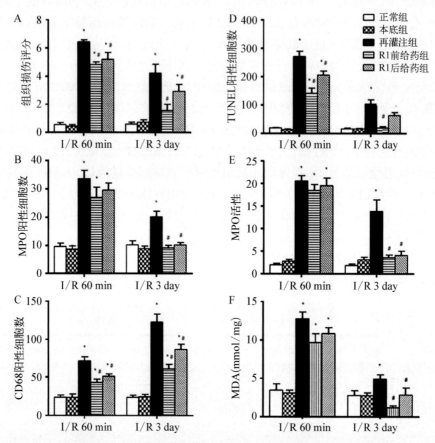

图5-32　R1对小肠I/R组织学损伤评分、白细胞浸润数、凋亡细胞数、MPO活性以及MDA含量影响的统计结果

(该图引自*American journal of physiology Gastrointestinal and liver physiology* 2014年第306卷111—122页)

A：小肠I/R后组织学损伤评分。B：MPO阳性细胞数。C：CD68阳性细胞数。D：TUNEL阳性细胞数。E：MPO活性。F：MDA含量。统计结果表示为均数 ± 标准误(*n*=4—6)。*P<0.05 vs正常组，#P<0.05 vs I/R组

　　如图5-32A所示,I/R 60分钟和72小时的组织学损伤评分的显著增高被R1的前给药和后给药显著地抑制。图5-32B显示各组小肠组织中MPO阳性细胞计数的统计结果。I/R 60分钟时小肠组织中MPO阳性细胞显著增多,R1的前给药和后给药都没有抑制I/R 60分钟时小肠组织中MPO阳性细胞的增多。但是,R1的前给药和后给药可以抑制I/R 72小时时小肠组织中MPO阳性细胞的增多。

　　图5-32C为各组小肠组织中CD68阳性细胞计数的统计结果。I/R 60分钟时小肠组织中CD68阳性细胞显著增多,R1的前给药和后给药都抑制了I/R 60分钟时小肠组织中CD68阳性细胞的增多。I/R 72小时后I/R模型组的小肠组织中CD68阳性细胞数进一步增多,R1的前给药和后给药可以抑制I/R 72小时时小肠组织中MPO阳性细胞的增多。

　　图5-32D为各组小肠组织中TUNEL阳性细胞计数的统计结果。I/R 60分钟时小肠组

织中TUNEL阳性细胞显著增多,R1的前给药和后给药都抑制了I/R 60分钟时小肠组织中TUNEL阳性细胞的增多。I/R 72小时后,R1的前给药和后给药可以抑制I/R 72小时时小肠组织中TUNEL阳性细胞的增多。

图5-32E显示的是小肠组织提取蛋白中的MPO活性。R1前、后给药都能抑制I/R 72小时后小肠组织中MPO的活性。

图5-32F为各组大鼠小肠组织蛋白中MDA含量的测定结果。I/R 60分钟和72小时大鼠小肠组织中MDA的含量都显著升高。R1的前、后给药没能抑制I/R 60分钟大鼠小肠组织匀浆中MDA含量的升高,但是,对I/R 72小时大鼠小肠组织匀浆中MDA含量的升高有显著的抑制作用。

4.1.4.5　R1对I/R引起的大鼠小肠微循环障碍的影响(图5-33)

图5-33A、B显示了各组大鼠小肠肠管细静脉FITC标记血浆白蛋白漏出的影响。在I/R开始后,大鼠小肠肠管细静脉FITC标记血浆白蛋白经由细静脉的漏出就显著增加,随着I/R的进行,漏出的血浆白蛋白进一步增多。R1前、后给药组,在I/R 40分钟后,显著地抑制

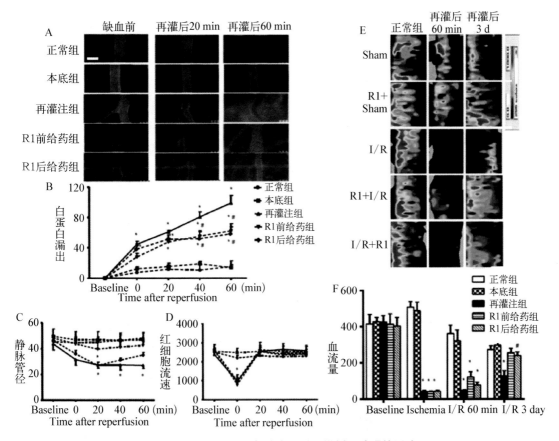

图5-33　R1对I/R引起的大鼠小肠微循环障碍的影响

(该图引自*American journal of physiology Gastrointestinal and liver physiology* 2014年第306卷111—122页)

A、B:R1对I/R引起的大鼠小肠肠管细静脉FITC标记血浆白蛋白漏出的影响。A为各组静脉白蛋白漏出典型图,Bar=100 μm。B为白蛋白漏出百分比定量。C、D:R1对I/R后大鼠小肠肠管微静脉管径、红细胞流速的影响。C为微静脉管径变化。D为微静脉红细胞流速变化。E、F:R1对I/R后大鼠小肠肠管血流量的影响。E为小肠壁表面血流量图像。F为小肠表面血流量定量。结果表示为均数 ± 标准误(*n*=6)。*P<0.05 vs正常组,#P<0.05 vs I/R组

了FITC标记白蛋白的漏出。

图5-33C显示了各组大鼠小肠肠管细静脉管径的经时变化。I/R组大鼠的细静脉在I/R开始时便出现收缩，并持续到I/R 60分钟。R1前给药组肠壁微静脉在整个过程中无明显变化。R1后给药组在I/R 20分钟时明显收缩然后渐渐趋于舒张。图5-33D显示了各组大鼠小肠肠管细静脉内红细胞流速。正常组和R1本底对照组大鼠的小肠肠管细静脉内红细胞流速在本观察期间内没有显著变化。在I/R组大鼠的小肠肠管细静脉内红细胞流速在I/R开始时显著降低，I/R 20分钟后恢复到Sham组水平。R1的前、后给药对I/R引起的大鼠小肠肠管细静脉红细胞速度的变化没有显著影响。

图5-33E、F显示了各组大鼠小肠肠管表面血流量。与正常组相比，缺血末期大鼠小肠肠管表面血流量显著降低，I/R 60分钟时，虽然细静脉内红细胞流速已经恢复，但是小肠肠管表面血流量仍持续降低；I/R 72小时，恢复至正常组的30%。R1前给药对缺血末期和I/R 60分钟的小肠肠管表面血流量没有显著影响，但是可以显著地恢复I/R 72小时的小肠肠管表面血流量。R1后给药对缺血组肠表面血流量无明显差异。I/R 60分钟后，R1处理对大鼠小肠表面血流量也没有显著的影响，同前给药一样，R1后给药也可以显著地恢复I/R 72小时的小肠肠管表面血流量。

4.1.4.6　R1对I/R后大鼠小肠组织提取蛋白中IκBα和p65的影响（图5-34）

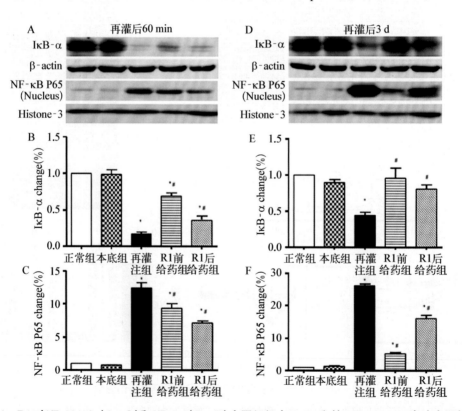

图5-34　R1对I/R 60 min（A—C）和I/R 3 d（D—F）小肠组织中IκBα和核NF-κB p65表达水平的影响

（该图引自 *American journal of physiology Gastrointestinal and liver physiology* 2014年第306卷111—122页）

A、D为R1对IκB-α表达量和核NF-κB p65转位影响的Western blot图像。B—E为R1对IκB-α表达量影响。C—F为R1对核NF-κB p65转位的影响。结果表示为均数±标准误（$n=4$）。$^*P<0.05$ vs正常组，$^\#P<0.05$ vs I/R组

　　图5-34 A—C显示了I/R 60分钟时,各组大鼠小肠组织中提取的浆蛋白IκB-α和核蛋白p65的表达情况。与正常组和本底组相比,I/R 60分钟组大鼠小肠组织中提取的蛋白IκB-α的表达量显著降低。R1前、后给药都可显著地抑制I/R引起的浆蛋白IκB-α表达量的降低。与正常组相比,I/R 60分钟组大鼠小肠组织提取的核蛋白中p65的表达量显著地增加。R1前、后给药都可显著地抑制I/R引起的核蛋白p65核转移的增加。

　　图5-34 D—F显示了I/R 3天时,各组大鼠小肠组织中提取的浆蛋白IκB-α和核蛋白p65的表达情况。与正常组相比,I/R 3天组大鼠小肠组织中提取的蛋白IκB-α的表达量显著降低。R1前、后给药都可显著地抑制I/R引起的浆蛋白IκB-α表达量的降低。与正常组相比,I/R 3天组大鼠小肠组织提取的核蛋白中p65的表达量显著地增加。R1前、后给药都可显著地抑制I/R引起的核蛋白p65核转移的增加。

4.1.4.7　R1对I/R后大鼠血浆中TNF-α、IL-1β、IL-6、IL-10含量的影响(图5-35)

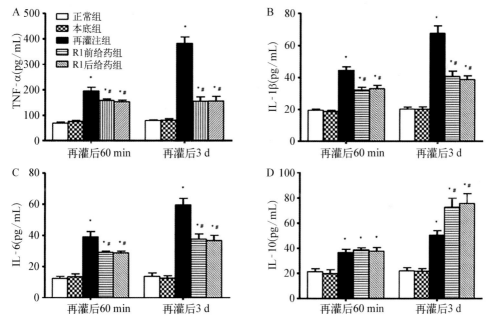

图5-35　R1对I/R后各组大鼠血浆中TNF-α(A)、IL-1β(B)、IL-6(C)、IL-10(D)含量的影响

(该图引自 *American journal of physiology Gastrointestinal and liver physiology* 2014年第306卷111—122页)

数据表示为均数 ± 标准误(n=6—10)。$^{*}P<0.05$ vs正常组,$^{\#}P<0.05$ vs I/R组

　　图5-35A显示了各组大鼠血浆中TNF-α的含量。与正常组相比,I/R 60分钟时大鼠血浆中的TNF-α含量显著地升高,I/R 72小时后进一步升高。R1前、后给药均显著地抑制了I/R 60分钟和72小时时I/R引起的大鼠血浆中TNF-α含量的升高。

　　图5-35B显示了各组大鼠血浆中IL-1β的含量。与正常组相比,I/R 60分钟时大鼠血浆中的IL-1β含量显著地升高,I/R 72小时后进一步升高。R1前、后给药均显著地抑制了I/R 60分钟和72小时时I/R引起的大鼠血浆中IL-1β含量的升高。

　　图5-35C显示了各组大鼠血浆中IL-6的含量。与正常组相比,I/R 60分钟时大鼠血浆中的IL-6含量显著地升高,I/R 72小时后进一步升高。R1前、后给药均显著地抑制了I/R 60

分钟和72小时时I/R引起的大鼠血浆中IL-6含量的升高。

图5-35D显示了各组大鼠血浆中IL-10的含量。与正常组相比,在I/R 60分钟和72小时,大鼠血浆中IL-10的含量均明显升高。R1前、后给药组对I/R 60分钟大鼠血浆中IL-10的含量没有显著的影响,但是可以进一步提高I/R 72小时后大鼠血浆中IL-10的含量。

4.1.4.8　R1对I/R大鼠小肠肠管组织中ADP/ATP、AMP/ATP比值,ATP 5D表达的影响(图5-36)

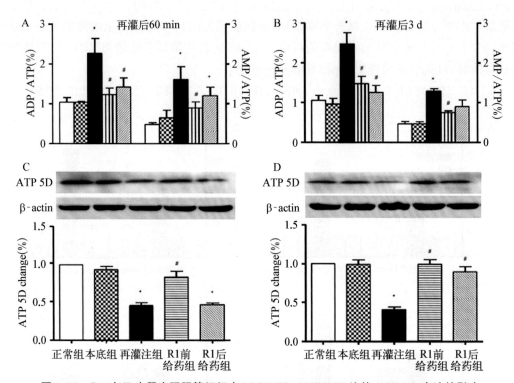

图5-36　R1对I/R大鼠小肠肠管组织中ADP/ATP、AMP/ATP比值,ATP 5D表达的影响

(该图引自*American journal of physiology Gastrointestinal and liver physiology* 2014年第306卷111—122页)

A、B: R1对I/R大鼠小肠肠管组织中ADP/ATP和AMP/ATP比值的影响。A为I/R 60 min各组大鼠小肠组织中ADP/ATP、AMP/ATP的比值。B为I/R 72 h各组大鼠小肠组织中ADP/ATP、AMP/ATP的比值。C、D: I/R 60 min(C)和I/R 72 h(D)各组大鼠小肠中ATP 5D的表达情况。结果表示为均数 ± 标准误(n=4—6)。$^{*}P<0.05$ vs正常组,$^{#}P<0.05$ vs I/R组

图5-36A、B表明I/R 60分钟和72小时各组大鼠小肠组织中ADP/ATP、AMP/ATP的比值。与正常组相比,I/R 60分钟和72小时组的组织中ADP/ATP和AMP/ATP比值显著增高。R1前给药能显著地抑制I/R 60分钟和72小时大鼠小肠组织中ADP/ATP和AMP/ATP比值的升高。R1后给药组可以抑制I/R 60分钟AMP/ATP和AMP/ATP比值的升高,但是对I/R 72小时的AMP/ATP和AMP/ATP的比值变化没有显著的影响。

图5-36C、D显示了各组大鼠小肠肠管组织提取蛋白中ATP 5D的表达情况。与正常组相比,I/R 60分钟和72小时组的组织中ATP 5D表达量显著下降。R1前给药可以显著地抑制I/R 60分钟和72小时时I/R引起的ATP 5D表达量的下降,但是R1后给药仅可抑制I/R 72小时时I/R引起的ATP 5D表达量的下降。

4.1.4.9　R1对I/R大鼠小肠蛋白中紧密连接蛋白表达的影响（图5-37）

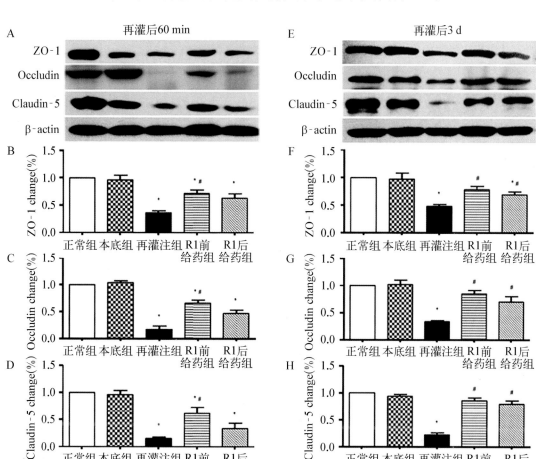

图5-37　R1对I/R 60 min（A—D）和I/R 3 d（E—H）后小肠组织紧密连接蛋白的影响

（该图引自 *American journal of physiology Gastrointestinal and liver physiology* 2014年第306卷111—122页）

A、E为R1对ZO-1、Occludin和Claudin-5表达量变化影响的Western blot图像。B、F为ZO-1表达量。C、G为Occludin表达量。D、H为Claudin-5表达量。每种蛋白的光密度值分析数据表示为均数 ± 标准误（*n*=4）。*P<0.05 vs正常组，#P<0.05 vs I/R组

图5-37A—D显示了I/R 60分钟时各组大鼠小肠组织中紧密连接蛋白ZO-1、Occludin和Claudin-5表达情况。与正常组相比，I/R组大鼠小肠组织中ZO-1、Occludin和Claudin-5的表达量明显减少，R1前给药能显著地抑制I/R引起的紧密连接蛋白表达量的降低，而R1后给药不能显著地抑制I/R引起的紧密连接蛋白表达量的降低。

图5-37E—H显示了I/R 72小时时各组大鼠小肠组织中紧密连接蛋白ZO-1、Occludin和Claudin-5表达情况。与正常组相比，I/R组大鼠小肠组织中ZO-1、Occludin和Claudin-5的表达量明显减少，R1前、后给药均能显著地抑制I/R引起的紧密连接蛋白表达量的降低。

本研究证实：① R1能有效缓解I/R造成的大鼠小肠损伤，使大体和组织学损伤、生存率得到改善。② R1能够显著改善I/R后微血管的高渗透性，维持黏膜屏障的完整，抑制NF-κB的激活、后续的炎症反应以及凋亡。③ 最重要的，本研究发现I/R降低了小肠组织中

ATP合成酶亚单位ATP 5D的表达,使ADP/ATP、AMP/ATP比值升高,而R1能够抑制I/R引起的ATP 5D的减低和ADP/ATP、AMP/ATP比值升高。

4.1.5　其他单味中药

黄芪[141]能够使肠I/R后血浆及小肠组织中超氧化物歧化酶活性升高,肠黏膜细胞凋亡指数明显减少,从而对I/R肠黏膜屏障损伤起到保护作用。给予黄芪注射液能提高全身动脉血压,保护肠黏膜屏障的完整,稳定细胞膜及亚细胞器膜,抑制胃肠道I/R后导致的全身炎症反应综合征和脂质过氧化过程的加剧,进而保护和提高超氧化物歧化酶活性,抑制MDA生成,提高机体抗氧化能力,从而避免肠I/R损伤的进行性加剧[142]。动物实验表明,大黄可以促进肠道黏膜损伤修复,保护上皮细胞,维护肠黏膜完整性;组织学检查发现大黄能促进肠黏膜内杯状细胞大量增生,而杯状细胞能分泌大量黏液于肠黏膜表面,其可阻止肠腔内毒素、细菌与上皮细胞接触而损伤肠黏膜表面[143]。秦春妮等[144]研究发现大黄素可通过改善组织微循环、抑制炎性反应而对肠黏膜产生较好的保护作用。赵正维[145]认为红景天对大鼠小肠I/R损伤的保护作用有具有一定的实用价值。实验结果显示红景天处理组小肠组织中肿瘤坏死因子和白细胞介素6、MDA水平显著低于I/R组,而SOD水平显著高于I/R组,表明红景天通过抑制细胞因子表达及清除氧自由基的方式对肠I/R损伤起到保护作用。王长友等[146]发现小肠I/R后氧自由基损伤小肠黏膜,应用丹参后小肠组织中MDA下降,SOD升高,损伤明显减轻,证明丹参通过抗氧自由基的作用改善小肠I/R所致的损害。吴迪等[147]研究结果表明肠I/R损伤期间,丹参酮ⅡA通过抑制TNF-α表达而抑制I/R时肠黏膜上皮细胞的异常凋亡,并且通过增加灌注及氧合,减少氧自由基的产生从而减轻肠黏膜I/R损伤。陈建雷等[148]研究发现应用白藜芦醇后,可明显降低I/R后血清中DAO及肠脂肪酸结合蛋白(Intestinal Fatty Acid Binding Protein,IFABP)水平,同时减少肠黏膜细胞凋亡,使肠黏膜损伤明显减轻,提示白藜芦醇对肠I/R时肠黏膜屏障具有保护作用,其机制与抑制肠黏膜细胞凋亡有关。易治中等[149]发现川芎嗪能直接清除超氧阴离子,通过减少和清除自由基的产生及直接抗氧化作用而起到保护作用,还能增加体内SOD、GSH活性,清除氧自由基表达,从而起到I/R损伤的保护作用。柳家贤等[150]的研究表明葛根素可使肠黏膜GSH增加,MDA减少,且可能部分通过抑制黏膜细胞Caspase-3的表达而抑制肠黏膜细胞的凋亡,保护I/R肠黏膜的损伤。周爱国等[151]发现,枸杞多糖可提高机体抗氧化酶活力及清除过多自由基,对大鼠小肠I/R氧化损伤有明显的保护作用。宋铁山等[152]发现预防性给予甘草总黄酮可有效地抑制I/R损伤所致的NO升高,从而发挥保护作用。张信来等[153]发现β-七叶皂苷钠能有效抑制肠源性细胞因子以及刺激肠外组织炎性细胞因子的表达,从而减轻其对小肠的损伤。其机制可能是由于β-七叶皂苷钠减轻肠黏膜上皮细胞的凋亡,减轻小肠的进一步损伤,促进小肠功能恢复,有效地保护了小肠黏膜屏障;改善微循环、降低毛细血管通透性,从而降低肠管的炎性水肿,减少内源性细菌易位以及细胞因子和其他炎症介质连锁反应及其引起的SIRS和MODS。针对再灌注损伤的损伤环节,PNS对于小肠再灌注损伤可能有如下保护作用:降低肿瘤坏死因子、白介素-21等致炎因子的活性,抑制致炎因子引起的肠上皮细胞损伤,有利于维持肠黏膜屏障的完整性;PNS有钙通道阻滞作用,可减轻受损细胞内钙离子超载,保护受损细胞;减少受损区氧自由基的产生,从而减轻细胞膜及膜性细胞结构的损伤;减少血栓素A2的生成,增强纤溶活性,改善局部微循环,减轻局部缺血,扩张血管,增加缺血受损区的灌流;减轻受损区的水肿,避免由于水肿所致的细胞坏死等继发性损伤[154]。李茜等[155]的研究发现再灌注前预使用人参皂苷Rg1可使小肠黏膜中TNF-α、IL-6、MDA含量减少,同时提高SOD活性,说明人参皂苷Rg1可减少炎性细胞因子的产生,同时抑制氧自由基的过度生成并加速其清除,阻断氧自由基对组织的损伤作用,减轻肠组织炎症反应造成的病理损害。

4.2　复方制剂

4.2.1　复方丹参滴丸(CP)

我们的研究[156]通过大鼠肠系膜微循环障碍多指标的观察证明了CP对肠系膜I/R引起的白细胞与细静脉的黏附、细静脉血管壁过氧化物的产生、FITC标记白蛋白的漏出和肥大细胞的脱颗粒等有改善作用。

4.2.1.1　CP、丹参水提物和三七水提物对I/R后大鼠肠系膜细动静脉血管径的影响

在I/R前,各组大鼠肠系膜细动静脉血管径没有显著差异。在I/R 30分钟时,大鼠细动静脉血管径没有发生显著的变化。CP及丹参水提物和三七水提物都没有引起I/R 30分钟时大鼠肠系膜细动脉和细静脉血管径的显著变化。

4.2.1.2　CP、丹参水提物SM和三七水提物PN对I/R后大鼠肠系膜细静脉管壁DHR荧光强度的影响(图5-38)

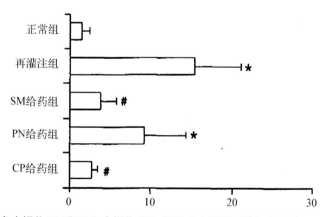

图5-38　CP、丹参水提物SM和三七水提物PN对I/R后大鼠肠系膜细静脉壁DHR荧光强度的影响

(该图引自《世界科学技术——中医药现代化》2008年第10卷99—105页)

$^*P<0.05$ vs 正常组,$^#P<0.05$ vs I/R组

图5-38显示I/R 30分钟时,正常组、I/R组、CP+I/R组、丹参+I/R组、三七+I/R组大鼠肠系膜细静脉壁DHR荧光强度的变化。与Sham组相比,I/R组在I/R 30分钟时,大鼠肠系膜细静脉管壁DHR荧光强度显著增加。CP和丹参水提物显著地抑制了I/R引起的大鼠肠系膜细静脉壁DHR荧光强度的增加,但是三七水提物没有显著地抑制I/R引起的大鼠肠系膜细静脉壁DHR荧光强度的增加。

4.2.1.3　CP、丹参水提物SM和三七水提物PN对I/R后大鼠肠系膜细静脉黏附白细胞的影响（图5-39）

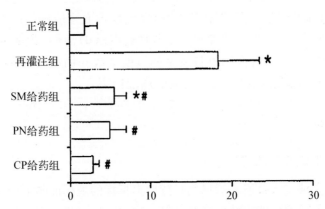

图5-39　CP、丹参水提物SM和三七水提物PN对I/R后大鼠肠系膜细静脉黏附白细胞的影响

（该图引自《世界科学技术——中医药现代化》2008年第10卷99—105页）

*$P<0.05$ vs正常组，#$P<0.05$ vs I/R组

图5-39显示I/R 30分钟时，正常组、I/R组、CP+I/R组、丹参+I/R组、三七+I/R组大鼠肠系膜细静脉黏附白细胞的变化。正常组在I/R 30分钟时，仅有少量的白细胞黏附于细静脉（1.8 ± 1.5/200 μm细静脉）。I/R组在I/R 30分钟时，黏附于细静脉管壁的白细胞显著增加（18.3 ± 5.1/200 μm细静脉）。CP、丹参水提物和三七水提物均显著地抑制了I/R引起的细静脉管壁白细胞黏附的增加（2.2 ± 1.6/200 μm细静脉、5.4 ± 1.5/200 μm细静脉、4.8 ± 3.0/200 μm细静脉）。

4.2.1.4　CP、丹参水提物SM和三七水提物PN对I/R后大鼠肠系膜间质肥大细胞脱颗粒的影响（图5-40）

图5-40表示I/R 30分钟时Sham组、I/R组、CP+I/R组、丹参+I/R组、三七+I/R组大鼠肠系膜间质肥大细胞脱颗粒率。I/R 30分钟时，与Sham组相比，I/R组大鼠肠系膜间质肥大细

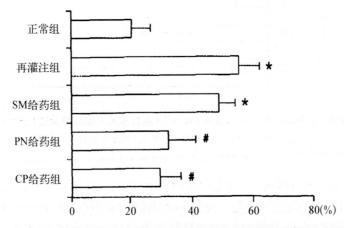

图5-40　CP、丹参水提物SM和三七水提物PN对I/R后大鼠肠系膜间质肥大细胞脱颗粒的影响

（该图引自《世界科学技术——中医药现代化》2008年第10卷99—105页）

*$P<0.05$ vs正常组，#$P<0.05$ vs I/R组

胞脱颗粒率显著增加。CP和三七水提物可以显著地抑制肥大细胞脱颗粒,但是丹参水提物则不能显著地抑制肥大细胞脱颗粒。

4.2.1.5　CP、丹参水提物和三七水提物对I/R后大鼠肠系膜细静脉内FITC标记的血浆白蛋白外漏的影响(图5-41)

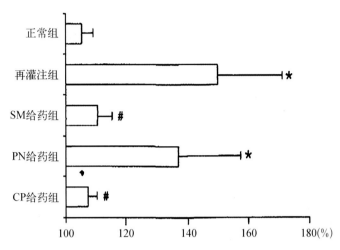

图5-41　CP、丹参水提物SM和三七水提物PN对I/R大鼠肠系膜细静脉内FITC标记的血浆白蛋白外漏的影响

(该图引自《世界科学技术——中医药现代化》2008年第10卷99—105页)

$^*P<0.05$ vs正常组,$^\#P<0.05$ vs I/R组

图5-41显示I/R 30分钟时,正常组、I/R组、CP+I/R组、丹参+I/R组、三七+I/R组大鼠肠系膜细静脉内FITC标记的血浆白蛋白外漏的比较。正常组在I/R 30分钟时,仅有少量的FITC标记的血浆白蛋白外漏。I/R组在I/R 30分钟时,细静脉内FITC标记的血浆白蛋白外漏显著增加。CP和丹参水提物显著抑制了I/R引起的细静脉内FITC标记的血浆白蛋白外漏的显著增加,但是三七水提物没能抑制I/R引起的细静脉内FITC标记的血浆白蛋白外漏的增加。

以上研究结果表明,CP既可以通过抑制过氧化物,抑制白细胞与血管内皮黏附,从血管内保护血管损伤,又可以通过抑制肥大细胞脱颗粒,使血管免受血管外来的攻击。CP对I/R引起的大鼠肠系膜微循环障碍的多靶点改善作用是通过丹参水提物抑制过氧化物的产生和白细胞黏附,三七水提物抑制白细胞黏附和肥大细胞脱颗粒的相须配伍实现的。

4.2.2　其他中药复方制剂

邹积骏等[157]观察了加味枳术汤对大鼠肠黏膜屏障功能的保护作用,通过对光镜下病理组织与电镜下细胞超微结构的观察,显示肠黏膜组织得以修复,细胞凋亡减少,表明肠黏膜屏障得到较好的保护。张仁岭等[158]开展了四君子汤加味对胃肠道手术后肠黏膜屏障功能作用的研究,发现中药进入肠腔后,有助于防止肠黏膜萎缩及损伤,保持黏膜的机械屏障,达到保护肠黏膜的完整性,防止或修复黏膜的功能,通过拮抗炎症细胞因子的同时,提高机体的免疫机能,保护肠黏膜的免疫屏障功能,维护了正常的肠黏膜支持系统。刘克玄等[159]的研究发现四逆汤能改善细胞能量代谢,具有抗氧自由基、抑制脂质过氧化、肠黏膜细胞凋亡和改善微循环的作用。杨涛等[160]应用活血承气汤治疗小肠I/R损伤时,发现小肠组织和肺组织NF-κB活性降低,其可能的机制是:活血承气汤改善了小肠组织微循环的灌流,提高了组织氧含量和对缺氧的耐受,增强了小肠组织对抗I/R损伤的能力,增强小肠运动,加快肠道内细菌和内毒素排出速度,增强了小肠屏障功能,减少了细菌和内毒素移位,从而减少了TNF-α和NF-κB激活物质的产生、吸收等。高悦等[161]的研究结果表明,大承气汤对肠I/R损伤具有良好的保护作用,再灌注1小时和2小时发现模型大鼠肠黏膜血流情况明显改善,中性粒细胞的激活被抑制,阻止其释放大量毒性产物,并显著降低血浆中造成再灌注损伤的重要炎性介质血浆TNF-α、IL-6的含量,表明大承气汤可通过促进血流恢复、减轻炎性反应等发挥对大鼠肠I/R损失的保护作用。孟令权等[162]的研究发现全身I/R损伤后,肠黏膜屏障功能不全,肠道细菌移位,大成汤可能通过以下几个环节抑制肠道细菌移位和脓毒症的发生:① 刺激支配胃肠的副交感神经引起局部血流量和消化腺分泌的增加,保护微循环、肠道细胞功能和机械屏障。② 调整肠道蠕动功能,排除胃肠积滞,清除肠道内的细菌和内毒素。③ 抑制细菌生长繁殖,中和内毒素,减轻或消除其毒性。④ 调整肠内菌群,维护肠道生物学屏障的稳定性。⑤ 调整肠道局部、全身免疫反应的程度。⑥ 抑制内毒素诱生的细胞因子或炎性因子,减轻其对机体的危害。程梦琳等[163]的研究表明,桃核承气汤通过减轻炎症反应对大鼠肠I/R损伤有保护作用,并呈剂量依赖效应。常文秀等[164]的研究发现,凉膈散对肠I/R损伤后肠黏膜细胞凋亡具有抑制作用,这与其可减轻氧自由基脂质过氧化反应,提高机体中组织的抗氧化能力有密切的关系。吴志明等[165,166]发现,清营泻瘀方可以通过荡涤肠胃宿垢、致病菌和毒素,降低炎症介质的含量而消除肠道瘀滞状态,减少肠道有害物质的吸收,减少肠道细菌移位,保护肠屏障功能,减少肠道细菌和内毒素移位。

张桂萍等[167,168]采用葛根素注射液对肠再灌注损伤的保护作用及其机制的研究,提示葛根素针可以使过氧化脂质MDA的生成明显减少,从而减少自由基的产生,并且能够减轻TNF-α的产生和释放,从而降低肠黏膜和肠细胞膜的通透性,减轻肠再灌注后肠黏膜屏障损伤,从而起到保护肠黏膜细胞的作用。李志辉等[169]在采用血栓通注射液治疗大鼠小肠I/R损伤作用的研究中,发现脂质过氧化(lipid peroxidation, LPO)反应增强和NO合成减少是大鼠小肠I/R损伤发生、发展的重要原因之一。血栓通注射液则可以抑制LPO反应和增加NO含量,对大鼠小肠I/R有一定的保护作用。张云杰等[170]认为血必净注射液具有活血化瘀、疏通经络、溃散毒邪的作用,能有效拮抗内毒素,下调促炎介质水平,调节免疫反应,并通过保护受损内皮、改善微循环,避免内毒素攻击所致的组织损伤。此外,血必净注射液还可能通过上述作用有效地保护肠黏膜,减轻肠道损伤,从而达到保护肠道屏障,预防MODS发生的效果。朱勇等[171]认为,应用参芪注射液能够抑制肠壁免疫细胞凋亡基因p53的表达,推测丹参有可能通过该机制来调节肠黏膜免疫细胞,增加免疫屏障功能,从而保护肠道免疫屏障,减少肠道菌群移位和肠源性内毒素血症的发生,进而防止MODS的发生。胡刚等[172]的研究表明,在I/R时,肠黏膜内的NF-κB被激活,引起ICAM-1、iNOS和TNF-α表达的增加,黏膜损伤加重。而用参附注射液预处理后,NF-κB的活性明显被抑制,同时伴有ICAM-1、iNOS和TNF-α表达的下降,黏膜损伤显著减轻,说明参附注射液抑制NF-κB的活化及ICAM-1、iNOS和TNF-α表达可能与人参皂苷清除氧自由基,抑制脂质过氧化物产生有关。因此参附注射液通过抑制NF-κB的活化,减少ICAM-1、iNOS和TNF-α的表达而起到减轻再灌注期间肠黏膜损伤,保护其组织结构,维护肠黏膜屏障功能的作用。王艳蕾等[173]发现参麦注射液对肠I/R肠及肺损伤有一定的保护作用,分析其作用机制可能是通过减轻肠、肺组织缺血缺氧,提高肠、肺组织的抗氧化能力,减少氧自由基的生成,抑制脂质过氧化而发挥作用。动物实验研究表明,健脾通里中药芪黄煎剂能够减轻I/R损伤对大鼠肠绒毛上皮的破坏,保护肠黏膜上皮形态完整[174],并且发现其对肠黏膜上皮损伤的保护作用与抑制细胞凋亡有关[175,176]。

参考文献

[1] Yellon DM, Hausenloy DJ. Myocardial reperfusion injury[J]. N Engl J Med, 2007, 357(11): 1121-1135.

[2] Stefanutti G, Vejchapipat P, Williams SR, et al. Heart energy metabolism after intestinal ischaemia and reperfusion[J]. J Pediatr Surg, 2004, 39(2): 179-183; discussion 179-183.

[3] Cerqueira NF, Hussni CA, Yoshida WB. Pathophysiology of mesenteric ischemia/reperfusion: a review[J]. Acta Cir Bras, 2005, 20(4): 336-343.

[4] Massberg S, Messmer K. The nature of ischemia/reperfusion injury[J]. Transplant Proc, 1998, 30(8): 4217-4223.

[5] Berlanga J, Prats P, Remirez D, et al. Prophylactic use of epidermal growth factor reduces ischemia/reperfusion intestinal damage[J]. Am J Pathol, 2002, 161(2): 373-379.

[6] Granger DN, Richardson PD, Kvietys PR, et al. Intestinal blood flow[J]. Gastroenterology, 1980, 78(4): 837-863.

[7] Lanciault G, Jacobson ED. The gastrointestinal circulation[J]. Gastroenterology, 1976, 71(5): 851-873.

[8] Parks DA, Granger DN. Contributions of ischemia and reperfusion to mucosal lesion formation[J]. Am J Physiol, 1986, 250(6 Pt 1): G749-753.

[9] Hansen MB, Dresner LS, Wait RB. Profile of neurohumoral agents on mesenteric and intestinal blood flow in health and disease[J]. Physiol Res, 1998, 47(5): 307-327.

[10] Shepherd AP. Local control of intestinal oxygenation and blood flow[J]. Annu Rev Physiol, 1982, 44: 13-27.

[11] Lundgren O. Autoregulation of intestinal blood flow: physiology and pathophysiology[J]. J Hypertens Suppl, 1989, 7(4): S79-84.

[12] Han JY, Horie Y, Li D, et al. Attenuating effect of Myakuryu on mesenteric microcirculatory disorders induced by ischemia and reperfusion[J]. Clin Hemorheol Microcirc, 2006, 34(1-2): 145-150.

[13] Han JY, Miura S, Akiba Y, et al. Chronic ethanol consumption exacerbates microcirculatory damage in rat mesentery after reperfusion[J]. Am J Physiol Gastrointest Liver Physiol, 2001, 280(5): G939-948.

[14] Souza DG, Teixeira MM. The balance between the production of tumor necrosis factor-alpha and interleukin-10 determines tissue injury and lethality during intestinal ischemia and reperfusion[J]. Mem Inst Oswaldo Cruz, 2005, Suppl 1: 59-66.

[15] Miles AM, Bohle DS, Glassbrenner PA, et al. Modulation of superoxide-dependent oxidation and hydroxylation reactions by nitric oxide[J]. J Biol Chem, 1996, 271(1): 40-47.

[16] Hemnani T, Parihar MS. Reactive oxygen species and oxidative DNA damage[J]. Indian J Physiol Pharmacol, 1998, 42(4): 440-452.

[17] Yeh KY, Yeh M, Glass J, et al. Rapid activation of NF-kappaB and AP-1 and target gene expression in

postischemic rat intestine [J]. Gastroenterology, 2000, 118(3): 525−534.

[18] Howard EF, Chen Q, Cheng C, et al. NF-kappa B is activated and ICAM−1 gene expression is upregulated during reoxygenation of human brain endothelial cells [J]. Neurosci Lett, 1998, 248(3): 199−203.

[19] Iho S, Tanaka Y, Takauji R, et al. Nicotine induces human neutrophils to produce IL−8 through the generation of peroxynitrite and subsequent activation of NF-kappaB [J]. J Leukoc Biol, 2003, 74(5): 942−951.

[20] Williams AJ, Dave JR, Tortella FC. Neuroprotection with the proteasome inhibitor MLN519 in focal ischemic brain injury: relation to nuclear factor kappaB (NF-kappaB) , inflammatory gene expression, and leukocyte infiltration [J]. Neurochem Int, 2006, 49(2): 106−112.

[21] Van der Vieren M, Crowe DT, Hoekstra D, et al. The leukocyte integrin alpha D beta 2 binds VCAM−1: evidence for a binding interface between I domain and VCAM−1 [J]. J Immunol, 1999, 163(4): 1984−1990.

[22] Zimmerman BJ, Holt JW, Paulson JC, et al. Molecular determinants of lipid mediator-induced leukocyte adherence and emigration in rat mesenteric venules [J]. Am J Physiol, 1994, 266(3 Pt 2): H847−853.

[23] Hayashi Y, Sawa Y, Fukuyama N, et al. Leukocyte-depleted terminal blood cardioplegia provides superior myocardial protective effects in association with myocardium-derived nitric oxide and peroxynitrite production for patients undergoing prolonged aortic crossclamping for more than 120 minutes [J]. J Thorac Cardiovasc Surg, 2003, 126(6): 1813−1821.

[24] Panes J, Granger DN. Neutrophils generate oxygen free radicals in rat mesenteric microcirculation after abdominal irradiation [J]. Gastroenterology, 1996, 111(4): 981−989.

[25] Salas A, Panes J, Elizalde JI, et al. Reperfusion-induced oxidative stress in diabetes: cellular and enzymatic sources [J]. J Leukoc Biol, 1999, 66(1): 59−66.

[26] Zimmerman BJ, Granger DN. Reperfusion-induced leukocyte infiltration: role of elastase [J]. Am J Physiol, 1990, 259(2 Pt 2): H390−394.

[27] Carden D, Xiao F, Moak C, et al. Neutrophil elastase promotes lung microvascular injury and proteolysis of endothelial cadherins [J]. Am J Physiol, 1998, 275(2 Pt 2): H385−392.

[28] Granger DN. Role of xanthine oxidase and granulocytes in ischemia-reperfusion injury [J]. Am J Physiol, 1988, 255(6 Pt 2): H1269−1275.

[29] Yamaguchi Y, Matsumura F, Liang J, et al. Neutrophil elastase and oxygen radicals enhance monocyte chemoattractant protein-expression after ischemia/reperfusion in rat liver [J]. Transplantation, 1999, 68(10): 1459−1468.

[30] Parks DA, Granger DN, Bulkley GB, et al. Soybean trypsin inhibitor attenuates ischemic injury to the feline small intestine [J]. Gastroenterology, 1985, 89(1): 6−12.

[31] Frangogiannis NG, Lindsey ML, Michael LH, et al. Resident cardiac mast cells degranulate and release preformed TNF-alpha, initiating the cytokine cascade in experimental canine myocardial ischemia/reperfusion [J]. Circulation, 1998, 98(7): 699−710.

[32] Rocha MF, Aguiar JE, Sidrim JJ, et al. Role of mast cells and pro-inflammatory mediators on the intestinal secretion induced by cholera toxin [J]. Toxicon, 2003, 42(2): 183−189.

[33] Kurose I, Argenbright LW, Wolf R, et al. Ischemia/reperfusion-induced microvascular dysfunction: role of oxidants and lipid mediators [J]. Am J Physiol, 1997, 272(6 Pt 2): H2976−2982.

[34] Grootjans J, Lenaerts K, Derikx JP, et al. Human intestinal ischemia-reperfusion-induced inflammation characterized: experiences from a new translational model [J]. The American journal of pathology, 2010,

176(5): 2283-2291.

［35］ Guan Y, Worrell RT, Pritts TA, et al. Intestinal ischemia-reperfusion injury: reversible and irreversible damage imaged in vivo［J］. American journal of physiology Gastrointestinal and liver physiology, 2009, 297(1): G187-196.

［36］ Tlaskalova-Hogenova H, Stepankova R, Kozakova H, et al. The role of gut microbiota (commensal bacteria) and the mucosal barrier in the pathogenesis of inflammatory and autoimmune diseases and cancer: contribution of germ-free and gnotobiotic animal models of human diseases［J］. Cellular & molecular immunology, 2011, 8(2): 110-120.

［37］ Jonker MA, Hermsen JL, Sano Y, et al. Small intestine mucosal immune system response to injury and the impact of parenteral nutrition［J］. Surgery, 2012, 151(2): 278-286.

［38］ Mallick IH, Yang W, Winslet MC, et al. Ischemia-reperfusion injury of the intestine and protective strategies against injury［J］. Digestive diseases and sciences, 2004, 49(9): 1359-1377.

［39］ Ogawa S, Gerlach H, Esposito C, et al. Hypoxia modulates the barrier and coagulant function of cultured bovine endothelium. Increased monolayer permeability and induction of procoagulant properties［J］. The Journal of clinical investigation, 1990, 85(4): 1090-1098.

［40］ Sato A, Kuwabara Y, Sugiura M, et al. Intestinal energy metabolism during ischemia and reperfusion［J］. The Journal of surgical research, 1999, 82(2): 261-267.

［41］ Yamada T, Taguchi T, Suita S. Energy metabolism and tissue blood flow as parameters for the assessment of graft viability in rat small bowel transplantation［J］. Journal of pediatric surgery, 1996, 31(11): 1475-1481.

［42］ Semenza GL. Life with oxygen［J］. Science, 2007, 318(5847): 62-64.

［43］ Kaelin WG. Von Hippel-Lindau disease［J］. Annual review of pathology, 2007, 2: 145-173.

［44］ Furuta GT, Turner JR, Taylor CT, et al. Hypoxia-inducible factor 1-dependent induction of intestinal trefoil factor protects barrier function during hypoxia［J］. The Journal of experimental medicine, 2001, 193(9): 1027-1034.

［45］ Eltzschig HK. Adenosine: an old drug newly discovered［J］. Anesthesiology, 2009, 111(4): 904-915.

［46］ Ngoh GA, Facundo HT, Zafir A, et al. O-GlcNAc signaling in the cardiovascular system［J］. Circulation research, 2010, 107(2): 171-185.

［47］ Karhausen J, Furuta GT, Tomaszewski JE, et al. Epithelial hypoxia-inducible factor-1 is protective in murine experimental colitis［J］. The Journal of clinical investigation, 2004, 114(8): 1098-1106.

［48］ Eckle T, Kohler D, Lehmann R, et al. Hypoxia-inducible factor-1 is central to cardioprotection: a new paradigm for ischemic preconditioning［J］. Circulation, 2008, 118(2): 166-175.

［49］ Morote-Garcia JC, Rosenberger P, Kuhlicke J, et al. HIF-1-dependent repression of adenosine kinase attenuates hypoxia-induced vascular leak［J］. Blood, 2008, 111(12): 5571-5580.

［50］ Morote-Garcia JC, Rosenberger P, Nivillac NM, et al. Hypoxia-inducible factor-dependent repression of equilibrative nucleoside transporter 2 attenuates mucosal inflammation during intestinal hypoxia［J］. Gastroenterology, 2009, 136(2): 607-618.

［51］ Eckle T, Grenz A, Laucher S, et al. A2B adenosine receptor signaling attenuates acute lung injury by enhancing alveolar fluid clearance in mice［J］. The Journal of clinical investigation, 2008, 118(10): 3301-3315.

［52］ Kohler D, Eckle T, Faigle M, et al. CD39/ectonucleoside triphosphate diphosphohydrolase 1 provides myocardial protection during cardiac ischemia/reperfusion injury［J］. Circulation, 2007, 116(16): 1784-

1794.

［53］ Grenz A, Osswald H, Eckle T, et al. The reno-vascular A2B adenosine receptor protects the kidney from ischemia［J］. PLoS Med, 2008, 5(6): e137.

［54］ Hartmann G, Tschop M, Fischer R, et al. High altitude increases circulating interleukin-6, interleukin-1 receptor antagonist and C-reactive protein［J］. Cytokine, 2000, 12(3): 246-252.

［55］ Louis NA, Hamilton KE, Kong T, et al. HIF-dependent induction of apical CD55 coordinates epithelial clearance of neutrophils［J］. FASEB J, 2005, 19(8): 950-959.

［56］ Wang S, Miura M, Jung YK, et al. Murine Caspase-11, an ICE-interacting protease, is essential for the activation of ICE［J］. Cell, 1998, 92(4): 501-509.

［57］ Fantuzzi G, Puren AJ, Harding MW, et al. Interleukin-18 regulation of interferon gamma production and cell proliferation as shown in interleukin-1beta-converting enzyme (Caspase-1)-deficient mice［J］. Blood, 1998, 91(6): 2118-2125.

［58］ Fantuzzi G, Reed DA, Dinarello CA. IL-12-induced IFN-gamma is dependent on Caspase-1 processing of the IL-18 precursor［J］. J Clin Invest, 1999, 104(6): 761-767.

［59］ Iyer SS, Pulskens WP, Sadler JJ, et al. Necrotic cells trigger a sterile inflammatory response through the Nlrp3 inflammasome［J］. Proc Natl Acad Sci USA, 2009, 106(48): 20388-20393.

［60］ McDonald B, Pittman K, Menezes GB, et al. Intravascular danger signals guide neutrophils to sites of sterile inflammation［J］. Science, 2010, 330(6002): 362-366.

［61］ Chen GY, Nunez G. Sterile inflammation: sensing and reacting to damage［J］. Nat Rev Immunol, 2010, 10: 826-837.

［62］ Massberg S, Messmer K. The nature of ischemia/reperfusion injury［J］. Transplant Proc, 1998, 30(8): 4217-4223.

［63］ Cuzzocrea S, Chatterjee PK, Mazzon E, et al. Role of induced nitric oxide in the initiation of the inflammatory response after postischemic injury［J］. Shock, 2002, 18(2): 169-176.

［64］ Grace PA. Ischaemia-reperfusion injury［J］. Br J Surg, 1994, 81(5): 637-647.

［65］ Montalto MC, Hart ML, Jordan JE, et al. Role for complement in mediating intestinal nitric oxide synthase-2 and superoxide dismutase expression［J］. Am J Physiol Gastrointest Liver Physiol, 2003, 285(1): G197-206.

［66］ Juranek I, Bezek S. Controversy of free radical hypothesis: reactive oxygen species—cause or consequence of tissue injury［J］. Gen Physiol Biophys, 2005, 24(3): 263-278.

［67］ Stadtman ER, Levine RL. Free radical-mediated oxidation of free amino acids and amino acid residues in proteins［J］. Amino acids, 2003, 25(3-4): 207-218.

［68］ Conn KJ, Ullman MD, Eisenhauer PB, et al. Decreased expression of the NADH: ubiquinone oxidoreductase (complex I) subunit 4 in 1-methyl-4-phenylpyridinium-treated human neuroblastoma SH-SY5Y cells［J］. Neurosci Lett, 2001, 306(3): 145-148.

［69］ Lounsbury KM, Hu Q, Ziegelstein RC. Calcium signaling and oxidant stress in the vasculatur［J］. Free Radic Biol Med, 2000, 28(9): 1362-1369.

［70］ Piantadosi CA, Zhang J. Mitochondrial generation of reactive oxygen species after brain ischemia in the rat ［J］. Stroke, 1996, 27(2): 327-331, discussion 332.

［71］ Barja G, Herrero A. Oxidative damage to mitochondrial DNA is inversely related to maximum life span in the heart and brain of mammals［J］. FASEB J, 2000, 14(2): 312-318.

［72］ Kohno S, Miyajima H, Takahashi Y, et al. Defective electron transfer in complexes I and IV in patients with aceruloplasminemia[J]. J Neurol Sci, 2000, 182(1): 57-60.

[73] Powers KA, Szaszi K, Khadaroo RG, et al. Oxidative stress generated by hemorrhagic shock recruits Toll-like receptor 4 to the plasma membrane in macrophages[J]. J Exp Med, 2006, 203(8): 1951-1961.

[74] Cavassani KA, Ishii M, Wen H, et al. TLR3 is an endogenous sensor of tissue necrosis during acute inflammatory events[J]. J Exp Med, 2008, 205(11): 2609-2621.

[75] Lundin C, Sullins KE, White NA, et al. Induction of peritoneal adhesions with small intestinal ischaemia and distention in the foal. Equine[J]Vet J, 1989, 21(6): 451-458.

[76] Ellis H. The aetiology of post-operative abdominal adhesions. An experimental study[J]. Br J Surg, 1962, 50: 10-16.

[77] Dabareiner RM, Snyder JR, White NA, et al. Microvascular permeability and endothelial cell morphology associated with low-flow ischemia/reperfusion injury in the equine jejunum[J]. Am J Vet Res, 1995, 56(5): 639-648.

[78] Dabareiner RM, Sullins KE, White NA, et al. Serosal injury in the equine jejunum and ascending colon after ischemia-reperfusion or intraluminal distention and decompression[J]. Vet Surg, 2001, 30(2): 114-125.

[79] Sullins KE, White NA, Lundin CS, et al. Prevention of ischaemia-induced small intestinal adhesions in foals[J]. Equine Vet J, 2004, 36(5): 370-375.

[80] Sand E, Themner-Persson A, Ekblad E. Infiltration of mast cells in rat colon is a consequence of ischemia/reperfusion[J]. Dig Dis Sci, 2008, 53(12): 3158-3169.

[81] Shimizu K, Koga H, Iida M, et al. Microcirculatory changes in experimental mesenteric longitudinal ulcers of the small intestine in rats[J]. Dig Dis Sci, 2007, 52(11): 3019-3028.

[82] Lindestrom LM, Ekblad E. Structural and neuronal changes in rat ileum after ischemia with reperfusion[J]. Dig Dis Sci, 2004, 49(7-8): 1212-1222.

[83] Naugler WE, Karin M. NF-kappaB and cancer-identifying targets and mechanisms[J]. Curr Opin Genet Dev, 2008, 18(1): 19-26.

[84] Pasparakis M. IKK/NF-kappaB signaling in intestinal epithelial cells controls immune homeostasis in the gut[J]. Mucosal Immunol, 2008, Suppl 1: S54-57. doi: 10. 1038/mi. 2008. 53.

[85] Vallabhapurapu S, Karin M. Regulation and function of NF-kappaB transcription factors in the immune system[J]. Annu Rev Immunol, 2009, 27: 693-733.

[86] Cummins EP, Berra E, Comerford KM, et al. Prolyl hydroxylase-1 negatively regulates IkappaB kinase-beta, giving insight into hypoxia-induced NFkappaB activity[J]. Proc Natl Acad Sci USA, 2006, 103(48): 18154-18159.

[87] Tambuwala MM, Cummins EP, Lenihan CR, et al. Loss of prolyl hydroxylase-1 protects against colitis through reduced epithelial cell apoptosis and increased barrier function[J]. Gastroenterology, 2010, 139(6): 2093-2101.

[88] Chen LW, Egan L, Li ZW, et al. The two faces of IKK and NF-kappaB inhibition: prevention of systemic inflammation but increased local injury following intestinal ischemia-reperfusion[J]. Nat Med, 2003, 9(5): 575-581.

[89] 吕艺,盛志勇,侯晓霞,等.肠缺血-再灌流大鼠不同组织TNF-α和IL-6mRNA表达的规律及意义[J].解放军医学杂志,1999,24(2): 94-96.

[90] 李春艳,肖福大,于明.幼鼠肠缺血再灌注损伤时TNF-α的产生及作用[J].中国医科大学学报,2002,31(4): 241-243.

［91］Xia G, Martin AE, Besner GE. Heparin-binding EGF-like growth factor downregulates expression of adhesion molecules and infiltration of inflammatory cells after intestinal ischemia/reperfusion injury［J］. J Pediatr Surg, 2003, 38(3): 434−439.

［92］Kreisel D, Sugimoto S, Tietjens J, et al. Bcl3 prevents acute inflammatory lung injury in mice by restraining emergency granulopoiesis［J］. J Clin Invest, 2011, 121(1): 265−276.

［93］Kalia N, Brown NJ, Wood RF, et al. Ketotifen abrogates local and systemic consequences of rat intestinal ischemia-reperfusion injury［J］. J Gastroenterol Hepatol, 2005, 20(7): 1032−1038.

［94］Santen S, Wang Y, Menger MD, et al. Mast-cell-dependent secretion of CXC chemokines regulates ischemia-reperfusion-induced leukocyte recruitment in the colon［J］. Int J Colorectal Dis, 2008, 23(5): 527−534.

［95］Massberg S, Enders G, Leiderer R, et al. Platelet-endothelial cell interactions during ischemia/reperfusion: the role of P-selectin［J］. Blood, 1998, 92(2): 507−515.

［96］Cooper D, Chitman KD, Williams MC, et al. Time-dependent platelet-vessel wall interactions induced by intestinal ischemia-reperfusion［J］. Am J Physiol Gastrointest Liver Physiol, 2003, 284(6): G1027−1033.

［97］Satpute SR, Park JM, Jang HR, et al. The role for T cell repertoire/antigen-specific interactions in experimental kidney ischemia reperfusion injury［J］. J Immunol, 2009, 183(2): 984−992.

［98］Shen X, Wang Y, Gao F, et al. CD4 T cells promote tissue inflammation via CD40 signaling without de novo activation in a murine model of liver ischemia/reperfusion injury［J］. Hepatology, 2009, 50(5): 1537−1546.

［99］刘高科, 汪正清. 补体在肠缺血再灌注损伤中的作用及机制［J］. 免疫学杂志, 2010, 26(3): 271−274.

［100］Assche GV. Can we influence fibrosis in Crohn's disease［J］. Acta Gastroenterol Belg, 2001, 64(2): 193−196.

［101］Theiss AL, Fruchtman S, Lund PK. Growth factors in inflammatory bowel disease: the actions and interactions of growth hormone and insulin-like growth factor-I［J］. Inflamm Bowel Dis, 2004, 10(6): 871−880.

［102］Geboes KP, Cabooter L, Geboes K. Contribution of morphology for the comprehension of mechanisms of fibrosis in inflammatory enterocolitis［J］. Acta Gastroenterol Belg, 2000, 63(4): 371−376.

［103］Van Assche G, Geboes K, Rutgeerts P. Medical therapy for Crohn's disease strictures［J］. Inflamm Bowel Dis, 2004, 10(1): 55−60.

［104］Pucilowska JB, Williams KL, Lund PK. Fibrosis and inflammatory bowel disease: cellular mediators and animal models［J］. Am J Physiol Gastrointest Liver Physiol, 2000, 279(4): G653−659.

［105］Lund PK, Zuniga CC. Intestinal fibrosis in human and experimental inflammatory bowel disease［J］. Curr Opin Gastroenterol, 2001, 17(4): 318−323.

［106］Mulsow JJ, Watson RW, Fitzpatrick JM, et al. Transforming growth factor-beta promotes pro-fibrotic behavior by serosal fibroblasts via PKC and ERK1/2 mitogen activated protein kinase cell signaling［J］. Ann Surg, 2005, 242(6): 880−887, discussion 887−889.

［107］Pucilowska JB, McNaughton KK, Mohapatra NK, et al. IGF-I and procollagen alpha1(I) are coexpressed in a subset of mesenchymal cells in active Crohn's disease［J］. Am J Physiol Gastrointest Liver Physiol, 2000, 279(6): G1307−1322.

［108］Powell DW, Mifflin RC, Valentich JD, et al. Myofibroblasts. II. Intestinal subepithelial myofibroblasts［J］. Am J Physiol, 1999, 277(2 Pt 1): C183−201.

［109］Lawrance IC, Maxwell L, Doe W. Inflammation location, but not type, determines the increase in TGF-beta1 and IGF-1 expression and collagen deposition in IBD intestine[J]. Inflamm Bowel Dis, 2001, 7(1): 16-26.

[110] Burke JP, Mulsow JJ, O'Keane C, et al. Fibrogenesis in Crohn's disease[J]. Am J Gastroenterol, 2007, 102(2): 439-448.

[111] Haydont V, Vozenin-Brotons MC. Maintenance of radiation-induced intestinal fibrosis: cellular and molecular features[J]. World J Gastroenterol, 2007, 13(19): 2675-2683.

[112] Stallmach A, Schuppan D, Riese HH, et al. Increased collagen type Ⅲ synthesis by fibroblasts isolated from strictures of patients with Crohn's disease[J]. Gastroenterology, 1992, 102(6): 1920-1929.

[113] Graham MF. Pathogenesis of intestinal strictures in Crohn's disease-an update[J]. Inflamm Bowel Dis, 1995, 1(3): 220-227.

[114] Massague J, Blain SW, Lo RS. TGFbeta signaling in growth control, cancer, and heritable disorders[J]. Cell, 2000, 103(2): 295-309.

[115] McKaig BC, Hughes K, Tighe PJ, et al. Differential expression of TGF-beta isoforms by normal and inflammatory bowel disease intestinal myofibroblasts[J]. Am J Physiol Cell Physiol, 2002, 282(1): C172-182.

[116] Beddy D, Watson RW, Fitzpatrick JM, et al. Increased vascular endothelial growth factor production in fibroblasts isolated from strictures in patients with Crohn's disease[J]. Br J Surg, 2004, 91(5): 646.

[117] Brannigan AE, Watson RW, Beddy D, et al. Increased adhesion molecule expression in serosal fibroblasts isolated from patients with inflammatory bowel disease is secondary to inflammation[J]. Ann Surg, 2002, 235(4): 507-511.

[118] McKaig BC, McWilliams D, Watson SA, et al. Expression and regulation of tissue inhibitor of metalloproteinase-1 and matrix metalloproteinases by intestinal myofibroblasts in inflammatory bowel disease[J]. Am J Pathol, 2003, 162(4): 1355-1360.

[119] Leask A, Holmes A, Abraham DJ. Connective tissue growth factor: a new and important player in the pathogenesis of fibrosis[J]. Curr Rheumatol Rep, 2002, 4(2): 136-142.

[120] Simmons JG, Pucilowska JB, Keku TO, et al. IGF-I and TGF-beta1 have distinct effects on phenotype and proliferation of intestinal fibroblasts[J]. Am J Physiol Gastrointest Liver Physiol, 2002, 283(3): G809-818.

[121] Vallance BA, Gunawan MI, Hewlett B, et al. TGF-beta1 gene transfer to the mouse colon leads to intestinal fibrosis[J]. Am J Physiol Gastrointest Liver Physiol, 2005, 289(1): G116-128.

[122] Williams KL, Fuller CR, Fagin J, et al. Mesenchymal IGF-I overexpression: paracrine effects in the intestine, distinct from endocrine actions[J]. Am J Physiol Gastrointest Liver Physiol, 2002, 283(4): G875-885.

[123] Simmons JG, Pucilowska JB, Lund PK. Autocrine and paracrine actions of intestinal fibroblast-derived insulin-like growth factors[J]. Am J Physiol, 1999, 276(4 Pt 1): G817-827.

[124] Ziegler TR, Mantell MP, Chow JC, et al. Intestinal adaptation after extensive small bowel resection: differential changes in growth and insulin-like growth factor system messenger ribonucleic acids in jejunum and ileum[J]. Endocrinology, 1998, 139(7): 3119-3126.

[125] Xin X, Hou YT, Li L, et al. IGF-I increases IGFBP-5 and collagen alpha1(I) mRNAs by the MAPK pathway in rat intestinal smooth muscle cells[J]. Am J Physiol Gastrointest Liver Physiol, 2004, 286(5): G777-783.

[126] Chabas D, Baranzini SE, Mitchell D, et al. The influence of the proinflammatory cytokine, osteopontin,

on autoimmune demyelinating disease［J］. Science, 2001, 294(5547): 1731-1735.

［127］Gassler N, Autschbach F, Gauer S, et al. Expression of osteopontin (Eta-1) in Crohn disease of the terminal ileum［J］. Scand J Gastroenterol, 2002, 37(11): 1286-1295.

［128］Philip S, Kundu GC. Osteopontin induces nuclear factor kappa B-mediated promatrix metalloproteinase-2 activation through I kappa B alpha /IKK signaling pathways, and curcumin (diferulolylmethane) down-regulates these pathways［J］. J Biol Chem, 2003, 278(16): 14487-14497.

［129］di Mola FF, Di Sebastiano P, Gardini A, et al. Differential expression of connective tissue growth factor in inflammatory bowel disease［J］. Digestion, 2004, 69(4): 245-253.

［130］Beddy D, Mulsow J, Watson RW, et al. Expression and regulation of connective tissue growth factor by transforming growth factor beta and tumour necrosis factor alpha in fibroblasts isolated from strictures in patients with Crohn's disease［J］. Br J Surg, 2006, 93(10): 1290-1296.

［131］Rachfal AW, Brigstock DR. Structural and functional properties of CCN proteins［J］. Vitam Horm, 2005, 70: 69-103.

［132］Vozenin-Brotons MC, Milliat F, Sabourin JC, et al. Fibrogenic signals in patients with radiation enteritis are associated with increased connective tissue growth factor expression［J］. Int J Radiat Oncol Biol Phys, 2003, 56(2): 561-572.

［133］Dammeier J, Brauchle M, Falk W, et al. Connective tissue growth factor: a novel regulator of mucosal repair and fibrosis in inflammatory bowel disease［J］. Int J Biochem Cell Biol, 1998, 30(8): 909-922.

［134］Verrecchia F, Mauviel A. Transforming growth factor-beta and fibrosis［J］. World J Gastroenterol, 2007, 13(22): 3056-3062.

［135］Haydont V, Bourgier C, Pocard M, et al. Pravastatin Inhibits the Rho/CCN2/extracellular matrix cascade in human fibrosis explants and improves radiation-induced intestinal fibrosis in rats［J］. Clin Cancer Res, 2007, 13(18 Pt 1): 5331-5340.

［136］Haydont V, Bourgier C, Vozenin-Brotons MC. Rho/ROCK pathway as a molecular target for modulation of intestinal radiation-induced toxicity［J］. Br J Radiol, 2007, Spec No 1: S32-40.

［137］Wang MX, Liu YY, Hu BH, et al. Total salvianolic acid improves ischemia-reperfusion-induced microcirculatory disturbance in rat mesentery［J］. World J Gastroenterol, 2010, 16(42): 5306-5316.

［138］Han JY, Horie Y, Fan JY, et al. Potential of 3, 4-dihydroxy-phenyl lactic acid for ameliorating ischemia-reperfusion-induced microvascular disturbance in rat mesentery［J］. Am J Physiol Gastrointest Liver Physiol, 2009, 296(1): G36-44.

［139］Zhang Y, Sun K, Liu YY, et al. Ginsenoside Rb1 ameliorates lipopolysaccharide-induced albumin leakage from rat mesenteric venules by intervening in both trans-and paracellular pathway［J］. Am J Physiol Gastrointest Liver Physiol, 2014, 306(4): G289-300.

［140］Li C, Li Q, Liu YY, et al. Protective effects of Notoginsenoside R1 on intestinal ischemia-reperfusion injury in rats［J］. Am J Physiol Gastrointest Liver Physiol, 2014, 306(2): G111-122.

［141］刘远梅, 孙有成, 胡月光. 黄芪对幼兔缺血再灌注后肠黏膜细胞凋亡的影响及对肠黏膜屏障的保护［J］. 临床儿科杂志, 2008, 26(2): 142-144.

［142］景友玲, 王艳蕾, 王小君, 等. 黄芪对肠缺血/再灌注时脂质过氧化损伤的防护作用及其机制［J］. 中国应用生理学杂志, 2009, 25(2): 242-243.

［143］陈德昌, 杨兴易, 景炳文, 等. 大黄对多器官功能障碍综合征治疗作用的临床研究［J］. 中国中西医结合急救杂志, 2002, 9(1): 6-8.

［144］秦春妮, 黑飞龙, 吴蓓, 等. 大黄素对大鼠肠缺血再灌注损伤的保护作用［J］. 中国体外循环杂志,

2012,10(1):54-56.

[145] 赵正维,王为忠,陈宏,等.红景天对大鼠小肠缺血再灌注损伤的保护作用[J].中国临床康复,2006,10(43):117-119.

[146] 王长友,陈海龙,张贵华,等.复方丹参对肠缺血再灌注损伤防治作用的实验研究[J].中华实用中西医杂志,2005,18:677-679.

[147] 吴迪,李文澜,刘志刚.丹参酮对大鼠缺血再灌注期间肠黏膜保护作用及机制[J].中国中医急症,2010,19(10):1735-1737.

[148] 陈建雷,孙庆林.白藜芦醇对大鼠肠缺血再灌注致肠黏膜通透性改变的影响[J].实用儿科临床杂志,2011,26(23):1784-1786.

[149] 易治中,叶龙觉,徐昶,等.川芎嗪对肠缺血再灌注损伤的保护作用研究[J].湖南中医杂志,2011,27(1):101-102.

[150] 柳家贤,陈金和.葛根素对肠缺血再灌注大鼠肠黏膜细胞凋亡的影响[J].中药药理与临床,2009,25(2):50-52.

[151] 周爱国,李小兰.枸杞多糖对大鼠小肠缺血再灌注氧化应激的抑制作用[J].中国实验方剂学杂志,2011,17(22):221-222.

[152] 宋铁山,王欣,周明凤.甘草总黄酮对大鼠肠缺血再灌注损伤的保护作用[J].中国临床康复,2005,9(10):164-165.

[153] 张信来,刘陶迪,罗力,等.β-七叶皂苷钠对大鼠肠缺血再灌注损伤的保护作用[J].中国普通外科杂志,2008,17(10):993-997.

[154] 钱忠义,黄东,沈志强.三七总皂苷对大鼠肠缺血再灌注损伤的保护作用[J].昆明医学院学报,2007,28(3):13-16.

[155] 李茜,张彦敏,关玥,等.人参皂苷Rg1对大鼠肠缺血/再灌注损伤的影响[J].中国药理学通报,2010,26(3):358-361.

[156] 韩晶岩,秋叶保忠,堀江义则,等.复方丹参滴丸及其主要成分丹参、三七对缺血再灌注引起的大鼠肠系膜微循环障碍的多环节改善作用[J].世界科学技术——中医药现代化,2008,10(3):99-105.

[157] 邹积骏,张家衡,徐瑶,等.加味枳术汤对大鼠肠黏膜屏障功能保护作用的病理观察[J].湖北中医杂志,2008,30(3):10-11.

[158] 张仁岭,张胜华,冯寿全.四君子汤加味对胃肠道手术后肠黏膜屏障功能的作用[J].中国中西医结合外科杂志,2006,12(1):6-9.

[159] 刘克玄,吴伟康,何威,等.四逆汤对大鼠肠缺血再灌注损伤后肠黏膜的保护效应[J].中国中药杂志,2006,31(4):329-332.

[160] 杨涛,崔乃强,郭世铎,等.活血承气汤对小肠缺血再灌注家兔小肠及肺组织NF-κb活性的影响[J].中国中西医结合外科杂志,2006,12(5):482-484.

[161] 高悦,罗燕,陈光远,等.大承气汤对大鼠肠缺血再灌注损伤的保护作用[J].中药药理与临床,2013,29(2):10-12.

[162] 孟令权,余宏男,李东,等.大成汤对大鼠缺血再灌注损伤影响的超微结构观察[J].中国医药导报,2013,10(19):16-19.

[163] 程梦琳,邱明义,陶春晖,等.桃核承气汤对大鼠肠缺血再灌注损伤保护作用的实验研究[J].山东中医杂志,2006,25(10):689-692.

[164] 常文秀,曹书华,王勇强,等.凉膈散对肠缺血再灌注损伤大鼠肠道的保护作用[J].天津医药,2012,40(4):370-374.

[165] 吴志明,陈江,储修峰,等.清营泻瘀方对肠缺血再灌注损伤大鼠肠屏障的保护作用[J].中国中西医

结合外科杂志,2010,15(3): 282-286.

[166] 吴志明,陈江,储修峰,等.清营泻瘀方对肠缺血再灌注损伤大鼠的保护作用及机制[J].中国临床药理学与治疗学,2010,16(5): 557-560.

[167] 张桂萍,王德华,郝步伟,等.葛根素保护家兔肠黏膜再灌注损伤的形态学研究[J].中华中医药杂志,2006,21(12): 778-779.

[168] 张桂萍,王德华,高尔.葛根素保护家兔肠黏膜再灌注损伤的实验研究[J].中医药学刊,2004,22(3): 490-492.

[169] 李志辉,辛淑君,张天庭.血栓通注射液对大鼠小肠缺血再灌注损伤的作用[J].临床小儿外科杂志,2002,1(2): 123-125,

[170] 张云杰,田昭春.血必净注射液对小肠缺血再灌注大鼠肠道组织形态学的影响[J].中国中西医结合外科杂志,2009,15(2): 177-180.

[171] 朱勇,张云杰.参芪注射液对大鼠肠缺血再灌注肠壁免疫屏障的保护作用[J].山东医药,2009,49(27): 48-49.

[172] 胡刚,刘先义,夏中元,等.参附注射液对缺血再灌注大鼠肠黏膜NF-κB、ICAM-1、TNF-α、iNOS表达的影响[J].同济大学学报(医学版),2003,24(5): 381-384.

[173] 王艳蕾,夏冰杰,刘晓荣,等.参麦注射液对肠缺血再灌注肠、肺损伤的保护作用[J].华北煤炭医学院学报,2010,12(6): 765-767.

[174] 余宏亮,于庆生.芪黄煎剂对缺血再灌注损伤肠黏膜上皮形态的影响[J].安徽中医学院学报,2009,28(3): 32-34.

[175] 于庆生,余宏亮,潘晋方,等.芪黄煎剂对缺血再灌注大鼠肠黏膜上皮细胞Bcl-2、Bax及Caspase-3、9mRNA表达的影响[J].中国中西医结合杂志,2011,31(2): 223-227.

[176] 余宏亮,于庆生,潘晋方,等.芪黄煎剂对缺血再灌注大鼠肠黏膜上皮细胞凋亡的影响[J].中国中西医结合杂志,2009,29(12): 1096-1099.